U0202887

分子诊断学

第 5 版

（供医学检验技术专业用）

主　编　李　伟　胡　波
副主编　姚群峰　徐文华　陈　茶　赵晓涛　应斌武
编　者　（以姓氏笔画为序）
　　　　王文栋（河北北方学院）
　　　　叶　薇（温州医科大学）
　　　　杨　艳（遵义医科大学）
　　　　李　伟（温州医科大学）
　　　　应斌武（四川大学华西临床医学院）
　　　　张化杰（山东第一医科大学）
　　　　陈　茶（广州中医药大学）
　　　　陈正虎（上海健康医学院）
　　　　金呈强（济宁医学院）
　　　　周　琳（长沙医学院）
　　　　郑　芳（武汉大学第二临床学院）
　　　　赵　屹（中国科学院计算技术研究所）
　　　　赵晓涛（首都医科大学）
　　　　胡　波（中山大学）
　　　　姜　勇（吉林医药学院）
　　　　姚群峰（湖北中医药大学）
　　　　徐　平（军事科学院军事医学研究院）
　　　　徐文华（青岛大学医学部）
　　　　郭　凡（新疆医科大学）
　　　　黄　波（南昌大学第二临床医学院）
　　　　禄婷婷（贵州医科大学）

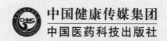
中国健康传媒集团
中国医药科技出版社

内 容 提 要

本教材为"全国高等医药院校医学检验技术专业第五轮规划教材"之一。全书共十六章：第一章为绪论；第二章主要介绍基因、基因组和分子标志物；第三章至第九章介绍分子诊断技术，包括样本采集、处理和分离纯化，核酸分子杂交技术，核酸扩增技术，生物芯片技术，核酸测序技术，新型核酸检测技术和蛋白质组学技术等；第十章至第十五章介绍分子诊断在临床上的应用，包括感染性疾病的分子诊断、单基因病和线粒体病的分子诊断、肿瘤的分子诊断、药物相关基因的分子诊断、染色体病和基因组病的分子诊断、基因分型与个体识别的分子诊断；第十六章介绍临床分子诊断的质量控制。本教材内容新颖、叙述严谨、文字精炼、绘图精美，融合课程思政，并配有实验指导教材。本教材为书网融合教材，即纸质教材有机融合电子教材、教学配套资源（PPT、微课/视频、图片等）、题库系统、数字化教学服务（在线教学、在线作业、在线考试）。

本教材主要供全国高等医药院校医学检验技术专业教学使用，也可作为研究生专业学习、医学检验类相关资格考试、临床检验工作者、继续教育和职称考试的参考用书。

图书在版编目（CIP）数据

分子诊断学／李伟，胡波主编. -- 5 版. -- 北京：中国医药科技出版社，2024. 12.（全国高等医药院校医学检验技术专业第五轮规划教材）. -- ISBN 978-7-5214-4838-2

Ⅰ. R446

中国国家版本馆 CIP 数据核字第 2024Q8A388 号

美术编辑　陈君杞
版式设计　友全图文

出版　**中国健康传媒集团** | 中国医药科技出版社
地址　北京市海淀区文慧园北路甲 22 号
邮编　100082
电话　发行：010 – 62227427　邮购：010 – 62236938
网址　www. cmstp. com
规格　889mm×1194mm $\frac{1}{16}$
印张　19
字数　560 千字
初版　2004 年 9 月第 1 版
版次　2025 年 1 月第 5 版
印次　2025 年 1 月第 1 次印刷
印刷　天津市银博印刷集团有限公司
经销　全国各地新华书店
书号　ISBN 978 – 7 – 5214 – 4838 – 2
定价　85.00 元

获取新书信息、投稿、为图书纠错，请扫码联系我们。

出版说明

全国高等医药院校医学检验技术专业本科规划教材自2004年出版至今已有20多年的历史。国内众多知名的有丰富临床和教学经验、有高度责任感和敬业精神的专家、学者参与了本套教材的创建和历轮教材的修订工作，使教材不断丰富、完善与创新，形成了课程门类齐全、学科系统优化、内容衔接合理、结构体系科学的格局。因课程引领性强、教学适用性好、应用范围广泛、读者认可度高，本套教材深受各高校师生、同行及业界专家的高度好评。

为深入贯彻落实党的二十大精神和全国教育大会精神，中国医药科技出版社通过走访院校，在对前几轮教材特别是第四轮教材进行广泛调研和充分论证基础上，组织全国20多所高等医药院校及部分医疗单位领导和专家成立了全国高等医药院校医学检验技术专业第五轮规划教材编审委员会，共同规划，正式启动了第五轮教材修订。

第五轮教材共18个品种，主要供全国高等医药院校医学检验技术专业用。本轮规划教材具有以下特点。

1.立德树人，融入课程思政 深度挖掘提炼医学检验技术专业知识体系中所蕴含的思想价值和精神内涵，把立德树人贯穿、落实到教材建设全过程的各方面、各环节。

2.适应发展，培养应用人才 教材内容构建以医疗卫生事业需求为导向，以岗位胜任力为核心，注重吸收行业发展的新知识、新技术、新方法，以培养基础医学、临床医学、医学检验交叉融合的高素质、强能力、精专业、重实践的应用型医学检验人才。

3.遵循规律，坚持"三基""五性" 进一步优化、精炼和充实教材内容，坚持"三基""五性"，教材内容成熟、术语规范、文字精炼、逻辑清晰、图文并茂、易教易学、适用性强，可满足多数院校的教学需要。

4.创新模式，便于学生学习 在不影响教材主体内容的基础上设置"学习目标""知识拓展""重点小结""思考题"模块，培养学生理论联系实践的实际操作能力、创新思维能力和综合分析能力，同时增强教材的可读性及学生学习的主动性，提升学习效率。

5.丰富资源，优化增值服务 建设与教材配套的中国医药科技出版社在线学习平台"医药大学堂"教学资源（数字教材、教学课件、图片、微课/视频及练习题等），邀请多家医学检验相关机构丰富优化教学视频，使教学资源更加多样化、立体化，满足信息化教学需求，丰富学生学习体验。

本轮教材的修订工作得到了全国高等医药院校、部分医院科研机构以及部分医药企业的领导、专家与教师们的积极参与和支持，谨此表示衷心的感谢！希望本教材对创新型、应用型、技能型医学人才培养和教育教学改革产生积极的推动作用。同时，精品教材的建设工作漫长而艰巨，希望广大读者在使用过程中，及时提出宝贵意见，以便不断修订完善。

中国医药科技出版社

2025年1月

全国高等医药院校医学检验技术专业第五轮规划教材

◆ 编审委员会 ◆

数字化教材编委会

前言 PREFACE

分子诊断学作为分子医学的重要组成部分，从研究人体内源性或外源性生物分子和生物分子体系的存在、结构及表达调控的变化，发展到为疾病病因诊断以及疾病预测提供信息和依据，目前已发展成为一门具有广阔应用前景并逐渐走向成熟的学科，大大推动了体外诊断行业的发展，为临床医学、公共卫生和社会经济的发展做出了重要贡献。

国内大多数高等医药院校医学检验技术和其他相关专业都开设了相应的课程。所选用的教材名称先后有临床分子生物学检验、临床分子生物学检验技术、分子生物学检验技术、分子诊断学。本教材与国际接轨，仍沿用 Molecular Diagnostics 对应的中文名称——分子诊断学。2004 年出版社组织编写了《分子诊断学》教材第 1 版；2009 年对第 1 版教材进行修订，在保持第 1 版风格的同时，第 2 版增加了临床应用和快速发展的技术，如蛋白质组学研究技术、生物信息学以及分子诊断技术的质量与标准化。2012 年"医学检验"专业更名为"医学检验技术"专业，归入"医学技术"一级学科，学制由五年制变为四年制。为了适应学科专业调整对医学检验技术专业人才培养提出的新要求和四年制医学检验技术专业教学，2014 年出版社组织了第 3 版教材的编写。第 3 版教材更加注重技术的临床应用和价值，使学生在掌握基础知识和基本技能的同时，能够了解最新进展和应用，为以后的实践工作打好基础。2019 年在第 3 版的基础上编写了第 4 版教材，不做大幅度修改，首次采用书网融合形式并设立数字化教材编委会。

为了深入贯彻党的二十大精神，加快医学教育创新发展，2024 年 1 月出版社启动第五轮规划教材的编写工作，统一了编写思路和原则要求。《分子诊断学》第 5 版在上一版的基础上进行了较大幅度的更新，增加了两章，共十六章。新设第八章"新型核酸检测技术"，包括核酸质谱、基因编辑和单细胞分析技术，呈现了学科发展前沿内容；在原来第十三章"染色体病的分子诊断与分子诊断的其他应用"的基础上进行内容调整，新增基因组病的内容，改为第十四章"染色体病和基因组病的分子诊断"，与临床实践紧密接轨；原第十三章的移植配型和法医物证内容更新后，与新增的"基因分型与疾病风险评估"合并为新的第十五章；另外，第三章增加"外泌体的分离与纯化"，新的第九章"蛋白质组学技术"也做了较大幅度修改等。第 5 版各章中增加了"知识拓展"和"思考题"模块，设立了知识目标、能力目标和素质目标，融入课程思政。本轮教材同时配有数字化教材和实验指导教材，特别邀请了企业的研发人员参与编写工作和数字资源制作，旨在为学生提供丰富且高质量的学习资源。

参加本版教材编写的人员都以高度的热情和责任感完成了编写任务，企业的研发人员为数字视频拍摄付出了辛勤的劳动，在此一并表示诚挚的感谢。

分子诊断学是一个发展迅速的学科，尽管各位编者尽最大努力，但由于能力所限，书中难免存在疏漏、不足之处，恳请广大同仁、师生和其他读者批评指正。

编　者
2024 年 9 月

CONTENTS **目录**

第一章 绪 论

1953 年 Watson 和 Crick 提出 DNA 双螺旋结构模型，标志着现代分子生物学的开端。此后，随着分子杂交、分子克隆、PCR 和 DNA 测序等技术的出现，分子诊断在临床实践中得到逐步应用，通过检测生物体的 DNA 或 RNA 可以对疾病做出准确的诊断和预测疾病的发病风险或预后等。进入 21 世纪以来，随着人类基因组计划的完成，DNA 测序和基因芯片等高通量技术的迅猛发展，带动蛋白质组学等各类"组学"的兴起，使得越来越多的致病基因和新型分子标志物被发现并应用于临床，因此，分子诊断已成为临床实验室必不可少的组成部分，推动了个体化医疗和精准医学的发展。当然，分子诊断在临床检验诊断实践中也面临一些亟须解决和完善的问题，包括新技术应用的社会、伦理、法律问题等。总之，分子诊断技术在感染性疾病、单基因遗传病、肿瘤、药物基因组学、公共卫生和法医学等领域中占有重要地位，并且推动了相关产业的发展，成为社会经济发展不可或缺的部分。 微课/视频

第一节 分子诊断学的概念、任务和特点

PPT

分子诊断学（molecular diagnostics）是以分子生物学理论为基础，利用分子生物学的技术方法，研究人体内源性或外源性生物大分子和大分子体系的存在、结构或表达调控的变化，为疾病的预防、诊断、治疗、转归和预后提供信息和依据的一门学科。现代分子诊断学与生物信息学、大数据科学、人工智能、电子科学和生物医学工程等学科融合发展，成为新型的交叉学科。

分子诊断学的主要任务是探讨疾病发生、发展、转归和预后的分子机制；为疾病的整个过程寻找准确、特异的分子标志物；并基于分子生物学技术，结合生物信息学、生物医学工程等建立分子标志物可用于临床的检测方法。

虽然分子诊断的对象已经从 DNA、RNA 拓展到蛋白与多糖等生物大分子，但是基于核酸检测的分子诊断技术仍占主要地位。因此，分子诊断的特点主要是直接以疾病相关基因为探查对象，属于病因学诊断，对基因的检测结果不仅具有描述性，更具有准确性；可准确诊断疾病的基因变异、基因－表型异常以及由外源性病原体侵入引起的疾病。

第二节 分子诊断学的发展简史

PPT

1949 年 Linus Pauling 对镰状细胞贫血患者的血红蛋白（HbS）进行电泳分析，推论其泳动异常是分子结构改变所致，从而提出分子病（molecular disease）的概念，成为分子诊断技术的初始。1953 年 DNA 双螺旋结构模型提出，标志着现代分子生物学的开端。基于核酸变性和复性原理建立的核酸分子杂交技术（molecular hybridization）成为第一代分子诊断技术。20 世纪 60 年代，Joseph Gall 和 Mary Lou Pardue 认识到可以用分子杂交确定 DNA 序列在染色体的位置，1969 年两位科学家建立了原位杂交技术（*In situ* hybridization）。1970 年 Hamilton O. Smith 等人发现限制性内切酶可以在特定位点切割 DNA，之后 1972 年 Paul Berg 建立重组 DNA 技术，该项技术可用于建立 cDNA 文库，制备用于杂交的

探针。1975 年，英国生物学家 Edwin Southern 创建了 Southern 印迹杂交，从而使分子杂交技术发展成基因分析中一项重要技术。

1976 年，简悦威（Yuet Wai Kan）通过 DNA/DNA 分子杂交进行了 α 地中海贫血的产前诊断，这是世界上首例基因诊断。1978 年简悦威与 AndréeM Dozy 通过使用限制性酶切片段长度多态性（RFLP）诊断镰状细胞贫血，这也是首次发现人类基因组 DNA 多态性。这些突破也为其他单基因遗传病（如苯丙酮尿症、囊性纤维化等）的分子诊断提供了参考方法。因此，简悦威被称为"基因诊断之父"。中国的分子诊断技术在 20 世纪六七十年代开始萌芽，1984 年，上海市儿童医院曾溢滔等研究人员通过点杂交技术进行了 α 地中海贫血的产前诊断，研究成果在 *Lancet* 杂志发表，成为我国基因诊断领域的里程碑事件。

1983 年 Orkin 等通过人工合成的寡核苷酸探针（ASO）检测 β 地中海贫血的基因突变，使得基因突变的检测更加方便。随着细胞遗传学和非同位素标记探针技术的发展，荧光原位杂交（fluorescence *in situ* hybridization，FISH）开始在临床诊断实践中应用。1985 年，Mayers 等人建立了一套简单快速的方法，通过核糖核酸酶裂解 RNA：DNA 异源杂合双链中错配的碱基，然后电泳分析裂解产物的大小来确定错配位置，后来 Mayers 又建立了变性梯度凝胶电泳（DDGE）来检测突变，这些技术均以分子杂交为基础。

1985 年，Kary Mullis 发明了聚合酶链反应（PCR）技术，带来了分子诊断的革命，PCR 成为第二代分子诊断的核心技术。PCR 可以通过指数扩增，获得大量的目的基因拷贝，可以在短时间内完成突变检测，不再依赖放射性物质，迅速地被广泛应用，进入临床实验室，用于基因检测。以 PCR 技术为基础，还衍生出了许多分子诊断方法，其中比较成熟的方法有：PCR-限制性酶切片断长度多态性（PCR-RFLP）是检测与特异酶切位点相关突变的简便方法；等位基因特异性 PCR（AS-PCR）可针对等位基因设计引物，根据 PCR 产物来鉴定基因型；PCR 单链构型多态性技术（PCR-SSCP）可揭示 PCR 产物序列内的多态性等。另外，实时荧光定量 PCR 实现了从定性诊断到定量诊断的突破。近些年出现的数字 PCR 是最新的核酸定量技术，被认为是一种绝对定量的方法。

1977 年，Sanger 等建立了 DNA 测序技术，当时还不能用于常规的基因诊断。2001 年 2 月，首张人类基因组序列图谱完成，并推动了基因测序技术、生物信息学和各类"组学"的发展。下一代测序技术（next generation sequencing，NGS）也称为高通量测序技术，大大提高了测序速度、降低了测序成本，使得个体化基因组测序成为可能。目前，高通量 DNA 测序技术已经广泛应用在无创产前诊断和肿瘤个体化用药等方面。基因芯片（gene chip）是另一种高通量技术，已经用于疾病的基因诊断、药物筛选和个体化用药指导方面，如耳聋相关基因微流控芯片、肝炎病毒基因分型检测芯片、结核分枝杆菌耐药性检测芯片、多种恶性肿瘤相关病毒基因芯片等一系列诊断芯片逐步进入市场。

近些年来，核酸质谱技术在基因诊断领域可用于基因突变、DNA 甲基化和基因拷贝数的检测。随着质谱技术在临床实验室的应用越来越广泛，该技术也将会成为临床实验室分子诊断的有力工具。另外，以 CRISPR/Cas 系统为代表的新兴分子检测技术开始逐渐进入分子诊断领域，该系统具有检测快速、特异性高和适合即时检测的优势，是未来分子诊断技术领域的重要发展方向之一。刚刚兴起的单细胞测序（single cell sequencing）采取优化的下一代 DNA 测序技术，可以获得特定微环境下的单细胞间的核酸序列差异，为单细胞诊断治疗提供了技术基础。

▸ | 知识拓展 | ◂ ....

即时检测

即时检测（point-of-care testing，POCT）是指在实验室之外，靠近患者或个人进行的检测，如尿液试纸、早孕检测、便携式超声仪、血氧仪、血糖仪等。在分子诊断领域，可用于流感/新发病毒、HbA1c、心功能检测等。芯片实验室（lab-on-a-chip）技术是 POCT 中的关键技术，可以使得微生物培养、PCR 和酶联免疫吸附法（ELISA）等检测方法实现在现场使用。未来，POCT 与移动智能设备和5G 通信技术结合可以将现场信息传递至医学中心，通过人工智能快速诊断。

用于分子诊断的标志物，除了核酸之外，还包括蛋白质等其他生物大分子。1994 年以来，随着双向电泳等蛋白质分离纯化技术的不断完善，结合生物质谱技术及生物信息学的发展，出现了研究蛋白质的新领域——蛋白质组学（proteomics）。蛋白质组学技术具有高灵敏度、高通量、样品量少的优点，成为寻找新的诊断标志物和药物靶标的强有力工具。蛋白质芯片（protein biochip）可以实现对复杂样本中多种诊断标志物的小型化和平行化检测，可以作为微生物检测、肿瘤筛查、遗传性疾病等的检测工具，如多肿瘤标志物检测蛋白芯片、结核分枝杆菌 IgG 抗体检测芯片、食物特异性抗体 IgG 检测芯片和自身免疫性肝病抗体谱定性检测芯片等。

伴随人类基因组计划产生的新学科——生物信息学（bioinformatics）已经成为分子诊断学的重要组成部分。生物信息学利用应用数学、信息学、统计学和计算机科学的方法研究生物学的问题，主要方向包括序列比对、序列组装、基因组注释、基因识别、基因表达、蛋白质结构预测、表达调控网络的预测、分子进化模型等，在基因克隆、基因突变检测、连锁分析、新发传染性疾病病原体鉴定、溯源和分型应用中是必不可少的工具。

第三节　分子诊断的基本策略及其在医学中的应用

PPT

从生物中心法则可以了解基因→表型的机制及其相关分子标志物，利用分子诊断技术可以检测疾病相关基因的结构异常或表达异常，从而对疾病做出诊断（图 1-1）。核酸的分子杂交、PCR 和 DNA 测序三种基本技术仍然是分子诊断的主流技术。基因表达是指基因的转录和翻译，而检测基因表达的异常，在转录水平主要是检测 RNA 表达的质和量，常用的方法有 Northern 印迹杂交、荧光原位杂交、逆转录 PCR、实时荧光定量 PCR、基因表达谱芯片等；在翻译水平则以检测蛋白质的质和量来反映核酸表达水平的变化，常用的方法有 Western 蛋白质印迹、免疫组织化学染色、ELISA、酶分析方法、蛋白质芯片和质谱技术等。

分子诊断技术的不断发展，使分子诊断从传统的 DNA 诊断概念发展到更全面的 RNA、蛋白质和表观修饰诊断的新概念；分子诊断的内容也从早期的单一疾病诊断发展到对疾病的易感性预测和风险评估以及提供临床用药指导等医学领域。目前分子诊断学的主要应用包括如下。

1. 感染性疾病分子诊断　病原微生物导致的感染性疾病仍然是严重威胁人类健康的一个重要方面。以往对于这些病原体多采用微生物学、免疫学和血液学相关手段进行检测，但是用这些方法不易进行早期诊断，并受灵敏度和特异性的限制。例如：诊断结核分枝杆菌感染经典的方法是进行体液标本的培养，不仅周期长，而且阳性率不高；丙型肝炎从感染到抗体出现"窗口期"较长，用检测抗体的方法很难做到早期诊断。随着各种细菌或病毒等病原体的基因组序列的公布，可以利用分子诊断技术早期、快速、敏感、特异地检测侵入体内的外源性基因（感染性病原体的 DNA 或 RNA）。分子生物学技术不仅可以对微生物感染进行准确的病因学诊断，还可以对感染性病原体进行基因分型和耐药性监测，所以逐渐在人类感染性疾病的临床诊断、流行病学调查、微生物分类分型研究中显示出独特的功能。

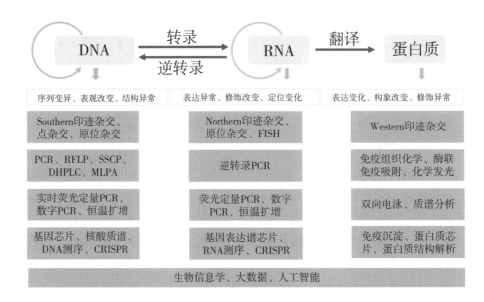

图 1-1　生物中心法则与分子诊断方法

2. 遗传性疾病的分子诊断　目前已发现的人类遗传性疾病达数千种之多，主要分为两大类：符合孟德尔遗传规律的单基因遗传病和不符合孟德尔遗传规律的多基因遗传病（又称复杂性疾病）。传统的遗传性疾病的诊断方法以疾病的表型病变为依据，而表型易受外界环境的影响，在一定程度上影响了诊断的准确性和可靠性。遗传性疾病的分子诊断是通过分析患者的 DNA、RNA、染色体、蛋白质和某些代谢产物来揭示与该遗传病发生相关的基因、基因型、基因的突变、基因的单倍体型和染色体核型等生物学标记，与传统疾病诊断方法相比，具有更准确可靠和早期诊断的优势，如通过携带者筛查、产前诊断和胚胎植入前诊断等在临床上可以对遗传疾病进行早期预防、早期诊断和早期治疗，从而达到减少或控制相关遗传病的发作、减轻症状和改善患者预后的目的。

卢煜明（Dennis Yuk Ming Lo）教授于 1997 年发现孕妇血液中存在胎儿的 DNA，并发展出一套新的技术，可以用来准确地分析和定量母亲血浆内的胎儿 DNA，用于性别鉴定、单基因病和染色病的分子诊断，开创了无创产前诊断（non-invasive prenatal test，NIPT）这一领域。

3. 肿瘤的分子诊断　肿瘤标志物在诊断肿瘤、检测肿瘤复发与转移、判断疗效和预后以及人群普查等方面都有较大的实用价值。肿瘤标志物分为基因型标志物和基因表型标志物。基因型标志物是指基因本身突变和表达异常，能反映癌前启动阶段的变化；基因表型标志物是指基因表达产物异常，表现为其所编码的表达产物合成紊乱，产生胚胎性抗原、异位蛋白等，一般出现较晚。因此，寻找特异性肿瘤基因型标志物进行肿瘤基因诊断，对于肿瘤的早期发现和诊断以及肿瘤的预防和治疗具有至关重要的意义。

液体活检（liquid biopsy）在肿瘤临床诊断治疗领域的应用日益广泛，是实现肿瘤个体化精准医疗的重要手段。液体活检是指利用人体体液作为标本来源进行检测以获取肿瘤相关信息的技术，主要包括循环肿瘤 DNA（circulating tumor DNA，ctDNA）、循环肿瘤细胞（circulating tumor cell，CTC）和外泌体（exosome）等检测，其中 ctDNA 与 CTC 是目前最受关注的两类液体活检靶标。

4. 指导临床用药　在疾病治疗过程中，患者对药物的反应存在个体差异，这种差异可能是遗传因素决定的。因此，临床医师在使用某些药物时，必须因人而异，即遵循个体化原则，需要了解遗传变异对药物反应的影响及其分子基础，并根据基因检测结果指导临床用药，也就是药物遗传学（pharmacogenetics）的研究内容。随着基因组学理论和技术的发展，20 世纪 90 年代提出药物基因组学（pharmacogenomics）的概念，即通过研究基因多态性与药物效应多样性之间关系，提高临床合理用药水平的一种重要方法。药物基因组学目前在心血管疾病、精神类疾病、肿瘤用药指导等领域的应用比较广泛。

伴随诊断（companion diagnostics，CDx）是针对特定的生物标志物进行检测，一般与肿瘤靶向药物共同研发，用以检验筛选适用该靶向药物的患者，是精准医学的重要部分。伴随诊断源于1998年美国食品药品管理局批准曲妥珠单抗用于治疗乳腺癌。曲妥珠单抗能与人体表皮生长因子竞争结合人表皮生长因子受体2（HER2），从而阻断癌细胞生长并激活自身免疫系统杀伤癌细胞，随曲妥珠单抗一同获批的即用于检测乳腺癌细胞中HER2蛋白表达水平的体外诊断试剂。

5. 其他方面 分子诊断还被应用到耐药性的检测、公共卫生、器官移植和法医个体识别等方面。分子诊断还有一个重要的应用方向是对多基因疾病的易感性预测和评估。如糖尿病、心血管疾病、乳腺癌、自身免疫性疾病等一些由遗传因素和环境因素共同作用所致的疾病，通过全基因组关联分析（genome-wide association study，GWAS）在人类全基因组范围内找出存在的序列变异，从中筛选出与疾病相关的位点，为复杂疾病的发病机制和易感性提供更多的线索。

虽然分子诊断学与传统诊断方法相比形成的时间不长，但是在临床检验诊断中却日益显示出强大的生命力和技术优势。目前，对感染性疾病、遗传性疾病、恶性肿瘤等疾病进行分子诊断已成为国内外医疗机构的常规项目，也是衡量一个国家和地区整体医疗水平的重要指标（图1-2）。

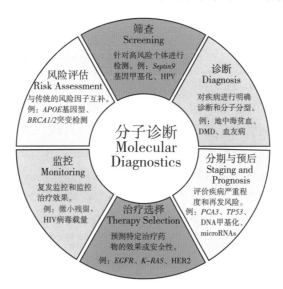

图1-2 分子诊断在临床医学中的应用分类与举例

第四节 展 望

PPT

分子诊断是精准医学的基础，也是体外诊断行业中增长速度最快的一个领域，相对于生化诊断以及免疫诊断，未来发展的空间更大。我国的分子诊断行业虽然起步较晚，规模较小，但在国家政策推动下，学术界与产业界不断自主创新，使得我国分子诊断领域正处于高速发展阶段。随着我国老龄化进程加快、分级诊疗的推动、精准医学的需求提高和为了突发公共卫生事件的应对等，未来的分子诊断学有以下重要的发展趋势。一是个体化和预测诊断（personalized and predictive diagnostics）：个体化医学和预防医学是未来的医学模式，主要在基因层面对疾病进行风险预测、诊断、预后评估和用药指导，以达到及早预防、准确诊断和有效治疗的目的，实现"量体裁衣"。分子诊断将覆盖更多疾病领域，从诊断疾病到指导预防转变。二是即时检测技术：通过小型化、自动化、智能化的POCT设备，可以将分子诊断从实验室转移到患者床边（或近床边），既减轻了医疗机构的负担，又缩短了检测的时间，使患者和临床医师都受益。POCT已经用于许多传染性疾病、心血管疾病和一般健康监测等。三是人工智能诊断（artificial intelligence diagnostics）：基因组测序、转录组测序、蛋白质组学和代谢组学等，为我们提供了更多种类的分子标志物和海量的数据，这要求分析工具也要改进。可使用多组学数据，通过人工智能算法构建反映健康和疾病状态的相关网络，并提出疾病的新型生物标志物。人工智能不仅能够预测功能网络，像AlphaFold 3还可以高精度预测蛋白质数据库（PDB）内几乎所有分子类型复合物的模型，包括准确预测蛋白质、DNA、RNA、小分子配体结构以及其相互作用模式，这为解析生物标志物功能提供了巨大便利。

中国分子诊断技术的快速发展，离不开国家政策的大力扶持。从"十一五"开始，国家自然科学基金委员会就支持疾病发生、发展过程中一系列分子标志物的基础研究领域。在国家"973""863"计划和后来的国家重点研发计划中，均设有分子诊断领域的专项和课题。自2011年以来，国务院、工信部、发改委等部门陆续制定了支持分子诊断行业发展的政策，内容涉及分子诊断技术研究、分子诊断仪器生产、分子诊断发展方向规划等。近年来，国家卫生健康委员会牵头组织专家编写了《遗传病相关个体化医学检测技术指南》《肿瘤个体化治疗检测技术指南》《感染性疾病相关个体化医学分子检测技术指南》《个体化医学检测实验室规范化管理》和《个体化医学检测微阵列基因芯片技术规范》等许多指南规范，正在逐步发布和推广执行。国家"十四五"规划中强调以国家战略性需求为导向，推进创新体系优化组合，在重大创新领域组建一批国家级实验室，形成结构合理、运行高效的实验室体系，预计分子诊断行业未来会朝着规模化、创新化发展。中国的分子诊断产业已经日趋成熟。目前国内有1000多家分子诊断相关企业，包括上游检测仪器、诊断试剂、耗材等产品的生产厂家，下游是医院、第三方医学检验机构、创新研究院等以医疗服务为主的机构。目前国内分子诊断产品主要以感染性疾病检测为主，如肝炎、性传播疾病、结核感染、流行性感冒、血液传染病等，主流技术为荧光定量PCR，是目前分子诊断临床应用最为成熟的技术；而遗传性疾病检测方面，仍集中在无创产前筛查和遗传性肿瘤检测等项目；肿瘤个体化治疗和药物基因组检测方面，应用逐渐增多。

发展上游高端原创技术，不仅能提高企业的核心竞争力，也是我国基因检测行业以及精准医学发展的关键因素。核酸提取仪、PCR扩增仪、核酸分子杂交仪、基因芯片仪国产化已经成型，并逐渐占据主要市场；基因测序仪国产化虽然在起步阶段，但是势头强劲，充分体现了国内企业自主创新的能力和勇于创新的精神。另外，在重大疾病防控中，分子诊断将发挥更重要的作用，如我国近30%的新发癌症（宫颈癌、肝癌、鼻咽癌等）是由病毒等感染引起的，而欧美国家由于分子诊断技术广泛应用于临床诊断和筛查，这一比例下降到4%；开发高灵敏的肝炎病毒核酸定量检测试剂，可促进我国病毒性肝炎诊疗体系的创新和血液安全，在消除病毒性肝炎危害中具有重要作用。

虽然我国的某些分子诊断学基础研究和产品已经解决了"卡脖子"技术问题，赶上或超过了国际先进水平，体现了制度优势和民族自信，但不可否认的是国外技术垄断现象还较为突出。这就需要政府、高校和科研机构、医疗相关机构、医院、企业等方面形成互动，构建完善的发展环境，共同推进分子诊断学"新质生产力"的发展，助力健康中国战略实施。

（李　伟）

书网融合……

题库

微课/视频

第二章 基因、基因组与分子标志物

✐ **学习目标**

1. 通过本章学习，掌握基因、操纵子、质粒、断裂基因等概念，原核生物基因的结构，人类基因组的特点及多态性，常见的 DNA、RNA 分子标志物；熟悉真核生物基因结构、原核生物、真核生物及病毒基因组的一般特点，基因表达的概念、过程、方式及 DNA 甲基化、组蛋白修饰、非编码 RNA 调控与疾病的关系；了解基因表达调控的方式，转座因子的类别及 DNA、RNA 以外的分子标志物。

2. 具备适应现代医学发展的素质，对基因与表型的关系有深刻的认知，可以解读分子标志物的价值，具备从基因层面理解疾病的能力。

3. 以胎儿游离 DNA 发现为例，树立创新意识，培养严谨求实的科学态度和敢于挑战权威的勇气，不断追求专业卓越发展。

第一节 基因及其结构

PPT

基因（gene）作为分子诊断学的重要研究对象，其概念雏形是孟德尔的"遗传因子"，后来遗传因子被定位在染色体上。基因学说认为基因在染色体上以直线形式排列，每个基因决定一个特定的性状，能发生突变，并能随着染色体片段的互换而交换。随着 DNA 是遗传物质的确立、DNA 二级结构的揭示，以及基因表达调控和中心法则的提出，对基因的认识已经进入一个全新的阶段。

一、基因的概念

基因一般而言是指可以转录成 RNA 的 DNA 片段。基因的结构中含有编码蛋白质多肽链或 RNA 的编码序列，以及调控基因表达的非编码序列。蛋白质是生物功能的执行者，基因通过指导蛋白质的合成来实现功能，决定生物的性状。另外有些基因只转录，不进行翻译，其表达产物是 RNA，如 tRNA、rRNA、微小 RNA（microRNA，miRNA）、长链非编码 RNA（long non-coding RNA，lncRNA）等，虽不直接翻译成蛋白质，但这些 RNA 参与细胞内 mRNA 的加工成熟及蛋白质的生物合成过程，在细胞分化、个体发育、遗传等生命过程中发挥着重要作用。细胞 DNA 有些核苷酸区域本身并不进行转录，但可以对其邻近的结构基因的表达起控制作用，这些起调控作用的非编码序列也称为调控序列，如启动子和原核生物中的操纵序列以及真核生物中的增强子序列等。

二、原核生物基因的结构 🅴 微课/视频 1

原核生物基因结构通常以操纵子（operon）的形式呈现，包含功能相关蛋白的结构基因、启动序列及终止子等，有些操纵子还包含其他的操纵序列，如阻遏蛋白或激活蛋白识别结合的元件。这些结构一般以串联形式成簇排列构成。

1. 结构基因 指具体编码蛋白质或 RNA 的开放阅读框（open reading frame，ORF），包括从起始密码到终止密码的 DNA 序列。原核生物结构基因常常是两个以上结构基因串联排列，一般没有间隔，如乳糖操纵子含有 Z、Y、A 三个结构基因，分别编码 β-半乳糖苷酶、通透酶和乙酰基转移酶（图 2-1）。

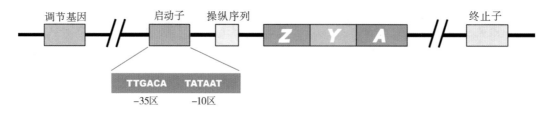

图 2-1 乳糖操纵子的基因结构

2. 启动序列 简称为启动子（promoter，P），是 RNA 聚合酶特异性识别和结合的部位，位于结构基因转录起始点上游，有严格的方向性并起始转录。原核生物启动子序列区段内，在转录起始点上游 -10 区域和 -35 区域存在共有序列（图 2-1）。-10 区域序列称为 Pribnow 盒（Pribnow box），通常包含 TATAAT 共有序列，Pribnow 盒对于转录开始是绝对必要的。位于 -35 区域的序列通常包含 6 个核苷酸：TTGACA。共有序列中的任一碱基突变都会影响 RNA 聚合酶与启动子的结合，从而影响转录起始。

3. 终止子 指结构基因下游 DNA 序列中包含的富含 GC 的反向重复序列，转录后位于 mRNA 分子近 3'端，可形成分子内互补的发夹式二级结构，终止 RNA 链的延伸。

4. 操纵序列（operator，O） 指能与阻遏蛋白识别并结合的元件，与启动子紧密相邻，结构上甚至存在一定重叠。

三、真核生物基因的结构

真核生物基因常常是断裂基因，即包含外显子（exon）与内含子（intron）结构。真核生物的结构基因在 DNA 分子上编码序列是不连续的，外显子（编码序列）被内含子（非编码序列）隔开。与原核基因相同的是，真核基因转录也受结构基因上游和下游调控区的控制，甚至在外显子和内含子部分的序列也存在调控作用。真核基因的转录调控区结构非常复杂，根据功能的差异可以大体分为启动子、增强子和沉默子等。

1. 启动子 是 RNA 聚合酶结合位点及其周围的转录调控元件，主要包括：①TATA 盒（TATA box），共有序列为 TATAAAA，位于基因转录起始点上游 -30 ~ -25bp 处，是真核生物基本转录因子 TF Ⅱ D 的结合位点，控制基因转录起始的准确性及频率；②CAAT 盒（CAAT box），共有序列为 GGC-CAATCT，位于转录起始点上游 -80 ~ -70bp 处；③GC 盒（GC box），由 GGCGGG 组成，位于 -110 ~ -70bp。典型的启动子包含三个盒，通常包含一个转录起始位点，并具有较高的转录活性。有些不典型启动子缺乏其中 1~2 个盒，转录活性也相对低。

2. 增强子 是远离结构基因的上游或下游（1~30kb），也可位于内含子中的能增强基因转录活性的 DNA 序列。一般能增强基因转录 10~200 倍，但不能启动一个基因的转录。增强子序列跨度常为 100~200bp，核心组件则为 8~12bp 组成，有完整或部分回文结构。增强子通常有组织特异性，决定基因表达的时空特异性。有时增强作用受外部信号驱使，此时增强子被称为反应元件，如 cAMP 反应元件、激素反应元件等。

3. 沉默子 是与增强子作用相反的一类负性转录调控元件。同一元件有时可能表现出增强子活性，有时又表现出沉默子活性，取决于结合该元件的蛋白质的种类及特性。

▶│ **知识拓展** ◀─────────────────────────────────

内含子

真核生物基因组的一个重要特点就是大部分基因含有内含子。内含子是基因中的非编码序列，位于外显子之间，不出现在成熟的 mRNA 序列中。内含子一般不编码蛋白质，但在基因表达调控方面发挥着重要的作用。由于内含子的存在，会产生可变剪接（alternative splicing），可使一个基因表达出多种蛋白质，扩大了 DNA 中遗传信息的含量。内含子并非都不编码蛋白质，有些 Ⅰ 类和 Ⅱ 类内含子是有可读框的，可产生三种蛋白质，即内切核酸酶、逆转录酶和成熟酶，参与内含子归巢和剪切过程等。某些内含子可能含有能够结合转录因子的序列，如增强子和沉默子，可增强或抑制转录，从而精细调控基因的表达水平。此外，内含子的存在也会影响 mRNA 的稳定性与翻译效率，有助于蛋白质的合成。从进化上来看，因为内含子对翻译产物的结构不产生影响，不受自然选择的压力，所以它比外显子累积有更多的突变。

第二节 基因组

PPT

1920 年 Winkles 首次提出基因组（genome）一词，是由 GENes（基因）和 chromosOMEs（染色体）组合而成，指生物体全套遗传信息，包括所有的基因和基因间区域。除了某些 RNA 病毒的基因组是RNA 外，其他所有生物的基因组均为 DNA。原核生物（prokaryote）和真核生物（eukaryote）基因组有染色体基因组（chromosomal genome）和染色体外基因组（extrachromosomal genome）之分，后者如原核和真核生物的质粒（plasmid）DNA，真核生物的线粒体（mitochondria）DNA 及叶绿体（chloroplast）DNA。每一种生物及其个体都有特定的基因组，携带构成和维持该生物体生命现象及其特征的所有遗传信息，是物种及其个体之间区别和联系的本质生物学特征。

一、原核生物基因组

1995 年，第一个原核生物——流感嗜血杆菌基因组全序列被测定。随着高通量低成本测序技术的发展，特别是二代测序技术的广泛开展，越来越多原核生物基因组 DNA 序列被测定。人们可以更方便、更快捷地了解原核生物基因组结构与功能，明确众多常见致病菌的致病机制，大大推动了相关感染性疾病的检测、诊断方法的更新，为抗生素的研制与开发奠定了坚实的基础。

（一）原核生物的类核结构

原核生物缺少典型的细胞核，只有一个类核（nucleoid）结构。类核没有核膜，核基质与细胞质之间没有明显的间隔，基因组是环状双链 DNA 分子，与蛋白质结合并以一定的组合形式盘曲、折叠、包装起来。如大肠埃希菌的环状 DNA 在 DNA 解旋酶和拓扑异构酶的作用下形成稳定的超螺旋结构。超螺旋 DNA 附着在核心蛋白（也称支架蛋白）上，形成大约 100 个放射状的 DNA 环，每个环长度约为40kb，有的环由于存在缺口而形成松弛 DNA 环，大多数是超螺旋 DNA 环（图 2 - 2）。各个 DNA 环均是一个相互独立的功能区，有的 DNA 环与细胞膜相连，特别是和 DNA 复制、转录有关的区域与细胞膜优先结合，既有锚定作用，又调节基因的活化与转录。

核心蛋白成分除了 DNA 解旋酶和拓扑异构酶外，还包括 HU、IHF、H1 及 H 等。其中 HU 蛋白含量最多，功能类似于真核生物组蛋白 H2B，能帮助 DNA 盘曲、压缩成念珠状结构，还能启动 DNA 的复制。IHF 的功能是协助 λ 噬菌体与宿主 DNA 的整合和切离。H1 的功能与 DNA 的拓扑结构及基因表达有关。H 蛋白与真核生物组蛋白 H2A 相似，有促进 DNA 单链结合成双链的作用。

（二）原核生物基因组的一般特点

原核生物基因组具有以下特点。①基因组相对较小，一般介于 $10^6 \sim 10^7$ bp，通常为一条环状双链

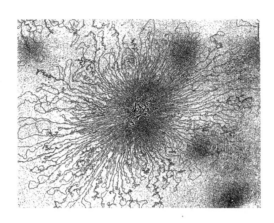

图 2 − 2   大肠埃希菌的类核结构模型

DNA（double stranded DNA，dsDNA），DNA 与支架蛋白、RNA 等形成复合物，这是类核的主要成分。②基因组的功能单位是操纵子结构：多个功能相关的结构基因串联在一起，受同一个调控区调控，转录在同一个 mRNA 分子中，大多数情况下直接翻译为多肽链，然后再切割成几种蛋白质；少数转录后先切割为多种 mRNA，再各自进行翻译。几个操纵子有时还可以由一个共同的调节基因调控，有助于实现基因的协调表达。③结构基因大多为单拷贝基因，只存在 18S、28S、5S rRNA 及 tRNA 基因等少数例外。④全基因组中非编码序列少于 10%，几乎没有重复序列，基因间也几乎没有间隔，除古细菌外，结构基因一般没有内含子（图 2 − 3，有色部分代表编码序列，外环为顺时针转录的编码序列，内环为逆时针转录的编码序列）。非编码部分通常包含调控序列。⑤DNA 分子中有各种功能区，如复制起始区 OriC、复制终止区 TerC、转录起始区和终止区等，这些区域往往有反向重复序列，能形成特殊的结构。

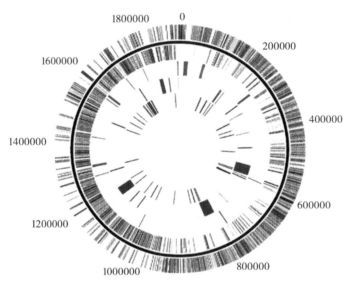

图 2 − 3   化脓性链球菌的基因组

（三）质粒

质粒是独立于染色体外的能自主复制的核酸分子，属于染色体外基因组。质粒首先在细菌中发现，在酵母、蓝藻、丝状真菌、植物、动物甚至人类细胞中均存在。质粒分子所携带的基因与一些致病菌的毒力及耐药性有关。随着分子生物学技术的进步，质粒发展成了基因克隆和表达常用的载体，具有重要的研究和应用价值。

质粒核酸可以是 DNA 或 RNA，分子呈环状或线形。DNA 质粒一般没有蛋白质包裹，而 RNA 质粒多有蛋白质外壳。常见的细菌来源的质粒是双链环状 DNA 分子，称为共价闭合环状 DNA（covalently closed circular DNA，cccDNA）。细菌基因组通常也是这种结构。cccDNA 一般会进一步盘旋扭曲形成超螺旋结构。质粒 DNA 的大小从几千至几万碱基对不等，大的甚至可达 100 万碱基对，与细菌染色体相当。目前在基因工程操作中，人为构建出了成千上万种质粒，携带有各自不同的基因，并能在各种类型的细胞中表达。

质粒的存在对宿主细胞的生存一般是非必需的，但能使宿主具有一些额外的性状，在某些特殊情况下有利于细胞的生长。质粒 DNA 编码多种蛋白质，有的与质粒自身的复制和稳定性有关，有的控制宿主细胞的多种性状，如各种抗性、代谢能力、致病性、接合转移等。

（四）转座因子

转座因子（transposon，Tn）是指能在基因组中从一个位点移至另一位点的 DNA 序列，也称为可转座元件。转座因子广泛存在于原核和真核生物中。转座因子的转座作用与同源重组及位点特异性重组不同，它不依赖于同源序列，而是由转座酶（transposase，Tnp）介导。转座作用的结果常为导致宿主细胞基因组 DNA 的插入突变或基因重排，使毗邻基因失活或表达水平下降。原核生物转座因子还携带抗性基因及毒力基因，造成这些性状在细菌之间的传播。转座作用的频率与自发突变的频率相近，每代每个细胞在 $10^{-7} \sim 10^{-5}$。转座因子被认为是基因组进化的重要推动力量。转座因子还可作为遗传学研究及基因工程的工具。根据分子结构及转座特点，原核生物的转座因子可分为插入序列（insertion sequence，IS）、转座子和可转移性噬菌体。

1. 插入序列 细菌基因组、质粒及噬菌体都含有 IS，一般长 1~2kb。IS 两端有正向重复序列和反向重复序列，可正向或反向插入靶位点，导致插入位点的基因失活或表达水平下降。

2. 转座子 结构与 IS 类似，可长达 20kb，编码序列除编码与转座有关的酶外，还携带其他一些可改变宿主细胞遗传性状的基因，如抗生素抗性基因、乳糖发酵基因、棉籽糖代谢基因、精氨酸合成基因以及对汞、铬和砷等的抗性基因和某些毒素基因等。

3. 可转移性噬菌体 是一类具有转座功能的溶源性噬菌体，如 Mu 及 D108 噬菌体等。可转移性噬菌体具有温和噬菌体和转座因子的双重特性，但两端不含反向重复序列（IR 序列）。这类噬菌体的溶源性整合与裂解周期的复制都是以转座方式进行，而且转座位点的选择是随机的。Mu 噬菌体常作为细菌遗传学研究的工具。Mu 及 D108 噬菌体两者有 95% 的同源性，只是免疫原性和宿主范围不同，都是温和致突变噬菌体。

二、真核生物基因组

真核生物包括动物、植物、真菌和原生动物，个体的形态结构差异非常大。与原核生物相比，真核生物细胞体积相对较大，均有成形的细胞核和复杂的细胞器。真核生物基因组的大小、结构与功能同样也有很大差异，但存在一些共同的特征，如：有细胞核基因组和细胞器基因组之分；核基因组以线状 DNA 分子的形式存在于染色质中；基因多数是断裂基因，有内含子结构和大量重复序列等。

真核生物基因组分为细胞核基因组和细胞器基因组，前者是主要的，占真核生物遗传物质的绝大部分；细胞器基因组相对很少，存在于真核细胞的线粒体或叶绿体中。

（一）真核生物基因组的特点

真核生物基因组比病毒和原核生物基因组复杂得多，其物理结构比较相似，但大小在不同物种之间相差悬殊，为 $10^7 \sim 10^{12}$ bp 不等。

1. 细胞核基因组由染色体 DNA 组成　真核生物细胞核基因组以染色质或染色体的形式存在，两者是同一种物质在不同细胞时期的不同形态。染色体包括 DNA 和蛋白质，DNA 以线性分子的形式存在于染色体中。染色体的数目是生物物种的特征性标志之一，同一物种的染色体数目相同，这对物种遗传的稳定性有重要意义。目前已知的真核生物至少有 2 条染色体，染色体数目与基因组大小或进化程度并不相关，如酿酒酵母基因组大小仅有蝾螈的万分之一，但其染色体数目却比后者多。不同物种染色体数目的差异反映了基因组结构进化的不均一性，但不能传递有关基因组本身的任何有用的信息。绝大多数真核生物体细胞都是二倍体（diploid），即每个体细胞含有两套染色体，在细胞分裂过程中成对排列，成对的两个染色体分别来自父方和母方。每一套染色体称为单倍体，配子细胞为单倍体。

2. 断裂基因　真核生物的基因大多数都是断裂基因。断裂基因两端起始和终止于外显子，一个基因有 n 个内含子，则相应地有 $n+1$ 个外显子。断裂基因的初级转录产物能与基因组 DNA 精确配对，然后经过内含子剪接（splicing），外显子按顺序连接，生成成熟的不含内含子的 RNA。断裂基因广泛存在于真核生物细胞核基因组中，编码 mRNA、tRNA 及 rRNA（低等真核生物）的基因几乎都是断裂基因。细胞器基因组中编码 mRNA 及 rRNA 的基因也有断裂现象，在某些极端环境中生长的古细菌（archaea）甚至大肠埃希菌的噬菌体中也存在断裂基因。当然，并不是所有真核生物基因都是断裂基因，组蛋白基因和干扰素基因即例外；大多数单细胞真核生物基因也不是断裂基因；而真细菌（eubacteria）基因组中没有断裂基因。

断裂基因为基因的选择性剪接提供了结构基础。选择性剪接是基因表达调控的一种重要方式，通过不同的剪接可以使同一个基因产生多种蛋白质。如人类核纤层蛋白 Lamin A 和 Lamin C 即由同一基因 *LMNA* 编码，经过不同剪接加工形成。保守估计人类大约有 35% 的基因存在选择性剪接，线虫中约为 22%，可见选择性剪接是真核生物中普遍存在的现象。

3. 重复序列　大量重复序列的存在是真核生物基因组的一个显著特征。不同生物的重复序列占基因组的 20%~60%，大多数没有编码功能，被称为垃圾 DNA，但它们实际上保留了丰富的古生物学的记录，包含有生物进化事件和进化动力的线索。根据 DNA 的复性动力学特性的不同，基因组 DNA 序列分为 4 种类型：①单一序列，又称非重复序列，指在基因组中只有 1 个或少数几个拷贝的序列，大多数真核生物基因为单一序列；②轻度重复序列，在基因组中有 2~10 个拷贝的序列（2~3 个拷贝常被视为单一序列），如人珠蛋白基因及酵母 tRNA 基因；③中度重复序列，拷贝数在 10 至几千的序列，序列平均长度约 300bp，如 rRNA 基因、tRNA 基因及某些其他的非编码序列；④高度重复序列，指一些简单的重复序列，拷贝数在 1 万以上，多的可达几百万个拷贝。越高等的真核生物，重复序列越多，或集中成簇，或分散出现。一般认为，绝大多数高度重复序列没有特殊功能，但占据了大量的基因组空间，因此又被称为自私 DNA（selfish DNA）。自私 DNA 是否真的没有功能或是其功能尚未被发现，有待深入研究。

一些有编码功能的重复序列称为多基因家族（multigene family），是指起源相同、序列相似、功能相关的一组基因。多基因家族分为两类：一类是基因簇（gene cluster），基因家族成员位置相对集中，位于某一染色体的特定区域，如人组蛋白基因簇分布在第 7 号染色体长臂 3 区 2 带至 6 带之间的区域内；另一类是基因家族成员在整个染色体上散在分布，甚至位于不同染色体上，如人 α 和 β 珠蛋白基因分别存在于 16 号和 11 号染色体上，但两者在各自的染色体上又形成基因簇。基因家族中有的成员因突变而失活，不能表达出有活性的产物，称为假基因（pseudogene）。在高等真核生物基因组中已经发现有很多假基因，它们与那些有功能的基因同源，原来可能也有功能，但由于突变而失活。

（二）线粒体基因组

几乎所有的真核生物都有线粒体基因组，携带遗传物质，能自行复制和表达。人类每个细胞有约

800 个线粒体，每个线粒体有 10 个拷贝的基因组。人类线粒体基因组大小为 16.6kb，结构紧密，基因间只有少量间隔（图 2 – 4）。线粒体基因组编码其自身蛋白质合成体系的一些成员，如大部分 rRNA 和 tRNA，以及呼吸链中的某些成员，如 ATP 酶、NADH 脱氢酶、细胞色素氧化酶复合体中的某些组分。线粒体蛋白质合成体系及呼吸链中的其他成员在细胞质中合成后，再转运到线粒体。

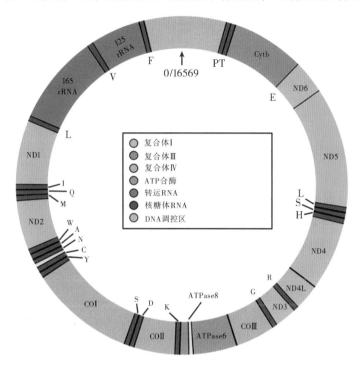

图 2 – 4　人线粒体基因组

线粒体基因组与核基因组相比，除了功能上存在差异外，还具有自身的一些特点：①母系遗传，由于父系的线粒体基因组在精卵结合时一般不能进入卵细胞，子代线粒体基因组全部来自母亲，不存在基因的重组；②线粒体 DNA 损伤后不易修复，主要是缺乏损伤修复系统，与衰老及某些疾病有关；③遗传密码与通用遗传密码有差别，如 UGA（终止密码子）编码 Trp，AGA/AGG（Arg）为终止密码子，AUA（Ile）为起始密码子并编码 Met。

（三）人类基因组 🔲微课/视频 2

1. 人类基因组的特点　随着人类基因组计划的完成以及后基因组时代取得的巨大成就，对人类基因组的认识也已经进入全新的阶段。人类基因组全序列实际上是一长串由 4 个字母（A、G、C、T）组成的碱基序列，是由 30 亿个字母写成的 "天书"。人类基因组序列 99.99% 是相同的，个体之间的基因组序列差异仅为万分之一。甚至有研究发现，来自不同人种的个体比来自同一人种的个体在基因组序列上更为相似。经过大量的序列分析和比较，总结起来主要具有以下显著特点。

（1）G + C 含量　人类基因组 G + C 含量平均为 41%，波动范围在 33% ~ 65% 之间。存在 G + C 丰富区和贫乏区，G + C 含量与基因的密度、重复序列组成、染色体区带及重组率有关。人类基因组中共有 CpG 岛 50267 个，占 0.8%，大多数 CpG 岛小于 1800bp，G + C 含量介于 60% ~ 70%。CpG 岛的分布与基因的密度呈高度相关，在染色体间的分布不均，Y 染色体中最少，每 1 兆碱基对（mega bp，Mb）有 2.9 个；19 号染色体最多，每 1Mb 有 43 个；多数染色体每 1Mb 有 5 ~ 15 个。

（2）染色体的重组率　染色体短臂的重组率比长臂高，在染色体末端（20 ~ 35Mb）的重组率高，着丝粒部分的重组率低，女性重组率比男性重组率高得多。重组意味着基因的变异，在减数分裂过程中，男性突变率是女性的 2 倍，说明大多数突变发生在男性。

（3）重复序列的含量 重复序列包括短散布元件（short interspersed repeated segments，SINE）、长散布元件（long interspersed repeated segments，LINE）、长末端重复序列（long terminal repeat，LTR）、卫星 DNA（satellite DNA）、转座因子（Tn）、片段性重复序列（指从基因组的一个区域拷贝到另一个区域的 10 ~ 300kb 的重复序列），分别占基因组的 13%、20%、8%、3%、3% 和 5%。全部重复序列至少占基因组的 53%。重复序列的分布非常不均，有的区域密度特别高，如染色体 Xp11 的某一 200kb 的区域有 98% 的重复序列；而有些区域几乎没有重复序列，如同源框（homeobox）基因簇 Hox、染色体 1p36 及 8q21 的某些区域。在染色体着丝粒周边区域及亚端粒区（subtelomeres），充满了来自基因组其他位置的片段性重复序列。

（4）基因数量 目前比较公认的人类基因总数约为 2.6 万个，远少于原先预计的 10 万个，仅仅是果蝇和线虫的约 2 倍。编码序列仅占基因组的很少部分，平均只占 5%。基因密度在第 17、第 19 和第 22 号染色体上最高，在第 4 号、第 18 号、X 染色体和 Y 染色体上相对较少。有数百个基因很像是在脊椎动物进化中的某一时期从细菌中水平传递而来，也有许多基因可能来自转座因子，如 LTR 与 Tn。

（5）蛋白质数量 人类基因由于存在较多的选择性剪接，使得蛋白质数量远远大于基因的数量。人类至少 35% 的基因有选择性剪接，使得蛋白质初始表达产物为果蝇和线虫的 5 倍以上，修饰加工后数量更多。人类基因组编码的整套蛋白质（蛋白质组）比无脊椎动物复杂得多，部分原因是脊椎动物特异性的蛋白质结构域和模体（motif）的出现，这些结构域和模体可进行重排，形成新的蛋白质。

（6）疾病基因 目前已确定了数百个与疾病相关的基因，至少 30 个是直接依据人类基因组序列而定位克隆的。这些基因很可能作为药物作用的靶点。

2. 基因组的多态性 同一人种或不同人种基因组均存在或多或少的差异，这种差异即为人类基因组多样性。尽管人类基因组差异不到万分之一，但或许正是这些细微的差异与内、外环境因素的共同作用导致了人的不同肤色、身高、长相，不同的性格特点和行为特征，不同的疾病易感性和药物反应性等。这些差异在生物医学研究与应用中有着非常重要的意义。

通常认为 DNA 分子中某一特定位点的变异频率低于 1% 为基因突变，高于 1% 则为 DNA 分子多态性，后者是基因组多样性的分子机制。人类 DNA 分子多态性的产生有以下几种主要方式：①单个核苷酸的变异，即单核苷酸多态性（single nucleotide polymorphism，SNP）；②转座因子导致的分子多态性，如 *Alu* 序列多态性；③重复序列单元的拷贝数变异，主要是微卫星 DNA（microsatellite DNA）多态性。

（1）单核苷酸多态性 是指单个核苷酸变异而形成的 DNA 分子多态性。人类基因组中共有约 300 万个 SNP 位点，是人群中个体差异最具有代表性的 DNA 多态性，相当一部分 SNP 还直接或间接与个体的表型差异、对疾病的易感性或抗性、对药物的反应性等相关。目前人类基因组中已定位了约 210 万个 SNP，遍布于整个基因组 DNA 中，SNP 数量在非编码区比编码区多 4 倍。编码区 SNP 20% ~ 30% 引起蛋白质氨基酸残基顺序改变。大多数 SNP 来源于物种形成之后、种群形成之前，是一种能稳定遗传的早期突变。由于个体基因组的每一个核苷酸突变频率非常低（10^{-8}）以及突变的随机性，使得大多数 SNP 位点十分稳定，人类 85% 的 SNP 是共有的。SNP 属于二等位（biallele）DNA 多态性，即某位点要么是 A，要么是 B。因而 SNP 的检测、数据采集及分析易于实现自动化，能实现快速和高通量的筛查与基因分型。SNP 经常被用于基因组作图、法医鉴定、亲子鉴定、疾病的连锁分析、群体遗传学及生物学进化的研究，此外 SNP 在个体化医学中有着广阔的应用前景。当前 SNP 研究主要是揭示环境和疾病的易感性、药物的不同反应性等表型与 SNP 之间的相关性。构建人类基因组 SNP 连锁图谱，发展和完善更快速、更简便、成本更低的 SNP 检测技术，确立更多 SNP 作为分子诊断的标志物，这也是分子诊断发展的领域和客观要求。

（2）*Alu* 家族　又称为 *Alu* 序列，是灵长类动物基因组中特有的含量非常丰富的高度重复序列，内部有一个限制性内切酶 *Alu* I 的切点（AG↓CT）。人类 *Alu* 序列约有20种亚类，平均长度是266bp，共有109万个拷贝，约占整个基因组序列的10%。*Alu* 序列插入基因组后能发生随机突变和特异的碱基改变。

（3）微卫星 DNA　广泛分布在真核生物基因组中，常出现在基因的非编码区和染色体末端，重复序列长度仅为1~6bp，呈串联重复排列。微卫星 DNA 排列方式有三种，即完全重复（无间隔）、不完全重复（有非重复序列的间隔）和混合重复（2个或多个重复序列彼此毗连连续出现），完全重复是最多见的方式。人类基因组中最常见的微卫星是由 A、AC、AAN、AAAN（N 代表 G、C 或 T）或 GT 等重复序列组成的，约占全部微卫星的75%，大约每10万碱基对有一个微卫星。一般认为，微卫星 DNA 核心区重复序列拷贝数的差异是因减数分裂过程中姐妹染色单体的不均等交换（unequal crossing over），或者是 DNA 复制过程中的复制滑移（replication slippage）所造成。不均等交换是姐妹染色单体在同源重组过程中发生了不等价交换，造成子代染色体中一条链某一片段缺失，而另一子代链则出现该片段的重复。复制滑移是指 DNA 复制过程中模板链的重复序列相对滑动，使该重复序列被增加复制或被遗漏复制，造成子代链多一些或少一些重复单位。

三、病毒基因组

病毒（virus）是严格细胞内寄生并能自我复制的非细胞生物。病毒基因组通常是由一种核酸（DNA 或 RNA）组成，包括4种类型：双链 DNA、单链 DNA、双链 RNA 及单链 RNA。对于单链 DNA 或单链 RNA 病毒而言，如果基因组序列与 mRNA 相同，称为正链 DNA（+DNA）或正链 RNA（+RNA）病毒；如果与 mRNA 互补，则称为负链 DNA（－DNA）或负链 RNA（－RNA）病毒。

1. 基因组大小及碱基组成　双链 DNA、双链 RNA、单链 DNA 及单链 RNA 病毒基因组大小范围依次是 $4.5 \times 10^3 \sim 3.6 \times 10^6$ bp、$3.0 \times 10^3 \sim 3.0 \times 10^4$ bp、$1.3 \times 10^3 \sim 1.1 \times 10^4$ nt 及 $3.0 \times 10^3 \sim 3.0 \times 10^4$ nt。痘病毒科（Poxviridae）是一类双链 DNA 病毒，大小介于 $1.3 \times 10^6 \sim 3.6 \times 10^6$ bp，基因组最大，结构最复杂，编码数百个蛋白质；乙型肝炎病毒结构简单，基因组仅有3.2kb，编码6个蛋白质。

同一种病毒的碱基组成相似，不同病毒，甚至同一属内的病毒，基因组的碱基组成相差很大，如疱疹病毒属中牛鼻气管炎病毒和伪狂犬病病毒 G+C 含量高达72%，犬疱疹病毒 G+C 含量仅为33%，某些痘病毒属 G+C 含量甚至低至26%。一般很少有 DNA 区段的 G+C 含量低于35%或高于65%。G+C 含量反映了双链 DNA 或双链 RNA 的稳定性，G+C 含量越高，双链的熔解温度（T_m 值）就越高，结构就越稳定。某些病毒基因组中还含有一些稀有碱基，如5-羟甲基胞嘧啶、5-羟甲基尿嘧啶、2-氨基腺嘌呤、6-甲基腺嘌呤及5-甲基脱氧胞嘧啶等。

2. 基因组的特征　病毒基因组小，能够在宿主细胞内完成复制和繁殖过程，并导致人类严重疾病的发生。为保证其感染的高效性，病毒基因组结构上具有严谨的组织形式，并发展出许多特殊构造及典型特征，以保证侵染宿主细胞、整合到宿主基因组并逃避宿主的免疫排斥。

（1）帽子和 poly（A）尾结构　与真核生物类似，多数 +RNA 病毒基因组以及双链 RNA 病毒的 +RNA 链存在5'端7-甲基鸟嘌呤－三磷酸核苷（m⁷GpppN）的帽子结构，3'端有 poly（A）尾。帽子结构能防止病毒基因组 RNA 或其 mRNA 被宿主细胞内的核酸外切酶降解，对 RNA 有保护作用。帽子结构还能与核糖体或翻译起始因子结合，参与蛋白质的翻译过程。帽子结构直接影响病毒的感染性，缺乏帽子结构则病毒的感染能力将下降甚至丧失。poly（A）尾同样对病毒 RNA 也有保护作用，并与病毒的感染性有关。

（2）黏性末端及重复序列　双链 DNA 病毒基因组双链两端具有能够互补的单链 DNA 部分，称为黏性末端，可以由核酸外切酶切割产生。在连接酶的作用下黏性末端能连接起来，使病毒基因组成环状、二联体或多联体结构。有些病毒末端具有正向重复序列或反向重复序列（inverted terminal repeat，ITR），如疱疹病毒、T4 及 T7 噬菌体基因组都有末端正向重复序列；腺病毒、痘病毒、细小病毒及布尼亚病毒等基因组中存在 ITR，大小可以从十几 bp 至数千 bp 不等，借助 ITR，这些病毒 DNA 或 RNA 能够形成锅柄样结构（panhandle structure）（图 2 - 5）。ITR 可能与病毒的复制、转录及整合有关。逆转录病毒（retrovirus）基因组 RNA 经逆转录后生成的双链 DNA 中，两端还存在 LTR。LTR 中的重复序列只占一部分，还包括单一序列。5′端的 LTR 包含许多基因表达调控序列，是一组真核生物增强子和启动子元件，而 3′端的 LTR 具有转录终止的作用。利用 LTR，逆转录病毒也能形成环状结构，在整合酶作用下整合入宿主细胞基因组，引起宿主细胞基因突变。

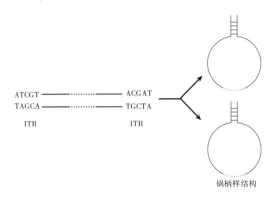

图 2 - 5 含末端反向重复序列的病毒基因组形成的锅柄样结构

（3）重叠基因 指两个或两个以上基因的开放阅读框共有一段 DNA 序列，即某段 DNA 序列成为两个或两个以上基因共有的组成部分（图 2 - 6）。如嗜肝 DNA 病毒、疱疹病毒、弹状病毒及冠状病毒等均有重叠基因。基因重叠的方式可以有多种，如前后两个基因首尾重叠一个或两个核苷酸、大基因内包含小基因、几个基因有一段核苷酸序列重叠在一起等。重叠基因增加了病毒基因组携带遗传信息的容量，使有限的基因组序列编码更多的蛋白质。

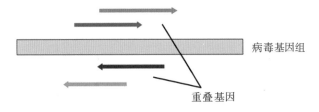

图 2 - 6 病毒基因组的重叠基因

（4）分段基因组 指病毒基因组由几条不同的核酸分子组成，多见于 + RNA 病毒、- RNA 病毒及双链 RNA 病毒。如甲型和乙型流感病毒基因组有 8 个片段，丙型流感病毒基因组有 7 个片段，布尼亚病毒基因组有 3 个片段。分段基因组有的包装在同一病毒颗粒中，有的包装在不同的病毒颗粒中，后者见于植物病毒。有分段基因组的病毒一般感染效率较低，因为只有全部基因组核酸片段存在时，病毒才具有感染能力。由于分段基因组易发生重组，故病毒容易变异。

病毒基因组的大部分序列是编码序列，非编码序列及基因间隔区很少，重叠基因的存在使病毒基因的利用率更高。但少数真核生物病毒如腺病毒、乳多空病毒、细小病毒及逆转录病毒的基因组也存在内含子结构，因此这些病毒的 mRNA 也涉及转录后加工过程。

第三节　基因表达调控与疾病

基因表达调控机制的紊乱是导致多种疾病发生的重要原因和分子机制。在疾病状态下，调控因子可能出现异常表达、突变或功能丧失，从而影响基因的正常转录和翻译过程。这些调控机制的异常可能导致细胞增殖失控、细胞凋亡受阻、信号传导紊乱等病理现象，进而引发各种疾病的发生。

一、基因表达的过程

受内外因素的影响，在复杂的调控机制控制下，多数基因经历激活、转录和翻译等过程，产生具有特异生物学功能的蛋白质或 RNA，赋予细胞或生物体特定功能或表型，这个过程即为基因表达（gene expression）。按照中心法则，一般意义上的基因表达产物指蛋白质，那些只转录不翻译的基因表达的产物则为非编码 RNA（non-coding RNA）。合成的蛋白质能执行特定的生物学功能，而各种类型RNA 可参与基因的转录和翻译过程，影响蛋白质的合成，对生物正常功能的实现同样起着至关重要的作用。

二、基因表达的方式

基因表达受到严格调控。在生物体生长发育的过程中，随着细胞的分裂、组织分化、衰老、癌变等过程的发生，其基因表达表现出严格的时空特异性。细胞内外环境的改变也能影响细胞内基因表达。细胞中同一基因组内不同的基因对内外环境信号刺激的反应各不相同，同一个体的不同组织、器官内，相同基因的表达情况都会存在很大差异，造成了基因表达方式上的诸多类型。

（一）时间特异性

人从受精卵发育成为个体，从幼年到老年，经历很多不同的发育阶段，每个阶段都会有不同的基因严格按自己特定的时间顺序开启或关闭，表现为与分化、发育阶段一致的时间性。基因的表达严格按一定的时间顺序开启或关闭，决定细胞向特定的方向分化和发育，即为时间特异性（temporal specificity）。

（二）空间特异性

多细胞生物随着细胞分化和组织器官的形成，在同一时期基因在不同组织器官的表达及分布不一样，即基因表达按不同组织空间顺序出现，称为空间特异性（spatial specificity）。如人体中肝细胞能表达葡萄糖-6-磷酸酶，肌细胞则不能表达，使得两者在糖原利用上存在差异。肝、脾、骨髓等的红系细胞能够表达血红蛋白基因簇，肌细胞则不表达血红蛋白，但大量表达肌红蛋白。

（三）组成性表达

某些基因对环境因素不敏感，在一个生物体几乎所有细胞中表达相对恒定，且持续表达，称为基本表达或组成性表达（constitutive expression）。这类基因通常被称为持家基因或管家基因（housekeeping gene），如核糖体蛋白基因、微管蛋白基因、糖酵解酶系基因及三羧酸循环酶系基因等。管家基因的表达产物对几乎所有细胞生命活动过程都是必需的，是细胞或个体维持生存所不可缺少的。组成性表达一般只受启动子或启动子与 RNA 聚合酶相互作用的影响，很少受其他机制的调节。

（四）诱导或阻遏表达 微课/视频 3

与管家基因相反，另有一些基因的表达很容易受环境因素的影响。在特定环境信号刺激下，基因被激活，表达产物增加，称为诱导表达（induced expression）；相应地，某些基因被阻遏，表达产物减少，则称为阻遏表达（repressed expression）。相应的基因分别称为可诱导基因或可阻遏基因。如乳糖操纵子调控的 Z、Y、A 基因，当大肠埃希菌在含有葡萄糖的培养基中，这三个基因被阻遏，不表达；当培养基中没有葡萄糖，只含有乳糖，Z、Y、A 基因则能够表达，使细菌能利用乳糖作为碳源进行生长。临床上肿瘤的发生也与一些癌基因、抑癌基因的表达密切相关。环境因素诱导癌基因表达上调而抑癌基因下调，往往是肿瘤发生的内在分子机制。诱导和阻遏是同一事物的两种表现形式，许多基因都受到这两个方面的调控，这是生物界普遍存在的现象，也是生物体适应环境变化的基本途径。

（五）协调表达

生物体内许多代谢途径是由一系列化学反应组成，如线粒体中三羧酸循环的代谢体系，需要一系列代谢酶来参与。为保证代谢的顺利进行，要求参与同一代谢途径的所有酶蛋白分子比例及酶活性适当，因此这些功能上相关的一组基因，表达需协调一致，称为协调表达（coordinate expression）。前述的 Z、Y、A 基因由于受到同一操纵子的调控，客观上保证了三个基因表达上的协调一致。真核生物同一转录因子可能调节不同基因的表达，或者在同一信号通路中，上游基因的表达会影响后续基因的表达，从而起到一定的协调表达的调节作用。

三、基因表达的调控

基因的表达之所以呈现出不同的方式并具有时空特异性，关键在于基因表达是受到调控的。从 DNA 片段的基因到 RNA 再到蛋白质，基因表达的每一个环节都受到严格调节。可以大致分成 DNA 水平、转录水平和翻译水平三级调节。

（一）DNA 水平的调节

基因表达的起始是基因活化，常常出现组蛋白修饰、DNA 甲基化等，活化的基因对核酸酶敏感，碱基暴露，与 RNA 聚合酶能更有效结合，启动转录。基因活化受多种蛋白因子和酶的影响和调节。改变这些相关的因子、酶的活性均能影响基因的活化及表达。此外，在 DNA 复制过程中，容易产生 DNA 的部分扩增、基因重排、基因丢失或突变，这些结构上的改变均可影响基因表达。

（二）转录水平的调节

特异蛋白质（转录因子）与基因转录起始点 5′ 上游附近 DNA 的相互作用，对转录产生正调控或负调控，促进或抑制 RNA 聚合酶与 DNA 结合继而合成 RNA。这是基因表达调控最重要、最复杂的一个层次，也是最有效的调控环节。许多初始转录产物还需要经过转录后加工、转运，才能成为有功能的成熟 RNA。此外，RNA 半衰期的长短、稳定性对于基因表达强度同样产生重要影响，调节转录后的这些过程也是基因表达调节的重要内容。

（三）翻译水平的调节

对于一些只编码 RNA 的基因，不存在翻译的过程。细胞中许多基因转录出 mRNA 后，经过在核糖体上的翻译产生蛋白质，影响蛋白质的合成即影响基因表达。新生的肽链需要进行加工、修饰、正确折叠及靶向输送，任何影响这些过程的因素均能直接、快速地改变蛋白质的结构、功能与定位，也是细胞对外环境变化或某些刺激应答时的快速反应机制。

四、基因表达与疾病

基因表达过程非常复杂，受到多级水平及众多因素的调控。有些调控并没有改变 DNA 的序列，但能影响 DNA 的活化、RNA 的加工及稳定性以及蛋白质的合成、修饰和运输等。这样一些基于不改变细胞核 DNA 序列所致的基因表达出现可逆的、可遗传的变化，同样会导致一些疾病的发生。

（一）DNA 甲基化修饰

DNA 甲基化（DNA methylation）是目前研究最清楚，也是最重要的表观遗传修饰形式。DNA 甲基化是在 DNA 甲基转移酶（DNA methyltransferase，DNMT）的催化下，将 S-腺苷甲硫氨酸（S-adenosyl methionine，SAM）上的甲基转移到特定的碱基上的过程（图 2-7）。DNA 中接受甲基的部位可以发生在胞嘧啶的 C-5 位、N-4 位，腺嘌呤 N-6 位或鸟嘌呤 N-7 位等。人类基因组中约有 1% 的 DNA 碱基发生甲基化，一般发生于 CpG 双核苷酸（CpG dinucleotide）中的胞嘧啶上，生成 5-甲基胞嘧啶（5^mC）。CpG 可以分散于 DNA 序列中，也有某些部位 CpG 结构高度聚集形成 CpG 岛（CpG island）。CpG 岛常出现在结构基因的启动子或转录起始位点，一般是非甲基化；若 CpG 岛发生高度甲基化则会影响 DNA 的构象，导致转录因子结合困难，抑制基因的转录。正常的甲基化对于维持正常的染色质结构及细胞的代谢、分化等是必需的，而异常的 DNA 甲基化则会引发疾病。如负责 DNA 修复的 *MLH1* 基因，其异常甲基化与结肠癌的发生密切相关。人矮小同源盒基因 2（short stature homeobox 2，*SHOX2*）包含两个 CpG 岛，其甲基化可以在肺癌患者不同类型标本中检测到，具有较好的敏感性和特异性，已成为辅助肺癌诊断的标志物。因此，DNA 甲基化已成为表观遗传学的重要研究内容。

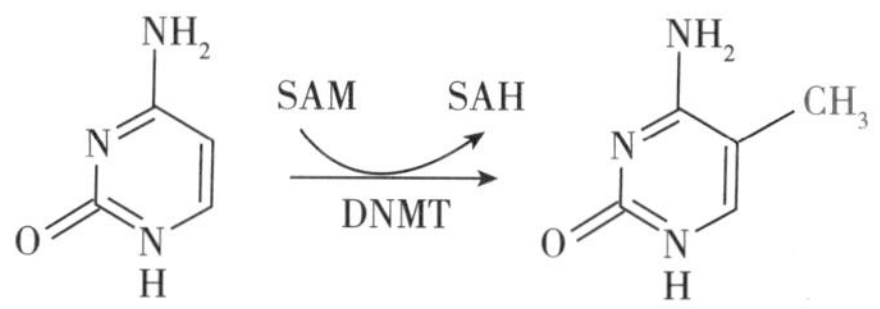

图 2-7 5-甲基胞嘧啶的生成

（二）组蛋白修饰

真核细胞中的 DNA 主要以染色质形式存在于细胞核中，染色质的基本单位是核小体。核小体由组蛋白 H2A、H2B、H3 和 H4 各两分子组成的八聚体和缠绕在周围的 DNA 组成，相邻核小体间由约 60bp 的 DNA 及组蛋白 H1 形成的接头相连。组蛋白 C 端带有折叠模体（motif），与蛋白间的结合及 DNA 缠绕相关；而 N 端富含赖氨酸，可以受到多种方式的修饰。常见的组蛋白修饰方式有乙酰化、甲基化、磷酸化、泛素化、ADP 核糖基化等。

1. 组蛋白乙酰化 乙酰化修饰由组蛋白乙酰转移酶（histone acetyltransferase，HAT）和组蛋白去乙酰化酶（histone deacetylase，HDAC）共同调控。HAT 能将乙酰辅酶 A 的乙酰基转移到组蛋白 N 末端特定赖氨酸残基 ε 氨基上，消除氨基上的正电荷，有利于 DNA 构象的展开、基因活化及复制起始；HDAC 的作用则相反，倾向于使基因失活。乙酰化修饰主要发生在 H3、H4 的 N 端保守的赖氨酸位置，不同位置赖氨酸的乙酰化需要特定的酶参与。无论是 HAT 还是 HDAC，其发生基因突变或错误激活，均能导致疾病的发生，同时又是某些肿瘤治疗的策略。如急性早幼粒细胞白血病可以通过抑制 HDAC 的功能达到抑制癌细胞的增殖和分化的作用。

2. 组蛋白甲基化 甲基化可以发生在组蛋白的赖氨酸和精氨酸残基侧链 N 原子上，且赖氨酸残基上能够发生单甲基化、双甲基化、三甲基化，精氨酸残基能够发生单甲基化、双甲基化。组蛋白 H3 的第 4、9、27、79 位及 H4 的第 20 位赖氨酸，H3 的第 2、17、26 位及 H4 的第 3 位精氨酸都是甲基化的常见位点。甲基化主要由组蛋白甲基转移酶（histone methyltransferase，HMT）催化完成。与乙酰化主要激活基因不同，单甲基化对基因主要起激活作用，而双甲基化、三甲基化则在不同位点出现激活或抑制的不同效果。

此外，组蛋白还存在磷酸化、泛素化、ADP 核糖基化等其他的修饰方式，通常是一个或多个不同的修饰协同作用，构成所谓的"组蛋白密码"，能被相应的调节蛋白识别，灵活地影响染色质的结构与功能，阻遏或促进基因的转录及一系列蛋白质的活动，从而调控基因的表达。

（三）非编码 RNA 调控

非编码 RNA（non-coding RNA）指不能翻译为蛋白质的功能性 RNA 分子，常见的具有调控作用的非编码 RNA 按照核苷酸长度可分为 lncRNA 和短链非编码 RNA（sncRNA）。lncRNA 在基因簇乃至整个染色体水平发挥调节作用；sncRNA 包括小干扰 RNA（short interfering RNA，siRNA）、miRNA 以及 circRNA 等，可诱导染色质结构的改变，在染色质水平、转录及转录后水平和翻译水平对基因表达进行调控，影响细胞分裂、分化、个体发育及疾病的发生。

PPT

第四节　常见分子标志物

分子诊断是采用分子生物学方法检测人体自身基因或病原体基因及其表达的改变，为临床诊断和治疗提供指导。患者体内发生的具体的基因改变或正常人体中的个体特异基因、基因多态性等均可以称为分子标志物（molecular markers）。根据核酸结构的不同，可以分为 DNA 分子标志物和 RNA 分子标志物。

一、DNA 分子标志物

DNA 分子标志物主要包括以下几类：与疾病密切相关的基因突变位点；与疾病易感性和药物敏感性有关的多态性位点和等位基因及基因型；引起疾病的病原生物基因组；线粒体 DNA 的突变位点和拷贝数；包含在循环游离 DNA 中的基因突变和染色体畸变信息等。

（一）突变基因

突变基因是临床上最重要的一种分子标志物，是单基因遗传病的致病原因。突变的类型包括点突变、移码突变、DNA 片段的插入、缺失重排等。在引起疾病的基因突变中大约存在 70% 点突变、23% 小片段插入（缺失）突变和 7% 大片段的插入（缺失）突变、重复或重排。如作为一种抑癌基因的 *TP53* 基因，其突变在肿瘤发生中十分常见，在 90% 的小细胞肺癌患者中可检测到 *TP53* 基因突变，非小细胞肺癌患者约有 60% 突变；*RAS*、*p16*、*RB1*、*BRCA1* 和 *BRCA2* 等基因的突变均为肿瘤易感性检测的分子标志物。人类 β 珠蛋白基因第 6 位密码子点突变导致镰状细胞贫血，α 珠蛋白基因则存在缺失、点突变、移码突变等多种形式，导致出现多种类型的地中海贫血。

（二）多态性位点

基因的多态性存在 SNP、RFLP、STR 和基因拷贝数变异（CNVs）等多种形式。其中 SNP 在人类基因组中广泛存在，已经确定的有数百万个，90% 可遗传的变异都可归因于 SNP。通常 SNP 并不直接致病，而是对疾病的易感性产生影响，在单基因病的连锁分析、遗传病检测、个体识别及个体化治疗中广泛运用。如维生素 K 环氧化物还原酶复合物 1 的编码基因 *VKORC1* 的遗传变异可通过影响 *VKORC1* 表达，从而影响口服抗凝药华法林的敏感性。位于该基因启动子区（ –1639 G > A）的单核苷酸变异 rs9923231 可影响 *VKORC1* 的表达，是导致华法林用药剂量个体差异的主要原因之一。*XRCC1*（X-ray repair cross-complementing group 1）第 399 位密码子存在 Arg399Gln 多态性，Gln 变异降低 DNA 修复活性，增加 DNA 损伤，第 399 位 Gln/Gln 基因型个体腺鳞癌（腺癌）发病频率高；已发现前列腺素 E 受体 4（prostaglandin ezreceptor 4，PTGER4）基因存在多个多态性位点，与炎症性肠病易感有关。

（三）等位基因

生物体的表型由基因型，即该基因的一对等位基因所决定，等位基因的两个位点分别来自父亲和母亲的遗传。等位基因一个位点突变，可能产生癌基因，相关基因的改变往往是肿瘤发生的分子基础。针对等位基因的检测实际上就是检测多态性位点或突变位点。人类白细胞抗原（human leucocyte antigen，HLA）包括一系列紧密连锁的基因座，由一组具有高度多态性和连锁不均衡性的基因群体构成，产生上千个复等位基因，而且编码 HLA 的基因的转录调节区同样高度多变。基因型及其调控的多样性决定了 HLA 在免疫反应中的多样性及复杂性，并与疾病的易感密切相关。如 *HLA-B13* 或 *HLA-B17* 等位基因多见于普通银屑病患者体内；约 90% 的强直性脊柱炎患者出现 *HLA-B27* 等位基因；青少年性 1 型糖尿病与 *HLA-B8*、*HLA-Bw15* 和 *HLA-B18* 等位基因相关。

（四）病原微生物基因组

细菌或 DNA 病毒感染后，患者体内的病原体基因组 DNA 成为诊断该类感染性疾病的分子标志物，不仅可以直接探查病原体基因存在和分型，对疾病做出判断，还可以指导用药及耐药性监测。目前 *16S rRNA* 基因普遍用于检测细菌、衣原体、支原体。该基因拷贝数高，有保守区和可变区，可变区存在种属特异性，且几乎所有病原菌的 *16S rRNA* 基因均已测序完成。*16S rRNA* 基因检测常作为淋病奈瑟菌检测的确诊试验。其他特异性细菌检测的标志物有结核分枝杆菌的 IS6110 插入序列、淋病奈瑟菌的 *CPPB* 基因、O157 型大肠埃希菌的溶血素 *hlyAB* 基因和 *eac* 基因等。乙型肝炎病毒（hepatitis B virus，HBV）是严重感染人类的双链 DNA 病毒，通过检测保守的 *P*、*X* 和 *C* 基因特异片段来定量检测 HBV DNA 是临床上常用的方法，对于判断病毒分型、耐药性以及监测病情和疗效等均有重要意义。单纯疱疹病毒（herpes simplex virus，HSV）检测的靶序列主要包括胸苷激酶、DNA 多聚酶基因、糖蛋白 gB 等。近年来，病原微生物宏基因组高通量测序新技术得到了很好的发展，目前已应用于临床，可以对样本中所有的微生物核酸进行检测和分析，给临床感染性疾病诊疗带来了极大帮助。

（五）线粒体 DNA

已有超过 250 种 mtDNA 点突变及重组突变被报道，由于线粒体病遵循母系遗传，因而 mtDNA 是母系遗传病重要的分子诊断标志物。如 *ND1 G3460A*、*ND4 G11778A* 和 *ND6 T14484C* 等 3 个位点突变引起 Leber 遗传性视神经病变；线粒体 *12S rRNA* 基因的 A1555G 和 C1494T 突变导致氨基糖苷类抗生素耳毒性；mtDNA 的 D-loop 区 A189G、T408A 和 T414G 点突变与个体衰老密切相关。目前临床上可应用 PCR-RFLP、PCR-ASO、NGS 等技术，对 mtDNA 致病突变位点进行判别。

（六）循环游离 DNA

循环游离 DNA（circulating free DNA，cfDNA）是一种存在于人体液中的细胞外游离状态的 DNA。在人体血浆、血清、尿液、唾液中均可检测到 cfDNA 的存在。体液中有各种形式的 cfDNA，包括循环肿瘤 DNA（ctDNA）、无细胞线粒体 DNA（ccf mtDNA）、无细胞胎儿 DNA（cffDNA）和供体来源的细胞 DNA（dd-cfDNA）等。其来源一般认为是细胞死亡或凋亡后 DNA 碎片以某种方式被释放入血，或者是一些活细胞不断自发释放 DNA。研究发现在肿瘤患者的外周血中 DNA 的含量明显增加，甚至在血浆和血清中发现了与癌症相关的 DNA 分子改变，包括微卫星改变、原癌基因扩增、表观遗传改变、线粒体突变和病毒核酸等，与某些病理生理过程相关的特定的核酸序列也会被释放到血液循环中，因此 cfDNA 同样可以作为一种重要的临床分子标志物。经过 8 年的探索，1997 年卢煜明教授首次证实女性在怀孕期间，体内的胎儿会释放 DNA 至母亲的血浆中，可占母亲血浆中 DNA 总量的 5%。胎儿 DNA 存在于几乎所有妊娠妇女的血浆中，随着妊娠期的进程，含量逐渐增加，分娩后则被快速清除，使得孕妇血液中的胎儿游离 DNA 成为一种具有独特优势的无创伤性产前诊断分子标志物，可用于胎儿性别、单基因遗传病和染色体病的诊断。

二、RNA 分子标志物

RNA 是基因表达的产物，同时又是调控基因表达的重要环节。在肿瘤及各类疾病发生过程中，除了蛋白质功能紊乱和 DNA 突变外，还存在着大量 RNA 的异常，包括异常剪接的 RNA、RNA 病毒基因组、循环 RNA、miRNA、lncRNA 和 circRNA 等。这些异常的 RNA 同样也是重要的核酸分子生物标志物。

（一）异常剪接 RNA

人类细胞中，RNA 转录后需要经过带帽、加尾和剪接等过程才能成为成熟的 RNA。选择性剪接或受到内源其他 RNA 的调节产生异常转录本，则会影响基因的正常功能。与剪接有关的突变有两种：一种是在外显子 - 内含子结合点（5′给位）或内含子 - 外显子结合点（3′受位）发生突变，影响正常RNA 在该位点的剪接；另一种是内含子序列发生点突变，形成新的给位或受位，导致成熟的 mRNA 中增加一段额外的"外显子"或是产生一段外显子的丢失。如发生在人类 β 珠蛋白基因第 2 内含子第654 位的突变（IVS-Ⅱ-654 C→T）导致 β 珠蛋白基因转录后会增加一段 73bp 的额外外显子。人类核纤层蛋白 A/C（Lamin A/C）的编码基因 *LMNA* 发生点突变，激活了基因 11 号外显子上一个隐蔽的剪接位点，mRNA 发生异常剪接，导致外显子丢失了 150bp，产生的早老素蛋白比 Lamin A 少了 50 个氨基酸，从而出现个体早衰。

（二）RNA 病毒基因组

RNA 病毒感染的患者，体内病毒 RNA 是诊断的标志物。如丙型肝炎病毒（hepatitis C virus，HCV）基因组为 9.4kb 的单股正链 RNA，其非结构蛋白区域 NS5B 同源性较低，常被用于 HCV 基因分型的标志物。人类免疫缺陷病毒（human immunodeficiency virus，HIV）是 RNA 病毒，感染后会自我逆转录成 cDNA 并能整合至宿主细胞基因组，可以用检测 RNA 的方法来进行诊断，也可用检测 DNA 的方法进行鉴定。HIV 的变异程度高，通常选择相对保守的 *gag*、*pol* 和 *env* 等基因作为诊断的标志物。

（三）循环 RNA

同前述的游离循环 DNA 相似，体液中的游离循环 RNA 也是新型的分子诊断标志物。正常人游离循环 RNA 平均含量约为 144ng/ml。相对于 DNA 而言，RNA 稳定性差，容易降解，且人血浆有 RNA 酶的存在，但游离循环 RNA 仍能稳定存在于外周血中不被降解，表明游离循环 RNA 可能是以复合体形式存在于血浆之中。循环 RNA 的来源与循环 DNA 来源相似，但机制还不太明确。循环 RNA 经常是miRNA，根据其在体液中的水平可以对一些疾病进行诊断和预后判断。如心肌梗死患者血浆中 miR-1水平明显高于无心肌梗死患者；miR-423-5p 的升高在心力衰竭的诊断中具有较高的敏感性和特异性；血液中 miR-208a、miR-1、miR-133 和 miR-499 与心肌坏死密切相关；肺癌患者循环 miR-10b、miR-141和 miR-155 水平显著升高。目前，临床上已经使用体外半定量检测人血浆中 7 种 microRNA（miR-21、miR-26a、miR-27a、miR-122、miR-192、miR-223 和 miR-801），用于对肝细胞肝癌患者进行动态监测以辅助判断疾病进程或治疗效果。

（四）长链非编码 RNA

lncRNA 表达量的异常及其遗传多态性与肿瘤的发生、发展密切相关，包括对肿瘤起促进作用或抑制作用的 lncRNA。因此 lncRNA 有望成为新型肿瘤诊断标志物和治疗靶点，用于肿瘤诊断、治疗和复发的监测。如 H19 是人类发现的第一个 lncRNA，其表达水平随膀胱肿瘤分级的升高而降低，H19 在高分化的膀胱癌细胞中低表达甚至不表达，而在低分化的膀胱癌细胞中高表达。H19 还能上调多种基因，调节肿瘤细胞的增殖、浸润、转移和复发等。LncRNA CCAT2 在正常结肠组织中表达量很低，而在结直肠癌肿瘤组织中高表达，并能上调 *MYC* 的表达水平，也与肺癌、胃癌、食管癌、子宫颈癌和炎性乳癌等多种癌症的易感性及疗效、预后相关。

（五）环状 RNA

环状 RNA（circular RNA，circRNA）是继 miRNA、lncRNA 后新兴的 RNA 分子标志物。cirRNA 主要来源于外显子或内含子，经 RNA 首尾连接或以套索内含子方式形成。circRNA 不易被降解，在细胞质中具有显著优于 miRNA、lncRNA 的稳定性，更适合作为肿瘤诊断的标志物及治疗的靶点。circRNA 作为分子标志物及在肿瘤发生发展中的作用正在逐渐被认识，目前比较公认的机制之一是 circRNA 可与肿瘤相关的 miRNA 形成 circRNA-miRNA 轴，参与肿瘤相关信号通路的调控，这一机制已经在多种肿瘤中被证实，如小脑变性相关蛋白 1 反义转录物（CDR1as）与 miR-7 的结合。

三、外泌体分子标志物 微课/视频 4

外泌体（exosome）是细胞通过内吞—融合—外排等一系列生物学机制产生，并通过主动分泌方式释放到细胞外的脂质双分子层膜性囊泡，直径 30～150nm。几乎所有类型的细胞都可以分泌外泌体，同时外泌体也广泛存在于体液中，包括血液、尿液、乳汁、羊水、唾液、腹水等。外泌体中含有多种细胞特异性的蛋白质、脂质、mRNA、miRNA 和 lncRNA 等生物活性分子可促进细胞间信号交流，这些信息能够反映正常细胞的生理过程，也能指示肿瘤细胞遗传或信号改变，影响癌症的发生发展过程。外泌体在全身的体液中都可检测到，其内含有来源细胞的所有分子谱，信息量大，可从多方面发现肿瘤特异性分子标志物；外泌体在体液中浓度较高，脂质膜结构对所含核酸分子起到良好的保护作用，具有较高的稳定性，因此，外泌体成为液体活检中的后起之秀，在疾病早期诊断和预后监测方面大有可为。

近年来，随着蛋白质组学、转录组学等高通量分析技术的发展，从外泌体中筛选出了大量与疾病相关的候选生物标志物，其中包括蛋白质、mRNA、miRNA 等分子标志物。如早期胰腺癌患者血清中分离出富含磷脂酰肌醇蛋白聚糖-1（glypican-1，GPC-1）的外泌体比健康成人显著增高，并且这一检测指标具有很好的特异性和敏感性，能够把慢性胰腺炎患者与早期或晚期胰腺癌患者区分开来。另外，外泌体中高水平的 miR-17-5p 与胰腺癌的转移和分期有显著相关性。慢性髓细胞白血病（chronic myelogenous leukemia，CML）患者血清外泌体中含有长约 250bp 的 *BCR∷ABL* 转录物，并且该外泌体源 *BCR∷ABL* 转录物仅存在于急变期和加速期 CML 患者中，因此，CML 来源外泌体该 *BCR∷ABL* 转录物检测可作为判断 CML 分期的新靶点。肾细胞癌患者尿液外泌体中 miR-210 表达水平显著增高，可成为肾细胞癌液态活检的敏感指标。

虽然有大量的证据表明外泌体携带的生物活性分子具有成为新型诊断分子标志物的潜能，但其进入临床应用仍面临很多挑战，主要问题为：①外泌体的分离鉴定困难；②检测质控缺乏标准化的技术规范；③外泌体及其内容物检测还处在早期发展阶段，尚未开展多中心、大样本的基础以及临床研究。因此，外泌体分子标志物检测真正进入临床前，需要：提高检测技术的灵敏度和特异性；实现样本采集系统和分析步骤等的标准化；通过多中心临床试验来验证检测的临床效果。

四、其他分子标志物

蛋白质生物标志物是传统的临床检验标志物，是免疫学检验等其他检验医学的主要研究对象。随着蛋白质组学技术的发展，蛋白标志物已从单一蛋白质发展成基于多蛋白的"指纹图谱"分析，大大增加了检测蛋白质生物标志物的敏感性和准确性。此外，单看蛋白表达量的改变有时不能反映疾病的变化，而要依赖蛋白质特定位点的磷酸化、乙酰化、糖基化以及其他修饰方式，这些修饰可以通过杂交、蛋白质芯片技术等进行精确分析，使得蛋白质分子生物标志物（包括外泌体蛋白质标志物）可以在临床应用。

随着一系列高通量新技术的建立，代谢组学、糖组学和脂质组学在疾病研究中的运用，小分子代谢产物、多糖链和脂质分子也逐渐成为新的分子生物标志物。采用多元统计分析、模式识别和人工智能等新兴分析工具，将这些标志物与蛋白、核酸类标志物进行整合分析，可以对疾病和药物疗效做出更准确的判断，既是对分子诊断的有益补充，也是未来诊断学发展的新方向。

? 思考题

答案解析

案例　患者，男，5岁。

现病史：左耳中重度感音神经性耳聋，右耳重度感音神经性聋，言语发育尚可，1岁半左右佩戴助听器。

家族史：对其父母听力进行筛查，发现其父亲听力正常，母亲年轻时使用过氨基糖苷类抗生素药物导致听力下降。其舅舅60岁左右听力也出现下降。

问题

(1) 通过分析该案例提供的信息，是否考虑该患者的耳聋与基因有关？依据是什么？

(2) 查阅相关资料，可以利用哪种类型的分子标志物对患者进行诊断？

(3) 请从基因组水平解释氨基糖苷类药物性耳聋的发病机制。

（姜　勇　黄　波）

书网融合……

重点小结　　　　题库　　　　微课/视频1　　　　微课/视频2　　　　微课/视频3　　　　微课/视频4

第三章　样本的采集、处理和分离纯化

📝 **学习目标**

1. 通过本章学习，掌握样本采集、运送、保存的方法，核酸、蛋白质的分离纯化技术，核酸浓度、纯度与完整性的检测方法以及蛋白质浓度与纯度的检测方法，外泌体的纯化方法；熟悉样本采集与处理的注意事项、样本的运送与保存方法；了解影响样本质量的因素、蛋白质分离纯化的基本原则。

2. 具有熟练操作样本采集和处理的能力，能根据临床检验目的熟练选择适宜的方法获取样本中的生物大分子并正确评估生物大分子的纯度和浓度，培养独立分析问题、解决问题的能力。

3. 通过学习样本采集的注意事项，树立全面质量控制观念，培养良好的职业素养、实事求是和严谨治学的态度，理解应用基础知识树立临床思维的重要性。

检验结果的准确性取决于检验全过程（total testing process，TTP）的质量控制。分析前的质量控制尤其是样本的正确采集与处理是确保检验结果准确性的重要环节。在分子诊断分析前质量控制工作中，如何安全、正确采集及合理地处理样本并确保其生物信息完整性是核酸定性或定量准确测定的关键，规范采集与处理流程是保证获得高质量样本的重要措施，同时也是全面质量控制（total quality control，TQC）的第一步。

第一节　样本的采集与处理

PPT

随着分子诊断技术的快速发展，如用液态活检技术检测体液中的循环肿瘤细胞（circulating tumor cell，CTC）、循环肿瘤 DNA（circulating tumor DNA，ctDNA）、外泌体（exosome）、蛋白质标志物（包括与肿瘤生长、扩散或代谢相关的酶、受体或其他分子）及 RNA 等应用于肿瘤个体化诊断与治疗，使血液、尿液、脑脊液等常规体液标本被赋予了新的内容。不正确的样本采集与处理可能导致检测结果出现假阴性或偏低，从而影响医学决策。因此，样本的正确采集与处理是保证分子诊断检验结果可靠的重要基础。

一、样本类别及采集流程

临床检验样本的类别有血液、尿液、粪便、脑脊液、浆膜腔积液、鼻/咽拭子、病理组织等，其中以血液样本最常见，约占 80%。正确的样本采集是临床检验分析前阶段质量保证不可或缺的重要环节，也是保证临床检验结果准确、可靠、有效的基础。

（一）血液标本

血液标本是临床分子检验最常用的样品，以静脉血最为常见。血液标本根据采集方式的不同，可以分为使用抗凝管、非抗凝管、专用采集管（如游离 DNA 保存管）等几种类型。而根据检测目的的不同，血液标本又可以分为全血、血浆或血清。这些不同类型的血液标本可分别应用于感染性疾病的诊断、遗传性疾病的筛查、产前检查、肿瘤及耐药相关基因的研究等。抗凝全血标本，应首选 EDTA 和枸橼酸钠的抗凝剂；由于肝素抗凝对核酸提取和 PCR 检测的不利影响，抗凝全血标本通常不采用肝素抗凝。静脉血标本的标准采集流程如下。①准备采集用物品：压脉带、一次性真空采血针、与检验项目相对应的正确的真空采集管、消毒用品等。②核对患者信息、检验申请单等。③一般患者采用坐位采集，特殊患者可采取特殊体位。④选择适宜的穿刺血管，如肘正中静脉、头静脉（如婴幼儿）、贵要静脉。⑤扎止血带使静脉充盈，按消毒程序消毒、穿刺、获取样本、无菌棉签压迫止血，立即送检。

（二）产前诊断标本

产前诊断标本按取材技术分为有创（如羊水、绒毛膜等）、无创（如尿液标本）或微创标本（如母体外周血）。当孕妇符合产前诊断指征、必要时采集标本进行检测筛查/诊断。

1. 羊水标本 一般由具有产前诊断资质的临床医师在超声探头的引导下、无菌操作进行羊膜腔穿刺采集。根据检测目的的不同获取足量的羊水（如染色体核型分析或 DNA 检测分析，通常宜 20ml，应不少于 10ml），装入无菌试管或无菌杯中，立即送检。羊水培养细胞应双瓶送检。

2. 绒毛膜标本 标准采集量为 15mg，应储存在无菌生理盐水或惰性培养基中装瓶进行运送，且应双瓶送检。绒毛膜标本在处理之前应确认是否有母体细胞污染，应确保去除所有母体细胞而不影响检测分析。

3. 母体外周血 无创产前筛查（noninvasive prenatal test，NIPT）如 18 三体、21 三体、13 三体筛查常用标本，采集量通常为 5ml 以上，采集容器为 EDTA-K2 抗凝管（2 小时内完成送检与提取）或专用真空管（如游离 DNA 保存管，长途运输/外送检验）。

（三）泌尿生殖系统分泌物标本

尿道或宫颈分泌物是泌尿道感染性疾病分子诊断常用标本。男性或女性尿道分泌物的采集分别使用男性/女性尿道拭子。采集流程如下。①清洁/消毒尿道口：肥皂水冲洗、碘伏或新苯扎氯铵消毒，灭菌纱布或棉球擦拭尿道口。②男性尿道分泌物获取：若有脓性分泌物溢出，用男性尿道拭子插入尿道内 1~2cm 取材；若无则需按摩后促使分泌物溢出后再取材。③女性尿道分泌物获取：从阴道内对尿道施加压力或从尿道后方向前按摩，促使分泌物溢出后用无菌女性专用尿道拭子伸入尿道内取材。

（四）痰液标本

痰液标本的获取方式常见自然咳痰法、支气管镜下采集法、胃内采集法等。①自然咳痰法：患者晨起后，清水反复漱口后用力自气管深部咳出第一口痰于无菌痰盒内，立即送检。②支气管镜下采集法：支气管镜在肺内病灶附近采用支气管刷获取标本，该方法患者会感受到一定的痛苦。③胃内采集法：主要适用于无自觉症状的结核病患者有时把痰咽入胃内，采集胃内容物做结核杆菌培养。样本采集前要求患者空腹，晨起行胃内采集，即将无菌胃管从鼻腔送入胃内，再用无菌注射器抽取获得待检样本。④小儿取痰法：采用压舌反射刺激咳嗽，可喷出肺部或气管分泌物，用无菌棉拭子伸入咽部或蘸取分泌物，立即送检。

（五）支气管肺泡灌洗液标本

由临床医师在麻醉师的协助下，患者局部麻醉后，将纤维支气管镜插入右肺中叶或左肺舌段支气管并揳入其分支开口，经气管活检孔缓注无菌磷酸盐缓冲液（PBS），总量宜在 100~300ml，分次注入。每次注液后以负压吸出，第一次的灌洗液弃去，之后收集的灌洗液则放置于无菌容器中。

（六）组织标本

主要用于分子病理诊断，常见标本有新鲜组织和石蜡组织标本，建议首选新鲜组织。采集流程：①临床医师在手术中取材（≥100mg），生理盐水清洗（若需冰冻切片建议不用 PBS 清洗，直接送检），装入无菌样本冻存管或瓶，迅速冷冻、低温送检。②石蜡组织通常是新鲜组织标本的补充，在不能保存新鲜组织或转送条件不具备时使用，手术中获取的病理组织装入适量的 4% 多聚甲醛或 10% 中性甲醛组织瓶中，送至分子病理实验室，进行脱水、包埋、切片，根据检验目的行苏木精-伊红（HE）染色等相关处理。

（七）粪便及其他体液标本

用于某些感染性疾病分子诊断的粪便标本与一般检验的采集方法相同，留取新鲜自然排出的粪便，挑取 3～5g，置于无菌的一次性便盒（也可以用无菌痰杯类的容器替代），及时送检；当排便困难时，可肛拭子采取标本送检。骨髓标本的采集由临床医师无菌操作选择最佳穿刺点如髂前上棘、胸骨及腰椎棘突等部位，局部麻醉，行穿刺采集。胸水、腹水、脑脊液等标本一般由临床医师行局部麻醉，经胸膜腔或腰椎穿刺术收集。

（八）样本采集前及采集时注意事项

为了使检测结果更好地指导临床，应了解样本采集前和采集时影响结果的非病理性因素，保证采集的样本符合疾病的实际情况。例如不同类型样本的检测适用性，是否需要空腹采集，样本采集时间以及采集容器选择等。

1. 了解各种不同类型生物标本的适用性及注意事项 并不是某一类型的样本均适用于不同类型的核酸检测，如产前筛查中绒毛膜/羊水标本适用于人基因组 DNA（gDNA）的检测，但不适用于细胞RNA 的检测分析；静脉血适用于核酸为 DNA（如乙型肝炎病毒 DNA 检测、NIPT 游离胎儿 DNA 检测）和 RNA（如丙型肝炎病毒 RNA）的检测分析。各类标本的注意事项应知晓，以便获取高质量的标本或尽可能避免医疗纠纷事件的发生，如 NIPT 游离胎儿 DNA（cell-free fetal DNA，cffDNA）在孕周准确的情况下，7 周建立胎盘胎儿循环之后，cffDNA 的含量比较稳定，能被检测到且随孕周呈缓慢上升趋势，但其半衰期较短，仅 16 分钟，分娩后 2 小时即不能检测到，因此标本采集的及时性和可能存在的检测风险均应告知患者，知情同意书的告知和签署非常重要。采集者如护士、临床医师应知晓各类标本采集及生物安全须知，并定期得到充分的培训。采集过程中应确保标本不受外界污染，同时也应确保采集者自身的安全。

2. 患者准备 根据检测目的的不同，应告知患者标本采集前的准备事宜及注意事项，如静脉血采集时应告知空腹，因脂血会干扰核酸测定；泌尿生殖系统如阴道分泌物的标本采集，应在采集前 24 小时禁欲。患者也应告知既往病史，如是否经过免疫治疗或异体输血或移植手术等，这些治疗可能引入外源性 DNA 或改变游离 DNA（如 cffDNA）从而影响检测结果。

3. 采集容器的正确选择 正确选择采集容器是确保获取高质量标本的重要环节，如抗凝管的选择，当误用肝素抗凝管时肝素会使 DNA 的抽提得率降低，在 DNA 提取过程中难以去除，PCR 扩增时存在抑制作用，从而可能使检测结果呈假阴性。而一些特殊的检测应采用厂商推荐或配套使用的采集耗材，如 HPV-DNA 基因分型样本采集容器（含宫颈细胞保存液、专用棉拭子）；用于 CTC 检测分析的血液标本应采用 ACD 抗凝真空采血管进行采集。

4. 适宜的采集时间点 采集样本应尽可能选择正确的时间点，能充分代表患者体内真实的生理/病理状态，从而确保检验结果的准确性。感染性疾病分子诊断、产前诊断等应选择适宜的时间采集标本。例如感染性疾病分子诊断的标本采集应建议在抗生素使用前或抗生素停用后 2～3 天采集；产前诊断采集羊水标本应在胎儿 15 周后进行，而 NIPT 标本的采集应在孕 12～24 周采集静脉血；TORCH 筛查是指对孕妇进行风疹病毒、巨细胞病毒、弓形虫和单纯疱疹病毒的检测，通常在孕早期（如孕 12 周前）采集孕妇血清标本进行筛查，以评估孕妇感染风险并采取相应的预防措施。

二、样本的运送和接收

样本的运送分为医院内部转运、医院与第三方实验室之间的转运，是分析前质量控制环节中隐蔽且较难管控的环节之一，运送过程中适宜的转运条件、时效是保证样本稳定性的基础。

1. 运送原则　样本应采取适当的生物防护措施及时转运，如采用密闭的转运箱且贴示生物危险标识，防水、防漏、防外泄、防破损。申请单或知情同意书应与样本分开，以免申请单被污染。负责转运的护工也应得到定期的充分培训，熟悉转运要求及转运过程中发生溢洒事件后进行应急处理的流程。

2. 运送条件　根据检测目的的不同，同类或不同类型样本的运送条件也存在不同。用于 DNA 分析的全血样本若能及时送达实验室，可室温运输，若时间较长应采用冷藏或冷冻转运；用于 RNA 病毒分析的全血样本短时运送应在 2~8℃ 条件下转运，长时运送前应将全血样本分离血浆或血清后，在 −20℃ 条件下转运血浆或血清。粪便标本若添加了防腐剂可在室温下转运，否则也应低温（2~8℃）转运。宫颈和尿道分泌物样本一般采用厂家配套的培养基密闭转运。

3. 样本接收与拒收　实验室应仔细核对收到的样本的信息，记录收样的日期、时间、样本类型、送检人和接收人等信息。同时实验室应根据检测项目要求制订标本拒收标准并文件化，至少应包括：①缺少唯一标识/不能有效识别患者身份或标识错误；②采集量过少，不足以完成相应检测；③容器破损，样本可能被污染；④样本转运时间过长，影响检测；⑤样本中度或重度溶血；⑥样本容器使用错误；⑦样本类型不正确等。此外，对于特殊不易获得或难以再获取的临床样本如羊水、脑脊液、绒毛膜、活检组织等存在不符合但不影响检测结果的情况，应尽量接收，并记录特殊情况且备注于检验报告单中。

三、样本的处理和保存

样本的处理包括前处理和后处理。前处理是指样品的制备和对样本中待测组分进行提取、净化和浓缩的过程以及未能及时检测的储存；后处理是指样本分析后，对检验样本进行处理、回收和分类保存、报废等。这里主要介绍样本的前处理过程。

1. 核酸检测前的处理及核酸的制备　①细胞富集和选择的方法：密度梯度离心法、速度沉降法、磁珠捕获法等；病原体富集和浓缩的方法：高速离心或超滤。②特殊样本的前处理：如痰液标本，含大量黏蛋白和杂质，可采用4%的 NaOH 液化、去除黏蛋白，加入 PBS 离心（充分去除 NaOH），再按流程提取核酸，或使用厂家试剂盒前处理液进行相关处理。

2. 样本保存　①对于检测结束或不能及时检测的样本（如仪器故障致暂不能完成检验），必须采用适宜的容器、根据目的核酸 DNA 或 RNA 或蛋白样品选择合适的储存设备（医用冰箱、超低温医用冰箱或液氮罐）并在适宜的储存温度（2~8℃、−20℃、−80~−70℃等）保存样本。一般来说，RNA 比 DNA 稳定性更差，RNA 标本除要求采用无 RNA 酶储存容器外，还建议储存在 −70℃ 或更低温度条件。DNA 标本应储存在 −20℃ 或更低温度条件下。此外，应根据靶核酸或蛋白在特定保存温度下能有效保存的时间约定告知临床医师或患者，明确对结果存在异议时可复检的时间范围。②新鲜的组织样本应立即存放于适当的核酸保护剂中或液氮中速冻，分离后的核酸根据 DNA 或 RNA 的不同选择适宜温度储存。③分离的细胞标本若采用密度梯度离心法获得，可冻存在 −70℃ 或更低温度条件保存，便于后续分析或复检。

第二节　核酸的分离与纯化

PPT

正确、规范化地采集和处理样本是核酸分离与纯化的必要前提。核酸分为 DNA 和 RNA，从临床样本中提取 DNA 与 RNA 是进行分子生物学检验的前提，对临床后续的实验非常重要。因而，在分离纯化核酸时应排除其他分子的污染，同时要保证核酸一级结构的完整性，防止核酸的生物降解。而 DNA 与 RNA 性质上的差异决定了两者的最适分离与纯化的条件是不一样的。

一、DNA 的分离与纯化 e 微课/视频1

对 DNA 的检测，通常使用分子杂交、PCR、基因测序等技术，高质量的纯化 DNA 是检测结果准确的前提，因此，必须了解 DNA 分离纯化的工作原理。不管哪种来源的 DNA，首先是要裂解样品从而释放 DNA，然后将 DNA 分子与脂质、蛋白质、糖类和 RNA 等其他分子分离并保持 DNA 分子的完整性。提取真核细胞与原核细胞的 DNA 有所不同，后者通常需要裂解细菌很厚的细胞壁。

（一）真核细胞基因组 DNA 的分离纯化

真核细胞基因组 DNA 主要是指核内染色体 DNA，分离和纯化 DNA 是分子生物学实验技术中的最重要、最基本的操作。同种生物的不同组织因其细胞结构不同，分离方法也有所差异，但有关分离纯化的原则、主要步骤、主要技术、主要试剂及基本原理相似。通过一定方法获得纯度高、完整性好的 DNA 样品，是进行基因分析的前提。较理想的 DNA 样品应具备三个条件：①应不含有对酶活性有抑制作用的有机溶剂和高浓度的金属离子；②最大限度上避免蛋白质、多糖和脂类的污染；③排除 RNA 分子的污染与干扰。

提取方法包括两步。①温和裂解细胞并溶解 DNA，使 DNA 与组蛋白分离，并完整地以可溶形式分离出来。细胞破碎裂解有多种方法，包括超声破碎法、匀浆法、低渗法等物理方法及蛋白酶 K、去污剂温和处理法。为获得大分子量的 DNA，一般多采用温和裂解细胞的方法。②采用酶学或化学试剂酚等去除蛋白质、RNA 及其他大分子。一般真核细胞基因组 DNA 大小为 $10^7 \sim 10^9$ bp，常采用酚抽提法制备，此方法是基因组 DNA 获取的经典方法且适用于多种来源的样本，如新鲜的血液及组织样本、单层培养细胞、悬浮生长细胞等。

1. 酚抽提法 以含 EDTA、十二烷基硫酸钠（sodium dodecyl sulfate，SDS）且无 DNA 酶裂解液使细胞裂解，经蛋白酶 K 处理后，再用 pH 8.0 的 Tris 饱和酚抽提。抽提后混合物经离心分为三层，上层是含核酸和多糖的水层，中层为不溶性变性蛋白，下层为含变性蛋白和细胞残渣等的酚层（图 3-1）。

为提高 DNA 的纯度，可重复抽提 2~3 次后移出上层 DNA 水相，再依据不同需要进行透析或沉淀处理，获得所需 DNA 样品。透析和沉淀主要是去除提取过程中混入的有机物及盐类，这些物质可能会对后续实验有影响。透析能减少 DNA 的剪切效应，可制得 200kb 的 DNA 片段；沉淀处理常用乙酸铵为盐类，用 2 倍体积的预冷无水乙醇沉淀，并用 70% 乙醇洗涤除盐，最后可得到 100~150kb 的 DNA 分子。

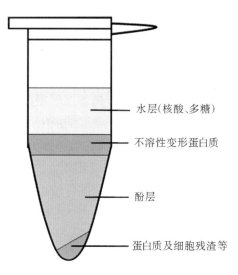

水层(核酸、多糖)

不溶性变形蛋白质

酚层

蛋白质及细胞残渣等

图 3-1 混合物离心后分层情况

在图 3-2 所示方法操作过程中，染色体 DNA 会发生机械断裂，产生大小不同的片段，因此操作应尽量在温和条件下进行，如尽量减少酚-三氯甲烷抽提次数，混合时要温和，以尽量保证 DNA 完整性。在整个提取过程中应考虑两个原则：防止 DNase 对 DNA 的降解以及减少对 DNA 的机械剪切破坏。该法可从悬浮或单层的培养细胞、新鲜组织及血液样本中制备 10 至数百微克的 DNA。从 5.0×10^7 个培养的非整倍体哺乳动物细胞（如 Hela 细胞）可制得约 200μg 的 DNA，自 20ml 血液大约可制备 250μg 的 DNA。

2. 其他方法 常用的一些分子生物学技术及分子诊断分析（例如 PCR、分子克隆、限制性内切酶

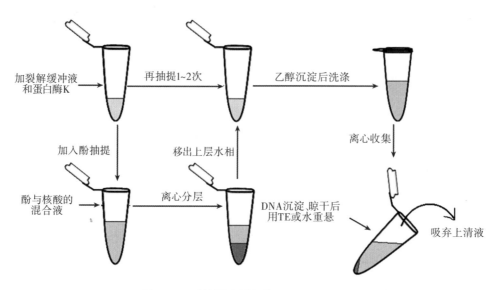

加裂解缓冲液和蛋白酶K　　再抽提1~2次　　乙醇沉淀后洗涤

加入酚抽提

酚与核酸的混合液　　离心分层　　移出上层水相　　DNA沉淀、晾干后用TE或水重悬

离心收集

吸弃上清液

图 3-2　酚抽提法制备基因组 DNA 流程

反应及 Southern 印迹等）并不需要高分子量的 DNA 样品，20~50kb 大小的 DNA 足以满足需要。因此，步骤简化、操作简便的 DNA 快速提取法得以广泛应用。如异丙醇沉淀法能去除部分 RNA，从而省去 RNase 消化的步骤，且异丙醇沉淀核酸所需时间短，能快速地完成 DNA 的抽提与分离；再如采用直径 5~25μm 的玻璃珠吸附法，可在 45 分钟内完成 DNA 的纯化。在各种方法中，蛋白酶 K 和 RNase 的使用与否要依据需要选择。一般而言，蛋白酶 K 可以提高提取 DNA 的纯度和产量，但对要求不高的某些 PCR 诊断并非必需。

（二）原核细胞基因组 DNA 的分离纯化

与真核生物 DNA 提取相似，从已有样本中分离 DNA 大致包括三个步骤：①破碎菌体；②去除蛋白质；③去除 RNA。注意，无论哪一步骤都应尽量避免机械剪切力和脱氧核糖核酸酶（DNase）对 DNA 的降解。

1. 破碎菌体　与真核生物不同，原核生物有细胞壁结构（支原体除外），首先必须充分破碎细胞壁。通常可采用去垢剂 SDS 或溶菌酶处理。通常溶菌酶法较适合革兰阳性菌基因组 DNA 提取。对于细胞壁很厚的菌体，化学试剂消化、裂解破壁往往不充分，需先用溶菌酶处理或加入 SDS 后，在高温下（70~75℃）溶菌；有些菌体孢子对溶菌酶不敏感，还需加入巯基试剂（如 β-巯基乙醇等）。

2. 去除蛋白　主要用盐析法和有机溶剂处理的方法。盐析法是在溶菌酶和 SDS 溶菌后，直接加入硫酸铵、硫酸钠、氯化钠等使盐浓度为 1mol/L（高浓度的盐有助于 DNA 与蛋白质解联），被盐析出来的蛋白质再用离心法除去。有机溶剂抽提法与真核生物 DNA 提取类似，利用三氯甲烷、苯酚、三氯甲烷-异戊醇等有机溶剂使蛋白变性，离心分层后，变性蛋白将在水相与有机相之间的界面析出，很容易除去。

3. 去除 RNA　RNA 主要是利用核糖核酸酶（如 RNaseA、RNaseTl）处理除去，也可以利用氯化铯（CsCl）密度梯度离心或蔗糖密度梯度离心，或利用异丙醇选择性沉淀 DNA 等方法将其从核酸混合物中除去。

一般而言，在室温下将菌体溶菌后，经过 SDS 和三氯甲烷-异戊醇多次抽提，可以制得长度均一且纯度较高的 DNA，分子质量一般能达到 10^7 道尔顿（Dalton，简称 Da）水平。如果采用蔗糖密度梯度离心分离方法，则可制得沉降系数约 160S、分子质量为 $(1.8~2.5)×10^9$ Da 的 DNA。在实验中应根据所检测微生物的特点灵活选择提取分离方法。

（三）病毒基因组 DNA 的分离纯化

通常一个病毒颗粒只含一种核酸分子，因此一般无需进一步纯化。常用 SDS 或酚处理或二者结合方法处理病毒外壳，富含脂肪外壳的病毒用 1% 的 SDS 经 37℃ 保温几秒钟即可。之后采用温和的条件即可将 DNA 抽提出来。DNA 失去外壳蛋白保护后，便容易被机械剪切力切断，因此在向病毒悬液中加入蛋白变性剂（SDS、酚等）后，应尽量避免剧烈震荡及搅拌，最好使用宽口吸管吸取 DNA 溶液。病毒核酸提取一般采用 SDS-酚法，该方法广泛用于口蹄疫病毒、多瘤病毒、单纯疱疹病毒、Shope 乳头瘤病毒等核酸抽提。

二、RNA 的分离与纯化

获得高质量 RNA 是后续检测如 RT-qPCR、二代测序转录组分析、芯片分析、数字 PCR、Northern 分析等的第一步。大多数传统的 RNA 提取方法都是在 RNA 酶抑制剂存在的条件下进行的，提取前后也要保证 RNA 的完整性。

（一）总 RNA 的分离纯化

在总 RNA 分离纯化最初阶段，可选择性地使用 RNase 的变性剂（如酚、三氯甲烷及胍类变性剂）、蛋白酶 K 及能与蛋白质结合的阴离子去污剂（如 SDS、十二烷基肌氨酸钠或脱氧胆酸钠），并联合使用 RNase 的特异抑制剂（如 RNasin 与 DEPC 等），这将极大地防止内源性 RNase 对 RNA 的降解。同时，在变性剂中加入 β-巯基乙醇、二硫苏糖醇（DTT）等还原 RNase 中的二硫键，有利于 RNase 灭活。在 RNA 提取时，应使用 pH 4.5～5.5 的水饱和酚，其有利于 DNA 变性及 RNA 的分离；另外，在 RNA 提取过程中，酚与三氯甲烷结合、交替使用去除蛋白质效果更佳。

1. 异硫氰酸胍-酚-三氯甲烷一步法 用于从培养细胞和大多数动物组织中分离总 RNA。它以含异硫氰酸胍、十二烷基肌氨酸钠和 β-巯基乙醇的变性液裂解细胞，然后在 pH 4.0 的条件下用酚-三氯甲烷抽提，最后通过异丙醇沉淀及 75% 乙醇洗涤获得总 RNA。本法与异硫氰酸胍-CsCl 超速离心法、LiCl-尿素法、盐酸胍-有机溶剂法相比，具有简便、快速、高效、经济及提取的 RNA 质量高等优点，可在 3 小时内迅速处理多个样本，且 RNA 的完整性和纯度均很高；每毫克组织能制备 4～7μg 总 RNA，每 10^6 个细胞可制备 4～10μg。分离 RNA 时应注意尽可能使用新鲜组织，不要让最后形成的 RNA 沉淀完全干燥，否则会降低其溶解性。

2. 商品化的单相裂解试剂法 是异硫氰酸胍-酚-三氯甲烷一步法的改进方法。它以异硫氰酸胍-酚的单相裂解液裂解细胞，再加入三氯甲烷后可形成两相。变性的 DNA 与蛋白质介于两相的交界面，RNA 保留于上层的水相，通过异丙醇沉淀及 75% 乙醇洗涤获得总 RNA。RNA 沉淀液中有 1.2mmol/L NaCl 和 0.8mmol/L 柠檬酸二钠，可大大降低 RNA 样品中多糖和蛋白多糖的污染，适用于 mRNA 的纯化、cDNA 合成、Northern 杂交和 RT-PCR 等。位于界面的 DNA 与蛋白质可使用乙醇和异丙醇分级沉淀。该法已有多种商品化的单相裂解试剂可供选择，其产量及质量与前法相当。

（二）mRNA 的分离纯化

与序列明确的 rRNA、tRNA 及核内小分子 RNA 不同，真核生物的 mRNA 在细胞中含量少、种类多且分子量大小不一。除组蛋白外，绝大多数蛋白的 mRNA 在其 3′末端带有一个长短不同的 poly(A)尾巴，以 poly(A+)表示。依据 mRNA 的这种结构特征，利用核酸的碱基互补配对原则，通过 oligo(dT)-纤维素或 poly(U)-琼脂糖凝胶的亲和色谱，可以较容易地从总 RNA 中分离纯化 mRNA。

1. oligo(dT)-纤维素柱色谱法 是 mRNA 制备的一个标准方法。以 oligo(dT)-纤维素填充色谱柱，加入总 RNA 制品，再洗去未结合的其他 RNA，然后用低盐缓冲液洗脱并回收 poly(A+)RNA。

10^7 个哺乳动物细胞能提取 $1 \sim 5\mu g$ 的 mRNA，提取的 mRNA 可达总 RNA 的 $1\% \sim 10\%$。

2. oligo(dT)-纤维素柱离心法　克服了 oligo(dT)-纤维素柱色谱法流速慢、易阻塞等不足，通过一系列可离心的分离色谱柱，达到快速制备的目的。该法适用于多个样品的批量处理，具有快速、产量高及质量好等优点，制备的 mRNA 可用于 Northern 印迹、RT-PCR 及体外翻译。

3. 磁性球珠分离法　联合利用了 oligo(dT) 与 poly(A+) 的互补配对、生物素与链亲和素的结合特异性以及磁性分离原理，可对 poly(A+)RNA 进行高效、快捷及灵敏的分离。该法与常规的 oligo(dT)-纤维素柱色谱法相比，产量有所提高，回收率高达 $70\% \sim 100\%$，且分离到的 mRNA 所含的残余杂质大大减少，具有更高的纯度。

三、核酸浓度、纯度与完整性的检测

DNA 和 RNA 纯化是下游检测的前提条件，但是分离纯化后的核酸需要进行质量评价，包括核酸浓度、纯度和完整性检测。不同的下游核酸检测技术对核酸质量要求也不同，需要根据检测技术要求来确定。

（一）核酸浓度鉴定

核酸可被荧光染料溴化乙锭（ethidium bromide，EB）染色，EB 可嵌入碱基平面，在紫外线激发下发出橙红色荧光，且荧光强度与核酸的含量成正比。DNA 样品可与已知浓度的 DNA 同时进行电泳，染色后比较待测 DNA 与已知 DNA 条带的荧光强度，估算待测 DNA 浓度。该法灵敏度高达 $1 \sim 5ng$。但 EB 具有强致癌性，可使用新型荧光染料替代 EB，如：SYBR Green I，无致癌性，并可以从琼脂糖凝胶中检出低至 20pg 的 dsDNA；GeneFinder，属青花类染料，毒性很低，它与 dsDNA 结合后的荧光信号可增强 $800 \sim 1000$ 倍，且检测灵敏度比 EB 高 10 倍。紫外分光光度法是基于核酸分子中的碱基具有共轭双键结构，可以吸收紫外线，其最大吸收波长为 260nm。可利用此性质进行核酸的定性、定量和结构分析。双链 DNA：$A_{260} 1OD = 50\mu g/ml$；单链 DNA：$A_{260} 1OD = 30\mu g/ml$ 或 RNA：$A_{260} 1OD = 40\mu g/ml$；单链寡核苷酸：$A_{260} 1OD = 20 \sim 33\mu g/ml$。

（二）核酸纯度鉴定

用 EB 等荧光染料示踪的核酸电泳结果也可以判定核酸制品纯度。由于 DNA 分子较 RNA 大得多，电泳迁移率低。总 RNA 中，rRNA 最多，占 $80\% \sim 85\%$，tRNA、核小 RNA（snRNA）占 $15\% \sim 20\%$，mRNA 占 $1\% \sim 5\%$。因此，总 RNA 变性电泳后可呈现三条特征性的区带：原核生物为明显可见的 23S、16S 及 5S 的 rRNA 条带；真核生物为 28S、18S 的 rRNA 及由 5S、5.8S 的 rRNA 和 tRNA 构成的条带。通过分析电泳结果，可以鉴定 DNA 制品中有无 RNA 的存在，亦可鉴定 RNA 中有无 DNA 的污染。紫外分光光度法主要通过 A_{260} 与 A_{280} 的比值来判定有无蛋白质污染和鉴定核酸纯度。核酸的最大吸收峰在 260nm 处，蛋白质的最大吸收峰在 280nm 处，而盐和小分子在 230nm 处，纯 DNA 的 A_{260}/A_{280} 为 1.8，纯 RNA 的这一比值为 2.0，比值升高与降低均提示核酸样品不纯。

（三）核酸完整性检测

核酸完整性在生物医学应用如基因表达分析等后续实验中起着重要作用，也是分子生物学核酸样本质量控制的关键步骤。琼脂糖凝胶电泳结合荧光染料显色法是核酸完整性鉴定的常规方法。电泳后的核酸，需经荧光染料染色后显示条带，常用的核酸染料有溴化乙锭（EB）和 SYBR Gold 或 SYBR Green I/II，在紫外线的激发下发出橙色或绿色的荧光，且荧光强度与核酸含量成正比。对于提取的基因组 DNA 而言，由于其分子量很大，在琼脂糖凝胶电泳过程中迁移速率较慢，若有降解会出现小分子 DNA 片段并可被荧光染料示踪。对于提取的 RNA 完整性的鉴定，除具有完整的 28S、18S、5.8S

（真核生物）或 23S、16S、5S 三条完整的特征性条带以外，一般 28S（或 23S）荧光强度约为 18S（或 16S）RNA 条带的 2 倍，否则提示 RNA 发生降解。

现在可以用毛细管电泳原理的生物分析仪替代传统的凝胶分析方法，该方法可以同时对 RNA 样品进行定量及质量评估。当与微流控芯片合用时，最低仅需 1μl 浓度为 10ng/μl 的样品。除了评估 RNA 完整性，生物分析仪还可以提供样品 RNA 浓度及纯度（如 mRNA 制备中的 rRNA 污染）的评估。

第三节　蛋白质的分离与纯化

PPT

蛋白质的分离纯化是从样本材料中提取具有良好生物学活性及化学结构完整性的特定蛋白质的过程。利用不同蛋白质内在的相似性与差异，除去非蛋白物质的污染，将目的蛋白从其他蛋白中纯化出来。整个分离纯化过程应结合目标蛋白的基本信息（如生物学活性、序列信息、组织或细胞中表达的丰度等）、纯化的用途，选择、设计适宜的方法，确保分离目标蛋白的生物学活性并提升其纯度。本节将深入解析蛋白质分离纯化的基本原理，并系统介绍目前广泛采用的多种纯化方法，为相关研究与实践提供理论基础与技术支持。

一、蛋白质分离纯化的基本原则

蛋白质的理化性质主要取决于氨基酸残基的种类、数目和序列，而这些特性可以作为不同蛋白质从复杂混合物中分离纯化的依据，也是选择和设计相关方法与技术时所需考虑的前提条件之一。由于大多数蛋白质位于细胞内，在分离蛋白质前要选择适当的方法进行细胞破碎。破碎细胞后，一些蛋白质仍与膜、DNA、RNA 等结合，为进一步除去杂质，应用化学裂解液进行处理。常用裂解液的成分有 SDS、Triton 等。为避免蛋白质在分离和纯化过程中变性，一般在温和条件下进行，如在冰浴或 4℃ 水浴中，其原因在于低温可抑制蛋白质的降解反应。

二、蛋白质分离纯化的技术方法

分离纯化某一目标蛋白质的一般程序可以分为前处理、粗制分离和精制纯化三步。

（一）蛋白质的前处理

拟分离纯化某一目标蛋白，应首先使其从原组织或细胞或细菌中以溶解状态释放出来，尽可能保持天然状态即原生物学活性。常用的方法有：机械破碎，如匀浆法、超声破碎；非机械破碎法，如化学试剂 Triton-100 和（或）Tween 等破碎法、反复冻融法、酶解法等。其次，根据目标蛋白的理化性质及纯化目的，选择适宜的缓冲液、不同的离心转速，通常在低温条件下去除细胞碎片等杂质，从而分离获得所需要的蛋白。

（二）蛋白质的粗制分离

根据蛋白质可溶于水、稀盐、稀酸或稀碱溶液及有机溶剂的性质，可采用不同的方法来粗制分离蛋白质。稀盐和缓冲系统的水溶液对蛋白质具有稳定性好、溶解度大的优点，成为提取蛋白质的首选溶剂。这类溶剂能够有效保持蛋白质的天然构象和生物活性，从而提高提取效率。在提取过程中既要注重提取液的用量，也要控制好提取分离的条件，尤其是提取温度和 pH，且经盐析沉淀分离后应去除蛋白质中的盐。碱性蛋白质常用偏酸性提取液提取，而酸性蛋白质常用偏碱性提取液提取。此外，常用粗制分离方法还包括等电点沉淀法、有机溶剂沉淀法（通常采用低温）、复合沉淀法等。

（三）蛋白质的精制纯化

经粗制分离后，根据目标蛋白纯化度的要求，可进一步精制纯化。一般使用的方法有色谱法（亲和色谱、离子交换色谱）、电泳法（包括 SDS-PAGE、等电聚焦电泳）等。

1. 色谱法 首先了解需要纯化的蛋白质的分子量、等电点、溶解性及稳定性等基本性质，以此为出发点选择合适的色谱方法、色谱介质以及加样、洗涤与洗脱条件。精制纯化时，对粗品的第一次色谱往往采用亲和色谱或离子交换色谱，此种方法具有专一性强、纯化倍数高的特点。

（1）亲和色谱 将具有特殊结构的亲和分子制成固相吸附剂放置在色谱柱中，当要被分离的蛋白混合液通过色谱柱时，与吸附剂具有亲和能力的蛋白质就会被吸附而滞留在色谱柱中。没有亲和力的蛋白质由于不被吸附，直接流出，从而与被分离蛋白质分开，选用适当的洗脱液，改变结合条件将被结合的目的蛋白质洗脱下来，分离原理见图 3-3。亲和色谱具有特异性好、选择性高的特点，是一种很好的分离提纯蛋白质的工具。但亲和色谱也具有一些难点和局限性，如：配体如何偶联到柱子上，如何保证蛋白质的活性，人工配体亲和色谱中存在的微量染料和金属会不会对机体造成损害等。

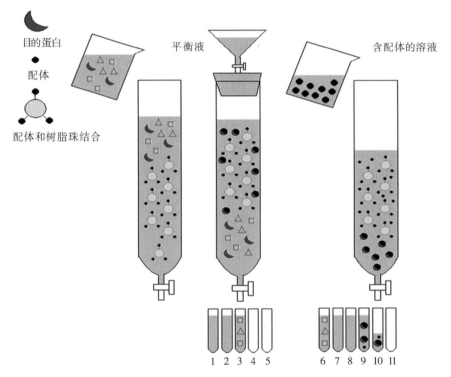

图 3-3 亲和色谱分离原理

第 3、6 管：洗脱下的其他蛋白；第 9、10 管：收集的目的蛋白

（2）离子交换色谱 使用的基质是一类在基架上固定有离子化基团的凝胶，不同的蛋白质与这些基团的结合能力不同。目前较为广泛使用的离子交换剂主要有纤维素离子交换剂、交联葡聚糖离子交换剂和琼脂糖离子交换剂。在色谱的过程中，应注意保持色谱系统的稳定性，如稳定的流速、较好的密封性、介质湿度、洗脱 pH 梯度等。

2. 电泳法

（1）十二烷基硫酸钠-聚丙烯酰胺凝胶电泳（SDS-PAGE） SDS 是一种常见的阴离子表面活性剂，它能断裂分子内和分子间的氢键，破坏蛋白分子二、三级结构。在样品和凝胶中加入还原剂和 SDS 后，分子被解聚成多肽链，解聚后的氨基酸侧链和 SDS 结合成蛋白-SDS 胶束，十二烷基硫酸根带负电，使各种蛋白质-SDS 复合物都带上相同密度的负电荷，所带的负电荷量大大超过了蛋白质分子原有的电荷量，掩盖了不同蛋白质间原有的电荷差异，由于不同蛋白质-SDS复合物的短轴长度都一样，其在电泳时的迁移率不受蛋白质原有电荷和结构形状差异的影响，而只取决于蛋白质分子量的大小。由于聚丙烯酰胺的分子筛作用，小分子蛋白质阻力小、迁移速度快，可以容易地通过凝胶孔径；大分子蛋白质则受到较大的阻力而滞后，这样，蛋白质在电泳过程中就会根据其各自分子量的大小而被分离。SDS-PAGE技术分离蛋白质已经相当成熟，操作相对简单、自动化程度高，因而得到了广泛应用。

（2）等电聚焦电泳　固相pH梯度干胶条（immobilized pH gradient strips，IPG）凝胶在加电场前就已经建立好pH梯度，并且在进行长时间的电泳后仍然可以保持稳定，这种方法既简化了等电聚焦的使用方法，又可确保电泳结果的可重复性（图3-4）。IPG胶是等电聚焦最常使用的电泳胶，已经成为研究蛋白质组学的标准胶之一。现在等电聚焦电泳还发展出了毛细管等电聚焦电泳、液相等电聚焦电泳等技术。

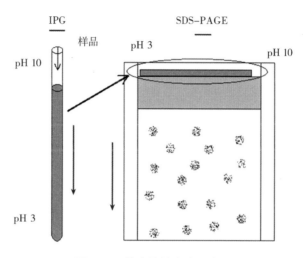

图3-4　等电聚焦电泳示意图

三、蛋白质浓度与纯度的检测

目前，蛋白质浓度的检测方法主要有：分光光度法、荧光光度法及化学发光法。

（一）分光光度法

1. 双缩脲法（Biuret法）　双缩脲反应是指蛋白质分子在强碱溶液中与铜发生反应生产紫色络合物。双缩脲法是最常用的血清总蛋白的测定方法，操作简单，重复性好，反应使用单一、稳定的试剂，因而广泛应用于各种自动分析仪。该法用于血清蛋白测定时，干扰少，并且大多数干扰可以避免，双缩脲试剂产生的颜色与各种血清蛋白的多肽主链部分基本一致，所以测定总蛋白含量准确度高。

2. 劳里法（Lowry法）　又称为Folin-酚试剂法。其原理是：首先在碱性溶液中形成铜-蛋白复合物，然后这一复合物还原磷钼酸-磷钨酸试剂，产生钼蓝和钨蓝复合物（深蓝色），这种深蓝色复合物在745~750nm处有最大的吸收峰，颜色的深浅（吸收值）与蛋白浓度成正比，可根据750nm的光吸收值大小计算蛋白质含量。

3. 劳里改良法（BCA法）　正式名称为二喹啉甲酸（BCA）检测法，源于近年来对Lowry法的改进。该方法基于颜色的深浅与蛋白质浓度成正比，通过测定吸收值的大小来精确计算蛋白质的含量。此法的优点是试剂单一、终产物稳定，与Lowry法相比几乎没有干扰物质的影响。

4. 考马斯亮蓝G250法（Bradford法）　考马斯亮蓝G250具有红、蓝两种不同颜色。在特定浓度的乙醇及酸性条件下,可形成淡红色溶液;当此溶液与蛋白质发生结合时,会迅速且稳定地生成蓝色化合物。这种反应产物在465~595nm的波长范围内显示出最大的光吸收值。反应生成的化合物颜色的深浅与蛋白质的浓度成正比。因此,可通过检测595nm处的光吸收值准确地计算出蛋白质的含量。

(二)荧光光度法

蛋白质与荧光物质结合的目的是增加测定蛋白的灵敏度。应用荧光测定蛋白质的探针有1-苯基-8-磺酸(1,8-ANS)、曙红Y(Eosine Y)、维生素B₁(thiamine)、铬天青S(CAS)、依来铬青R(ECR)以及荧光胺(FLA)。在样品非常珍贵的情况下,这种方法测定灵敏度高,手工测定快速、简单,因而是一种有效的分析方法。

(三)化学发光法

化学发光法具有仪器设备简单、操作快速便捷、灵敏度高等显著优势,在近年来得到了迅速发展,成为一种高灵敏度的微量及痕量分析方法。目前,常用的化学发光试剂主要有鲁米诺、过氧化草酸盐、光泽精、咯粉碱、吖啶酯、1,10-邻菲咯磷、没食子酸等。这些试剂在特定的条件下,能够发生化学反应并产生发光现象,从而实现对待测物质的检测。此外,基于萤火虫素和细菌的生物发光分析方法,也因其高灵敏度和良好的选择性,在生物医学及临床分析领域得到了广泛的应用。这些方法利用生物体内或体外产生的发光现象,对生物体内的特定物质进行定量或定性分析,为生物医学研究和临床诊断提供了有力的工具。

PPT

第四节 外泌体的分离与纯化

外泌体(exosome)是一种由细胞分泌的具有双层膜结构的纳米级小囊泡,直径为30~150nm,广泛存在于血液、尿液、唾液和乳汁等多种生物体液中。外泌体中含有多种蛋白质、脂质和核酸等生物活性大分子,使其在细胞间通信和物质交换中发挥重要作用,同时它也是一种新型的分子标志物,在癌症、神经退行性疾病和免疫调节等领域具有广泛的应用前景。外泌体的分离与纯化是后续生物学功能鉴定和应用研究的重要前提。

> **知识拓展**
>
> #### 外泌体的应用研究
>
> 目前外泌体功能分析和应用研究主要包括疾病诊断-液体活检、疾病机制研究以及药物载体应用。例如,分析外泌体中携带的miRNA和蛋白质,用于疾病早期诊断和预后;研究外泌体对受体细胞增殖的影响以及在肿瘤细胞迁移和侵袭中的作用;利用外泌体作为载体递送治疗性RNA、DNA或抗癌药物,具有低免疫原性、稳定、靶向性等优点。

一、外泌体分离纯化的基本原则

外泌体的分离纯化要遵循以下基本原则。①选择性分离:利用外泌体的特定物理化学特性,如大小、密度和表面标志物,进行选择性分离。②逐步纯化:通过一系列逐步增加分辨率的纯化步骤,逐步去除非目标成分,达到高纯度外泌体的目的。③高效回收:在分离过程中尽量减少外泌体的损失,保证外泌体的高效回收。④保持生物活性:分离和纯化过程应尽量温和,以保持外泌体的生物活性和功能完整。⑤重复性和可操作性：方法应具有良好的重复性和可操作性，确保在不同实验中获得一致的结果。

二、外泌体分离纯化的基本方法 e微课/视频2

外泌体分离纯化的方法有多种，都是基于外泌体的某种或几种理化性质来实现的，但每种方法都有自身的优点和局限性，至今尚未有一种分离纯化方法能够同时确保外泌体的含量、纯度和生物活性。当前对于外泌体的研究主要是作为疾病标志物、治疗靶标以及药物或基因载体等方面的应用，因此需要根据不同的实验目的来选择合适的分离纯化方法。

（一）超速离心法

超速离心法是根据外泌体微粒大小和密度差异来进行分离，是外泌体分离的经典方法，包括差速离心法和密度梯度离心法。

1. 差速离心法 首先通过中低速离心去除细胞和细胞碎片，然后利用超高速离心（ $>100000 \times g$ ）得到外泌体的粗提取物（图 3 - 5）。该方法过程简单，外泌体回收率高，但纯度不理想，可通过结合超滤的方法来提高纯度。另外，超高速离心容易导致外泌体聚集成块，可在离心管底添加密度较大的液体溶液形成一层"缓冲层"（如蔗糖或碘克沙醇），该垫液层有助于更温和地收集外泌体颗粒，同时更好地保护外泌体的形态、完整性和功能。

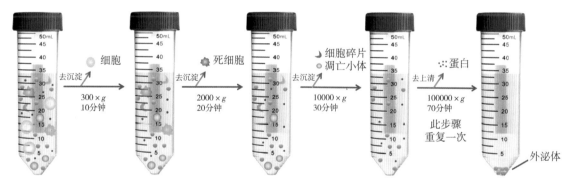

图 3 - 5 差速离心法分离外泌体示意图

2. 密度梯度离心法 将中低速离心粗提样品加到具有密度梯度的惰性介质（如蔗糖、碘克沙醇或氯化铯）中进行超速离心，不同组分会沉降到各自等密度区。其操作步骤主要包括：①准备蔗糖密度梯度溶液；②将样品加到梯度溶液中，以 $200000 \times g$ 离心 18 小时；③收集特定密度区的外泌体。此方法所得外泌体纯度高，但操作复杂且耗时。

（二）超滤法

利用超滤膜的分子量截留特性，通过选择不同孔径的超滤膜，将外泌体与其他大分子物质分离。如图 3 - 6 所示，一般先使用 0.22μm 滤器预过滤样品，去除大颗粒物质；再根据实验要求用 3 ~ 500kDa 截留分子质量的超滤膜进行过滤，收集浓缩液，即为外泌体。该方法操作简单且省时，但外泌体纯度较低。可对收集的液体进行再次过滤，以提高外泌体的纯度。

（三）体积排阻色谱法

通过多孔凝胶过滤聚合物作为固定相，小颗粒样品组分进入凝胶孔隙后，需要较长时间通过凝胶柱，从而延迟其洗脱，实现对不同粒径颗粒的分离。因此首先洗脱较大的颗粒，然后依次是较小的囊泡和非膜结合蛋白。该法能较好地保持外泌体的完整性和生物活性，得到的外泌体大小均一，但无法

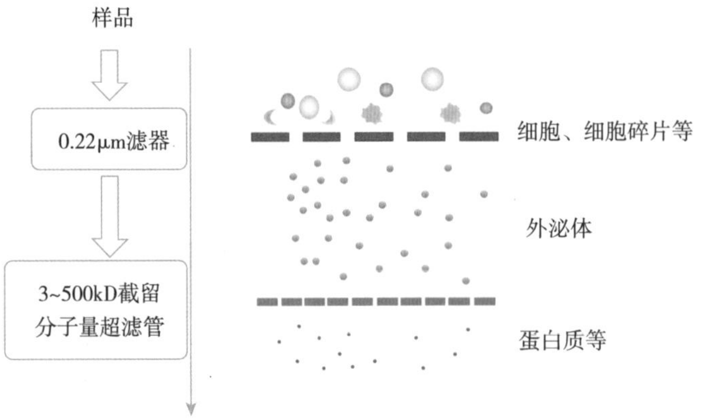

图 3-6 超滤法分离外泌体示意图

避免类似大小的污染物。可以与差速离心法结合使用来提高外泌体的产量和纯度，更适用于目标蛋白质组学和 miRNA 的分析。

（四）聚合物沉淀法

利用聚乙二醇（PEG）等聚合物固定外泌体周围的水分子，增加疏水性蛋白和脂质分子的相互结合力，从而迫使外泌体脱离溶液，低速离心即可收集外泌体。该方法简单、可扩展，适用于大量样品，在省时省力的同时能够保持外泌体的完整形态和生物活性，在血清、细胞培养上清液及尿液样品外泌体的分离中应用广泛；其缺点是纯度较低。可结合超速离心进一步纯化，以去除非外泌体蛋白质。

（五）磁珠捕获法

外泌体表面含有多种特殊的膜蛋白、脂质和多糖，这些成分可作为分离外泌体的标志物。将这些表面标志物的抗体结合到磁珠上，可以实现外泌体的富集和纯化。该方法不需要超速离心，分离的外泌体纯度高且更具特异性，这种"偏向"分离有利于亲本细胞的研究，可为某些特定疾病的诊断提供重要指标。例如，通过检测上皮细胞黏附分子（EpCAM）阳性外泌体来评估 EpCAM 相关癌症的存在；使用包被有抗 CD63 抗体的磁珠可从癌症患者的血液中分离外泌体，用于早期癌症诊断。这种方法的缺点是仅适用于小样本研究，且洗涤过程可能影响外泌体生物活性。

除了抗体捕获法，也可使用磷脂酰丝氨酸（PS）结合蛋白包被磁珠，从血清等样品中获得胞外囊泡，并利用中性金属螯合试剂将捕获的胞外囊泡从磁珠上洗脱下来，从而获得完整的外泌体和其他胞外囊泡。

（六）微流控芯片技术

微流控技术是一种高通量方法，适合小体积样品的外泌体分离。微流体装置可以根据特定要求，与其他分离方法连接在一起，例如：由不同孔径的膜组成的模块单元，可分离特定大小范围的外泌体；通过固定在微流体装置上的特异性抗体来分离外泌体；微流体装置结合电泳技术，实现尺寸依赖性外泌体分离等。该方法消耗样品体积少，分离效率高，适用于结合其他分离方法以提高产率和纯度；但设备昂贵，限制了其大规模应用。

外泌体的分离和纯化完成后，保存方法对其结构完整性和生物活性的维持至关重要。通常外泌体样品可以在 4℃ 下短期保存，但一般不超过 1 周，长期冷藏会导致外泌体聚集和降解，影响其生物活性和稳定性。冷冻保存是外泌体长时间保存的常用方法。常用的冷冻条件包括 -20℃ 和 -80℃。-20℃ 适用于中期保存，但可能导致外泌体的结构改变和部分功能丧失；-80℃ 是保存外泌体的理想条件，能最大限度保持外泌体的结构和功能。需要注意的是，反复冻融会导致外泌体的破裂和聚集，因此建议分装保存，避免频繁的冻融操作。若要实现超长时间的保存，可将外泌体样品置于液氮中（-196℃）。在冷冻保存过程中，可以添加一些保护剂，如二甲基亚砜（DMSO）、甘油等，以减少囊泡内冰晶形成导致的外泌体损伤。

三、外泌体的鉴定与表征

外泌体的鉴定与表征主要包括形态学观察、粒径分析、电位分析以及对其所含脂质、蛋白质、核酸和小分子物质的分析。

形态学观察包括通过透射电子显微镜（TEM）观察和纳米颗粒跟踪分析（NTA）。前者观察外泌体的形态（图3-7），确认其典型的杯状或球形外观；后者用来测定外泌体的浓度和粒径分布情况。

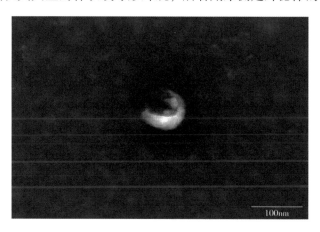

100nm

图 3-7　外泌体透射电镜照片

关于细胞外囊泡蛋白层面的表征，国际细胞外囊泡研究协会（ISEV）建议至少检测三类蛋白（两阳一阴）以证明其特征：①细胞膜蛋白，常用的有 CD9、CD63、CD81 等；②细胞质蛋白，如 TSG101、HSP70、ALIX 等；③胞内细胞器蛋白（阴性），如细胞核中的组蛋白和核纤层蛋白 A、内质网中的钙连蛋白、高尔基体基质蛋白 GM130、线粒体蛋白细胞色素 C 以及属于细胞骨架蛋白的角蛋白 CK-18 等。外泌体蛋白检测最常用的方法为蛋白质印迹（WB），一般需至少包括三个阳性蛋白标志物和一个阴性蛋白标志物的鉴定，通过形态观察、粒径分布及蛋白组成三个层面的表征，基本可以确认分离出的组分为外泌体，从而进行下一步的研究和应用。若要对外泌体特定蛋白质进行分析，则需根据外泌体来源或研究目的来选择蛋白标志物。除蛋白质印迹方法外，也可用 ELISA、流式细胞术、质谱技术及蛋白质组学研究进行分析。

外泌体中所含的 DNA 和 RNA 是重要的分子标志物，也是外泌体的重要研究内容之一，常用的分子生物学技术如 PCR、qPCR、核酸分子杂交技术、基因芯片及二代测序技术均可用于外泌体的核酸序列分析及表达分析。

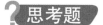思考题

答案解析

案例　患者，男，40 岁。

实验室检查：乙肝五项结果提示"大三阳"，乙肝 DNA 结果为 $< 1.0 \times 10^2$ IU/ml（参考区间：HBV DNA $< 1.0 \times 10^2$ IU/ml 为阴性），临床医师反映乙肝 DNA 检测结果与临床不符。检验科追踪发现：

护士用错采集管，为纠正错误，将肝素抗凝管的血倒入分离胶采集管（乙肝 DNA 检测用）送检。

问题

（1）肝素抗凝血为什么不能用于 qPCR 检测分析？

（2）分析前的质量控制包括哪些要素？

（杨　艳　张化杰）

书网融合……

重点小结

题库

微课/视频 1

微课/视频 2

第四章　核酸分子杂交技术

✎ **学习目标**

1. 通过本章学习，掌握核酸分子杂交技术的原理，斑点杂交、Southern 印迹、Northern 印迹、原位杂交的基本原理、特点和应用范围；熟悉常用核酸探针的种类、标记方法、注意事项和应用，固相杂交技术的基本步骤和注意事项；了解液相核酸分子杂交的原理和类型。

2. 具有熟练运用固相核酸分子杂交技术进行核酸检测和结合临床分析结果并能正确解读的能力。

3. 以分子杂交的临床应用为案例，培养从临床实际需求出发，坚持技术持续优化创新，"重应用、重转化"的职业素养。

核酸分子杂交（nucleic acid hybridization）技术是分子生物学中最基本的实验技术之一，可定性或定量检测 DNA 或 RNA，广泛用于基因检测、基因筛选、基因突变分析、酶切图谱制作、病原体检测、染色体异常的检测、遗传性疾病和白血病的基因诊断等方面。🔲 微课/视频 1

第一节　核酸分子杂交的基本原理

PPT

核酸分子杂交技术的原理是具有互补序列的异源核酸单链在一定条件下通过碱基互补配对原则形成杂合双链。

一、核酸变性

在一定的理化因素作用下，维系核酸高级结构的氢键和碱基堆积力被破坏，核酸分子由双链解螺旋为单链的过程称为核酸变性（denaturation）。核酸的变性作用是双链核酸分子的重要物理特征。核酸变性使核酸双螺旋结构被破坏，氢键断裂，DNA 双链解离成为单链，该过程并不引起共价键的断裂。变性核酸失去部分或全部的生物活性。多种因素可引起核酸变性，如加热、过碱、过酸以及加入变性剂（如甲醇、乙醇和尿素）等。加热使核酸变性是实验室最常用的方法。

核酸变性会导致核酸分子的一些理化和生物学性质发生改变。如溶液黏度降低，浮力上升，因紫外吸收增加而表现出的增色效应等。通常采用 DNA 变性后在波长 260nm 处吸光度（A_{260}）的增加来监测 DNA 变性的过程。

在热变性过程中，使被测 DNA 分子双链解开 50% 所需温度称为熔解温度（melting temperature，T_m）。T_m 值的影响因素包括 DNA 的碱基组成、溶液的离子强度、pH 和变性剂等。DNA 的 G、C 含量越高，T_m 值越大。

核酸变性是核酸分子杂交的基础，在杂交前需加热或加碱使待测核酸分子变性成为单链。

二、核酸复性

变性核酸分子在适当条件下，两条互补链全部或部分恢复天然双螺旋构象的过程称为核酸复性（renaturation）。热变性后的复性又称为退火（annealing）。

复性后的核酸分子可恢复多种理化性质和生物学活性。与变性相比，复性是个相对缓慢的过程，因为变性作用只是氢键和碱基间堆砌力的破裂，而复性作用必须是两条 DNA 单链之间准确地按碱基互补的关系重新缔合起来。核酸复性的影响因素包括以下几个。

1. 离子强度 加入盐的目的主要是中和 DNA 双链间磷酸基团的静电斥力，常采用 0.15 ~ 1.00mol/L 溶液进行复性。

2. 温度 温度不能太低，以便使双链间随机形成的错配的氢键能够裂开；但温度也不可过高，因接近变性温度时，复性难以进行。一般认为比 T_m 低 25℃左右的温度是最佳复性温度。

3. DNA 浓度 DNA 各个片段间的碰撞是随机的，只有两条互补的片段碰撞时，才能发生完全的复性。DNA 浓度越大，相互碰撞结合的概率就越大。DNA 复性速率与 DNA 浓度的平方成正比。

4. DNA 分子量大小和序列复杂度 分子量大和序列复杂的 DNA 单链分子在溶液中相互碰撞的概率相对较低，寻找互补链的机会也少。分子量小和序列简单的 DNA 分子在复性时较易实现互补碱基的配对。

三、核酸分子杂交的概念

具有互补序列的异源核酸单链通过碱基配对形成双链分子的过程称为核酸分子杂交。核酸分子杂交具有高度的特异性，但杂交分子的形成并不要求两条单链的碱基序列完全互补，只要单链彼此间有一定程度的互补序列就可以形成杂交链。杂交分子可在异源的 DNA 与 DNA、RNA 与 RNA、DNA 与 RNA，以及人工合成的寡核苷酸单链与 DNA 或 RNA 单链之间进行。核酸分子杂交主要包括变性和复性两个过程（图 4 – 1）。

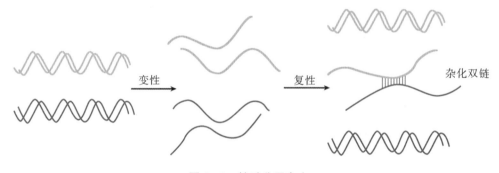

图 4 – 1 核酸分子杂交

四、核酸分子杂交的影响因素

核酸分子杂交是一个复杂的过程，受诸多因素影响，这些影响因素主要包括：①核酸探针的种类、浓度、长短和标记方法等；②杂交条件的影响，如杂交液配方、离子强度、杂交温度、杂交时间和杂交介质等；③杂交率的影响；④待测样本和靶序列的特性。由于不同杂交实验的最适条件和影响因素可能不一致，不同杂交实验的影响因素和注意事项请参见本书具体章节。

PPT

第二节 核酸探针

用放射性核素或其他活性物质标记的，能特异检测靶分子的已知核酸序列称为核酸探针（probe）。核酸探针的制备是核酸杂交技术的关键步骤，核酸探针杂交后通过放射自显影、荧光检测或其他显色技术使杂交区带显现出来，从而定性或定量检测待检核酸样品中的特定序列。

一、核酸探针的种类

核酸探针有多种分类方法。根据标记物的不同，可分为放射性探针和非放射性探针两大类；根据探针的来源及核酸性质的不同，可分为 DNA 探针、RNA 探针、cDNA 探针和寡核苷酸探针；根据探针是否存在互补链，可分为单链探针和双链探针。核酸分子杂交技术中应根据需要选择不同性质或来源的探针。选择探针时遵循的原则是探针应具有高度的特异性，同时还需考虑探针的灵敏度和制备难易程度。

1. DNA 探针 是最常用的核酸探针，包括单链 DNA 探针和双链 DNA 探针。这类探针多为某基因的全部或部分序列，或某些非编码序列。现已获得多种 DNA 探针，包括细菌、真菌、原虫、病毒、动物和人类 DNA 探针。DNA 探针的制备有两种方法：①基因克隆法，即从基因文库中选取某一基因片段，将其克隆至载体中，进行克隆后经酶切获得，这是获取大量高纯度 DNA 探针的有效方法；②应用聚合酶链反应（PCR）扩增基因组 DNA 的特定片段，这一方法使得基因组 DNA 探针的制备更为快速简便。

DNA 探针的主要优点：①这类探针序列多克隆在质粒载体中，可以无限扩增，取之不尽，制备方法简便；②相对于 RNA 探针，DNA 探针稳定性好，不易降解；③标记方法多且方法成熟，如缺口平移法、随机引物法等，可用放射性核素和非放射性核素标记。

2. cDNA 探针 complementary DNA（cDNA）是指与 mRNA 互补的 DNA 链。cDNA 探针的制备是以 mRNA 为模板，根据碱基互补配对原则，由逆转录酶催化合成。cDNA 探针的主要优点是不含内含子和高度重复序列，尤其适用于基因表达的研究。cDNA 探针的制备由于受 RNA 酶的影响而有一定难度，但随着商品化逆转录试剂盒的使用，cDNA 探针的制备已成为分子生物学实验室的常规实验。

3. RNA 探针 是一类很有前途的核酸探针。RNA 探针的制备是以任意一条 DNA 链为模板，转录生成 RNA，然后再进行标记。由于 RNA 探针内部不含高度重复序列，可降低非特异性杂交。同时，由于 RNA 是单链分子，复杂性低，因此与靶序列的杂交反应效率高。RNA 探针的不足之处是不稳定，标记方法复杂。

4. 寡核苷酸探针 根据已知的核酸序列，采用 DNA 合成仪合成一定长度的寡核苷酸片段，标记后形成的探针称为寡核苷酸探针。若核酸序列未知，可根据蛋白质的氨基酸顺序推导出核酸序列，但要考虑到密码子的兼并性。人工合成的寡核苷酸探针有下述优点：①短的探针比长探针杂交速度快、特异性好；②可以在短时间内大量制备；③可以在合成的过程中进行标记，制成探针；④可合成单链探针，避免了应用双链 DNA 探针时其在杂交中的自我复性，从而提高杂交效率；⑤寡核苷酸探针可以检测小 DNA 片段，在严格的杂交条件下可检测靶序列中单碱基对的错配。

寡核苷酸探针的设计原则如下。①探针长度一般在 18～50bp。若探针过长，杂交时间长，合成量低；探针过短，特异性差。②碱基成分：G＋C 含量为 40%～60%，超出此范围则 T_m 增高，非特异杂交增加。③探针分子内不应存在互补区，否则会出现"发夹"状结构，抑制探针杂交。④避免单一碱基的重复出现，常不能多于 4 个。⑤符合上述标准后，最好将探针序列与核酸库中的核酸序列进行比对，探针序列应能与靶序列杂交；与非靶序列区域的同源性不能超过 70%，应避免有连续 8 个或更多碱基的同源，否则应重新选择探针。 📱 微课/视频 2

二、核酸探针的标记

核酸探针的标记是指将可用一定方法检测的标记物结合到探针上的过程。根据标记物的特性可分为放射性核素标记和非放射性核素标记，根据标记物掺入的部位可分为均匀标记及末端标记。实验室应根据自身的特点和要求选择合适的标记物。一般来说，理想的探针标记物应具备以下特性：①高灵敏度；②标记物和探针结合后不影响探针的主要理化特性、杂交特异性和稳定性；③检测过程简便、快速、准确可靠、重复性好；④标记物对环境无污染，对人体无损伤；⑤经济实用。

（一）放射性核素标记

放射性核素标记不影响被标记物的化学性质，对酶促反应、碱基配对和分子杂交无影响，是一种常用的标记物。优点：①灵敏度高，可检测皮克级甚至更低浓度的核酸，特别适用于低丰度或单拷贝基因的检测；②特异性强，对酶促反应无任何影响，不影响碱基配对的特异性和稳定性。缺点：半衰期短、稳定性差、易造成放射性污染、检测时间长。用于标记核酸探针的放射性核素主要有^{32}P、^{35}S、^{3}H、^{125}I 和^{131}I 等，以前 3 种较为常用。放射性核素标记物的选择要综合考虑标记方法、检测手段和核素的物理性质。标记方法主要有缺口平移法、随机引物法和末端标记法等。

1. 缺口平移（nick translation）法 利用大肠埃希菌 DNA 聚合酶的 5′→3′聚合酶活性和 5′→3′外切酶活性将标记的脱氧三磷酸核苷（dNTP）掺入新合成的探针。其标记方法是在适当浓度的 DNase Ⅰ作用下，在一双链 DNA 上制造一些缺口，利用大肠埃希菌 DNA 聚合酶 Ⅰ 的 5′→3′外切酶活性依次切除缺口下游的核酸序列，利用 DNA 聚合酶 Ⅰ 的 5′→3′聚合酶活性逐个加入新的核苷酸，其中一种核苷酸用放射性核素标记。缺口平移法也适用于探针的非放射性核素标记，主要优点是标记的 DNA 探针比活性高，标记均匀。但该法无法精确控制探针长度，标记形成的探针较短（图 4-2）。

2. 随机引物（random primer）法 利用 DNA 聚合酶合成与模板链互补的 DNA 链。其标记方法是用 6~8bp 的随机寡核苷酸片段混合物与变性的 DNA 或 RNA 模板退火，在 DNA 聚合酶 Ⅰ 或逆转录酶的作用下，以每一个退火到模板上的寡核苷酸片段为引物引发 DNA 链的合成，在反应时将［α-^{32}P］dNTP 掺入合成链，即得到标记。变性处理后，新合成的探针片段与模板解离，得到无数大小各异的探针 DNA。因为所用的寡核苷酸片段很短，在低温条件下可与模板 DNA 随机发生退火反应，因此被称为随机引物法（图 4-3）。该方法简单，适用于 100bp~2kb DNA 探针的标记，在杂交反应中重复性更好，比活性显著高于缺口平移法，尤其适用于真核生物 DNA 探针的标记，有取代缺口平移法的趋势。但其不足之处在于对模板纯度要求高，需要的模板量较大，标记过程耗时长，制备后的探针需纯化后才可用于杂交分析等。

3. PCR 标记 DNA 探针 利用 *Taq* DNA 聚合酶和标记的 dNTP，以起始模板合成高比活性的双链或单链 DNA 探针。此标记法简便快速，效率高，重复性好，可大量制备。

4. 末端标记（terminal labelling）法 将标记物掺入线性 DNA 或 RNA 的 5′或 3′末端。可分为 5′末端标记法、3′末端标记法和 T4 聚合酶替代法。末端标记法主要用于寡核苷酸探针或短 DNA 探针或 RNA 探针的标记，因而标记活性不高，标记物分布不均匀，一般很少作为分子杂交探针使用。但用这种标记方法可得到全长 DNA 片段，主要用于 DNA 序列测定等实验。

（1）5′末端标记法 采用 γ-^{32}P-ATP 为底物，利用 T4 多聚核苷酸激酶（polynucleotide kinase，PNK）特异地将 γ-^{32}P-ATP 中的^{32}P 转移到 DNA 或 RNA 的 5′-羟基末端，对 DNA 或 RNA 片段的 5′末端进行标记。其标记原理是用碱性磷酸酶切除 DNA 双链分子或 RNA 单链 5′末端的磷酸基团，使其产生游离 5′-羟基，然后在 γ-^{32}P-ATP 存在下，经 T4 多聚核苷酸激酶催化，将 γ-^{32}P 转移到 DNA 或 RNA 片段 5′-羟基末端。本法适用于寡核苷酸探针的标记。

（2）3′末端标记法 通过末端脱氧核糖核苷酸转移酶（terminal deoxynucleotidyl transferase，TdT）催化，将标记的 dNTP 加到单链或双链 DNA 的 3′末端。

（3）T4 聚合酶替代法 T4 DNA 聚合酶具有 5′→3′聚合酶活性和 3′→5′核酸外切酶活性。在四种三磷酸核苷（NTP）存在时，其 3′→5′核酸外切酶活性被抑制。在缺乏核苷酸的情况下，利用人工DNA 聚合酶从 3′端到 5′端对双链 DNA 进行水解，产生带凹缺的 3′端 DNA 分子，然后加入四种 NTP，抑制 DNA 聚合酶的 3′→5′外切酶活性，在 5′→3′聚合酶活性的作用下，DNA 分子开始修复，带有标记的核苷就掺入修复的 3′端片段。

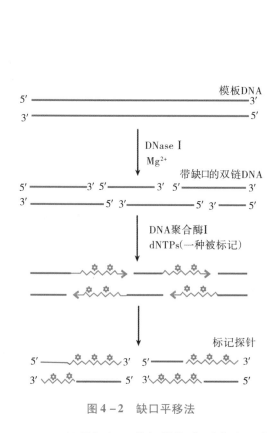

图 4 - 2 缺口平移法

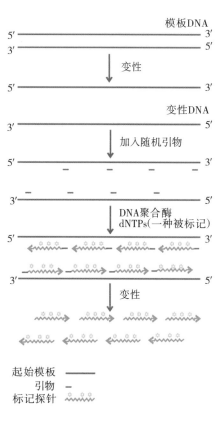

图 4 - 3 随机引物法

5. RNA 探针标记 将探针靶序列克隆至含 SP6、T3 和 T4 启动子下游的多克隆位点中，用适当的限制性内切酶将质粒线性化，利用噬菌体 RNA 聚合酶的转录活性，在四种 NTP 存在的条件下（含一种放射性核素标记的 NTP），得到高标记活性的 RNA 探针（图 4 - 4）。RNA 探针具有高放射活性，主要用于 Northern 杂交、原位杂交和 RNase 保护分析等。

（二）非放射性标记物标记

非放射性标记物探针具有稳定、安全、经济和实验周期短等优点。但由于非放射性标记探针的敏感性和特异性不及放射性核素标记，因此尚不能完全替代后者。常用的非放射性标记物有地高辛、生物素、酶和荧光素等。

根据探针标记的反应方式，非放射性标记物探针标记法可分为酶促反应标记法和化学修饰标记法。酶促反应标记法是将标记物预先标记在单核苷酸分子上，然后利用酶促反应将核苷酸分子掺入探针。该法的优点是灵敏度高，但制作方法较复杂，成本较高。化学修饰标记法是利用标记物分子上的活性基团与探针分子上的基团发生化学反应，而将标记物结合到探针分子上的方法。该法具有简单、快速、标记物在核酸分子中分布均匀的优点。化学修饰标记法是目前实验室最为常用的标记方法。化学修饰标记法的主要方法有以下几种。

1. 生物素标记核酸探针 该类探针是第一个被实际运用的非放射性标记 DNA 探针。生物素是一种小分子水溶性维生素，对亲和素有特异亲和力。生物素通过一条碳链臂与 UTP 或 dUTP 嘧啶环的第 5 位碳原子相连，从而对核苷酸进行标记（图 4 - 5）。现发现生物素也可以标记 dCTP 和 dATP。生物素

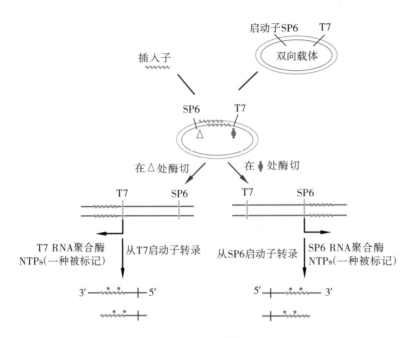

图 4-4 RNA 探针的标记

化 dNTP 可在 DNA 聚合酶 I 的作用下作为底物掺入带有缺口的核酸分子中，从而对核酸进行标记。该标记方法操作复杂，价格相对昂贵，实际应用较少。

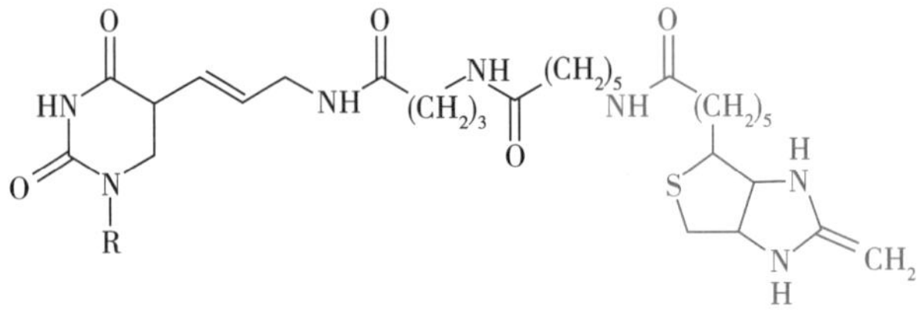

图 4-5 生物素-UTP 结构图

2. 光敏生物素标记核酸探针 该类探针是利用光敏生物素标记特定核酸序列所制备的核酸探针。光敏生物素是由光敏感基团叠氮代硝苯基和生物素组成的标记物（图 4-6）。光敏感基团在光照作用下可与核酸的碱基发生共价交联反应，生物素为检测时的标记物。一般条件下，核酸中每 100～150bp 可结合一个生物素。生物素标记的探针不会影响探针序列与其互补靶序列之间的杂交。该方法快速简单，成本较低，探针稳定，灵敏度高，适合用于 DNA 和 RNA 的标记，是常用的核酸标记方法。

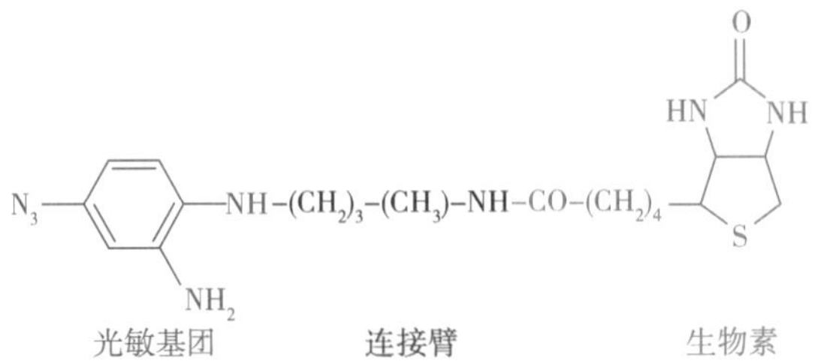

光敏基团   连接臂   生物素

图 4-6 光敏生物素结构图

3. 地高辛标记核酸探针 地高辛是甾族半抗原，dUTP 分子可在 C3 位上通过空间短臂与地高辛共价结合，从而标记 dUTP 分子，通过聚合酶链反应可以将标记 dUTP 掺入核酸分子。地高辛标记核酸探针使用起来稳定、安全、快速、敏感，具有与放射性核素标记探针相当的灵敏度，且不受放射性核素标记探针的各种限制。相对于生物素标记法，地高辛标记核酸探针可克服因某些组织中内源性抗生物素蛋白的存在而产生的非特异性干扰，特异性优于生物素标记，染色背景低，敏感性高。地高辛标记探针应用日益广泛，不仅应用于 Southern 印迹杂交、斑点杂交、菌落杂交等以检测特定基因序列，在原位组织杂交中的应用也更为普遍。

4. 酶标记核酸探针　是利用化学反应将辣根过氧化物酶（HRP）或碱性磷酸酶（ALP）与核酸分子共价结合，形成稳定的酶标记核酸分子。目前最常用的是 HRP- 对苯醌 – 聚乙烯亚胺酶标 DNA 体系，通过对苯醌（PBQ）将 HRP 与聚乙烯亚胺偶联形成复合物，此复合物在戊二醛作用下可与变性的 DNA 结合，从而使 HRP 标记在 DNA 上。酶标记核酸探针的制备不需要昂贵设备，具有制备简单易行、敏感性高、特异性强的特点，具有广阔的应用前景。

5. 荧光素标记核酸探针　核酸探针的荧光素标记可以使用荧光素，如罗丹明或异硫氰酸荧光素直接标记核酸分子，也可使用荧光素标记的 NTP 代替 NTP 在酶促反应中掺入探针，然后用连接有报告系统的抗荧光素抗体检测。已有荧光素标记核酸探针的商品化试剂盒，其敏感性与地高辛和生物素相似。近年来，随着荧光原位杂交技术的迅猛发展，荧光素标记探针的开发和应用也突飞猛进。

三、核酸探针的纯化

核酸探针制备和标记后，需去除反应体系中过量的 dNTP、酶和无机离子等物质，另外，较长探针（大于 25 个核苷酸）在制备过程中会有一些不符合长度要求的核苷酸片段被合成，也需要对探针进行纯化。常用的纯化方法有凝胶过滤色谱法、聚丙烯酰胺凝胶电泳、阳离子去垢剂沉淀法和乙醇沉淀法。

1. 凝胶过滤色谱法　利用凝胶的分子筛作用，将大分子 DNA 和小分子 dNTP、磷酸根离子及寡核苷酸（小于 80bp）等物质分离，常用的凝胶基质是 Sephadex G-50。常用的方法有三种：①常规的柱色谱法，适用于收集大小不同的各种组分；②反相柱色谱法，分离效果很好，目前已有商品化试剂盒；③把凝胶基质填充于一次性注射器中，采用离心柱色谱法进行探针纯化。

2. 乙醇沉淀法　无水乙醇可沉淀 DNA，而未掺入的 dNTP 由于分子量小则存留在上清液中，反复进行乙醇沉淀可将 dNTP 等小分子物质除去。溶液中 DNA 探针的浓度过低，可加入酵母 tRNA 共沉淀。对于分子量小于 100bp 的 DNA 探针，可延长低温放置和离心的时间。常用乙醇沉淀法对片段长度大于 18 个核苷酸的探针进行纯化。

四、核酸探针信号的检测

根据标记方法和种类的不同，核酸探针信号的检测分为放射性核素探针信号的检测和非放射性标记物探针信号的检测。

（一）放射性核素探针信号的检测

放射性核素探针信号的检测可采用放射自显影法和液体闪烁计数法。

1. 放射自显影法　是利用放射性核素所发射的放射线在感光材料 X 线胶片上的成影作用来检测杂交信号。该方法定位精确、灵敏度高、分辨率好、操作简便，不需要复杂设备，能保存相当长时间。放射自显影可分为直接放射自显影和间接放射自显影。

（1）直接放射自显影　放射性核素释放射线使胶片感光和成像。图像的位置与薄膜上杂化双链分子位置一致，图像深浅反映杂化双链分子含量。

（2）间接放射自显影　将 X 线胶片夹在增感屏和薄膜之间，增感屏受激发时可发光，从而提高检测灵敏度。

2. 液体闪烁计数法 简称液闪计数法，是检测液体闪烁液在接受射线后转换成的荧光光子。液闪计数法灵敏度高，对于能量低、射程短、易被空气和其他物质吸收的 α 射线和低能 β 射线有较高的探测效率，是 α 射线和低能 β 射线的首选方法。液闪计数法主要用于斑点和狭缝杂交以及需比较两个杂交信号的强弱等情况。

（二）非放射性标记物探针信号的检测

非放射性标记探针信号的检测方法与探针的标记方式和标记物的种类有关。探针标记方式有直接和间接两种。使用酶、化学发光物质或荧光素等直接标记探针，一步反应即可完成信号检测。间接法标记探针的信号检测过程还包括偶联反应，例如检测地高辛或生物素标记的探针时，将酶或者荧光素等通过抗地高辛抗体、链霉亲和素等偶联到杂化分子上，进而检测酶活性或荧光素等信号。偶联反应根据参与反应的原理和成分的不同，可分为间接法、直接亲和法、间接亲和法及间接免疫亲和法等（图4-7）。

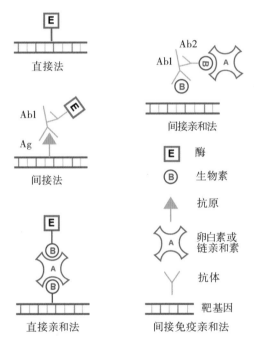

图4-7 非放射性探针标记及偶联方式

根据标记物的不同，杂化双链上标记物信号的检测可包括以下几种。

1. 酶促显色反应 酶标记探针通过杂交反应形成杂化双链后，可通过显色反应产生有颜色的沉淀物。常用的酶促显色法有 ALP 显色体系和 HRP 显色体系两类。①ALP 显色体系：以 BCIP/NBT（5-溴-4-氯-3 吲哚磷酸/硝基四氮唑蓝）为底物，显色结果为蓝紫色沉淀。②HRP 显色体系：以 DAB（四氢氯化二氨基联苯胺）/H_2O_2 为底物，显色结果为棕色；或以 4-氯-1-萘酚/H_2O_2 为底物，显色结果为蓝色。两种显色系统相比较，ALP 体系的灵敏度和分辨率较 HRP 体系高约 10 倍，但 HRP 的优点为稳定和价格低廉。

2. 化学发光信号 是一种基于化学反应过程中伴随的发光反应信号，可通过对光敏感的 X 线胶片等方式进行检测。根据化学反应方式可分为两类。①酶促化学发光反应：基于酶促反应和化学发光反应，由杂化双链中的标记物酶催化化学发光底物发出光子，发光强度与酶活性成正比。目前最常用的是 HRP 催化鲁米诺伴随的发光反应。该方式检测灵敏度高于酶促显色反应 10～100 倍，且操作简单，可定量检测。②直接化学发光反应：例如用某些化学发光物质如吖啶酯衍生物等标记核酸探针，在一定条件下，未杂交的单链 DNA 上标记的吖啶酯被水解破坏，只有杂化双链保护的吖啶酯才能产生化学发光，不需分离即可检测化学发光信号。

3. 荧光信号检测 主要用于原位杂交。荧光素标记的探针，在杂交形成杂化双链后，利用不同的荧光素在激光照射下发出不同颜色的荧光的原理，用荧光显微镜直接观察或用荧光检测系统（如用 X 线胶片在暗室曝光显影）检测荧光信号。常用的荧光素有异硫氰酸荧光素、羧基荧光素、6-羧基四甲基罗丹明等。

总之，核酸探针的标记和检测方法多种多样，各有其特点和适应范围，实验室可根据实验要求、特异性、敏感性、标记方法的难易程度和检测手段等因素综合考虑拟选用的方法（表 4-1）。商品化试剂盒的使用极大方便了非放射性探针的检测。

表 4-1 常用核酸探针的标记和检测方法

标记物性质	标记分子	标记方法	检测方法
放射性分子	$[\alpha-^{32}P]$ dNTP	NT、PCR、RP	放射自显影或计数
	$[\gamma-^{32}P]$ dNTP	TL	放射自显影或计数
	^{35}S	NT	放射自显影或计数
	^{3}H	NT	放射自显影或计数
非放射性分子			
生物素	Bio-11-dUTP	NT、PCR、RP	酶标亲和素或酶标
	光敏生物素	600W 可见光照	抗生物素抗体显色
	生物素化补骨脂素	365nm 紫外线照射	抗生物素抗体显色
酶	过氧化物酶	化学合成法或直接法	直接底物显色或用酶抗体＋底物显色
	碱性磷酸酶	化学合成法或直接法	直接底物显色或用酶抗体＋底物显色
荧光素	罗丹明和 FITC	合成法	荧光显微镜观察或酶标抗体＋底物显色
半抗原	地高辛	RP、NT	酶标抗体＋底物显色

注：NT 为缺口平移法，PCR 为聚合酶链反应标记 DNA 探针法，RP 为随机引物法，TL 为末端标记法。

第三节 核酸分子杂交的类型

PPT

根据杂交环境的不同，可将核酸分子杂交技术分为固相杂交和液相杂交两大类。固相杂交是将参加反应的一条核酸链固定在固体支持物上，一条核酸链游离在溶液中。固相杂交又分为菌落杂交、斑点（狭缝）杂交、反向点杂交（归入反向杂交这一特定类型中介绍）、Southern 印迹杂交和 Northern 印迹杂交。液相杂交是参加反应的两条核酸链都游离在溶液中。液相杂交可分为羟基磷灰石吸附杂交、亲和吸附杂交和磁珠吸附杂交。

一、固相核酸分子杂交

固相核酸杂交多在膜上进行，常用的膜有硝酸纤维素膜、尼龙膜和化学活化膜等。固相杂交在杂交后，未杂交的游离片段易除去，膜上留下的杂交分子较易检测，可有效避免靶 DNA 自我复性，操作简便，误差较低，因此该技术最为常用。固相杂交可分为斑点杂交（dot blot hybridization）[狭缝杂交（slot blot hybridization）]、Southern 印迹杂交（Southern blot）和 Northern 印迹杂交（Northern blot）等，它们有各自的检测目的和应用范围（表 4-2）。

表4-2　各种固相杂交方法的检测目的和适用范围

杂交类型	检测目的及范围
Southern 印迹杂交	检测经凝胶电泳分离且转移至膜上的 DNA 分子
Northern 印迹杂交	检测经凝胶电泳分离且转移至膜上的 RNA 分子
菌落杂交	检测固定在膜上，经裂解从细菌体释放的 DNA 分子
斑点杂交	检测固定在膜上的 DNA 或 RNA 分子
原位杂交	检测细胞或组织中的 DNA 或 RNA 分子

（一）斑点杂交（狭缝杂交）

斑点杂交是将待测标本变性后直接点样于膜上，再采用特定的探针进行杂交和检测。若采用狭缝点样器加样后杂交，则称为狭缝杂交。斑点杂交整个过程不需电泳和转膜，一张膜上可同时检测多个样品，市售的多种多管吸印仪可使点样更加准确方便。该技术简便、快速、灵敏，可用于迅速了解生物体某一基因在不同发育阶段的差异表达情况，以了解该基因在生物发育过程中的作用。在斑点杂交中，若将探针固定在特定载体上则称为反向斑点杂交（详见本节"反向杂交"），反向斑点杂交在基因分型、基因突变检测和病原体的检测等方面有其独特的优势。

1. 斑点杂交方法　原理：将 RNA 或 DNA 变性后直接点样或通过加样器点样于固相支持膜上，经变性和中和处理后，通过紫外交联、烘烤或微波照射将核酸固定于膜上，用特异性的探针与膜上的单链核酸杂交以检测靶核酸的存在。基本步骤：固相膜的处理、样本变性、点样、预杂交、杂交、洗膜、封闭、酶联抗体结合、洗膜和显色（图4-8）。

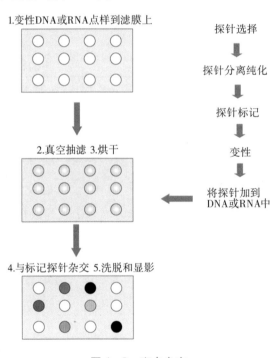

图4-8　斑点杂交

2. 斑点杂交注意事项

（1）合理选择固相支持膜　斑点杂交时选用的理想的膜应具有以下特点：①具有较强结合核酸分子的能力，且结合稳定牢固；②不影响与探针的杂交反应；③具有良好的机械性能；④非特异吸附少。硝酸纤维素膜具有对蛋白质非特异性吸附作用较弱、产生的杂交信号本底较低等优点；缺点是结合核酸能力的大小取决于转印条件和溶液盐浓度高低，结合小片段（小于 200bp）效率低，不能反复杂交。尼龙膜可结合小片段（小于 10bp）核酸，韧性较强、操作简便、可反复杂交；但尼龙膜对蛋白质的吸附作用较强，易造成本底信号较高。

（2）DNA 变性　斑点杂交时，所有样品都要完全变性，且变性强度要一致。否则，斑点间显示的相对强度就不能代表样品中所含靶 DNA 的量。

（3）样品中 DNA 纯度　由于斑点杂交时没有凝胶分离步骤，潜在的杂质可能干扰杂交结果，故应严格保证样品中 DNA 的纯度，这在通过信号强度检测靶 DNA 绝对量的斑点杂交中尤为重要。

（4）避免触碰　操作时不能用手直接接触杂交膜，以免造成背景信号升高。操作过程中应避免膜干燥。

3. 斑点杂交的应用　斑点杂交无法判断核酸片段的大小，也无法判断样品中是否存在不同的靶序列，因此多用于核酸定性或半定量分析和杂交条件的摸索。临床上主要用于病原体基因的检测和种属鉴定，如分枝杆菌和人类基因组中的 DNA 序列缺失或拷贝数改变的检测。

（二）Southern 印迹杂交

Edwin Southern 在 1975 年建立了 Southern 印迹杂交技术，检测原理是将凝胶电泳分离的酶切 DNA 片段变性，并在原位通过印迹法转移至固相支持膜上，检测标记的探针是否与变性的 DNA 发生杂交，从而对靶 DNA 进行定性和定量检测，包括 DNA 印迹转移和 DNA 杂交两个过程。该技术检测快速、准确、灵敏，已成为检测特定 DNA 片段的经典杂交方法。

1. Southern 印迹杂交方法　主要分为样品准备、印迹和杂交三步（图 4−9）。检测过程：①待测样品 DNA 的酶切纯化；②凝胶电泳分离各酶切片段，然后 DNA 原位变性；③将 DNA 片段转移至固相支持物；④预杂交封闭膜上非特异性位点；⑤探针与同源 DNA 片段杂交，漂洗除去非特异性结合的探针；⑥检测及结果分析。

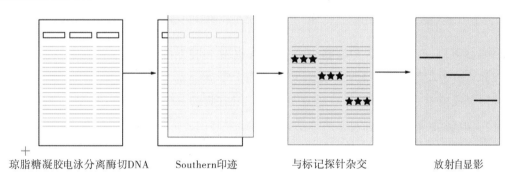

琼脂糖凝胶电泳分离酶切DNA　　Southern印迹　　与标记探针杂交　　放射自显影

图 4−9　Southern 印迹杂交

（1）样品准备　从组织或培养细胞中提取基因组 DNA，以一种或多种限制性核酸内切酶酶切基因组 DNA，消化后所得的 DNA 片段通过标准琼脂糖凝胶电泳进行大小分离，再对 DNA 进行原位变性。DNA 转膜前需进行碱变性及中和处理，变性方法是将凝胶浸在数倍体积的 1.5mol/L NaCl 和 0.5mol/L NaOH 中 1 小时，然后用数倍体积的 1mol/L Tris−HCl（pH 8.0）和 1.5mol/L NaCl 溶液中和 1 小时。DNA 变性是 Southern 印迹杂交的重要环节。

（2）印迹　是将变性的 DNA 片段从胶上转移至固相支持物上，固相支持物种类繁多，常用的是尼龙膜或硝酸纤维素膜（表 4−3）。将 DNA 从凝胶中转移到固相支持物上的方法主要有毛细管转移法、电转移法和真空转移法 3 种。

表 4 - 3　常用固相支持物的性能比较

固体支持物	柔韧度	结合 DNA（RNA）	非特异结合	耐用性
硝酸纤维素膜	质地较脆	$80 \sim 100 \mu g/cm^2$	较弱	不适合重复使用
尼龙膜	韧性较强	$350 \sim 500 \mu g/cm^2$	较高	可重复使用

1）毛细管转移法　由 Edwin Southern 发明，又称为 Southern 转移（或印迹）。其原理是单链 DNA 在高盐溶液的作用下从琼脂糖凝胶转向固体支持膜。由于容器中的转移缓冲液含有高浓度的 NaCl 和枸橼酸钠，上层吸水纸的虹吸作用使缓冲液通过滤纸桥、滤纸、凝胶、硝酸纤维素膜向上运动，同时带动凝胶中的 DNA 片段垂直向上运动，凝胶中的 DNA 片段移出凝胶而滞留在膜上。该法虽然所需时间比较长，操作烦琐，转移效率不高，尤其对分子量较大的 DNA 片段更明显，但由于其不需特殊仪器设备，故仍被采用（图 4 - 10）。

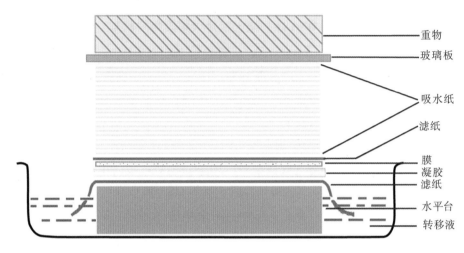

图 4 - 10　Southern 转移

右侧标注（自上而下）：重物、玻璃板、吸水纸、滤纸、膜、凝胶、滤纸、水平台、转移液

2）电转移法　是利用电泳作用将凝胶中的 DNA 转移到膜上的方法。基本原理：将尼龙膜与凝胶贴在一起，并将凝胶与尼龙膜一起置于滤纸之间，固定于凝胶支持夹上，将支持夹置于盛有转移电泳缓冲液的转移电泳槽中，凝胶平面与电场方向垂直，附有膜的一面朝向正极。在电场的作用下，凝胶中的 DNA 片段沿与凝胶平面垂直的方向泳动，从凝胶中移出，滞留在膜上，形成印迹。通常情况下，电转移有两种转移方式：①干式，将凝胶和尼龙膜加在电泳缓冲液浸湿的滤纸之间；②湿式，将凝胶和尼龙膜都浸泡在电泳缓冲液中。电转移法简单、快速、高效，尤其适用于毛细管法转移效果不理想的大片段 DNA。

3）真空转移法　基于 DNA 和 RNA 在真空条件下可从凝胶中快速定量转移的特性，利用真空泵将转移缓冲液从上层容器中通过凝胶抽到下层真空室中，从而带动核酸分子转移到凝胶下方的膜上。目前商品化供应的真空转移装置有数种，它们通常是将硝酸纤维素膜或尼龙膜置于真空室上方的多孔屏上，再将凝胶置于膜上，通过缓冲液洗脱出凝胶 DNA，从而使核酸聚积在硝酸纤维素膜或尼龙膜上。真空转移法较毛细管转移法更为有效和迅速，30 分钟即可完成。真空转移的杂交信号比毛细管转移强 2 ~ 3 倍。但若洗膜过程不完全，其产生的背景比毛细管转移法要高。

（3）杂交　是用标记好的核酸探针在膜上与转印后的单链 DNA 片段杂交和检测的过程，包括预杂交、杂交反应、洗膜和杂交信号的检测等过程。

1）预杂交　在核酸分子杂交实验前对杂交膜上非样品区域进行封闭，用以降低探针在膜上的非特异性结合。封闭试剂成分主要是大量的非同源性的核酸或蛋白质等。非同源性的核酸被预先吸附到膜表面，可以防止探针 DNA 的非特异性吸附，从而降低实验本底。

2）杂交反应 在反应中探针 DNA 分子需变性处理成单链 DNA 分子，一般方法是将探针样品在沸水浴中煮沸 5 分钟，然后立即放冰浴中待用。

3）洗膜 是经过一定的洗涤程序将游离的探针分子和非特异性杂交分子漂洗掉的过程。洗涤过程中，非特异性杂交分子不稳定，解链温度低，容易被漂洗掉，特异性杂交分子则保留在固相膜上。洗膜温度的确定应以使非特异性杂交离析而特异性杂交体保留为标准。采用放射性核素标记的探针进行杂交时，注意在洗膜过程中要不断振荡，不断用放射性检测仪探测膜上的放射强度，当放射强度指示数值较环境背景高 1~2 倍时，即停止洗膜。

4）杂交信号的检测 参见本章第二节。

2. Southern 印迹杂交的应用 Southern 印迹杂交技术已经应用于医学、病毒学、转基因动植物鉴定、动物疾病诊断以及 DNA 指纹分析等方面的研究。在医学领域的应用主要是基因的突变分析与检测、临床遗传性疾病的基因诊断和基因定位。Southern 印迹杂交技术检测和分析样品中基因突变的主要策略有限制性片段多态性分析、可变串联重复多态性分析和扩增片段长度多态性分析等。

（三）Northern 印迹杂交

Northern 印迹杂交，也称 RNA 杂交，是将待测 RNA 样品经电泳分离后转移到固相支持物上，然后与标记的核酸探针进行固 - 液相杂交的分子检测技术。该项技术的原理与 DNA 印迹相对应，故称为 Northern 印迹杂交。Northern 印迹杂交自出现以来，已成为 mRNA 分析最为常用的经典方法。

Northern 印迹杂交与 Southern 印迹杂交相比，具有以下不同点。①检测样品不同：Northern 印迹杂交检测总 RNA 或 mRNA，而 Southern 印迹杂交技术检测 DNA。②样品的处理不同：RNA 在电泳前需加热变性，电泳时要保持其变性状态，总 RNA 无须进行酶切，转膜前无须进行变性及中和处理。DNA 在电泳前和电泳中不需要变性，只需在转膜前进行变性和中和处理。③变性剂不同：由于 Southern 印迹中的变性剂 NaOH 可以水解 RNA 的 2'-羟基基团，故 Northern 印迹使用乙二醛或甲醛作为变性剂。

1. Northern 印迹杂交方法 Northern 印迹杂交与 Southern 印迹杂交的方法基本相同，主要步骤包括样本的准备、转膜、杂交、洗膜和杂交信号的检测分析。基本方法：从组织或细胞中提取总 RNA，根据 RNA 的大小，通过变性电泳对不同大小的 RNA 进行分离，再将 RNA 转移并固定到固相支持物上。然后用标记的探针与固定后的 RNA 进行杂交，洗膜去除非特异结合到固相支持物上的探针分子。最后，对特异结合的探针分子进行信号检测与分析（图 4 -11）。

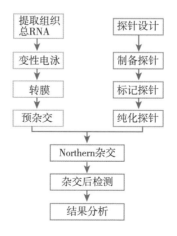

图 4 -11 Northern 印迹杂交

2. Northern 印迹杂交的应用 Northern 印迹杂交主要用于检测某一组织或细胞中已知特异 mRNA

的表达水平，以及比较不同组织和细胞内同一基因的表达情况。目前，Northern 印迹杂交技术仍然被认为是检测基因表达水平的金标准。在研究疾病的发生、发展和研发个体特异性药物时，需对组织和细胞的 mRNA 表达进行高通量的分析和筛选差异表达的 mRNA 片段，Northern 印迹杂交技术可用于验证差异表达片段的真实性。

（四）原位杂交

原位杂交（in situ hybridization）是分子生物学、组织化学及细胞学相结合而产生的一种技术，是以特定标记的已知序列的核酸为探针与细胞或组织切片中核酸进行杂交，并进行定量和定位检测的方法。该方法主要具有两个特点：①特异性强，可直接检测 DNA 或 RNA；②可明确定位，在保存组织结构的同时，揭示组织的细胞异质性、细胞基因表达的异质性和细胞器中的区别定位。

1. 原位杂交方法　①杂交前处理：包括玻片准备、样品取材固定和预处理。②杂交：探针与靶序列的特异性结合。③杂交后处理：通过不同溶液的漂洗，减少背景。④检测：根据探针标记物的不同，进行放射自显影和非放射性标记的组织化学或免疫组织化学检测。

（1）杂交前处理　为了保持细胞形态结构的完整，最大限度地确保细胞内 DNA 或 RNA 的稳定，需对检测样品进行固定。在检测 RNA 时，由于 RNA 易被降解，取材后应尽快予以冷冻或固定。样品的预处理是为了使探针易于进入细胞或组织，减弱背景染色，防止 RNA 污染等，常用的方法有内源性酶的灭活处理、RNA 酶的处理、盐酸的处理、去污剂的处理和蛋白酶的处理。为防止背景过高，在杂交前还需进行预杂交。预杂交液中除了不含有探针和硫酸葡聚糖，其他成分与杂交液基本相同。

（2）杂交　核酸探针与靶序列按碱基互补配对原则结合。将杂交液滴于切片组织上，加盖硅化的盖玻片以防止孵育过程中杂交液的蒸发，然后将玻片放在湿盒中孵育。

（3）杂交后处理　目的是去除非特异性杂交的干扰。由于非特异性杂交的稳定性不如完全互补配对的杂交，通过控制杂交后洗脱液的严谨度就可以去除非特异性杂交。一般的策略是采用不同浓度和不同温度的盐溶液逐步漂洗。

（4）检测　根据核酸探针标记物的种类来选择相应的检测系统。细胞或组织的原位杂交切片在显示后可进行半定量测定，但半定量测定时要严格控制实验条件确保一致，切片的厚度和核酸的保存量也应一致。

2. 原位杂交影响因素　原位杂交的注意事项与其他固相核酸杂交类似或相同，最大的区别体现在杂交动力学上。影响原位杂交的主要因素如下。

（1）杂交温度　是决定杂交成功与否的一个重要因素。由于盐和甲酰胺浓度等调节因素的影响，变性 DNA 与互补链杂交时的杂交温度要略低于熔解温度（T_m）。高温不利于组织形态的完整保存，且不利于组织切片黏附在载玻片上。因此，可通过调节盐浓度来调节 T_m。在杂交过程中加入 30% ~ 50% 甲酰胺于杂交液中。实际采用的原位杂交的温度为 T_m 减 25℃左右，在 30 ~ 60℃，根据探针的种类不同，温度略有差异，RNA 和互补 RNA（cRNA）探针一般在 37 ~ 42℃；而 DNA 探针或细胞内靶核苷酸序列为 DNA 时，必须在 80 ~ 95℃加热使其变性 5 ~ 15 分钟，然后冰浴 1 分钟，使之迅速冷却，以防复性，再置入盛有 2 × SSC 的湿盒内，在 37 ~ 42℃孵育杂交。

（2）探针长度　溶液中 DNA 的复性程度与探针单链长度的平方根成正比，通常探针越长，杂交度越高。但原位杂交的探针不宜太长，否则不易进入细胞核与靶核酸进行杂交。探针长度也影响探针的稳定性。应根据实验的对象来选择合适的探针长度，一般应用于原位杂交的探针，最佳长度应在 50 ~ 100 个碱基。

（3）探针的浓度　杂交反应动力学是一个二级反应，探针浓度越高，复性速率越高，但过高又会增加背景信号。选择的最佳原则是应用与靶核苷酸探针达到最大结合度的最低探针浓度。原位杂交中探针的适宜浓度是 0.5 ~ 5.0μg/ml。

（4）杂交后处理　原位杂交是在低严格度条件下进行，非特异性的探针片段易黏附在组织切片上，增强背景染色。洗涤的条件包括盐溶液的浓度、温度以及洗涤次数和时间。盐浓度越低，清洗温度越高，清洗的条件越严谨。具体洗涤条件应根据核酸探针的类型和标记的种类调整，一般遵循的原则是盐溶液浓度由高到低而温度由低到高。值得注意的是，在漂洗的过程中切勿使切片干燥，否则会增强背景染色。

（5）结果检测　根据核酸探针标记物的种类选择相应的检测系统。细胞或组织的原位杂交切片在显示后均可进行半定量的测定，如放射自显影可利用人工或计算机辅助的图像分析检测仪，检测银粒的数量和分布的差异。非放射性核酸探针杂交的细胞或组织可利用相应的检测系统显色，然后利用图像分析仪对不同类型和数量的核酸的显色强度进行检测。

3. 原位杂交的应用　原位杂交技术能在目的细胞和组织中观察基因和分析基因的缺失、增减和变异，在基因分子水平研究传统的基础医学和临床医学。其主要应用如下。

（1）感染组织中病毒 DNA（RNA）的检测和定位　如 EB 病毒 mRNA、人类乳头瘤病毒和巨细胞病毒 DNA 的检测。

（2）癌基因、抑癌基因及各种功能基因在转录水平的表达及其变化的检测　用于某些肿瘤的诊断和疗效监测。

（3）染色体的变化和基因在染色体上的定位检测　如染色体数量异常和染色体易位等。

（4）分裂间期细胞遗传学的研究　如遗传病的产前诊断和某些遗传病基因携带者的确定和生物学剂量测定等。

4. 荧光原位杂交（fluorescence *in situ* hybridization，FISH）　是近年来发展起来的一种利用荧光信号对原位杂交样本进行检测的诊断分析技术。FISH 技术利用荧光基团标记特异性的 DNA 探针，再将标记荧光信号的探针与待测样本进行原位杂交，通过检测荧光信号，对特异 DNA 或 RNA 序列进行定位、定性和相对定量的检测分析。该方法具有检测安全、操作快速简便、立体分辨率高、结果准确直观和可对同一样本进行多次检测的特点。FISH 技术近年发展迅速，已广泛用于生命科学研究和临床分子诊断的各个领域，应用前景广阔。

（1）荧光原位杂交方法　主要包括 4 个步骤：①探针的制备和标记；②杂交样品的准备；③原位杂交；④信号处理及检测。

1）探针的制备和标记　根据不同的实验目的和研究对象选择不同的探针类型，主要有染色体特异重复序列探针、染色体文库探针、特异性位置探针和 RNA 探针等。探针的荧光素标记分为直接标记法和间接标记法。

2）杂交样品的准备　需要对样品进行固定和预处理，使细胞或染色体保持其原有形态，对于细胞样本要增大细胞壁和细胞膜的通透性，使探针可顺利进入细胞内。

3）原位杂交　杂交在载玻片上进行，取经过预处理的样品涂于载片，充分干燥后加杂交液。置于杂交炉中，避光杂交一段时间。杂交完成后，用洗脱液将多余的探针除去。

4）信号处理及检测　可用荧光显微镜或激光共聚焦显微镜观察、拍摄和分析。共聚焦显微镜空间分辨力强、敏感性高，可屏蔽自发荧光的干扰。将其与数字成像系统结合，可进行量化分析和自动化分析，已越来越多地应用于荧光原位杂交信号检测。另外，流式细胞仪可对每一个靶细胞－探针杂交物的荧光强度进行定量测定。

（2）荧光原位杂交的应用　随着探针制备和标记技术的日益完善，荧光原位杂交技术的敏感性大有提高，已能满足多种临床和研究需要，主要应用如下。

1）产前诊断　荧光原位杂交技术作为准确、快捷的分子诊断工具，被引入产前诊断领域。荧光原位杂交对被测细胞并无特殊要求，适用于多种标本，如羊水细胞、绒毛细胞、胎儿有核红细胞及着床前胚胎卵裂细胞等，不仅适用于中期染色体，也适用于细胞周期的所有阶段。荧光原位杂交的突出优点是可快速获得检测结果，细胞可不经培养直接做荧光原位杂交检查，缩短检测周期。利用不同颜色的荧光探针，可同时检测多条染色体，有利于产前诊断染色体疾病。

2）肿瘤的诊断与预后判断　在肿瘤遗传学中，染色体重排与肿瘤疾病的诊断和预后有密切关系。将荧光原位杂交技术应用于肿瘤诊断，可对检测结果进行量化。采用荧光原位杂交技术，仅需对样本的荧光信号进行简单的颜色辨别和计数，即可对患者病情做出准确的判断；且荧光原位杂交检测的对象为 DNA，稳定性好，石蜡包埋等处理过程对检测结果不会产生影响。

3）白血病等恶性疾病的机制研究　白血病等多种恶性疾病与染色体上特定片段的缺失、易位和重排有关。准确地诊断出这些片段的异常情况将有助于相关疾病的机制研究和治疗。全染色体涂抹荧光探针能准确地反映出染色体上片段的易位和重排量，光散射指数系列探针则反映染色体上特定片段的缺失或过量扩增情况。利用这些工具，可加快对这些疾病分子机制的研究。

4）病原体的检测　感染性疾病的临床诊断目前主要依靠病原微生物的分离培养、生化或血清学试验。这些方法耗时长，灵敏度和特异性较差。对于潜伏期较长的病毒，抗体出现较晚，很难用血清学或生化方法进行早期诊断。荧光原位杂交技术的基因诊断则可克服上述不足，许多病原体如 HPV、HBV、SARS 等病毒及细菌、疟原虫等都可以通过荧光原位杂交进行检测及分型。

二、液相核酸分子杂交

液相杂交（solution hybridization）是指待测核酸与标记探针在杂交溶液中按照碱基互补配对原则形成杂交复合物，将未杂交的单链与杂交双链分开后检测杂交双链的技术。液相杂交的优点是杂交反应在溶液中进行，易实现自动化，检测速度快，通量高，可以在一个反应体系中同时检测多达 100 个指标。其缺点是存在自身分子的复性和溶液中存在的过量未杂交探针可影响检测，检测误差较高。近年来随着商业检测试剂盒的开发，液相杂交技术得到了迅速发展。常用的液相杂交有吸附杂交、发光液相杂交、液相夹心杂交和复性速率液相分子杂交。下面主要介绍几种经典的液相核酸分子杂交类型。

1. 羟基磷灰石吸附杂交　羟基磷灰石色谱或吸附是液相杂交中最早使用的方法。液相中探针与靶核酸杂交后，在低盐条件下羟基磷灰石可特异地吸附 DNA∶DNA 杂交双链。收集吸附有核酸双链的羟基磷灰石，用缓冲液漂洗几次后，检测羟基磷灰石上的杂交信号。

2. 亲和吸附杂交　将生物素标记的 DNA 探针与溶液中过量的靶 RNA 杂交，杂交物吸附到酰化亲和素包被的固相支持物上，用特异性抗 DNA∶RNA 杂交物的酶标单克隆抗体与固相支持物上的杂交物反应，加入酶使底物显色，可在 2 小时内快速检测靶 RNA。

3. 磁珠吸附杂交　探针和靶序列杂交后，杂交物可被特异地吸附到磁化的小珠上，然后用磁铁将溶液中的磁珠吸出，漂洗后测定。

三、反向杂交

上文提到的两种杂交类型（固相杂交和液相杂交），是根据杂交环境不同进行的大致分类。而依据反应原理的不同，核酸分子杂交还可以分为"正向"杂交和"反向"杂交，目前在临床上应用较广的是反向杂交。

世界上最早发现（1949 年）的分子病为血红蛋白病。核酸分子杂交技术最早应用于临床分子诊断，即用于血红蛋白病的检测。核酸分子杂交技术发展之初，使用的是"正向"杂交，固定的核酸链通常是待分析的核酸，操作较复杂，不利于大批量临床样本的快速检测。此后，科学家们从临床疾病的诊断需求出发，持续对核酸分子杂交技术进行优化创新，将科学发现应用于临床实践，解决临床实际问题。随着技术的发展和核酸分子杂交技术在临床检测中的应用日渐广泛，采用预先将探针进行固定的方式更便于检测目标核酸。这种预先固定探针而非固定待测核酸的方式常被称为"反向"杂交，其杂交环境既可以是固相，也可以是液相。

1. 在固相膜上进行的反向杂交　基本过程举例如下。①将待用的探针固定到膜上，与 PCR 扩增（见第五章）获得的待测 DNA 片段进行杂交，通过洗涤去除未结合的 DNA。②膜上的探针点，通过杂交结合，可获得待测核酸上的生物素标记（待测核酸的标记方法，见第六章）。③由亲和素介导，通过酶联显色反应判断各探针点的杂交信号。

2. 在液相中的反向杂交　悬浮在液相中的微珠也可以用来固定核酸链。液相中的反向杂交反应，是利用微珠作为支持物，将探针包被到悬浮在液相中的微珠上，对每种包被了探针的微珠进行编号。微珠通过反向杂交结合待测核酸，获得生物素标记，因此可与荧光素标记的亲和素结合，使用流式细胞仪可检测各微珠的荧光值。

┤ 知识拓展 ├

流式微珠法结果判断

液相芯片（流式微珠法），即流式荧光杂交法，其杂交结果有荧光信号值，将各微珠的信号值与阳性微珠信号值的比值，与设定的临界值进行比较，可以判断该微珠有无杂交信号。若样本检测结果中对照微珠的荧光值过低或过高，或作为内控的探针荧光值未达到规定的最小值，可能提示样品量不足或质量差，或者是仪器故障，需要进行重复实验。

答案解析

？**思考题**

案例　患者，女，53 岁。

主诉：不规则阴道出血 1 月余。现病史：患者 1 个月前出现阴道出血，量少，当时未予重视。后因持续阴道出血，遂于 1 周前在门诊就诊，于阴道镜下取宫颈组织活检。病理：（宫颈）高级别鳞状上皮内病变（CIN2 ~ 3 级），局灶癌变（中分化鳞状细胞癌）。由门诊拟"宫颈恶性肿瘤"收入院。

既往史：否认外伤史及其他手术史。月经史：既往月经规律，49 岁自然绝经。

实验室检查：（宫颈拭子）HPV 16 亚型阳性。

该案例中，实验室检查使用的是"HPV 基因分型（25 种）试剂盒（PCR-反向点杂交法）"。该试剂盒利用与 25 种 HPV 基因型各自特有序列互补的寡核苷酸探针，与从患者宫颈拭子中提取出的待测核酸进行核酸分子杂交，从而判断待测宫颈拭子标本中是否存在特定型别的 HPV 病毒。

问题

（1）该病例通过 PCR-反向点杂交法提示患者感染 HPV 16 亚型。请问：反向点杂交法的原理是什么？

（2）除反向点杂交法以外，还有哪些核酸分子杂交技术可以用来检测 HPV 亚型？

（3）使用核酸分子杂交技术检测 HPV 亚型时，由何种因素决定能检出哪些亚型？

（陈　茶）

书网融合……

重点小结　　　　题库　　　　微课/视频 1　　　　微课/视频 2

第五章　核酸扩增技术

✏️ 学习目标

1. 通过本章学习，掌握 PCR 技术原理、引物设计原则、反应体系优化、扩增产物分析、荧光定量 PCR 技术以及常用等温扩增技术等；熟悉 PCR 常见问题原因分析与处理及 PCR 衍生技术等；了解 PCR 技术的发展历程及其他核酸扩增技术。

2. 具有利用 PCR 技术检测目的核酸片段的初步能力，包括引物设计、反应体系及扩增参数优化、扩增产物分析以及常见问题原因分析等。

3. 通过学习 PCR 技术发明的案例，培养发现问题、分析问题及解决问题的能力和不言放弃、严谨求实的科学家精神以及细致认真、精益求精的工作作风。

聚合酶链反应（polymerase chain reaction，PCR）是 20 世纪 80 年代中期发展起来的一种体外核酸扩增技术。PCR 技术利用针对目的基因所设计的一对特异性寡核苷酸引物，以目的基因为模板，在体外合成 DNA 片段，能在短时间内将所要研究的目的基因或 DNA 片段扩增数十万乃至百万倍，具有特异、敏感、高效、简便、重复性好及易自动化等突出优点。这项技术极大地推动了生命科学的研究进展，被誉为 20 世纪分子生物学研究领域最重大的发明之一。目前，PCR 技术已广泛应用于生命科学研究的各个领域。

关于核酸体外扩增技术的最早想法可以回溯到 20 世纪 70 年代初，1971 年，因发现遗传密码子及其在蛋白质合成中的功能而获得 1968 年诺贝尔生理学或医学奖的印度裔学者 Har Gobind Khorana 等在一篇论文中首次提出了"修补复制"概念，被认为是核酸体外扩增的最早设想。由于当时 DNA 序列分析及寡核苷酸合成技术尚未成熟，热稳定的 DNA 聚合酶尚未发现，Khorana 等人的设想逐渐被人们遗忘。

1983 年，美国加州 Cetus 生物技术公司的 Mullis 博士受"修补复制"的启发，构思了 PCR 技术雏形，并验证了其可行性。又经过两年的不懈努力，1985 年，Mullis 等终于发明了具有划时代意义的聚合酶链反应技术。Mullis 最初使用的 DNA 聚合酶是大肠埃希菌 DNA 聚合酶 I 的 Klenow 片段，但由于 Klenow 酶不耐热，在 DNA 模板进行热变性时，会导致酶的钝化，每加入一次酶只能完成一个扩增反应且容易发生错配，加之操作繁琐，价格昂贵，PCR 技术在一段时间内并未引起足够重视。

1986 年，Mullis 的合作者 Saiki 等从嗜热水生菌（*Thermus aquaticus*）中提取到一种耐热 DNA 聚合酶，即 *Taq* DNA 聚合酶（*Taq* DNA polymerase）。此酶具有耐高温，在热变性时不会被钝化等特点，因此不必在每次扩增反应后添加新酶。*Taq* DNA 聚合酶的发现和使用，使 PCR 扩增效率及灵敏度大大提高，PCR 技术得以迅猛发展，Kary Mullis 也因此获得了 1993 年诺贝尔化学奖。PCR 技术的发明历程再次证明，追求科学真理的征途不是一帆风顺的，灵光闪现的刹那固然重要，不言放弃、不懈追求的科学精神以及严谨求实的科学态度更为难得。

PCR 技术自发明以来，一直还在不断改进发展中，已报道的用于不同研究目的的 PCR 衍生技术有数十种之多。此外，高保真度、高效率的耐热 DNA 聚合酶不断被发现，PCR 扩增仪自动化程度不断提高，PCR 技术应用范围也越来越广泛。近年来，PCR 技术正从最初的定性检测迅速发展到实时定量检测及绝对定量检测，PCR 技术在生命科学基础研究及临床应用等领域正发挥着越来越重要的作用。

第一节　聚合酶链反应技术

一、PCR 原理　微课/视频 1

1. PCR 技术基本原理　PCR 技术的基本原理类似于细胞中 DNA 的半保留复制，PCR 反应以待扩增的 DNA 片段为模板，加入人工合成的寡核苷酸引物及四种 dNTP，在耐热 DNA 聚合酶的催化下，在试管中大量合成目的 DNA 片段。其反应体系中主要包含下列成分：模板 DNA、四种 dNTP（dATP、dTTP、dGTP 及 dCTP）、引物、Taq DNA 聚合酶及缓冲液（含 Mg^{2+}）。PCR 反应一般由变性、退火、延伸三个基本反应步骤构成，经过上述三个反应的反复循环，目的 DNA 片段将得到迅速扩增（图 5-1）。

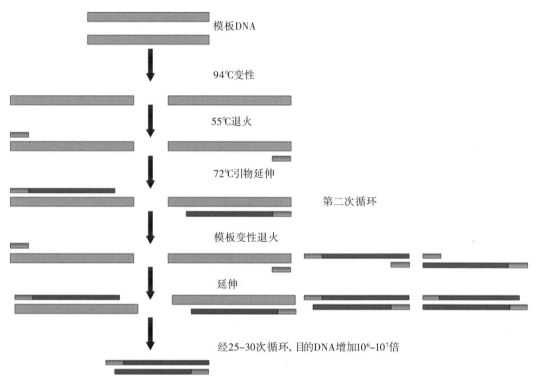

模板DNA

94℃变性

55℃退火

72℃引物延伸

第二次循环

模板变性退火

延伸

经25~30次循环，目的DNA增加10^6~10^7倍

图 5-1　PCR 原理示意图

（1）变性（denaturation）　模板 DNA 经加热至约 95℃一定时间后，模板 DNA 双链或经 PCR 扩增形成的双链 DNA 解离，成为单链，以便与引物结合，为下轮反应做准备。

（2）退火（annealling）　将反应温度下降至适宜温度（一般较 T_m 低 3~5℃），引物与变性的 DNA 单链（模板）在碱基互补的基础上形成引物-模板杂交双链。反应体系中引物浓度远远大于模板 DNA 浓度，且引物结构简单，这极大地限制了变性后模板 DNA 单链之间的互补结合。

（3）延伸（extension）　将反应温度上升至 72℃左右时，Taq DNA 聚合酶催化以引物为起始点的 5′→3′端 DNA 链延伸反应，随着 4 种 dNTP 的掺入，合成新的 DNA 互补链。

以上三步反应为一个循环。在下一轮循环中，DNA 双链再经变性、退火、延伸三步，模板 DNA 数量翻一倍（假设扩增效率为 100%）。如此反复循环，便可使 DNA 以指数形式进行扩增。每完成一个循环需 2~4 分钟，2~3 小时就能将目的基因扩增放大百万倍。

2. PCR 反应动力学　理论上 PCR 扩增效率为 100%，$Y = A \times 2^n$，其中 Y 为产物量，n 为循环数，A 为起始模板量，PCR 产物随着循环的进行呈指数形式增长。但实际上 PCR 扩增产物的指数形式增加并不是无限制的，在 PCR 反应的后期，由于 DNA 聚合酶活性降低，模板拷贝数大量增加，引物及 dNTPs 量被大量消耗以及模板互补链之间退火逐渐增加，PCR 扩增效率下降，PCR 产物的指数形式增长也逐渐变为线性增长直至出现平台效应（plateau），$Y = A(1 + e)^n$，e 为扩增效率。PCR 反应到达平台期所需循环次数主要取决于样品中起始模板的拷贝数。

二、PCR 反应体系及其优化

（一）PCR 反应体系

PCR 反应体系主要包含以下五种成分：模板、dNTP、引物、耐热 DNA 聚合酶及缓冲液（含 Mg^{2+}）。

1. 模板（template）　即待扩增序列的核酸，也称为靶序列，可以是来源于任何生物的 DNA（如基因组 DNA、质粒 DNA 等）或 RNA（如总 RNA、mRNA、tRNA、rRNA、病毒 RNA 等），RNA 经逆转录为 cDNA 即可作为 PCR 的模板。例如 PCR 应用于检测人体内感染的病原体时，其模板就是病原生物基因组的某个特异性片段。在临床检验中，核酸标本来源广泛，可以从培养的细胞或病原体、临床标本（血、尿、粪便、体腔各液、漱口水等）、犯罪现场标本（血斑、毛发、精斑等）和病理解剖标本（新鲜的或经甲醛固定石蜡包埋的组织）以及考古标本中直接提取。

模板 DNA 的量和纯度是决定 PCR 成败的重要环节之一。大多数用途的 PCR 反应对模板的纯度要求并不严格，大量实验数据表明模板中存在一定量的蛋白或 SDS 等杂质对扩增影响不大，所以只要没有交叉污染，模板 DNA 的制备可以不必像克隆、酶切、连接等反应所用 DNA 那样严格。模板的用量很低，理论上 $10^2 \sim 10^5$ 拷贝的靶序列就可以满足 PCR 反应，目前常规 PCR 的模板一般仅需 50 ~ 100ng。

一些商品化试剂盒提供简化的核酸提取方法，如采用在去垢剂或者碱存在的条件下加热裂解病原体，消化除去蛋白质使 DNA 释放至溶液中，直接用于 PCR 扩增。这种方法通常采取降低加样量来减少标本蛋白等 PCR 抑制物的干扰，但当特定抑制物浓度较高时，则可能会对 PCR 扩增产生抑制，因此最好还是采用核酸纯化方法。

2. 引物（primers）　指人工合成的一对可以分别与两条模板 DNA 互补结合的寡核苷酸序列，其中一条称为上游（或正链）引物，另一条称为下游（或负链）引物。引物设计有 3 条基本要求：①引物与模板的序列要严格互补；②引物与引物之间避免形成稳定的二聚体或发夹结构；③引物不能在模板的非目的位点引发 DNA 聚合反应（即错配）。在 PCR 反应体系中，引物浓度一般为 $0.1 \sim 0.5 \mu mol/L$，浓度偏高会引起错配和非特异性扩增，增加引物二聚体的形成概率；浓度太低，则 PCR 扩增效率降低，甚至不能扩增。

引物设计一般需遵循以下原则。　 微课/视频 2

（1）引物的长度　一般为 15 ~ 30bp，常用的是 18 ~ 27bp，但不应大于 38bp，引物过短会影响 PCR 反应的特异性，引物过长会提高相应的退火温度，增加退火难度，并使延伸温度超过耐热 DNA 聚合酶的最适延伸温度。

（2）引物的均衡性　引物中碱基组成应尽可能随机分布，避免出现嘌呤或嘧啶碱基堆积现象。两条引物 G + C 含量不能相差太大，G + C 含量一般在 40% ~ 60%。G + C 含量太低导致引物 T_m 值较低，使用较低的退火温度不利于提高 PCR 的特异性；G + C 含量太高也易于引发非特异性扩增。T_m 值估算公式为：

$$T_m = (G + C) \times 4 + (A + T) \times 2$$

（3）引物的二级结构　应避免由于引物分子之间存在较多的互补碱基而形成引物二聚体。如果两个引物分子之间3′端有较多碱基互补，则这两个分子在PCR过程中可以互为模板互为引物而引发扩增，导致模板扩增效率大大降低甚至模板扩增失败。引物分子自身不应存在二级结构（即发夹结构），尤其是要避免引物3′端形成发夹结构，否则将严重影响DNA聚合酶的延伸作用。

（4）引物的末端　引物3′端的末位碱基对Taq酶的DNA合成效率有较大的影响。不同的末位碱基在错配位置导致不同的扩增效率，末位碱基为A的错配效率明显高于其他3个碱基，因此应当避免在引物的3′端使用碱基A。3′端的几个碱基与模板DNA均需严格配对，不能进行任何修饰，否则不能进行有效的延伸。引物的5′末端碱基无严格限制，5′末端可以被修饰，如设计入限制酶酶切位点和引入突变位点、启动子序列，标记生物素、荧光素及地高辛等。

（5）引物的特异性　引物序列在模板内应当没有相似性较高，尤其是3′端相似性较高的序列，否则容易导致错配。引物3′端出现3个以上的连续碱基，如GGG或CCC，也会使错误引发概率增加。

引物的设计要综合考虑多方面的因素，依据实际情况具体分析，应尽量遵循上述原则。各种模板的引物设计难度不一，有的模板本身条件比较困难，例如G+C含量偏高或偏低，导致找不到各种指标都十分合适的引物；用作克隆目的的PCR因为产物序列相对固定，引物设计的选择自由度较低。在这些情况下只能退而求其次，尽量去满足条件。现在有许多设计引物的软件（常用的如Primer premier 5.0及Oligo 6.0），能综合分析优化组合引物的各种参数，对引物设计具有指导作用。

3. DNA聚合酶　PCR技术正式进入应用阶段并迅速发展起来，是由于耐热的Taq DNA聚合酶的发现。天然的Taq DNA聚合酶是从嗜热水生菌Thermus aquaticus YT-1菌株中分离获得的，该酶在92.5℃、95℃和97.5℃时，其半衰期分别为130分钟、40分钟和5~6分钟，具有良好的热稳定性。Taq DNA聚合酶还具有良好的延伸效率，其生物学活性在72~80℃时最高，每一个酶蛋白分子每秒可延伸约150个核苷酸；在70℃时，延伸速率为60个核苷酸以上；当温度超过80℃时，该酶延伸速率明显下降，可能与引物或引物-模板遭到破坏有关。

Taq DNA聚合酶没有3′→5′外切酶活性，缺乏校正功能，在PCR延伸时核苷酸错误掺入率较高。因此，对于PCR过程的保真性要求很高时（如DNA测序、克隆DNA分子等），应使用Tth、Vent、Pfu等具有3′→5′外切酶活性的DNA聚合酶，减少dNTP的错误掺入率，提高PCR的保真性。100μl反应体系中，一般所需Taq DNA聚合酶的用量为0.5~2.5U。浓度过高引起非特异性产物的扩增，浓度过低则扩增产物减少。

4. dNTP　包括dATP、dTTP、dGTP、dCTP。dNTP的质量和浓度与PCR扩增效率有密切关系。在PCR反应体系中，dNTP应为50~200μmol/L，尤其注意4种dNTP的浓度要相等（等摩尔配制），否则会引起错配。浓度过高可加快反应速度，但也会增加碱基的错误掺入率和实验成本；反之，低浓度导致反应速度下降，但可提高PCR的忠实性和特异性。dNTP易络合Mg^{2+}，当PCR需要较高浓度的dNTP时，应在反应体系中适当增加Mg^{2+}浓度。此外，在临床检测中，为了防止来自扩增产物的污染，控制假阳性的产生，可用脱氧尿苷三磷酸（dUTP）代替脱氧胸苷三磷酸（dTTP）。

5. PCR缓冲液（PCR buffer）　一般组成为：50mmol/L KCl，10~50mmol/L Tris-HCl（室温pH 8.3），1.5mmol/L MgCl₂。Tris缓冲液是一种双极化离子缓冲液，Tris-HCl主要用于调节pH，使反应体系偏碱性，以发挥Taq DNA聚合酶活性。反应混合液中50mmol/L以内的KCl有利于引物的退火，浓度过高的KCl则抑制Taq DNA聚合酶的活性。反应中加入小牛血清白蛋白（100μg/ml）、明胶（0.01%）或Tween-20（0.05%~0.1%）有助于酶的稳定，反应中加入5mmol/L的二巯苏糖醇（DTT）也有类似作用，尤其在扩增长片段（此时延伸时间长）时，加入这些酶保护剂对PCR反应是有利的。

Taq DNA 聚合酶是 Mg^{2+} 依赖性酶，其活性对 Mg^{2+} 浓度非常敏感。Mg^{2+} 对 PCR 扩增的特异性和产量有显著的影响，在一般的 PCR 反应中，各种 dNTP 浓度为 200μmol/L 时，Mg^{2+} 浓度为 1.5 ~ 2.0mmol/L 为宜。Mg^{2+} 浓度过高，反应特异性降低，出现非特异扩增；浓度过低会降低 Taq DNA 聚合酶的活性，使反应产物减少。由于 Mg^{2+} 可与负离子或负离子基团（如磷酸根）结合，而 DNA 模板、引物、dNTP 等都含磷酸根，尤其是 dNTP 含磷酸根更多，因此反应体系 Mg^{2+} 浓度在很大程度上受 dNTP 浓度的影响，样品中 Mg^{2+} 终浓度至少要比 dNTP 总浓度高 0.5 ~ 1.0mol/L。不同的 PCR 需要不同的 Mg^{2+} 浓度，有些 PCR 缓冲液中不含 Mg^{2+}，需在反应体系中另加适量的 Mg^{2+}，以便于 Mg^{2+} 浓度的调节。

此外，在某些情况下向 PCR 体系中加入助溶剂和添加剂，可以降低碱基错配水平，提高富含 GC 模板的扩增效率。助溶剂包括甲酰胺、二甲基亚砜（DMSO）和甘油，添加剂包括氯化四甲基铵（TMAC）、谷氨酸钾、硫酸铵、离子化及非离子化的表面活性剂等。PCR 促进剂提升扩增效率的机制尚不清楚，可能是添加剂可消除引物和模板的二级结构，降低变性温度使双链变性完全，同时促进剂还可提高复性的特异性及 DNA 聚合酶的稳定性，进而提高扩增效率。

（二）PCR 反应条件

1. 温度、时间及循环次数

（1）变性温度与时间　在 94 ~ 97℃的条件下，一般基因组 DNA 都可以变性为单链。一般情况下，选择 94℃ 30 ~ 45 秒可以使各种复杂的 DNA 分子完全变性。对于 G + C 含量较高的模板，可以适当提高变性温度和时间，但温度过高或时间过长可对 Taq DNA 聚合酶的活性和 dNTP 分子造成损害。有人认为可以在 PCR 第一循环将变性时间延长到 5 分钟，也有人认为对于线性 DNA 分子来说，这种延长完全没有必要。

（2）退火温度与时间　适宜的退火温度是保证 PCR 特异性的重要前提。退火温度过高，引物不能与模板很好地复性，扩增效率很低；退火温度太低，引物将与模板产生非特异性复性，导致非特异性扩增。退火温度与时间取决于引物的长度、碱基组成及其浓度、扩增产物长度等。通常情况下退火温度可选择为：$T_m - (5 ~ 10)$℃，$T_m = (G + C) \times 4 + (A + T) \times 2$。退火时间一般设置为 30 秒，足以使引物和模板之间完全结合。

（3）延伸温度与时间　引物延伸温度一般为 72℃，此时 Taq DNA 聚合酶具有较高活性。不合适的延伸温度不仅会影响扩增产物的特异性，也会影响其产量。延伸时间决定于靶序列的长度与浓度。一般扩增 1kb 以内的片段，延伸 1 分钟足够；扩增 1kb 以上的片段或模板浓度过低，需要适当增加延伸时间，但延伸时间过长会导致非特异扩增带的出现。

（4）循环次数　PCR 循环次数主要取决于模板 DNA 的初始浓度。理论上 20 ~ 25 次循环后，PCR 产物即可到达最大值，但在实际操作中扩增效率不可能达到 100%，因此，一般选择 30 ~ 40 次循环。循环次数过多，非特异性扩增产物量增加。

2. 优化扩增条件的 PCR 技术

（1）降落 PCR（touch-down PCR，TD-PCR）　为了避免在较早的扩增循环中，低 T_m 引发非特异性扩增，可以根据引物 T_m 值选定一个退火温度范围（跨越 10 ~ 20℃的温度范围，引物 T_m 值在这个范围之内）。在设置循环参数时，让退火温度从选定范围的最高温度开始，逐步降低退火温度（每次降低 1 ~ 5℃），最后结束在选定范围的最低温度。在每一个退火温度上循环 2 ~ 5 次。例如，如果一对引物的 T_m 值为 60℃，可设置退火温度从 63℃降低到 48℃，每次降低 1℃，每个退火温度循环 2 个周期，最后在 48℃退火温度下做 15 个循环。这样，在 PCR 循环初期，退火温度较高，引物只与靶 DNA 退火，不与其他模板退火，因此，循环初期只有靶基因被扩增。在随后的退火温度降低过程中，虽然引物可能与非靶 DNA 退火，但靶 DNA 已扩增好几个循环，其数量远较非靶 DNA 为多，在竞争中占有绝对优势，因此，仍只有靶 DNA 被扩增，而非靶 DNA 很难扩增。

（2）热启动 PCR（hot start PCR）　由于 *Taq* DNA 聚合酶在低温时仍有一定的聚合酶活性，第一轮 PCR 反应前的升温过程中会出现非特异产物，降低了 PCR 反应的特异性。可以通过所谓的"热启动"方式克服这一问题。热启动 PCR 的基本方法是在第一循环的温度升至高于扩增反应混合物的 T_m 之前，将 PCR 扩增体系的一个关键成分（如 *Taq* DNA 聚合酶）与其余反应成分分隔开来。主要方法包括如下。①高温时反应必需因子加入法：即当温度升至较高时加入某些必需的反应成分，这些成分可以是 DNA 聚合酶、模板 DNA、Mg^{2+} 或引物等。②将石蜡珠在离心管中 PCR 反应液上面熔化并凝固，在石蜡层上面加 *Taq* DNA 聚合酶。在温度上升至变性温度时，石蜡熔化，*Taq* DNA 聚合酶进入反应体系，通过对流作用而混匀。③在 PCR 反应液中加入 *Taq* DNA 聚合酶的单克隆抗体，再加入 *Taq* DNA 聚合酶，在温度上升到将此抗体变性灭活前，抗体中和 *Taq* DNA 聚合酶活性，*Taq* DNA 聚合酶对引物无法进行延伸。待温度上升至足够高时，抗体失活，扩增反应开始。④使用无活性的 AmpliTaq Gold 酶，然后在 92~95℃加热 9~12 分钟使酶活化，同样可以达到热启动的目的。

三、扩增产物的检测与分析

PCR 扩增反应完成后，需要对扩增产物进行检测分析。PCR 产物的检测分析包括对扩增过程有效性、扩增产物正确性的确定。PCR 产物的分析，可依据研究对象和目的的不同而采用不同的分析方法。

（一）凝胶电泳分析

该法是检测 PCR 产物最常用和最简便的方法之一，能迅速确定扩增是否成功，初步判断产物的分子量及特异性。凝胶电泳主要有琼脂糖凝胶电泳和聚丙烯酰胺凝胶电泳。

1. 琼脂糖凝胶电泳　操作方法简单，能对 PCR 产物的长度进行初步的鉴定，是应用最广泛的检测 PCR 产物的方法。在电泳过程中，凝胶中加入荧光染料，染料可以与凝胶中的 DNA 结合，在紫外线照射下，荧光染料 – DNA 复合物发出荧光。常用的荧光染料有溴化乙锭（EB）、SYBR Green I 和 SYBR Gold，以及新近开发的 GelRed 和 GelGreen 等。

2. 聚丙烯酰胺凝胶电泳法　聚丙烯酰胺凝胶是由丙烯酰胺和交联共聚单体 N,N'-甲叉双丙烯酰胺在 TEMED（N,N,N',N'-四甲基乙二胺）催化下聚合交联而成，机械强度好、化学性质稳定，pH 和温度变化对其影响较小且没有吸附和电渗作用，是一种较好的电泳支持介质。聚丙烯酰胺凝胶电泳适宜分离小片段（<2kb 的 DNA 或 RNA）。

（二）测序分析

对 PCR 产物进行测序是检测 PCR 产物正确性、特异性最可靠的方法，可将 PCR 产物克隆到载体上进行测序，也可直接对 PCR 产物进行测序。近年来，随着测序技术的快速发展，测序费用也大幅下降，测序技术越来越广泛地用于临床分子生物学检验。DNA 序列分析的具体技术见本教材第七章。

四、常见问题原因分析与处理

虽然 PCR 技术具有很高的灵敏度，但在临床检验中利用 PCR 技术时，如不能有效地控制污染、优化反应条件等，也会产生许多问题。

1. 假阳性　由于 PCR 扩增使模板 DNA 拷贝数以几何级数放大，因此，极微量的模板污染就可以造成假阳性的出现。防止污染是 PCR 实验中的一个重要问题。在实际工作中，常见以下几种污染类型：扩增片段的污染（产物污染）、天然基因组 DNA 的污染、试剂污染（贮存液或工作液）以及标本间交叉污染（如气溶胶从一个阳性标本扩散到原本阴性的标本）。临床基因扩增检验实验室中污染的最主要来源是扩增产物的污染，其次是在标本的采集、保存、运输和处理过程中的污染。为了能监控 PCR 实验的污染情况，应设立阴性对照，同时进行重复实验，甚至对 PCR 产物进行测序分析，以鉴定扩增片段的正确性。一旦发生污染，寻找污染源不仅耗时而且还很烦琐，所以防止污染重在预防。

2. 假阴性 是 PCR 反应中另一个易出现的问题，造成的原因也比较多，可以归纳为以下几方面：①标本处理的原因，如靶 DNA 丢失或降解、存在 *Taq* 酶抑制剂等；②PCR 试剂问题，如 *Taq* DNA 聚合酶失活、Mg^{2+} 浓度过低等；③PCR 扩增仪器故障或扩增过程中的其他原因；④PCR 产物鉴定中的问题等。为了防止出现假阴性，PCR 反应中设立阳性对照。一旦发现假阴性结果，应从上述几个方面进行分析，判断可能的原因。

3. 引物二聚体 若引物之间存在配对区域，能形成引物二聚体。它是相同或不同的两条引物之间形成的二级结构，引物二聚体的产生将减少目的扩增产物。二聚体可以在序列相同的两条引物或正、反向引物之间形成。如果配对区域在 3′末端，问题会更为严重，3′末端配对很容易引起引物二聚体产生。因此，引物设计不当是产生二聚体的主要原因。此外，引物模板比例太高、退火温度过低及热循环次数过多也易导致二聚体产生。

4. 非特异性扩增 产生非特异性扩增产物是另一个经常出现的问题。造成非特异性 PCR 产物的常见原因很多，包括：①引物特异性不高，或引物用量过多；②*Taq* DNA 聚合酶质量不好或用量偏高；③Mg^{2+} 浓度过高；④退火温度过低，退火及延伸时间偏长；⑤热循环次数过多等。要提高 PCR 反应特异性，需要选择特异性好的引物，使用适宜的引物、酶、Mg^{2+} 浓度，优化扩增条件，必要时使用提高特异性的添加剂。

PCR 技术本身是一种高灵敏度、高特异性的分子诊断技术，但由于在检测分析阶段的每一个环节都可能发生对样本的污染，从样品的采集和保存、核酸的分离提取到检测试剂以及仪器设备都是可能的污染源。因此，在临床检验中应用 PCR 技术时，必须严格遵守相关操作规范，并加强实验室管理。

五、基于 PCR 的常用点突变（基因型）分析技术

1. PCR-限制性片段长度多态性分析技术 限制性核酸内切酶（restriction endonuclease，RE）是一类能识别和切割双链 DNA 特定核苷酸序列的核酸水解酶，不同的限制性核酸内切酶具有特异的 DNA 识别序列，突变碱基的出现有可能会改变限制酶的识别位点，使切点增多或减少，导致酶切片段的数量或大小发生改变。所以，用特定的限制性核酸内切酶消化 PCR 扩增的靶 DNA 分子，进行 PCR-限制性片段长度多态性（PCR-restriction fragment length polymorphism，PCR-RFLP）分析，所得到酶切片段的大小和数量可以在一定程度上反映出目的 DNA 分子的序列信息。本方法只能区分限制位点序列的变化情况，对于其他位置的序列改变，则需要选择合适的内切酶，使该序列位于酶的识别范围内。PCR-RFLP 可广泛用于特定位点的突变检测。

2. PCR-单链构象多态性分析技术 利用 PCR 反应扩增待测 DNA 片段，然后将双链 PCR 产物变性形成单链，单链 DNA 分子会自身折叠形成特殊的空间构象，这种特殊的空间构象与其序列有关，只要有一个碱基发生改变，单链 DNA 折叠形状、大小就会有所不同，称为单链构象多态性（single strand conformation polymorphism，SSCP）。利用非变性凝胶电泳可将不同空间构象的单链分离，借此可以显示出两种分子间的序列差异。PCR-SSCP 技术广泛用于点突变的筛查分析。

3. PCR 产物杂交分析技术 核酸分子杂交也是检测 PCR 产物特异性的常用方法，可用于检测 PCR 产物有否存在突变。检测 PCR 扩增产物常见的杂交方法有点杂交（dot blot）、反向点杂交（reverse dot blot）、微孔板夹心杂交（microplate sandwich hybridization）、RNA 探针杂交酶免疫分析（RNA probe hybridization enzyme immunoassay，RPEIA）以及 Southern 印迹杂交等。PCR–等位基因特异性寡核苷酸（PCR–allele specific oligonucleotide，PCR–ASO）就是一种基于核酸杂交的 PCR 产物突变分析技术。

4. 变性梯度凝胶电泳　双链 DNA 分子被加热到其熔点温度（T_m）时可发生变性解链，T_m 取决于 DNA 分子本身的序列，因此不同序列的 DNA 分子具有不同的 T_m。变性梯度凝胶电泳（denaturing gradient gel electrophoresis，DGGE）技术正是利用 DNA 分子的这一特性。在利用 DGGE 技术检测基因突变时，由于野生序列与突变序列的 PCR 产物片段的 T_m 不同，在含有梯度浓度变性剂的聚丙烯酰胺凝胶中电泳分离时，被部分解链的先后不同，因此，经过电泳，这些产物片段在凝胶中可以被分离，用于检测目的片段是否存在基因突变。DGGE 具有较高的灵敏度和较好的重现性，突变检测率可以达到 95% 以上。但它和 SSCP 技术一样，只能确定 PCR 产物是否存在基因突变，而不能确定突变位点和突变类型。

此外，在荧光定量 PCR 技术中还可以结合熔点曲线分析来检测基因突变。

六、PCR 衍生技术

PCR 技术自 1985 年建立以来，广泛应用于基础研究及临床检验各领域，根据不同的检验目的，已发展出多种其他 PCR 技术。以下介绍几种常用的 PCR 衍生技术。

1. 巢式 PCR（nested PCR）　扩增原理见图 5−2。使用两对引物，一对引物序列在模板的外侧，用于扩增含目的基因的大片段；另一对引物序列在模板内侧（相对于第一对引物），用于扩增目的基因。首先用第一对引物进行 PCR 扩增，其扩增产物作为第二对引物退火的模板，再进行第二轮 PCR。这样经过两次 PCR 放大，灵敏度得以提高。由于使用两对引物与模板结合，第一对引物的非特异性扩增往往不可能作为第二对引物的模板，而只有特异性扩增才能作为第二对引物的模板，从而大大提高 PCR 的特异性。

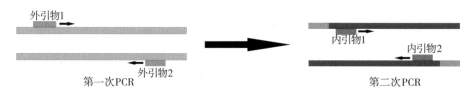

图 5−2　巢式 PCR 原理示意图

如果第二次 PCR 使用的引物沿用第一对引物的一个，另一个引物位于第一次 PCR 产物序列内侧，称为半巢式 PCR。

2. 逆转录 PCR（reverse transcription–PCR，RT–PCR）　检测 RNA 病毒、mRNA 时，一般不能以 RNA 为模板直接扩增，应用逆转录 PCR 方法对 RNA 进行分析可以使敏感性提高几个数量级。原理是先将 RNA 用逆转录酶逆转录成 cDNA，然后再加入特异引物对目标片段进行扩增，扩增产物的分析与其他常规 PCR 方法类似。常用的逆转录酶有 AMV 逆转录酶（最适温度为 42℃）和 MoMLV 逆转录酶（最适温度为 37℃）。常用的逆转录引物有三种：①随机引物；②Oligo(dT)，只适合 3′ 端带有 poly(A) 尾的 mRNA；③特异性引物，只适合逆转录目的 RNA 序列。以逆转录产物 cDNA 为模板，再进行 PCR。

有人将逆转录和 PCR 过程合二为一，即在同一体系中加入逆转录酶、逆转录引物、*Taq* DNA 聚合酶、PCR 引物、dNTP 和缓冲液，直接以 mRNA 为模板进行逆转录和 PCR 扩增，称为一步法 RT–PCR（one–step RT–PCR）。而新一代 *Taq* 酶同时具备 DNA 聚合酶和逆转录酶活性，所以可以在同一体系中直接以 mRNA 为模板进行逆转录和其后的 PCR 扩增，从而使逆转录 PCR 操作步骤大为简化，并可以检测到 1ng 以下的 mRNA。另外，一步法还可以用于构建低丰度含量的 mRNA 的 cDNA 文库以及特异

cDNA 的克隆；并有可能与 *Taq* 酶的测序技术相结合，使自动逆转录、基因扩增与基因转录产物的测序在一个试管中进行。

3. 多重 PCR（multiplex PCR） 也称复合 PCR，是在同一反应中采用多对引物同时扩增几个不同的 DNA 片段的方法。由于每对引物扩增的片段长度不同，可用电泳加以鉴别，由此检测是否存在某些基因片段的缺失或突变。多重 PCR 的实验设计远比单个 PCR 复杂，并不是简单地多对特异性引物混合成一个反应体系，其反应体系的组成和反应条件需要反复调整摸索，以适应同时扩增多个片段的需要。多重 PCR 可在同一次反应中扩增多个目的基因序列，降低了检测成本，提高了检测效率。多重 PCR 主要用于多种病原微生物的同时检测或病原微生物、遗传病的分型鉴定，如多重 PCR 是诊断遗传性疾病杜氏肌营养不良（DMD）的最常用技术（见本教材第十一章）。

4. 多重连接依赖探针扩增技术（multiplex ligation-dependent probe amplification，MLPA） 最早由荷兰学者 Dr. Schouten JP 于 2002 年提出，近年来发展成为一种针对待检 DNA 序列进行定性和半定量分析的新技术。MLPA 技术高效、特异，在一次反应中可以检测 45 个核苷酸序列拷贝数的改变，目前已经应用于多个领域、多种疾病的检测研究。

MLPA 的基本原理（图 5-3）是探针和靶序列 DNA 进行杂交，之后通过连接酶连接、PCR 扩增，产物通过毛细管电泳分离及进行数据收集分析。每个 MLPA 探针包括两个荧光标记的寡核苷酸片段，一个由化学合成，一个由 M13 噬菌体衍生法制备，每个探针都包括一段引物序列和一段特异性序列。在 MLPA 反应中，两个寡核苷酸片段都与靶序列进行杂交，之后使用连接酶连接两部分探针。连接反应高度特异，只有当两个探针与靶序列完全杂交，即靶序列与探针特异性序列完全互补，连接酶才能将两段探针连接成一条完整的核酸单链；反之，如果靶序列与探针序列不完全互补，即使只有一个碱基的差别，都会导致杂交不完全，使连接反应无法进行。连接反应完成后，用一对通用引物扩增连接好的探针，每个探针的扩增产物的长度都是唯一的，范围在 130~480bp。最后，通过毛细管电泳分离扩增产物，经数据分析得出结果。只有当连接反应完成，才能进行随后的 PCR 扩增并收集到相应探针的扩增峰，如果检测的靶序列发生点突变或缺失、扩增突变，那么相应探针的扩增峰便会缺失、降低或增加。因此，根据扩增峰的改变就可判断靶序列是否有拷贝数的异常或点突变存在。

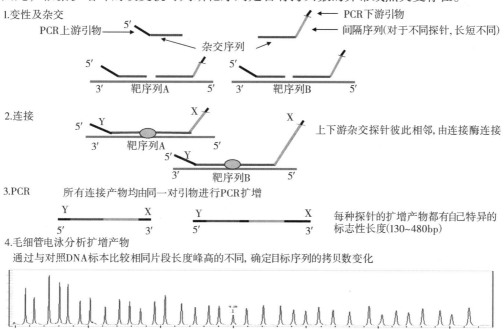

图 5-3 多重连接依赖探针扩增原理示意图

5. 重组 PCR（recombinant PCR） 是指使两个不相邻的 DNA 片段重组在一起的 PCR。该技术主要应用于 DNA 片段的任何位置引入点突变、插入、缺失以及两个不相邻片段的连接。

重组 PCR 原理见图 5-4。设计两对引物 a 和 b、c 和 d，引物 b、c 5′端有部分碱基互补，并将突变碱基、插入片段、缺失片段或不相邻的两个基因片段的部分碱基设计在引物 b 和引物 c 5′端序列中。先分段对模板进行扩增，即用引物 a 和 b 扩增一个片段，用引物 c 和 d 扩增另一个片段。除去多余的引物后，将两对扩增片段混合，由于两个片段中各有一条链 3′端有部分碱基互补，它们变性并复性后必然有部分 DNA 链发生重组，即 3′端形成异源部分双链 DNA。重组的异源 DNA 双链可以互为模板互为引物，在 DNA 聚合酶的作用下进行延伸，得到两个扩增片段连接起来的完整 DNA 双链。再以此片段为模板，用引物 a 和 d 进行 PCR 扩增，即可得到大量的重组 DNA 片段。

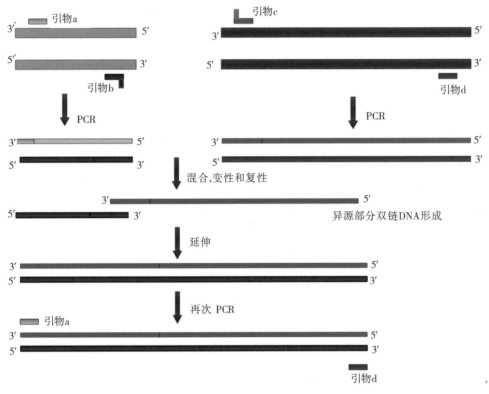

图 5-4 重组 PCR 原理示意图

6. 等位基因特异性 PCR（alleles specific PCR，AS-PCR） 又称扩增阻碍突变系统法（amplification refractory mutation system，ARMS），作为一种建立较早的 PCR 检测技术，由于其简便易行，至今仍在许多分子检测实验室中应用。ARMS 常用于基因突变检测，该方法将待测的突变碱基设计于突变引物的 3′端，利用 *Taq* 酶缺乏 3′→5′外切酶活性，新链延伸反应因磷酸酯键形成困难而受阻，扩增反应后，根据电泳图谱即可确定样品的基因型。

7. 甲基化特异性 PCR DNA 甲基化是真核生物的一种重要的表观遗传（epigenetic）机制。在人类基因组中，有 70% 的 CpG 二核苷酸处于甲基化状态；但正常情况下，CpG 岛处于非甲基化状态。CpG 岛的过甲基化广泛地存在于几乎所有种类的肿瘤中，研究证实许多抑癌基因启动子过甲基化与肿瘤的发生关系密切，是导致许多肿瘤相关基因表达异常的重要原因。启动子异常甲基化在许多肿瘤的发生过程中是一个频发的早期事件，因此肿瘤相关基因的异常甲基化是肿瘤发生的一个早期敏感指标，被认为是一种有前景的肿瘤分子生物标志物，可以为肿瘤的早期诊断、肿瘤分期分型、侵袭转移和预后判断等提供非常有价值的信息。

甲基化特异性 PCR（methylation-specific PCR，MSP）法是检测 DNA 甲基化的最常用方法，其原理见图 5-5。待测 DNA 经亚硫酸氢盐修饰后，所有未甲基化的胞嘧啶脱氨转化成尿嘧啶，而 CpG 二核苷酸中的胞嘧啶因甲基化则保持不变。基于这种序列差异，可设计两对分别针对甲基化与非甲基化等位基因特异的引物进行 PCR 扩增，通过电泳检测扩增产物，如果用针对处理后甲基化 DNA 链的引物能得到扩增片段，则说明该位点存在甲基化；反之，说明被检测的位点不存在甲基化。引物的设计是MSP 法检测 DNA 甲基化的关键，MSP 法需要两对引物，引物序列中至少含有一个 CpG 位点，最好含有多个 CpG 位点。MSP 的引物可用在线 MethPrimer 软件设计。

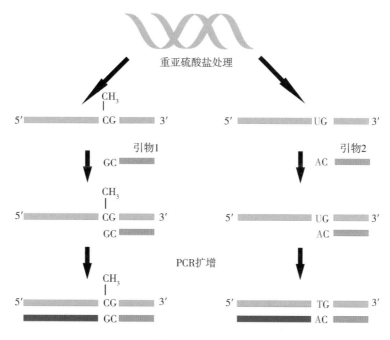

图 5-5　甲基化特异性 PCR 原理示意图

8. 低变性共扩增 PCR（co-amplification at low denaturation temperature PCR，COLD-PCR）是一种新型的用于富集少量突变的 PCR 扩增技术。传统的突变碱基检测方法灵敏度偏低，尤其不能满足肿瘤早期诊断或者治疗后检测微量肿瘤突变基因的灵敏度要求，COLD-PCR 可以实现微量突变的富集与检测，灵敏度显著提高，具有广阔的临床应用前景。

COLD-PCR 的原理是基于单核苷酸错配使 DNA 分子解链温度 T_m 变化以及异源双链体解链温度低于同源双链体。该方法首先需要确定一个关键变性温度（T_c），在此温度下带有突变的不稳定的杂合双链可以解链，而稳定的野生型双链维持不变，因此能够选择性扩增含有突变的杂合 DNA 双链，野生型DNA 双链难以扩增，从而使带有突变的模板得到富集。T_c 的确定是本方法的关键，首先确定目的片段的解链温度（T_m），以 T_m 值为基础进行一系列温度递减的 PCR（每次降低 0.5~1℃），当温度降至PCR 反应不能检测到产物时，该温度的前一个温度即为 T_c 值。COLD-PCR 分为完全 COLD-PCR 和快速COLD-PCR，两者各有优势，前者可以富集所有突变，后者只能富集 T_m 较低的突变位点，但后者操作更为方便，在实际应用中可根据不同需要进行选择。

第二节　荧光定量 PCR

PPT

第一节中介绍的常规 PCR 技术在临床检验应用中大多是用于定性分析，检测特异性核酸片段存在与否，难以实现定量分析。常规 PCR 扩增过程中产物呈指数形式增长，$Y = A(1 + e)^n$，Y 为产物量，n 为循环数，A 为起始模板量，e 为扩增效率。理论上可以根据产物量对起始模板定量，但由于在实际 PCR 扩增过程中，扩增效率是不确定的，随着循环次数的增加，DNA 聚合酶活性下降、底物被逐渐消耗以及反应体系中焦磷酸的增加，扩增效率逐渐下降，直至为零，出现所谓的"平台效应"。此外，不同的 PCR 扩增管之间，扩增效率也存在不一致。因此，以常规 PCR 反应的终产物对起始模板定量是缺乏严格的理论基础的，在实际应用中也很难实现。

随着生命科学研究的深入以及医学检验的发展，在许多情况下需要对目的基因进行定量分析，如肝炎病毒感染者血清中病毒载量的确定、基因表达水平的改变等。近年来，定量 PCR 技术发展迅速，本节主要介绍荧光定量 PCR 和数字 PCR（digital PCR，dPCR）。 🔴 微课/视频 3

一、荧光定量 PCR 简介

荧光定量 PCR（fluorescence quantitive polymerase chain reaction，FQ-PCR）是一种新的核酸定量检测技术，通过荧光染料或荧光标记的特异性探针，对 PCR 产物进行标记跟踪，实时监控反应过程，通过荧光强度的变化监测产物量的变化，结合相应的软件可以对产物进行分析，计算待测样品模板的初始浓度。

美国加州 Cetus 公司的 Higuchi R 等在 1993 年首次建立了实时荧光 PCR 技术（real-time PCR），随后，这项技术迅速发展成熟。1996 年，美国 Applied Biosystems 公司首先推出荧光定量 PCR 技术，因其具有简便快速、重复性好、无扩增后处理步骤、易于实现自动化等优点，目前已成为主流分子诊断方法，在核酸定量、等位基因差异分析、染色体异常检测及 mRNA 表达研究中得到了广泛应用。

二、荧光定量 PCR 技术原理

1. 荧光定量 PCR 扩增曲线 如前所述，荧光定量 PCR 反应中引入了荧光物质，通过记录荧光强度来反映扩增产物量。在每经过一个循环后，检测记录一个荧光强度信号，这样就可以通过扩增过程中荧光强度的变化监测产物量的变化，进而实现对起始模板的定量分析。如果对每次循环后收集的荧光强度（R_n）作图，就可以得到一条荧光扩增曲线（图 5-6）。

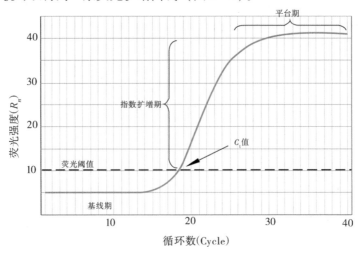

图 5-6　荧光定量 PCR 扩增曲线图

荧光扩增曲线可以分为基线期、指数扩增期、平台期三个阶段。在基线期，扩增的荧光信号被荧光背景信号所干扰，因而难以通过荧光变化判断 PCR 扩增的产物量；在平台期，扩增产物不再增加，而且不同的 PCR 反应体系进入平台期的循环数和平台高低的影响因素很多，即便是同一样本重复实验，最终获得的扩增产物的量（荧光强度）也各不相同（图 5-7）。因此，难以通过检测扩增终点的荧光强度来确定起始模板量。

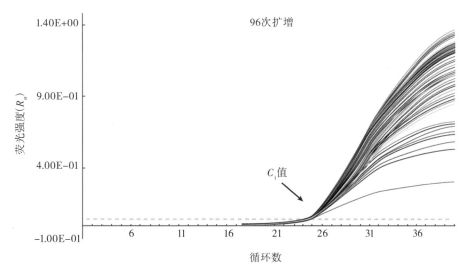

图 5-7　同一样本重复 96 次扩增曲线

2. 荧光阈值和阈值循环数　由图 5-7 也可发现，虽然同一样本多次实验在扩增终点的荧光强度各不相同，但同一样本在多次扩增过程中达到某一荧光强度值时所需的循环次数是一样的。这一荧光强度值称为荧光阈值（threshold value），荧光阈值可以人为设定，达到荧光阈值时的循环次数称为阈值循环数（C_t 值）。起始模板数越多，C_t 值越小，反之亦然。起始模板的对数值与 C_t 值成线性关系（图 5-8）。

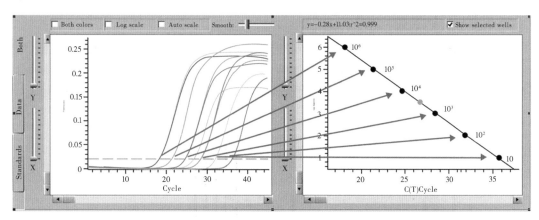

图 5-8　起始模板的对数值与 C_t 值成线性关系

这种线性关系也可以通过下面的公式推导证明，为使表达式简便，以下推导忽略 PCR 效率等细节，如果考虑这些因素，可以在方程上增加修正项，这些修正项的增加并不改变方程的线性性质。第 n 次 PCR 循环的荧光强度（R_n）等于背景信号强度（R_B）加上每个分子的荧光强度（即单位荧光强度，R_s）与分子数目的乘积。用数学式表达如下：

$$R_n = R_B + X_o(1 + E_x)^n R_s$$

式中，R_n 为第 n 次 PCR 循环的荧光强度；R_B 为背景信号强度；X_o 为起始模板数；E_x 为扩增效率；R_s 为单位荧光强度；n 为循环次数。

当循环次数 $n = C_t$ 时，则有：

$$R_t = R_B + X_o (1 + E_x)^{C_t} R_s$$

两边取对数，得：

$$\lg(R_t - R_B) = \lg X_o + C_t \lg(1 + E_x) + \lg R_s$$

整理此式，得：

$$C_t \lg(1 + E_x) = -\lg X_o + \lg(R_t - R_B) - \lg R_s$$

$$C_t = -\frac{\lg X_o}{\lg(1 + E_x)} + \frac{\lg(R_t - R_B) - \lg R_s}{\lg(1 + E_x)}$$

对于每一个特定的 PCR 反应来说，E_x、R_t、R_B 和 R_s 都是常数，所以上式可以进一步简化为：

$$C_t = -k \lg X_o + b \qquad 斜率 k = -\frac{1}{\lg(1 + E_x)}$$

故 C_t 值与起始模板拷贝数（X_o）的对数成反比。如果绘制已知起始模板拷贝数的对数值 $-C_t$ 值标准曲线，只要获得未知样品的 C_t 值，即可从标准曲线上计算出该样品的起始拷贝数。

由此可见，C_t 值与荧光阈值这两个参数对于准确定量非常重要，C_t 值即 PCR 扩增过程中扩增产物的荧光强度信号达到设定的荧光阈值所经过的循环次数。荧光阈值是指在荧光扩增曲线上人为设定的一个值，一般为基线范围内荧光信号强度标准偏差的 10 倍（图 5－9）。阈值所在的横线与 PCR 扩增曲线的交点所指的 PCR 循环次数就是 C_t 值。基线范围的定义是从第 3 个循环起到 C_t 值前 3 个循环止，其终点要根据每次实验的具体数据调整，一般取第 3 到第 15 个循环之间。早于 3 个循环时，荧光信号很弱，扣除背景后的校正信号往往波动比较大，不是真正的基线高度；而在 C_t 值前 3 个循环之内，大多数情况下荧光信号已经开始增强，超过了基线高度，都不宜当作基线来处理。所以，C_t 值取决于阈值，阈值取决于基线，基线取决于实验的质量，C_t 值是一个完全客观的参数。C_t 值越小，模板 DNA 的起始拷贝数越多；C_t 值越大，模板 DNA 的起始拷贝数越少。正常的 C_t 值范围在 18～30，过大和过小都将影响实验数据的精度。

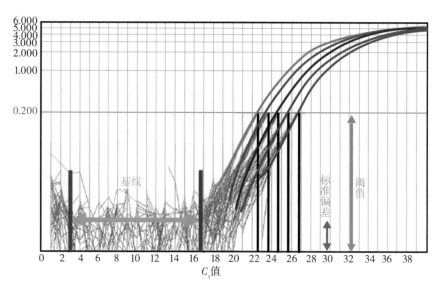

图 5－9　荧光阈值和阈值循环数（C_t 值）

三、荧光定量 PCR 的方法

根据荧光定量 PCR 反应中所采用荧光物质的不同，荧光定量 PCR 方法可以分为两类：荧光染料法和荧光探针法。荧光染料法是一种非特异的检测方法，是荧光定量 PCR 反应最早应用的方法。荧光探针法是基于荧光共振能量转移（fluorescence resonance energy transfer，FRET）原理建立的荧光定量 PCR 技术。所谓的 FRET 就是指若一个供体荧光基团（donor）的荧光光谱与一个受体荧光基团（acceptor）的激发光谱相重叠，当两者的距离接近到一定的范围（1~10nm）时，就会发生荧光共振能量转移，受体荧光基团（淬灭基团）能够吸收供体荧光基团的激发能量，从而使供体荧光减弱；但供体荧光基团一旦与淬灭基团分离，淬灭作用即消失，产生荧光。因此，利用 FRET 原理，选择合适的供体荧光基团和淬灭基团对核酸探针进行标记，可以建立各种基于荧光探针的荧光定量 PCR 方法。目前，荧光探针法主要包括水解探针技术、双杂交探针技术、分子信标技术和复合探针技术等。

（一）荧光染料法及高分辨率熔解曲线分析

1. 荧光染料法 也称为 DNA 结合染色法，在 PCR 反应体系中，加入过量的荧光染料，荧光染料与 DNA 双链结合时在激发光源的照射下发出荧光信号。当 DNA 变性时荧光染料又释放出来，反应体系的荧光强度急剧减少；在引物退火后的聚合延伸过程中，随着 PCR 产物的形成，荧光染料与双链产物结合，反应体系的荧光强度又急剧增加，荧光信号的增加与 PCR 产物的增加完全同步。

目前最常用的荧光染料是 SYBR Green I，它是一种可以非特异地结合双链 DNA 小沟的荧光染料，它嵌合进 DNA 双链，但不结合单链。在 PCR 反应体系中加入过量 SYBR Green I 染料，游离的过量 SYBR Green I 染料几乎没有荧光信号，但当该染料掺入至双链 DNA 分子中，经过激发将会产生很强的荧光信号。在 PCR 扩增过程中，由于新合成的双链 DNA 不断增加，SYBR Green I 染料结合到双链 DNA 分子中也增加，因此，PCR 扩增的产物越多，SYBR Green I 结合得越多，荧光信号就越强（图 5-10）。荧光信号的检测在每一个循环的延伸期完成后进行。

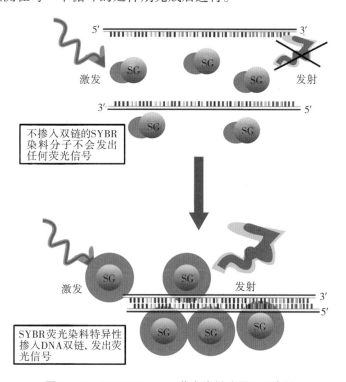

图 5-10 **SYBR Green I 荧光染料法原理示意图**

由于 SYBR Green I 可与所有的双链 DNA 结合，因此引物二聚体、单链二级结构以及错误的扩增产物等均可引起假阳性而影响定量的精确性。目前，用熔解曲线（melting curve）来分析产物的均一性，解决引物二聚体的干扰问题。另外，选择合适的引物和优化反应体系也有助于减少非特异的荧光信号。

SYBR Green I 属于非饱和性染料，在反应中使用浓度很低，远低于使双链 DNA 中的小沟饱和的浓度，由于使用浓度未达到饱和，会影响检测的准确性。此外，SYBR Green I 染料对 PCR 反应具有一定的抑制效应，同时其荧光强度较低，稳定性差，近来一些试剂公司针对 SYBR Green I 染料存在的这些缺点开发了一些性能更好的染料，如 SYBR Green ER、Power SYBR Green、Eva Green 等。

2. 高分辨率熔解曲线分析（high resolution melting analysis，HRM） 是近年来在荧光定量 PCR 基础上发展起来的一种高灵敏度单个碱基差异分析技术。HRM 技术基于单核苷酸差异可导致熔解温度（T_m）不同，利用饱和荧光染料（如 LC Green、LC Green plus SYTO9 及 Eva Green 等）监控核酸扩增过程中熔解曲线变化，从而获得高分辨率熔解曲线，进而对待测序列进行单个碱基差异分析。HRM 的优势在于操作简单，分析时间短，灵敏度和特异性高，PCR 产物无须进行酶切、电泳等处理，可实现真正的闭管操作从而降低污染风险。另外 HRM 具有高通量的特点，非常适合大量样品的分析。因此 HRM 技术已发展成为 SNP 基因分型、点突变筛查等的重要手段。

（二）荧光探针法

1. 水解探针（hydrolization probe） 以 TaqMan 探针为代表，因此又称 TaqMan 探针技术，反应体系中除了有一对引物外，还需要一条荧光素标记的探针。探针的 5′ 端标记荧光报告基团 R（report group），如 6-羟基荧光素（FAM）、四氯-6-羟基荧光素（TET）、六氯-6-羟基荧光素（HEX）等；探针的 3′ 端标记荧光淬灭基团 Q（quencher group），如 6-羟基 – 四甲基罗丹明（TAMRA）。当探针完整时，因 R 基团与 Q 基团分别位于探针的两端，根据荧光共振能量传递（FRET）原理，R 基团发射的荧光被 Q 基团淬灭，因此检测不到荧光。在扩增过程中，Taq DNA 聚合酶沿着模板移动合成新链，当移动到与模板互补的探针处时，Taq DNA 聚合酶同时还发挥其 5′→3′ 核酸外切酶活性，从探针的 5′ 端逐个水解 dNTP，R 基团与 Q 基团随之分离，破坏了 R 基团与 Q 基团之间的 FRET，此时 R 基团可以发射荧光（图 5 – 11）。R 基团发射的荧光信号强度与 PCR 反应产物的拷贝数成正比。由于探针的水解发生在新链延长的过程中，因此 TaqMan 探针荧光信号的检测在每一个循环的延伸过程中进行。

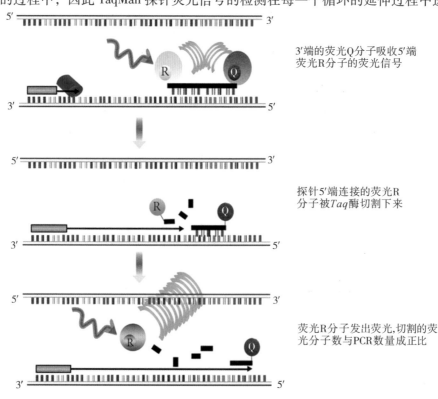

3′端的荧光Q分子吸收5′端荧光R分子的荧光信号

探针5′端连接的荧光R分子被Taq酶切割下来

荧光R分子发出荧光,切割的荧光分子数与PCR数量成正比

图 5 – 11　Taqman 技术原理示意图

TaqMan 探针技术具有较好的特异性，但由于探针两端的荧光基团和淬灭基团相距较远，淬灭不彻底导致本底较高，而且方法也易受 *Taq* DNA 聚合酶 5′→3′核酸外切酶活性影响。2000 年，TaqMan 探针又有了新的发展——TaqMan MGB 探针。该探针的淬灭基团采用非荧光淬灭基团，即 MGB（minor groove binder）修饰基团，其本身不产生荧光，可以大大降低本底信号的强度。该探针可以将探针的 T_m 值提高约 10℃，因此为了获得相同的 T_m 值，MGB 探针比普通 TaqMan 探针设计得更短，降低了合成成本，同时探针设计的成功率大为提高。

2. 双杂交探针（dual hybridization probes） 也称为 LightCycler 探针技术，需要设计两条荧光标记的探针：第一条探针的 3′端标记供体荧光基团；第二条探针的 5′端标记受体荧光基团，并且此探针的 3′端必须被封闭，以避免 DNA 聚合酶以其作为引物启动 DNA 合成。这两个探针与靶序列互补时的位置应头尾相邻排列，两者仅间隔 1~5 个碱基。在 PCR 扩增过程中，两条探针与目的基因同时杂交时，供体荧光基团与受体荧光基团相互靠近，发生 FRET 使供体荧光被淬灭，荧光淬灭的程度与起始模板的量成正比，据此可进行 PCR 定量分析（图 5-12）。该技术的特点是淬灭效率高，但由于两种探针同时结合在模板上，会影响扩增效率；此外，由于需要合成较长的探针，成本相对较高。

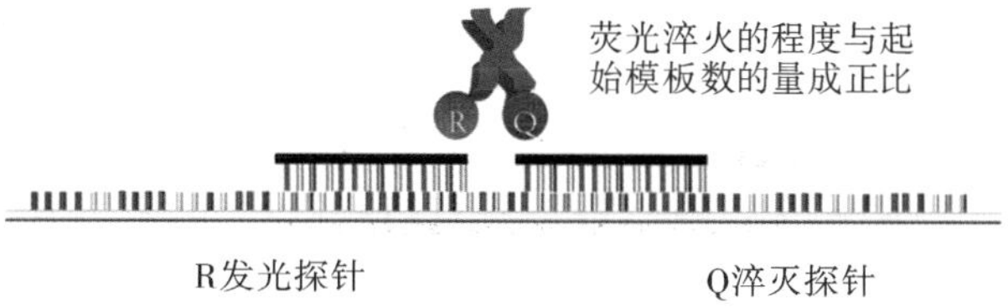

荧光淬火的程度与起始模板数的量成正比

R发光探针　　　　　　　　Q淬灭探针

图 5-12　双杂交探针技术原理示意图

3. 分子信标（molecular beacon） 是一段荧光标记的单链寡核苷酸探针，其链由两部分组成，一部分是能与靶基因碱基序列互补的寡核苷酸序列，是检测靶基因的部分，位于探针的中间位置，探针形成后构成探针的环部；另一部分是分别在 5′和 3′端标记荧光报告基团和荧光淬灭基团，5′和 3′端有几个互补的碱基存在，因而可形成两端反转配对，构成探针的茎部。在游离状态下，分子信标形成茎环发夹结构，使报告基团和淬灭基团紧密接触，导致荧光淬灭，此时茎环结构的分子信标发出的荧光检测不到。而在 PCR 变性过程中，靶基因双链及探针茎部双链打开成单链，经复性即可发生杂交。杂交的结果使探针 5′和 3′端分离，淬灭基团对报告基团的淬灭作用消失，产生荧光；而在 PCR 的延伸阶段，分子信标又从模板上解离，重新形成茎环结构，荧光消失。因此，随着每次扩增产物的增加，其荧光强度也增加，因而它可反映每次扩增末期扩增产物积累的量。分子信标技术也是在同一探针的两末端分别标记荧光报告基团和淬灭基团，与 Taqman 探针不同的是该探针 5′和 3′末端自身可形成 8 个碱基左右的发卡结构。当 PCR 反应中有特异模板时该探针与模板杂交，从而破坏探针的发卡结构即 FRET，于是溶液便产生荧光，荧光的强度与溶液中模板的量成正比，因此可用于 PCR 定量分析（图 5-13）。

4. 复合探针（complex probes） 基本原理是首先合成两个探针，一是荧光探针（约 25bp），5′端接一荧光分子；另一为淬灭探针（约 15bp），3′端接一淬灭分子。淬灭探针能与荧光探针 5′端杂交。当两探针结合时，荧光探针发出的荧光被淬灭探针吸收，溶液中没有荧光产生；但两探针分离时，荧光探针发出的荧光不再被淬灭探针吸收，溶液中即可检测到荧光。当 PCR 扩增时，溶液中无模板时，两种探针特异性结合，溶液中无荧光产生；当溶液中有模板时，在较高温度下荧光探针优先与模板结合，从而使两探针分离，产生荧光，荧光强度与溶液中模板数量成正比，因此可进行 PCR 定量（图 5-14）。

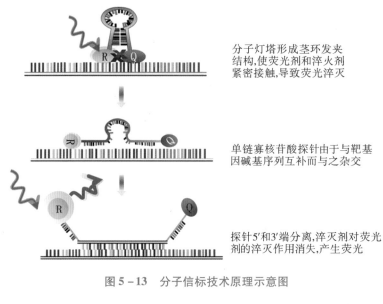

分子灯塔形成茎环发夹结构,使荧光剂和淬火剂紧密接触,导致荧光淬灭

单链寡核苷酸探针由于与靶基因碱基序列互补而与之杂交

探针5′和3′端分离,淬灭剂对荧光剂的淬灭作用消失,产生荧光

图 5 - 13　分子信标技术原理示意图

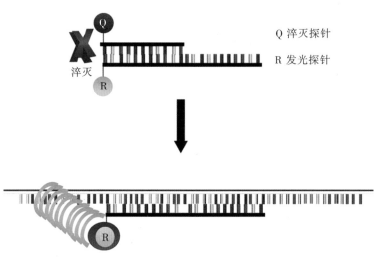

Q 淬灭探针

R 发光探针

图 5 - 14　复合探针法原理示意图

四、实时荧光定量 PCR 数据处理

在实时荧光定量 PCR 中,对模板定量分析有两种方法:标准品定量和内参基因定量。标准品定量是指做一系列已知浓度的标准品与待测标本同时进行测定,通过绘制标准曲线来推算未知的样本的量;内参基因定量是指在一定样本中目的基因相对于另一参比基因的量的变化。

(一)标准品定量

在实时荧光定量 PCR 中,每个模板的 C_t 值与该模板的起始拷贝数的对数存在线性关系,模板的起始拷贝数越大,C_t 值就越小。因此,该方法将已知含量的标准品稀释成不同浓度的样品(一般至少稀释成 5 个浓度梯度,如 10^7、10^6、10^5、10^4、10^3),与待测样本同时进行实时荧光定量 PCR 扩增,根据检测数据绘制标准曲线(纵坐标为标准品的起始拷贝数的对数,横坐标为 C_t 值)。对待测样本进行定量时,根据待测样本的 C_t 值,即可从标准曲线方程中计算出待测样本的起始拷贝数(图 5 - 15)。该方法中选择合适的标准品至关重要,标准品需与待测的目的基因保持较高的同源性,二者的扩增效率应尽可能一致;同时,标准品的定量必须准确。标准品除了可以将靶基因扩增片段转入质粒构建质粒标准品以外，还可以直接将靶基因的扩增产物经纯化后作为标准品；在以组织或细胞 RNA 作为检测样本时，可以用经逆转录得到的 cDNA 作为标准品；在对样本中的病毒进行定量检查时，还可以直接用病毒颗粒制备成标准品。相比之下，质粒标准品比较稳定，所受干扰因素较少。该定量方法的不足主要表现在：①质粒及其他来源的标准品与样品之间存在扩增效率差异；②标准曲线的检测范围在许多情况下难以覆盖检测样品中可能出现的更宽的浓度范围。此外，这种外标法建立的标准曲线虽然具有操作简便、快速的优点，但由于标准品与样品是在不同的反应管中进行，存在扩增效率差异。因此，要建立一个稳定实用的外标定量 PCR 方法，需要对方法的精密度（批内变异）和重复性（批间变异）进行充分分析。

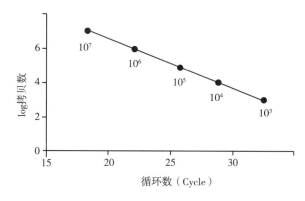

图 5-15 荧光定量 PCR 标准曲线

（二）内参基因定量

内参基因定量是一种更简单、更方便的相对定量方法。在一些情况下无须对目的基因含量进行精确定量，只需分析目的基因的相对表达差异，如某种目的基因经过某种处理后其表达量是升高了还是下降了，这时只需用相对定量的方法就可以满足实验的要求。该定量方法就是通过检测目的基因相对于内参基因的表达变化来实现的。内参基因是指在机体的各组织和细胞中，一些基因表达相对恒定，在检测其他基因的表达水平变化时常用它来作为内部参照物，简称内参基因。选择正确的内参可以校正样本质与量的误差以及扩增效率的误差，保证实验结果的准确性。内参基因须满足以下条件：①在待测的样本中的表达是稳定的；②实验中的干预因素对内参基因表达没有影响；③能与待测目的基因同时进行相同的 PCR 扩增。通常选用内源性的管家基因作为内参基因，如 *GAPDH*、*β-actin* 和 *rRNA* 等。尽管这些基因在大多数情况下表达非常稳定，但越来越多的研究提示选用单个的管家基因或 *rRNA* 作为内参基因并不合适，因为同一种管家基因在不同个体或同一个体不同组织中的表达会发生变异。因此，在选择内参基因时，应充分考虑各种因素，选择合适的内参基因。

1. 标准曲线法的相对定量 又称为双标准曲线法的相对定量。此方法与利用标准品的定量方法基本类似，不同之处在于：标准品定量中只需构建目的基因的标准曲线，且用于构建标准曲线的标准品的量是已知的；而相对定量中需要同时构建目的基因和内参基因两条标准曲线，且所用的标准品的量未知，只知其相对稀释度。在标准曲线法的相对定量实验中，需分别将标准品稀释成不同浓度的样品（一般至少稀释成 5 个浓度梯度，如 10^7、10^6、10^5、10^4、10^3），作为模板进行实时荧光定量 PCR 反应，扩增目的基因和内参基因，绘制内参基因和目的基因的标准曲线，同时扩增待测样本中目的基因和内参基因，并根据各自标准曲线计算待测样本中初始表达量，然后通过公式 F =（待测样本目的基因浓度/待测样本内参基因浓度）/（对照样本目的基因浓度/对照样本内参基因浓度），即可计算出不同样本或不同处理条件下目的基因的表达量差异，所得结果即待测样本目的基因的表达量是相对于某个对照物的量而言的，如对照物目的基因的表达量是 1 的样本，待测样本目的基因的表达量为对照物表达

量的 n 倍。由于在此方法中待测样本目的基因的表达量是相对于某个对照物的量而言的，因此相对定量的标准曲线就比较容易制备，对于所用的标准品只要知道其相对稀释度即可。当标准品内参基因与目的基因的扩增效率不同时，可用该方法进行相对定量。用双标准曲线法做相对定量分析的最大特点是应用简便，无须像比较 C_t 法那样对实验进行严格的优化。

2. 比较 C_t 法的相对定量 比较 C_t 法与标准曲线法的相对定量的不同之处在于其运用数学公式来计算相对量。用比较 C_t 相对定量法进行基因表达定量时，样本的目的基因和内参基因均需进行实时荧光定量 PCR 反应，定量的结果是通过目的基因与内参基因 C_t 之间的差值（ΔC_t）来反映。具体来说，在进行比较 C_t 法相对定量实验时，实验体系中必须包含有实验组和对照组、目的基因和内参基因。比较 C_t 法的相对定量所采用的公式如下：

$$\Delta C_t\text{目的基因} = C_t(\text{目的基因}) - C_t(\text{同一样本的内参基因})$$

$$\Delta\Delta C_t\text{目的基因} = \text{实验组}\,\Delta C_t\text{目的基因} - \text{对照组}\,\Delta C_t\text{目的基因}$$

$$\text{相对表达量}(\text{实验组}/\text{对照组}) = 2^{-\Delta\Delta C_t\text{目的基因}}$$

该方法的优点是：①无须再对管家基因和目的基因绘制标准曲线，而只需对待测样品分别进行 PCR 扩增即可；②由于使用了参照样品，比较 C_t 法的相对定量使机体的不同组织以及不同实验处理组之间的基因表达的变化具有可比性。但此方法缺点是：①该方法以目的基因和内参基因的扩增效率基本一致为前提，效率的偏移将影响实际拷贝数的估计，而真实扩增情况下，目的基因和内参基因的扩增效率总会存在一定的偏差，因此实验条件需要严格优化；②该方法将 PCR 扩增效率假定为 100%，没有考虑实际 PCR 扩增效率对定量结果的影响，从而导致计算结果的不准确。综上所述，不同类型的定量方法各有优势和不足，在实际应用时应根据实验目的和研究条件合理选择。

五、实时荧光定量 PCR 的应用

实时荧光定量 PCR 技术是 DNA 定量检测技术的一次飞跃，它可以对 DNA、RNA 样品进行定量和定性分析。通过标准品定量分析可以得到某个样本中基因的拷贝数和浓度；通过内参基因定量分析可以对不同方式处理的两个样本中的基因表达水平进行比较。实时荧光定量 PCR 还可以对 PCR 产物或样品进行定性分析，例如利用熔解曲线分析识别扩增产物和引物二聚体以区分非特异性扩增，利用特异性探针进行基因型分析及 SNP 检测等。目前实时荧光定量 PCR 技术已经被广泛应用于基础医学研究、临床诊断、疾病研究及药物研发等领域。其中最主要的应用集中在以下几个方面。

1. DNA 或 RNA 的定量分析 包括病原微生物含量的检测，转基因动植物转基因拷贝数的检测，RNAi 基因失活率的检测等。

2. 基因表达差异分析 例如比较经过不同处理样本之间特定基因的表达差异（如药物处理、物理处理、化学处理等），特定基因在不同时相的表达差异以及 cDNA 芯片或差显结果的确证。

3. 基因分型 例如 SNP 或突变检测，DNA 甲基化检测等。

随着实时荧光定量 PCR 技术的推广和普及，该技术必然会得到更广泛的应用。

六、数字 PCR

数字 PCR（digital PCR，dPCR）也称为单分子 PCR，是继实时荧光定量 PCR 之后迅速发展起来的一种绝对定量 PCR 技术。与传统定量 PCR 技术不同的是，dPCR 不依赖于扩增曲线的循环阈值进行定量，不受扩增效率的影响，也不必采用校准物和标准曲线，具有很好的准确度和重现性，可以实现绝对定量分析。

（一）数字 PCR 发展历史

1999 年，美国癌症研究者、霍华德·休斯医学研究所的 Bert Vogelstein 等在检测结肠癌患者 *KRAS* 基因突变率的研究中，首次提出"数字 PCR"的概念。2003 年，Vogelstein 与合作者 Kinzler 及 Dressman 等继续对数字 PCR 进行完善，并创建了一种基于"珠子（beads）、乳状液（emulsion）、扩增（amplification）与磁性（magnetics）"的改进方法，称为 BEAMing 技术。BEAMing 技术将 DNA 模板与连接引物的磁珠以极低的浓度（比如单拷贝）包裹在油水两相形成的纳升至皮升级液滴中进行 PCR 扩增，能在一次运行中将该 PCR 扩展到成千上万的反应。扩增产物富集在磁珠表面，破乳收集后进行检测分析，通过固液分离除去多余荧光探针，从而降低背景荧光的干扰。自此，数字 PCR 基本方法初步建立。

近年来，纳米制造技术和微流控技术的发展，为数字 PCR 技术系统的发展提供了新的契机。目前，已有多家公司开发出了数字 PCR 系统，包括微滴式 dPCR（droplet dPCR，ddPCR）和芯片式 dPCR（chip dPCR，cdPCR）技术。商业化成熟的数字 PCR 平台的推出，大大提高了检测的自动化程度，简化了操作，提高了效率，促进了数字 PCR 技术的临床应用。

（二）数字 PCR 技术原理

数字 PCR 可理解为在大规模平行微反应器内进行单分子水平的荧光 PCR 扩增与计数式检测。数字 PCR 过程主要包括样品的分散、PCR 扩增以及荧光信号的采集与数据分析。该技术在有限稀释模式下，使样品模板随机分散到数百个至数百万个独立反应单元中，每个反应单元中可能包含有 0 个、1 个或多个 DNA 模板分子，模板分子的分散符合泊松分布。PCR 扩增结束后，根据荧光信号的有和无将反应单元分别定义为阳性和阴性。通过对反应单元总数和阳性反应单元数目进行统计，根据泊松分布公式即可计算出 DNA 模板分子的起始拷贝数（图 5-16）。

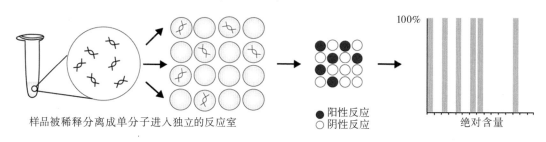

样品被稀释分离成单分子进入独立的反应室　　● 阳性反应　　○ 阴性反应　　绝对含量

图 5-16　数字 PCR 原理示意图

（三）数字 PCR 特点

1. 绝对定量　在数字 PCR 技术中，待测模板起始浓度的定量既不依赖于校准物的标准曲线，也不受扩增效率的影响，避免了由于样品与校准物扩增效率的不同而导致的结果不确定性与不准确性，可以实现绝对定量。

2. 样品需求量低　该技术对样本量需求较低，在检测珍贵样品和样品核酸降解的情况下具有明显优势。

3. 高灵敏度　数字 PCR 本质上是将一个传统的 PCR 反应分成数万个独立的 PCR 反应，在这些反应中可以精确地检测到很小的目的片段差异、单拷贝甚至是低浓度混杂样品，且能避免非同源异质双链的形成。

4. 抗干扰性好　数字 PCR 的目的片段被分配到众多不同的微滴中，显著降低了体系间的影响以及背景序列和抑制物对反应的干扰，扩增基质效应干扰大大减少。

（四）数字 PCR 的应用

数字 PCR 通过对样品的离散化处理及分子计数的检测手段，可直接获取目的基因的绝对拷贝数，为基因突变检测提供了更高的检测精度和分辨率。在基因表达分析方面，数字 PCR 提供了比实时荧光定量 PCR 更精确的基因差异表达研究手段，特别适用于靶基因差异微小或表达水平低的情况，以及等位基因的不平衡表达、单细胞基因表达分析等。凭借其高灵敏度和绝对定量的特点，数字 PCR 已成为一种可靠的病原微生物检测工具，可应用于多种病毒、细菌及寄生虫等的检测与研究。此外，数字 PCR 还广泛应用于肿瘤个体化诊疗、液体活检、无创产前检查、食品转基因成分检测以及测序文库质控和测序结果验证等多个领域。

第三节　其他核酸扩增技术

PPT

近年来，随着分子生物学技术的迅速发展，新的核酸扩增模式也不断涌现。核酸扩增技术按温度条件可分为两类：一类是温度循环系统，如聚合酶链反应技术和连接酶链反应技术等；另一类是恒温扩增系统，如核酸序列依赖性扩增、自主序列复制、Qβ 复制酶、链替代扩增、转录介导扩增、环介导恒温扩增、解旋酶依赖扩增以及重组酶聚合酶扩增等。恒温扩增由于温度要求单一，不需要常规 PCR 技术需要的变温装置，可在恒温仪器中进行，简化了现场检测的操作步骤，近年来发展迅速，应用广泛。此外，还有一类核酸扩增技术是信号放大扩增技术（也属恒温扩增），主要包括分枝 DNA 信号放大技术、杂交捕获技术、侵染检测技术及滚环扩增等。　微课/视频 4

一、基于转录扩增技术

基于转录扩增技术（transcription-based amplification system，TAS）是指以 RNA 为模板，由靶 RNA 合成 DNA，然后再由 DNA 转录生成大量 RNA 拷贝的技术。TAS 可以直接检测 RNA 病毒，与其他 PCR 技术的差别在于模板和主要产物皆为 RNA，且为等温扩增，不需要热循环。如核酸序列依赖性扩增、转录介导的扩增和自主序列复制系统等。

1. 核酸序列依赖性扩增（nucleic acid sequence-based amplification，NASBA） 又称自主序列复制（self-sustained sequence replication，SSR），主要用于 RNA 的扩增、检测及测序。反应体系包括：逆转录酶、核酸酶 H（RNaseH）、T7 RNA 聚合酶、dNTP、NTP、两种特殊的引物（A 和 B）和缓冲液。引物 A 5′端带有 T7 RNA 聚合酶结合位点，3′端碱基与靶 RNA 3′端序列互补，引物 B 的碱基序列与 cDNA 3′端序列互补。

基本原理（图 5-17）如下。①逆转录：引物 A 与 RNA 模板复性，在逆转录酶作用下使引物 A 延伸，合成第一链 cDNA，形成 cDNA∶RNA 双链杂交体。②RNaseH 特异地水解 cDNA∶RNA 双链上的 RNA，形成单链 cDNA。③引物 B 与单链 cDNA 3′端结合，逆转录酶（此酶可利用 RNA 和 DNA 作模板）催化合成第二链 cDNA，即形成双链 cDNA。以双链 cDNA 为中介体，进行下面的循环。④转录→cDNA∶RNA 双链→RNaseH 水解 RNA→双链 cDNA 循环：双链 cDNA 一端含有 T7 RNA 聚合酶结合位点，该酶即以此 cDNA 双链为模板，转录出与样品中 RNA 互补的 RNA，即反义 RNA。一个拷贝的模板在 T7RNA 聚合酶的作用下可转录 100～1000 拷贝的 RNA。每条新的 RNA 又在逆录酶作用下形成 cDNA∶RNA 双链，RNaseH 水解此双链上的 RNA，cDNA 与引物 B 复性，在逆转录酶作用下形成双链 cDNA。如此反复进行循环，将获得大量的 RNA 和 cDNA。

NASBA 法的特点为操作简便，扩增过程是在 37℃ 恒温下进行，不需要温度循环仪；整个反应过程由三种酶控制，循环次数少，扩增效率高；适于扩增单链靶 RNA，多用于 RNA 病毒的检测。

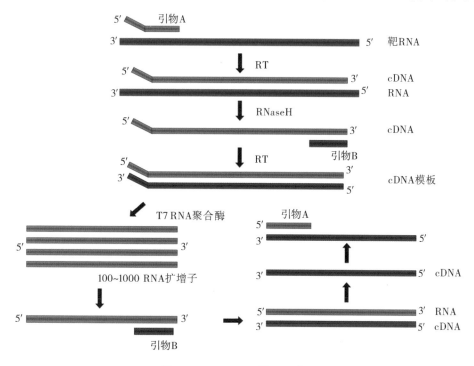

图 5-17　NASBA 原理示意图

2. 转录介导的扩增（transcription mediated amplification，TMA）　最初是一种利用 RNA 聚合酶和逆转录酶在约 42℃ 等温反应条件下来扩增 rRNA 的系统。TMA 是针对靶序列设计一对特异性引物，其中启动子引物（promoter primer）上具有 T7 RNA 聚合酶识别的启动子序列，这一引物与靶序列结合后，在逆转录酶的作用下进行逆转录反应，形成 RNA-DNA 杂交分子。逆转录酶所具有的 RNaseH 活性可以水解 RNA-DNA 杂交分子，形成单链 DNA，该单链 DNA 含有 T7 RNA 聚合酶识别的启动子序列。然后引物 2 与单链 DNA 结合，通过逆转录合成双链 DNA。T7 RNA 聚合酶结合在启动子上，以DNA 为模板进行转录，由一分子 DNA 模板可得到 100~1000 拷贝转录产物，这些转录产物又进入反应，作为 TMA 的起始模板，重复上述步骤。在 TMA 反应中，产物 RNA 呈指数增长，在 15~30 分钟内可将靶序列扩增 10^{10} 倍左右。反应完成后，可用杂交保护试验（hybridization protection assay，HPA）对 RNA 产物进行检测。TMA 具有扩增效率高、操作简便等优点，目前已用于沙眼衣原体、淋病奈瑟菌、结核分枝杆菌、乙型肝炎病毒（HBV）、丙型肝炎病毒（HCV）和人类免疫缺陷病毒（HIV）的核酸检测。

二、探针扩增技术

探针序列扩增（probe amplification）是指靶 DNA 的数量不变，通过扩增特异结合到靶序列上的探针序列达到检测靶序列目的的技术。常见的探针序列扩增方法有 3 种：连接酶链反应（ligase chain reaction，LCR）、链置换扩增（strand displacement amplification，SDA）、环介导恒温扩增（loop-mediated isothermal amplification，LAMP）和 Qβ 复制酶。

1. LCR　又称连接酶扩增反应（ligase amplification reaction，LAR）。LCR 是以耐热 DNA 连接酶将某一 DNA 链的 5′-磷酸与另一相邻链的 3′-羟基连接为基础的循环反应。LCR 的扩增对象不是目标片段，而是由引物组成的探针。

设计两对寡核苷酸引物 A、B 和 C、D，20~25 个核苷酸。其中引物 A 和引物 C 互补，引物 B 和引物 D 互补。LCR 的原理（图 5-18）和 PCR 类似，经变性—退火—连接三步骤反复循环，使目的 DNA 序列大量扩增。双链 DNA 加热（94~95℃）变性后，降温（65℃左右）退火，复性后引物 C 和 B 的 3′端分别与引物 A 和 D 的 5′端相邻。如果相邻的两寡核苷酸引物与靶序列完全互补，在耐热 DNA 连接酶作用下，相邻两引物的 5′-磷酸与 3′-羟基形成磷酸二酯键而连接起来，封闭这一缺口。若连接处的靶序列有点突变，则引物与靶序列不能完全互补结合，缺口附近核苷酸的空间结构发生变化，连接反应不能进行。上述变性—退火—连接反复进行，每次连接反应的产物作为下一轮反应的模板，使更多的寡核苷酸被连接与扩增。LCR 的扩增效率与 PCR 相当，用耐热连接酶做 LCR 只需两个温度循环，即 94℃变性和 65℃复性并连接，循环 40 次左右。

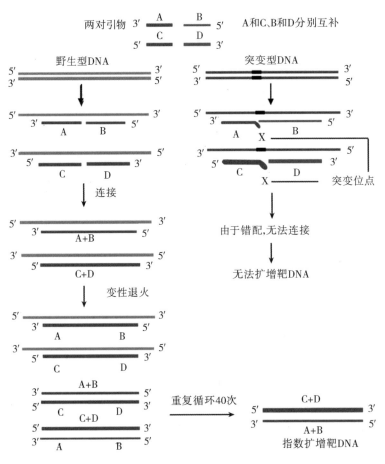

图 5-18　LCR 原理示意图

LCR 主要用于点突变的研究与检测、微生物病原体的检测及定向诱变等。如单碱基遗传病多态性分析、微生物的种型鉴定以及癌基因的点突变研究等常用 LCR 技术。

2. SDA　是一种新的等温体外 DNA 扩增方法，1992 年由美国学者 Walker 等建立，其反应体系包括一种限制性核酸内切酶（*Hinc*Ⅱ）、一种具有链置换活性的 DNA 聚合酶（exo-*Klenow*）、两对引物、dNTP 及缓冲系统。基本原理如下：靶 DNA 序列经加热变性后，引物与其互补 DNA 单链退火，在聚合酶作用下产生带 *Hinc*Ⅱ识别位点的目的 DNA 序列，该双链 DNA 序列进入 SDA 循环。首先由 *Hinc*Ⅱ限制性核酸内切酶切割识别位点，依赖 DNA 聚合酶在切割处延伸 3′端，并替代另一条 DNA 链；该替代链与引物杂交后又依次作为另一扩增反应的靶源，不断重复以上步骤，使目的 DNA 序列呈指数性增长。扩增产物经标记 DNA 探针杂交后，可进行定量检测。Spargo 等于 1996 年用 *Bsob*Ⅰ代替 *Hinc*Ⅱ，用缺乏 5′→3′核酸外切酶活性的 exo-*Bca* 替代 exo-*Klenow*，组成嗜热 SDA，提高了扩增效率及特异性，缩短了反应时间，同时利用荧光偏振检测 SDA 扩增产物，方法灵敏度大大提高。SDA 主要用于结核分枝杆菌、沙眼衣原体和淋病奈瑟菌等病原体的检测。

3. LAMP　是基于链置换反应的一种恒温扩增技术。其扩增目的片段时依赖的是一种具有链置换特性的 *Bst* DNA 聚合酶（*Bacillus stearothermophilus* DNA polymerase）和 4 条能够识别靶序列上 6 个特异区域的引物。LAMP 反应的过程是将模板、*Bst* DNA 聚合酶、引物和其他反应试剂混合后，置于 60 ～ 65℃的水浴中，反应 1 小时左右。这种新颖的扩增方法需要至少 4 条引物，最多需 6 条引物来特异性识别目标片段的 6、7 或 8 个区域，在 DNA 聚合酶的链置换作用下可以在短时间内将靶序列扩增出来，具有简单、特异、高效、迅速的特点。大量合成目标 DNA 的同时伴随有副产物的产生，即白色的焦磷酸镁沉淀，这一特性可以使在 LAMP 反应的过程中通过浊度来直接判断阴阳性结果。LAMP 法由于扩增效果好、使用方便（有配套的在线引物设计软件），目前已成为用途广泛的核酸恒温扩增方法。但它也有假阳性率高、易污染等缺点，且需要针对靶序列上 6 ~ 8 个片段设计引物，一般需要 6 条引物，引物设计复杂，这 6 条引物都要规避突变点区域，因此对靶序列的要求高。

三、信号扩增技术

信号扩增与靶序列扩增不同，是通过放大与标本中的靶序列结合的信号来达到检测靶 DNA 的目的，因此在定量测定方面更具优势。

1. 分枝 DNA（branched DNA，bDNA）　是一种不依赖 PCR 扩增的、基于分枝探针的核酸杂交信号放大检测技术。bDNA 的基本原理见图 5 - 19。首先用亲和素包被微孔，加入捕捉探针，捕捉探针与待检靶核酸的特定序列互补，且捕捉探针 5′端标记有生物素，可与微孔板中包被的亲和素结合；再加入待测靶核酸，与捕捉探针结合；然后加入延长探针（也称前放大体，preamplifier），延长探针一端与靶核酸的互补序列结合，另一端与分枝 DNA 的主链互补结合，分枝 DNA 是人工合成的带有众多侧链的 DNA 片段；最后加入酶标的寡核苷酸探针，与分枝 DNA 的侧链发生互补杂交反应，检测杂交信号。利用 bDNA 信号放大系统可以在每个靶序列上结合 60 ～ 300 个酶分子，使检测信号极大增强，而且检测信号与靶 DNA 量成正比，可对靶 DNA 定量。

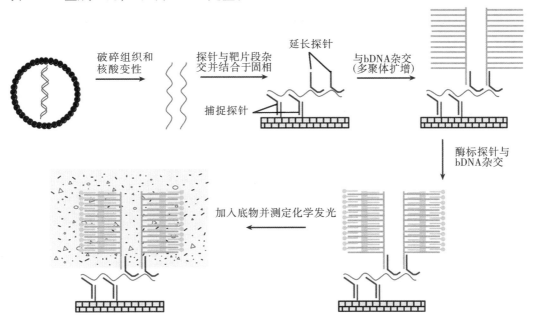

图 5 - 19　bDNA 信号放大系统示意图

bDNA 的靶核酸可以是 DNA 或 RNA，无须纯化核酸，且 RNA 不必逆转录为 cDNA。bDNA 技术具有检测灵敏度高、范围大和定量准确快速、样品不易受污染等优点，特别是对于 qPCR 技术难以分析的血液标本和保存多年的甲醛固定石蜡包埋样本有很高的准确度和重现性，应用越来越广泛。目前临床上主要用于病原微生物特别是病毒（如 HBV、HCV 和 HIV）DNA 或 RNA 的检测。

2. 杂交捕获法（hybrid capture assays） 基本原理是靶 DNA（或靶 RNA）与单链 RNA（或单链 DNA）探针杂交形成 DNA–RNA 杂化链，可被包被在微孔表面的抗体（即捕获抗体）捕获，而单链 RNA 或双链 DNA 则不会与抗体结合。加入碱性磷酸酶标记的针对杂交体的酶标抗体后，形成酶标抗体—DNA–RNA 杂交体—捕获抗体的三明治样结构（图 5 – 20），加入碱性磷酸酶底物后，通过化学发光法进行测定。由于一个杂交体分子可以结合多个酶标抗体，信号得到了放大。杂交捕获法可用于病原微生物如 HPV、HBV 等的检测。

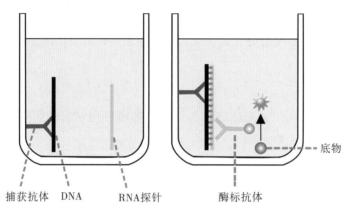

图 5 – 20 杂交捕获法原理示意图

📖 **知识拓展**

恒温扩增技术展望

恒温扩增技术具有灵敏度高、操作简便、不需要专用复杂设备等优点，检测成本较低，适宜基层医疗机构及现场检测，具有广阔的应用前景。近年来，新的恒温扩增技术不断涌现，其中以依赖核酸序列扩增技术（NASBA）、环介导恒温扩增（LAMP）、解旋酶依赖扩增（HDA）及重组酶聚合酶扩增（RPA）等为代表的恒温扩增技术应用日益广泛。但恒温扩增目前一般只能用于定性检测，且易产生假阳性，方法有待进一步发展规范。随着恒温扩增技术检测系统的改进完善，比如将检测体系集成到微系统或便携式设备中，恒温扩增技术的简便、快速及灵敏的优势将会进一步得到充分体现。

❓ **思考题**

答案解析

案例 HBV 是一种部分双链 DNA 病毒，病毒携带者和乙型肝炎患者血清中存在着完整的具有感染性的 HBV 颗粒。

研究方案：临床通过从血清中提取 HBV 基因组 DNA，设计一对 HBV 的特异性引物和一条位于扩增区特异位点的探针（Genbank 序列号：NC_003977.2），可以实现对 HBV-DNA 模板的实时定量检测。其中引物序列为：F：5′-CAACATCAGGATTCCTAGGACC-3′（165～186）；R：5′GGTGAGTGATTGGAG-

GTTG-3′（339～321）。探针为：5′6-carboxy-fluorescein-CAGAGTCTAGACTCGTGGTGGACTTC-6-carboxy-tetramethyl-rhodamine 3′（242～267）

问题

（1）利用该对引物扩增的产物长度是多少？设计引物时应当遵循哪些原则？

（2）说明该案例中所使用的探针进行荧光定量的原理，并回答如何对 HBV 核酸进行定量。

（3）如何设计一种可以在现场进行定量的 HBV 核酸扩增技术？简要叙述其原理和设计方案。

（姚群峰）

书网融合……

重点小结　　　　题库　　　　微课/视频 1　　　　微课/视频 2　　　　微课/视频 3　　　　微课/视频 4

第六章　生物芯片技术

✎ **学习目标**

1. 通过本章学习，掌握生物芯片基本原理和分类，DNA 生物芯片技术的检测流程和医学应用，微流控芯片的基本原理及检测流程；熟悉生物芯片的分类、生物芯片技术的特点、微流控芯片的医学应用；了解生物芯片数据的标准规范及可靠性的验证。

2. 培养综合运用所掌握的理论知识和技能解决实际问题的能力，包括在科研项目中应用生物芯片技术进行实验设计、数据分析以及结果解读；在医疗诊断中利用生物芯片技术进行快速、准确的疾病筛查和诊断等。

3. 通过新型生物芯片研发案例的学习，树立以国家战略需求为导向，进行原创性、引领性科技攻关的社会责任感和民族自信感。

第一节　生物芯片

PPT

生物芯片概念最早出现在 20 世纪 80 年代初，当时有人提出通过结合微电子技术和生物技术，制造出具有生物活性的微结构的想法。然而，由于加工技术和其他相关科技手段的限制，直到 20 世纪 90 年代，生物芯片技术才取得了显著的进步。自从 DNA 芯片由 Fodor 等人 1991 年提出后，以 DNA 芯片为基础的生物芯片（biochip）技术的出现与应用受到了国际上的广泛关注。*Science* 期刊把生物芯片技术评为 1998 年度世界十大科技突破成果之一。生物芯片技术集生物学、计算机科学、微电子学、物理学、化学为一体，是一门多学科交叉的综合技术。经过三十多年的发展，生物芯片技术已成为生物学研究的一种重要技术手段，扩展了基础生物学在临床诊断、环境监测、制药、生物技术中的应用深度，其在临床实验室的应用价值日益提升。📱 微课/视频 1

一、生物芯片的定义

生物芯片是将大量的生物大分子（如核酸片段、多肽分子、细胞等生物样品）采用微量点样、光导原位合成等方法，有序地固化于支持物表面（聚丙烯酰胺凝胶、玻片、硅片、尼龙膜等），组成密集的二维分子点阵，后与已标记的待测生物样品中的靶分子杂交，用特定仪器对杂交信号的强度进行高效、快速、并行的检测分析，最终判定样品中靶分子的量。

利用传统定性、定量分析基因表达的分子生物学方法只能同时对部分基因的表达情况进行研究，很难获得一个完整的"全景图"；而生物芯片技术通过微加工和微电子技术，在固相载体表面集成了成千上万密集排列的分子微阵列，将样品制备、生化反应、检测等步骤集成并作用在芯片上，使这些分散的过程连续化、微型化，实现了对组织、细胞、核酸、蛋白质等生物分子的检测。

二、生物芯片的分类及特点

生物芯片的检测项目涵盖了物种的基因组从转录到翻译的各个方面（图 6-1）。根据检测对象可分为基因组序列分析芯片、表观遗传学分析芯片、转录分析芯片、非编码 RNA 芯片，以及蛋白质研究芯片（本章不讨论）。根据芯片的作用不同，可分为测序芯片（sequencing chip）、表达分析芯片和芯片实验室（lab on chip）等。根据检测原理和载体的不同，可分为固相芯片（flat chip）和液相芯片（liquid chip）。根据芯片上固化的生物材料的不同，可以将生物芯片分为 DNA 芯片、蛋白质芯片、多糖芯片、细胞芯片及组织芯片等。目前临床实验室诊断的各个领域都有相应的芯片平台支持。生物芯片技术具有高通量、微型化、自动化等特点。

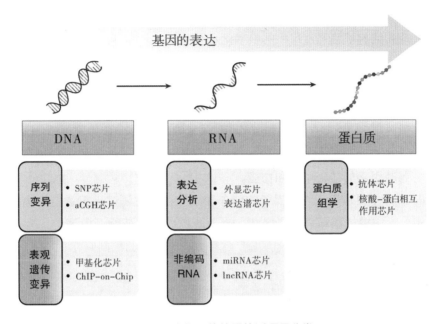

图 6-1　生物芯片按照检测项目分类

（一）基因组序列分析芯片

1. 单核苷酸多态性芯片（SNP array）　是将针对特定 SNP 位点的探针固定在支持物上，检测 SNP 变异的基因芯片。

基于 SNP 的遗传连锁分析可预测多基因遗传病，确定个体的患病风险，例如类风湿关节炎、先天性甲状腺功能减低症、新生儿糖尿病等。SNP 也可以用来检测基因异常导致的癌症，如杂合性缺失（loss of heterozygosity，LOH）。SNP 芯片可高通量地检测不同个体基因组间的 SNP 变异，用于预测疾病易感性、制定个体化医疗方案。

2. 比较基因组杂交芯片（array-based comparative genomic hybridization，aCGH array）　基因拷贝数变异（copy number variation，CNV）包括 DNA 拷贝数增加或缺失、复杂重排等，是基因组变异的主要因素之一。比较基因组杂交芯片是通过在一张芯片上用标记不同荧光素的样品进行共杂交，检测样本基因组相对于对照基因组的 DNA 拷贝数变化。其原理、步骤和应用见第十四章。

3. Tiling 芯片（tiling array）　Tiling 指的是如瓦片一样覆盖全基因组的探针序列。与仅检测基因表达的外显子的传统 DNA 芯片不同，Tiling 芯片获取包括内含子在内的全基因组序列信息，且芯片制备和探针筛选不依赖已有基因组的注释信息。因此，Tiling 芯片的设计是无偏向性的，可以在整个基因组水平对个体的临床表现进行考察和分析。

（二）表观遗传学分析芯片

表观遗传调控主要包括 DNA 和组蛋白修饰，如甲基化、乙酰化、磷酸化。这些变化不影响 DNA 序列本身，而是通过影响染色质构象对基因转录进行调控。

1. 甲基化芯片（methylation array） 甲基化通过影响染色质结构、DNA 构象、DNA-蛋白质相互作用来调节基因表达，与多种细胞功能如胚胎发育、癌症发生、衰老等生理性状相关。甲基化芯片探针的检测区域可覆盖某物种全部已知的启动子区和 CpG 岛。待测基因组经过 DNA 甲基化免疫共沉淀、亚硫酸氢盐脱氨基处理后，与芯片进行杂交并测定基因组中甲基化水平的变化。

高通量的甲基化芯片技术，可帮助科学家更好地了解 DNA 甲基化与组织特异性、细胞分化以及疾病发生的关系。在早期癌症检测中，启动子高度甲基化是恶性肿瘤基因转录的常见现象，被视为细胞恶性转化的标记。在胚胎发育研究中，甲基化在遗传印记、胚胎发育过程中发挥重要作用。甲基化芯片还用于干细胞分化和细胞重编程过程中的甲基化水平测试。

2. ChIP-on-Chip 芯片 染色体免疫共沉淀（chromatin immunoprecipitation，ChIP）不仅可以检测体内反式因子与 DNA 的动态作用，还可以用来研究组蛋白各种共价修饰与基因表达的关系，帮助研究者判断基因组的某一特定位置会出现何种组蛋白修饰。ChIP-on-Chip 芯片将 ChIP 技术和 DNA 芯片有效结合，检测体内蛋白质和 DNA 之间的相互作用。ChIP-on-Chip 能在基因组水平上识别蛋白质在 DNA 顺反子上的结合位点，以检测复制相关蛋白和转录相关因子（如起始识别复合物、组蛋白、组蛋白变体及修饰等）与基因组的结合位点和功能。

ChIP-on-Chip 芯片主要应用于转录因子的结合和条件特异性研究、组蛋白修饰、染色体重建、染色体结构组分分布、大规模挖掘顺式调控信息、转录调控分析、药物开发研究、有丝分裂研究、DNA 损失与凋亡分析，还可应用于神经紊乱、心血管病和肿瘤等疾病的机制研究。

（三）转录分析芯片

1. 表达谱芯片 是目前技术最成熟、应用最广泛的基因芯片。该芯片采用寡聚核苷酸或 cDNA 作为探针固定在固相支持物上，将样品核酸与芯片进行杂交，通过分析样品与探针杂交的荧光强度检测基因表达水平的变化，是基因功能研究的一种重要手段。表达谱基因芯片可检测不同生物学进程或不同样本的 mRNA 表达，获得基因表达谱，进而对这些基因表达水平的个体或组织特异性、发育阶段特异性、病变特异性和应激状态特异性进行综合分析，判断基因与疾病的关系、预测基因功能。基因表达谱芯片实验对于药物治疗效果监测，各种疾病特别是肿瘤的早期诊断、分型和预后有着重要意义。

2. 外显子芯片（exon array） 最重要的应用是分析 mRNA 剪接多态性。该芯片针对基因的全部外显子分别设计探针，并按照表达顺序在芯片上排列，再将不同样本的 mRNA 逆转录为 cDNA 后进行杂交检测。根据外显子的表达情况，可判断该样本中 mRNA 的剪接方式。早在 1991 年，Gunthern 等人就发现 mRNA 的选择性剪接与肿瘤有关；Veltman 等人则利用外显子芯片检测严重智力障碍。

（四）非编码 RNA 芯片

1. miRNA 芯片（miRNA array） 每个 miRNA 都有多个靶基因，同时每个 mRNA 也受到多个 miRNA 调控。miRNA 在生物的不同组织、发育的不同阶段、不同的病理状态下有显著的表达差异，它作为参与调控基因表达的分子，对早期发育、细胞增殖、细胞凋亡和细胞分化具有重要意义。miRNA 芯片实验可根据目的 miRNA 序列设计探针并与样品杂交，进而大规模检测 miRNA 在不同样品中的表达情况。

2. lncRNA 芯片（lncRNA array） 长链非编码 RNA（lncRNA）在表观遗传调控、剂量补偿效应、细胞周期和分化调控等众多生命活动中发挥着重要作用，其表达不仅具有细胞和组织特异性，还在真核生物中具有时空特异性。lncRNA 的表达或功能异常可能与神经退行性病变、肿瘤等疾病有关，主要表现在表达量、序列、空间结构、剪接方式及与蛋白质和 mRNA 相互作用的异常。lncRNA 芯片实验根据 lncRNA 序列设计探针进行杂交，并分析样本中 lncRNA 的表达变化和序列变异。

（五）流式微珠芯片

流式微珠芯片也称为液相芯片（liquid chip），它在不同荧光编码的微球上进行抗原–抗体、酶–底物、配体–受体的结合反应及核酸杂交反应，通过类似流式细胞仪的激光检测装置检测微球上的报告荧光，对目的基因进行定性、定量分析。此类芯片具有高通量、灵活快速、重复性好等优点，是最早通过美国食品药品管理局（FDA）认证的可用于临床诊断的基因芯片。我国科学家成功研发出具有自主知识产权的量子点液态生物芯片技术平台，展示了我国在生物芯片技术方法研究前沿的创新能力和合作精神，推动了国内生物芯片产业的发展和国际竞争力的提升。

（六）细胞芯片

细胞芯片，又称为细胞培养芯片或微流控细胞培养芯片，是以活细胞作为研究对象，利用微流控技术与细胞培养相结合，通过微小通道和微流体操纵技术，实现对细胞的高度精确控制和监测。细胞芯片这项技术使得研究人员能够在微小尺度上进行细胞培养实验，以模拟更加自然的生理环境，主要用于活细胞的培养以及活细胞中基因、蛋白质等生物组分的检测等。

（七）糖芯片

糖芯片技术是酶联免疫吸附试验（enzyme linked immunosorbent assay，ELISA）的延伸，是一种研究聚糖分子与其他生物大分子相互作用的有力工具。糖芯片将不同聚糖分子通过共价或者非共价方法固定于经化学修饰的载玻片表面，通过检测糖分子与其他生物大分子的相互作用情况而分析不同种类糖分子的结构、功能与作用方式等。

知识拓展

组织芯片、细胞芯片及糖芯片等新型生物芯片的应用

组织芯片，又称组织微阵列（tissue microarray，TMA），是将数十至上千个小组织整齐地排列在一张载玻片上而制成的组织切片，可研究同一种基因或蛋白质分子在不同细胞或组织中表达的情况。它是继基因芯片、蛋白质芯片之后出现的又一种重要的生物芯片，目前主要应用于肿瘤研究、新药开发、罕见病样品收集与研究。细胞芯片作为基因芯片、蛋白质芯片的一种补充，已用于单个循环肿瘤细胞的分离、富集以及免疫印迹分析等，以期成为药物筛查、环境监测和食品安全监控的有效工具。糖芯片现已应用于胰岛异种移植后诱导抗体的碳水化合物表位分析及共生细菌在胃肠道的定植位点研究等。

第二节　DNA 芯片

PPT

DNA 芯片（DNA chip），常被称为 DNA 微阵列（DNA microarray）、基因芯片（gene chip）、cDNA芯片等，是以大量的特定寡核苷酸或 DNA 片段作为探针，有规律、高密度地固定排列在支持物（玻璃片、硅片或纤维膜等）上制成阵点（spot），然后按照碱基互补配对原则与荧光染料标记的待测 DNA样品进行杂交，再通过检测系统对芯片进行扫描，并借助计算机对各阵点信号进行检测和比较，从而对所测序列及功能进行高通量、大规模的研究。

一、DNA 芯片的基本原理

DNA 芯片可被看作缩微的、高通量的点杂交（dot blot）试验。核酸分子杂交原理是其理论基础，

根据 Waston 和 Crick 提出的碱基互补配对原则发展而来。Southern 印迹技术因最早沿用碱基配对杂交的原理，故被看作芯片技术的雏形。随着生命科学和材料科学、计算机科学等的发展及激光共聚焦技术的引进，DNA 分子探针的合成、固定已成功实现并走向商业化。DNA 芯片已成为高通量生物技术中发展最早、最为成熟并商业化的技术。

借助 DNA 芯片技术，人们可同时在一张芯片上检测上万个基因甚至整个基因组的表达情况，并进一步做 RNA 表达丰度分析和 DNA 序列同源比对分析。与传统技术相比，DNA 芯片不仅提高了效率，还有利于统一标准，减少系统误差。

二、DNA 芯片的检测流程

DNA 芯片根据所用载体的不同，可分为玻璃芯片、硅芯片、膜芯片（如硝酸纤维素膜和尼龙膜）、陶瓷芯片等。根据固定探针的不同，可分为寡核苷酸芯片、cDNA 芯片等；根据用途的不同，可分为表达谱芯片、DNA 测序芯片、诊断芯片等。DNA 芯片技术主要包括 4 个主要步骤：芯片的制备、样品的制备、杂交反应和信号检测、结果分析。

（一）DNA 芯片的制备

DNA 芯片的制备主要包括探针的设计及探针在芯片上的布局两大关键技术，其核心技术是如何在一个有限的固相载体表面固定大量的探针阵列。

1. 探针的设计 主要根据 DNA 芯片的应用目的不同而设计，多用于基因表达及转录谱分析、单核苷酸多态性的检测及特定突变位点的检测。

（1）表达型芯片探针 多通过 PCR 扩增基因组文库、cDNA 文库和 EST 库（expressed sequence tag，表达序列标志）中的基因片段而获得。由于只针对基因中的特定区域设计多套寡核苷酸探针或 cDNA 探针，不需知道待测样品的精确靶基因。

（2）单核苷酸多态性探针 单核苷酸多态性是基因组中单个核苷酸的变异，如 C→T、A→G。其芯片探针多采用等长移位设计法进行设计，即按照靶序列从头到尾依次取一定长度（16~25bp）互补的核苷酸序列组成一个探针组合，这组探针与靶序列完全匹配，属于野生型探针，然后将其中间位置的某一碱基分别用其他三种碱基替换，形成三种不同的单碱基变化的核苷酸探针，这种设计可对某一段核酸序列的所有可能的点突变进行扫描。

（3）特定突变位点探针 设计 DNA 突变位点探针时，检测变化点应位于探针的中央，因为错配出现在中央的分辨率最大，出现在两侧的辨别能力弱。多采用叠瓦式设计，即以突变区每个位点的碱基为中心，左右两侧各选取 15~25bp 的靶序列，合成与其互补的寡核苷酸片段作为野生型探针，然后用其他三种碱基替换中心位点的碱基，得到三个突变型探针并构成一组探针，可检测所有中心位点碱基的替换突变。再以下一个位点为中心，设计另一组探针。每组探针之间像叠瓦片一样错开一个碱基，长度为 n 个碱基的突变区需要 $4n$ 个探针（图 6-2）。

2. 载体的选择 理想的载体不但要有效地固定探针，还要允许探针在其表面与目标分子进行稳定的杂交反应。作为固相载体的材料主要有玻片、硅片等，膜性材料主要包括硝酸纤维素膜、尼龙膜和聚丙烯膜等。这些材料表面不存在羟基或氨基等活性基团，故不能合成或固定探针，需先对其进行化学预处理——活化，主要涂布多聚赖氨酸或包被氨基硅烷偶联试剂。

3. 制备方法 根据生产工艺的不同，DNA 芯片的制备方法主要包括原位合成和直接点样两大类。

（1）原位合成寡核苷酸探针芯片 是不事先合成寡核苷酸链探针，而是直接在芯片上用四种核苷酸同时合成所需探针的 DNA 芯片制备技术。原位合成技术主要包括原位光引导合成技术、原位喷印合

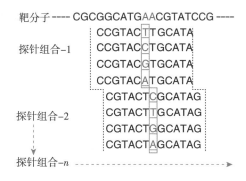

图6-2 特定突变位点探针的设计

成技术和分子印章多次压印合成法。①原位光引导合成技术：是以化学修饰的四种脱氧核苷酸为原料，通过光活化方式在固相支持物上合成阵点。该法可用很少的步骤合成巨量的探针阵点，阵点密度可达 $10^6/cm^2$；但该法每步合成产率不到95%，只能合成30nt左右的寡核苷酸。该法优点是精确度高，缺点是造价较高。②原位喷印合成技术：类似喷墨打印，是以四种脱氧核苷酸为原料，根据探针的序列需要将特定的碱基喷印在芯片特定位置上。该法每步合成产率高达99%，探针长度达40~50nt。耗时长，不适合大规模DNA芯片的批量生产。③分子印章多次压印合成法：分子印章是一种表面有微结构的硅橡胶模板，根据微阵列的所需设计微印章，后涂上对应的单核苷酸，再根据探针顺序将微徽章逐个依次准确压印在同一片基上，得到高密度基因芯片。该法芯片产率高，DNA探针的正确率和分辨率高。

（2）预先合成探针点样芯片　是利用全自动高速点样装置将寡核苷酸链序列、cDNA序列或其他PCR产物直接点在芯片载体上。用传统的PCR法、寡核苷酸合成仪完成探针的合成后，再利用自动点样仪将制备好的核酸探针点印于预处理的固相支持物上。该法工艺简单、设备易得，多用于大片段DNA探针的芯片制作。

（二）目的核酸的制备

目的核酸的制备过程包括核酸分子的分离纯化、扩增和标记。

生物样品多为复杂的生物分子混合体，需要首先对样品进行分离纯化；组织或细胞中获取的目的基因较少，为了提高检测的灵敏度，随后要对分离纯化的样品采用PCR技术进行扩增，最后再进行标记、检测。对于检测基因表达的芯片，样品的制备涉及mRNA和总RNA的纯化、RT-PCR制备cDNA、标记等步骤；而对于基因突变和SNP的检测，样品的制备则多涉及基因组DNA的纯化、PCR和标记等步骤。

核酸的标记目前多采用荧光标记法，少数使用放射性核素标记法。荧光标记常用的物质包括异硫氰酸荧光素（fluorenscein isothiocynate，FITC）、罗丹明（lissamine rhodamine B200，RB200）、羧基荧光素（carboxyfluorescein，FAM）、Cy3-dUTP和Cy5-dUTP等，多进行单色和双色荧光标记。生物素残基目前也可对引物标记，将其标记的扩增产物与芯片杂交、洗涤，与荧光素标记的亲和素结合，用荧光检测系统对荧光信号进行检测。

将标记的核苷酸直接掺入新合成的cDNA的方法称为直接标记法（图6-3a）。间接标记法使用的标签是aminoallyl标记的dUTP，这种标签标记效率高、偏差小、成本低。氨基基团首先在合成中掺入cDNA，N-羟基丁二酰亚胺激活的荧光染料（Cy3、Cy5等）则通过氨基基团与cDNA偶联。因逆转录酶的底物对于所有样本来说是完全相同的，标记效率较高（图6-3b）。

无论是直接还是间接标记法，都依赖于标签修饰的核苷酸、扩增出的目的核酸中的标签量。新型的捕捉序列标记法则依赖于核酸杂交动力学效应，其逆转录引物是一个包含有特异的探针捕捉序列的寡核苷酸（图 6-3c）。反应中合成的含有探针捕捉序列的 cDNA 先与芯片杂交，再与 Cy3/Cy5 探针杂交，每个 Cy3/Cy5 探针都包含大约 250 个荧光分子。因此每个 cDNA 都会被固定数量的荧光分子所标记。捕捉序列标记法所需实验材料少、序列依赖性小。

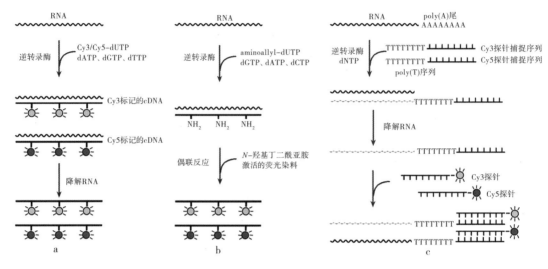

图 6-3　目的核酸的标记方法

（三）分子杂交与洗脱

1. 核酸与芯片的分子杂交　分子杂交（hybridization）是将标记好的目的核酸与附着在基因芯片固相支持物上的探针混合孵育的过程。放射性同位素或荧光标记的核酸可与附着在芯片上的探针进行基于碱基互补的分子杂交，在理想状态下应具有线性好（信号强度与初始核酸量呈正相关）、敏感度高（可探测到微量的核酸片段）、特异性强（目的片段仅与互补的探针进行杂交）的特点。

使用 PCR 产物进行芯片杂交，总体步骤与 Southern 印迹实验相同。杂交之前，需对芯片上的非特异的位点进行封闭或失活，称为预杂交，预杂交的效果依赖于载体片的类型和阵点的化学性质。例如，对于氨基硅烷涂装的载体片来说，在预杂交试剂中加入 1% BSA、5×SSC 和 0.1% SDS 效果较好。Dendhardt's 溶液、SDS、鲑鱼精子 DNA、tRNA、Cot-1 DNA、poly（dA）常用作封闭试剂来降低背景信号噪音，去除因重复序列（repetitive sequence）产生的非特异性杂交。

核酸的解链温度（melting temperature）决定了分子杂交应在 5×SSC 缓冲液中、60~65℃下进行。在甲酰胺中进行杂交反应时，动力学比在水中低，因此洗脱时所需的加热温度也低。荧光染料能够降低双链 DNA 的解链温度，使用荧光染料时，杂交和洗脱条件较宽松。杂交和洗脱的温度取决于序列的 G+C 含量，含量越高，条件应越严格，以此降低非特异性结合。

2. 非特异性结合核酸的洗脱　进行标记之后，必须洗脱非特异性结合在芯片上的染料来降低背景噪音。一般采用常规的 DNA 纯化法，其中吸附柱纯化系统最为常用，包括单离心管柱、96 孔板、384 孔板等，但其成本高、耗时多，常可用来纯化使用偶联反应的或直接标记法产生的 cDNA。乙醇沉淀法为低成本的替代方法，可在间接标记法中对胺修饰的 cDNA 进行洗脱，去除非特异结合的核苷酸及水解的 RNA。为保证目的片段的标记质量，在实验后均应当计算 Cy3 和 Cy5 的标记效率。

芯片分子杂交后，需经过一系列洗脱过程去除所有未结合的标记 DNA。在杂交过程中，相似序列交叉杂交可导致目的片段和探针间的不稳定连接，洗脱过程可将其打破，是降低背景噪音的关键步骤。洗脱不完全会导致盐或荧光染料残留覆盖芯片表面，影响结果准确性。另外，需避免芯片在洗脱过程中完全晾干而产生的强背景噪音，实验中可采取增加洗脱次数和强度的方式来提高洗脱效果。

（四）图像扫描与结果分析

分子杂交并洗涤后的 DNA 芯片需放入专用扫描仪生成扫描图，在典型的双色荧光芯片实验中，扫描仪常生成 2 个 16bit 的 TIFF 文件，它们记录了整个扫描区域的每个像素的光强度。随后，借助软件读取扫描图的中各阵点的光强度，确定阵点上结合了多少目的片段。要保证获得可信的扫描结果，芯片阵点的直径应为 5～10 个像素，对应扫描仪分辨直径应至少为 10μm。

芯片专用扫描仪配有激光激发系统和电荷耦联装置（charge coupled devices，CCD）成像系统的倒置显微镜，可捕获荧光染料标记片段与芯片探针间杂交的信号。另外还有用于捕获^{33}P 放射性同位素标记信号的磷屏成像系统（phosphorimager）。合适的扫描参数设置能大大提高成像灵敏度，其中一个常见参数为 PMT 电压，合适的 PMT 电压应当使最亮的像素点刚好低于饱和水平，以此提高低亮度像素的分析灵敏度。扫描仪生成的信号结果受各类噪音的影响，噪音常来自玻璃载体片本身、芯片的化学处理过程、洗脱过程的化学物质、非特异性结合在芯片上的分子片段、灰尘或杂质等。

芯片杂交图谱的处理与存储由专门设计的软件来完成。完整的生物芯片配套软件应包括生物芯片扫描仪的硬件控制软件、图像处理软件、数据提取软件或统计分析软件。

三、DNA 芯片的医学应用

DNA 芯片可同时对大量样本进行高通量的基因型分析和疾病标志物检测，其临床应用日趋广泛，目前已涵盖基因分型、疾病诊断、产前筛查和诊断、用药方案的选择和优化、法医学等。针对多种疾病的检测已开发大量的 DNA 芯片平台，芯片诊断已成为医院临床实验室的一项重要技术。具体的应用场景在后续章节中会有详细介绍。

第三节　微流控芯片 ⓔ 微课/视频 2

PPT

微流控芯片技术（microfluidics）是把生物、化学、医学分析过程的样品制备、反应、分离、检测等基本操作单元集成到一块微米尺度的芯片上，自动完成分析的全过程。由于它在生物、化学、医学等领域的巨大潜力，已经发展成为一个生物、化学、医学、流体、电子、材料、机械等学科交叉的崭新研究领域。微流控芯片包括白金电阻芯片、压力传感芯片、电化学传感芯片、微/纳米反应器芯片、微流体燃料电池芯片、微/纳米流体过滤芯片等。

一、微流控芯片的基本原理

微流控芯片技术是通过生物学、化学、医学、电子、材料、机械等多学科交叉，将分子生物学、化学分析、医学等领域所涉及的样品前处理、分离及检测等过程集成到微米尺度的芯片上，从而实现从样品前处理到后续分析的微型化、自动化、集成化和便携化的技术，具有样品消耗少、检测速度快、操作简便、多功能集成、体积小和便于携带等优点，目前已在多个领域得到应用。

微流控芯片采用类似半导体的微机电加工技术在芯片上构建微流路系统，将实验与分析过程转载到由彼此联系的路径和液相小室组成的芯片结构上，加载生物样品和反应液后，采用微机械泵、电水力泵或电渗流等方法驱动芯片中缓冲液的流动，形成微流路，在芯片上进行一种或连续多种的反应。目前，激光诱导荧光、电化学和化学等多种检测系统以及与质谱等分析手段结合的很多检测手段已经被用在微流控芯片中，方便对样品进行快速、准确和高通量分析。

二、微流控芯片的检测流程

微流控芯片的检测流程包括芯片加工、封合、微流体驱动、信号收集、分析检测等环节。

（一）微流控芯片的制作

微流控芯片的制作包括芯片加工、封合等环节，主要依托于 MEMS（micro electro-mechanical system）加工工艺，具有在微米级实现微量流体操控的能力。用于微流控 PCR 芯片的材料有硅、玻璃、石英、金属有机聚合物和特殊材质的纸等，其中，玻璃的机械强度较高，是制作 PCR 芯片的主要材料；高分子聚合材料聚二甲基硅氧烷（PDMS）和环状烯烃共聚高分子（COC）因其生物相容性好、可塑性强、亲和力强、成本低、制作过程简单，多用于制作生化分析器件。微流体通道的加工工艺有软光刻和刻蚀技术、热压法、模塑法、注塑法和激光烧灼法等传统方法以及 3D 打印等新手段；微流体通道的封合可采用等离子表面处理或深紫外照射后即时贴合、超声焊接、激光焊接、贴膜法等，主要考虑老化以及管道堵塞等问题。

（二）微流控芯片的检测分析

微流控芯片的驱动方法主要有电驱动、磁场法、离心力、光控法、泵推法等。由于芯片的结构复杂，液体驱动主要依靠外置泵和阀配合使用，易产生通道"死体积"，引起交叉污染。因此，对微液滴操控方法的研究成为这一领域的研究重点。

微流控芯片的分析主要是对液滴信号进行采集，包括电信号的导出、扩增曲线的采集和可视化读出。根据微流控芯片的功能不同，其所需要的检测及分析方法也不同。微池型 PCR 芯片与荧光检测相结合，进行数字 PCR 检测。另外，根据不同的检测目的，还可采用电化学方法、DNA 杂交微阵列法、质谱等在线检测方法。微电极可以加工到芯片上，因此电化学检测法更适合微流控芯片的检测；质谱法最大的优点是能提供分子空间结构信息，因此在生物大分子（如蛋白质）的结构研究方面具有独特优势，但因为质谱检测系统本身比芯片还要大，所以很难实现整个系统的微型化。

三、微流控芯片的医学应用

微流控芯片从方法研究、平台构建到应用拓展，已成为多专业交叉的强大科研技术平台，在蛋白质组学、杂交测序、代谢物分析、转基因产品检测、体外临床诊断、病原体检测等方面都有广泛的应用及巨大的应用前景。微流控芯片可进行 DNA 单分子扩增及核酸定量，实现全自动 PCR 分子诊断；微流控芯片与质谱相结合，可用于大规模、高通量的蛋白分析和鉴定，在蛋白质组学研究中具有很大优势。

微流控芯片是临床体外诊断的有利技术平台，因其体积小巧、操作简单，极大地拓展了体外诊断的应用空间，提高了分析效率，在全血和体液中血糖的测定、雌激素提纯、氨基酸代谢失调生物标记物检测中应用较多。在即时诊断领域，微流控芯片技术在临床分析（血气分析、葡萄糖/乳酸分析等）、DNA 分析、蛋白质组学分析、免疫测定、毒性检测和法医鉴定等领域具有广阔的应用前景。目前，已有多家公司推出了微流控产品，包括血糖仪、血液分析仪等，可支持血气、电解质、生化、血凝、心肌标志物等物质的快速检测，以及难以培养、鉴定的病原微生物（如结核分枝杆菌、病毒、支原体）的现场快速检测等。依托微流控 SNP 芯片检测系统开发的二十三项遗传性耳聋相关基因检测试剂盒（微流控芯片法）已获国家药监局注册证。该检测试剂盒采用微流控芯片技术结合竞争性等位基因特异性扩增技术，能够准确检测常见的 4 个耳聋基因相关的 23 种突变形式。微流控技术还是近年来提高 CTC 富集效率和纯度的重要技术之一。相比于传统的免疫磁珠分离，微流控芯片技术具有自动化、微型化、高通量、可集成下游分析等优点，在 CTC 检测分析中显示出巨大优势。

第四节　生物芯片的生物信息学分析

PPT

生物芯片实验产生的庞大数据集，需由完备的数学分析工具进行"挖掘"（mining），才能获取感兴趣且可靠的假设或结论。

一、生物芯片的图像处理

图像处理（image processing）的目的是获得芯片上每个阵点在各荧光通道中数值化的前景光和背景光强度（intensity）。其中背景光强度可用来校正邻近区域的前景光强度偏差（variation），最终获得校正过的各阵点的光强度值。芯片图像的处理分为光强度的数值化及背景噪音的消除。

数值化（quantification）包括阵点的划分和光强度的测量。阵点划分是指软件将每个像素识别并归类为前景（阵点）或背景的过程，常采用固定圆、可变圆、直方图及自定义形状四种方式创造蒙版，以此定量测定阵点的光强度。由于原始读数包含了非特异性杂交的信号，需使用软件计算阵点周边像素区域的背景信号强度，以此消除背景噪音。图像处理还包括剔除读数错误和有工艺问题的阵点，称为"贴条（flagging）"，被贴条的阵点将在后续的分析中被剔除。

二、图像读数标准化

生物学和芯片实验都会产生各类系统误差，这种误差来自样本处理时的固有错误、芯片产品间差异、标记及杂交效率的不同及图像处理中的误差。由于不同样本在各自的芯片上测量时产生的系统误差不同，直接比对样本间的数据是不科学的，必须对原始读数进行标准化（normalization）才能进行有意义的生物学比对。标准化又称归一化，是去除数据中非生物学因素，降低系统误差，建立生物学比对统一标准的过程（图 6-4）。

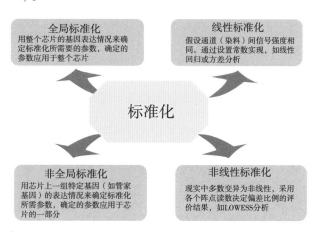

图 6-4　芯片原始读数的标准化

芯片平台配套的软件可进行读数标准化。除此之外，具有 Web 界面的 SNOMAD（standardization

and normalization of microarray data）工具包基于著名的 R-statistical 语言开发而成，具有对单通道或双通道芯片数据进行标准化的算法；Bioconductor 基于多个开源（open-source）软件包开发，能读取并分析高通量的芯片读数。两者均适用于分析 Affymetrix 平台或其他单/双通道生物芯片平台的基因表达数据。TIGR 则提供了多个开源软件包，可进行基因位点查找、基因注释、序列比对、测序、微阵列分析，其中 TIGR MIDAS（microarray data analysis system）是芯片数据过滤和标准化工具，可将原始读数通过自定义流程进行标准化、过滤和转换。

为了进行有效的标准化，需在生物芯片上设置若干组基因探针作为芯片对照（microarray control）阵点，例如使用持续表达的管家基因作为对照，以此建立标准化的基准线，确保从芯片获取数据的准确性。芯片对照同时包含具有预期的精确特异性结果值的 cDNA 及寡核苷酸，可提供关于芯片喷印质量、核酸标记效率、杂交特异性、杂交灵敏度、荧光信号动态范围等的信息，为软件分析担任"指示灯"的角色。表 6 - 1 列出了 4 种常用芯片对照阵点的特性和主要用途。

表 6 - 1   生物芯片常用的对照阵点设置

对照种类	成分	对照目的
阳性对照	基因组 DNA 片段	标记和杂交
阴性对照	无关物种的 DNA 片段	杂交特异性
比例对照	相同的序列的 spike 对照	标记和杂交、颜色区别
动态范围对照	不同序列的 spike 对照	动态范围、检测象限、信号饱和度

spike 对照为 mRNA 分子，在各类生物芯片对照中最有价值，可通过体外转录质粒所携带的阴性对照序列合成，是分子标记反应中浓度已知的对照分子。各种不同序列的 spike 分子以不同浓度进行 spike 标记反应，提供计算芯片线性动态范围和灵敏度的值，为动态范围对照。相同序列的 spike 分子以不同的浓度进行 spike 标记反应，称为比例对照。spike 对照为预测杂交的灵敏度以及数据的准确性提供依据。

三、显著性分析

显著性分析（significance analysis）和表达聚类分析是生物芯片生物信息分析中最重要的领域，它关注三类科学问题：①表达有显著性差异的基因；②基因间、样本间的相互关系；③通过基因表达模式将样本归类。

要发现差异性表达的基因，需为每个生物学问题选一个合适的统计方法及算法（algorithm），统计方法和算法的选取取决于生物学问题本身及实验数据的特点。例如，筛选在不同环境下转录水平不同的基因，以及寻找表达水平与多种因素及样本特性相关的基因，所采用的统计方法不尽相同。

各种统计方法和理论中，t 检验（t-test）和秩和检验（Wilcoxon rank sum test）常用于判断是否具有统计学的显著性，方差分析（ANOVA）及其改进方法（如 MAANOVA）可用来比较数据集之间的差异。另外，基于这些统计理论设计出的开源或商业化软件可帮助研究人员进行生物芯片的统计和聚类分析，如 SAM、TM4、GEO2R、GenePublisher、AlustArray 等，其中 SAM、TM4 应用较广。

四、基因表达聚类分析

聚类（clustering），也称无监督归类（un-supervised classification），在生物芯片实验中是指在不设定先验类别的情况下，根据表达模式或表达水平的相似程度，将基因划分为若干组。而归类（classification）是指在已给定先验类别（如肿瘤、健康）的前提下，根据表达模式或表达值相似程度，将被检基因或样本归入预先设定的类别。

聚类算法通常将基因按照相似的表达方式进行分类。无监督聚类（unsupervised clustering）将基因按照表达方式的相似性进行排列，没有任何预定义分类；监督式聚类（supervised clustering）则先构建分类规则，再将测定表达谱归入预定义的分类。常用的聚类方法为分层聚类（hierarchical clustering），该法将基因或样本表达谱列入树状结构，结构中相似的表达谱靠近，相异的表达谱远离（图 6－5）；非分层聚类分析法有 k-means 分析法、SOMs（self-organized maps）分析法。Cluster 是常用的聚类分析软件。

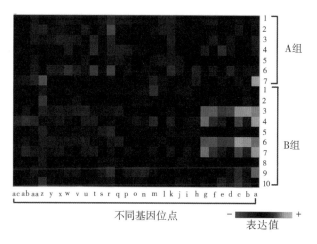

图 6－5　聚类分析结果示意图

对基因进行聚类分析可直观地展现基因间的相似关系，发现与生物学进程密切相关的基因。聚类分析不仅能够从海量芯片数据中发掘基因表达模式，还可将已知或未知的基因按照无先验类别的方式进行分组，以此确定基因的调控机制及其在生物学通路（pathway）中的角色。聚类分析还可用来进行细胞和组织分型及功能注释。

聚类分析在临床中的优势已在肿瘤诊断芯片的表达分析中得到展现。临床中还可将治疗作为干预因素，借助聚类分析来预测分子水平的病理变化。聚类分析还可用来分析宿主表达谱的变化、揭示病原微生物致病机制、发现新的诊断标志物、监测疾病病程、筛选疾病新靶点。

五、基因功能注释归类

功能注释（functional annotation）和基因功能归类（gene functional classification）两种算法为解释生物芯片实验结果提供了信息来源和计算工具。

基因组注释是指识别基因组上所有基因的位置及编码区，并确定基因功能的过程。一项注释即为关于某个基因的解释和备注。一旦某物种完成了全基因组测序，那就需要对该物种的所有基因进行注释，来标明基因的意义。完整的基因组注释数据库的建立是后基因组计划的最终目标之一。

功能注释是指为基因组元件（在芯片实验中指基因）标注生物学信息，包括基因的生物化学功能、生理学功能、涉及的调控通路以及表达情况。功能注释的基本单元为某个基因及其表达的蛋白或 RNA 产物的完整描述，其中最关键的是基因产物的功能；功能注释的基本内容为通过 BLAST 查找相似序列，以此为基础对基因进行注释。

美国国立卫生研究院（NIH）提供的基因功能归类工具 DAVID，可借助全球 14 个功能注释数据库共享的数据源，计算出基因-基因相似性矩阵，并使用实时更新的聚类算法将高度相关的基因归类到同一个功能类别中。DAVID 能够列出每个功能归类中各基因的共同特征、展示每个富集类别的功能，将基因-功能特征关系可视化为热图（heat map），还可通过热图展现各功能归类间的总体关系。该工具提供了一个将海量基因按照功能相关性进行分组的方案，可阐明高通量数据的生物学意义（图6-6）。

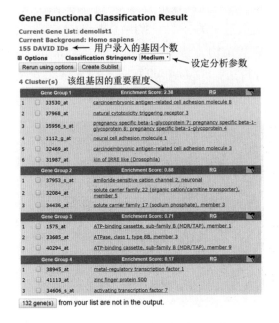

图6-6 功能注释归类分析结果示意图

六、实验数据标准

为了保证生物芯片实验的阐述性（interpretability）及其独立验证能力，需要对芯片实验所需报告的内容进行规范。MIAME（minimum information about a microarray experiment）标准的提出，首次为高通量检测报告需要出具的内容给出了统一定义。MIAME标准认为，生物芯片的设计和制造工艺、数据集的获取途径、统一的基因功能注释及有效的挖掘工具是进行可靠的芯片数据分析的关键，报告需要含有两部分：①对芯片设计的描述；②对实验思路的描述，包括实验设计、样本选用、核酸标记、分子杂交参数、数据处理技术规范等。

为共享生物芯片数据，方便生物芯片实验的数据验证、结果比对、新算法建立，许多国家和组织相继建立了相关数据库，例如GEO（gene expression omnibus）、ArrayExpress、KEGG（kyoto encyclopedia of genes and genomes）、GO（gene ontology）等。

七、数据可靠性验证

生物芯片常用来进行高通量基因表达分析，实验流程复杂，任一环节的误操作都会影响实验结果。这些环节包括生产工艺、样本制备、图像的扫描、数据的分析（图6-7）。

芯片设计制作中的失误会造成严重的系统误差，例如设计芯片时数据串行将直接导致探针喷印位点与预期位置的错配；生物实验中常见的失误包括PCR扩增出现杂带、不均匀的分子杂交、低效率的核酸标记、RNA样本制备中的污染和降解；在数据分析中，若信号强度很低，则很难获得准确的计算结果，当倍数变化（fold change）很低时，实验结果可能出现假阴性。出现所有这些原因，都要求对芯片实验进行验证和确认。

目前有两种独立的芯片数据验证方法：计算机分析验证和生物实验验证。计算机分析验证通过综合文献信息和数据库数据来比较芯片结果,并没有进一步的生物实验验证。而生物实验则提供独立的、以实验为基础的基因表达水平验证,一般在芯片实验之初即开始进行。选择何种验证方法取决于科学问题本身,常用技术有半定量逆转录 PCR、实时定量 RT-PCR、Northern 印迹实验、核糖核酸酶保护实验、原位杂交及免疫组化。实时定量 RT-PCR 是定量分析 mRNA 的首选方法,该法快速简便、成本较低。

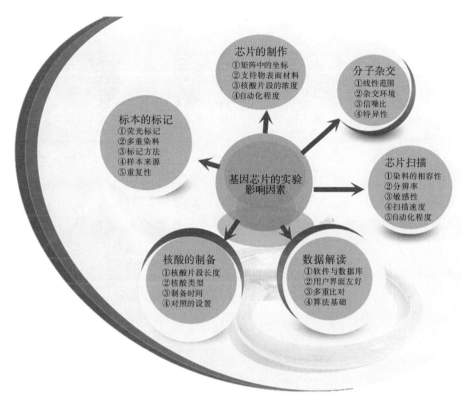

图 6-7 生物芯片结果准确性的影响因素

答案解析

? 思考题

案例 患者,男,40 岁。

主诉:近一周来持续高热,伴有全身乏力、肌肉酸痛及头痛,皮肤出现散在的水泡样皮疹。

现病史:一周前,患者从非洲出差归来,期间有接触当地野生动物及不明水源的历史。返回后逐渐出现发热、皮疹等症状,并逐渐加重。

家族史:无特殊疾病家族史,家族成员健康。

查体:体温 39.5°C,全身散在性水泡样皮疹,部分已结痂,咽部充血,扁桃体肿大,肺部听诊未见明显异常。

初步诊断:鉴于患者的旅行史和临床表现,怀疑其可能感染了某种病毒性疾病。为快速确诊,决定采用生物芯片技术进行病原体检测。

问题

(1) 结合患者的旅行史、临床表现及查体结果,运用生物芯片技术对患者进行病原体检测应采集什么类型生物样品?

（2）根据上述案例描述，应选择什么类型的生物芯片对患者进行检测？

（3）采集样品后，运用生物芯片技术对患者进行病原体检测的基本步骤有哪些？

（4）生物芯片技术在感染性疾病诊断中的优势是什么？

（徐文华）

书网融合……

重点小结　　　　　题库　　　　　微课/视频1　　　　　微课/视频2

第七章　核酸测序技术

1. 通过本章学习，掌握第一代和第二代核酸测序技术的基本原理、测序流程；熟悉第二代核酸测序生物信息学分析流程；了解新一代测序技术的原理和核酸测序技术的具体应用。

2. 具备利用核酸测序技术进行分子诊断、生物信息学分析的能力，能够在临床开展疾病关联研究。

3. 通过非编码 RNA 算法和数据库开发案例的学习，树立开拓进取的精神，培养不忘初心、脚踏实地、求实创新的作风。

第一节　核酸测序技术原理

PPT

核酸测序技术是揭秘人类和其他生物遗传密码的重要技术，在分子生物学和基础医学领域有广泛应用。第一代核酸测序技术在人类基因组计划中发挥了重要作用，第二代和第三代测序技术进一步简化了测序操作，降低了测序成本，缩短了测序时间，测序通量大幅提高。本节就这三代核酸测序技术的原理进行简要介绍。

一、第一代核酸测序技术原理

传统的双脱氧链终止法、化学降解法以及在此基础上发展起来的各种核酸测序技术，如荧光自动测序技术、杂交测序技术等，统称为第一代核酸测序技术。

（一）双脱氧链终止法

1977 年 Sanger 和 Nicklen 发明了双脱氧链终止法（dideoxy chain-termination method），又称为 Sanger 法或酶法。其原理是利用 DNA 聚合酶，以单链或双链 DNA 为模板，以脱氧核苷三磷酸（dNTP）为底物，其中一种 dNTP 带放射性核素标记（或者引物末端核素标记），在四组互相独立的反应体系中分别加入不同的 2′,3′-双脱氧核苷三磷酸（ddNTP）作为链反应终止剂，根据碱基互补配对原则，在测序引物引导下，合成四组有序列梯度的互补 DNA 链，然后通过高分辨率的变性聚丙烯酰胺凝胶电泳分离，放射自显影检测后识读待测 DNA 互补序列（图 7-1）。

DNA 聚合酶能催化 dNTP 的 5′磷酸基团与引物的 3′-OH 末端生成 3′,5′-磷酸二酯键。通过磷酸二酯键的不断形成，新的互补 DNA 从 5′端到 3′端不断延伸。ddNTP 比 dNTP 缺少一个 3′-OH，通过其 5′磷酸基团掺入到正在延伸的 DNA 链中，但由于缺少 3′-OH，不能同后续的 dNTP 形成 3′,5′-磷酸二酯键，故发生特异性的链终止效应。

在四组独立的酶促反应体系中，分别加入不同的 ddNTP，并通过控制 dNTP/ddNTP 的比例，使引物的延伸在对应于模板 DNA 上的每个可能掺入 ddNTP 的位置都有可能发生终止，结果产生四组分别终止于互补链的每一个 A、G、C、T 位置上的一系列长度的寡核苷酸链。在这种测序方式下，每个延伸反应的产物是一系列长短不一的引物延伸链，它们均具有由退火引物所决定的 5′端和终止于某一 ddNTP 的不定的 3′端。通过高分辨率变性聚丙烯酰胺凝胶电泳，从放射自显影胶片上就可以直接读出待测 DNA 互补链的核苷酸序列。

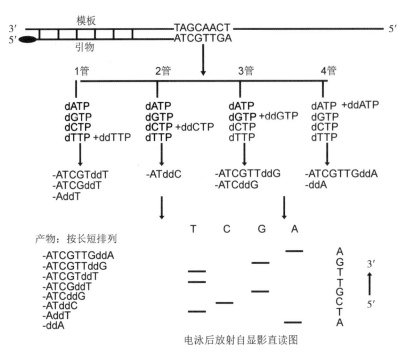

图 7 - 1　双脱氧链终止法原理

双脱氧链终止法包括如下步骤：标记片段、凝胶电泳、区带显影和序列读取。

1. 标记片段　建立四种独立的酶反应体系，包括：①待测 DNA 模板；②5′端标记的引物；③四种 dNTP；④DNA 聚合酶。关键是在每个反应体系中加入一种 ddNTP 引发特异性链终止反应。

2. 凝胶电泳　变性聚丙烯酰胺凝胶电泳技术具有很高的分辨率，可把长度仅相差一个核苷酸的 DNA 片段分开。将四个反应体系中获得的 DNA 片段在同一块聚丙烯酰胺凝胶上变性、电泳，按长度分离，形成阶梯状排列的区带。

3. 区带显影　将凝胶电泳区带显影，获得 DNA 图谱，用于序列读取。显影方法随标记方法而异，同位素标记 DNA 片段要用放射自显影，荧光标记 DNA 片段可用激光扫描。

4. 序列读取　从 DNA 图谱上读出 DNA 的碱基序列，新生链的碱基序列是待测序 DNA 的互补序列，从凝胶的底部到顶部读出的碱基序列为新生链 5′端→3′端方向的碱基序列。DNA 合成方向为 5′端→3′端，DNA 链终止得越早，终止位点离 5′端位置越近，所合成的 DNA 片段越短，电泳泳动速度越快，最先到达凝胶底部。

该法优点为操作简便，结果清晰可靠，一次能确定 300～500 个核苷酸序列，是常用的 DNA 测序方法；缺点是花费时间久，成本较高。

（二）DNA 化学降解测序法

1977 年，几乎在双脱氧链终止法建立的同时，A. M. Maxam 和 W. Gilbert 提出一种以化学修饰为基础的 DNA 序列测定方法，称为 Maxam - Gilbert 化学修饰法或化学降解法（chemical degradation sequencing）或 M&G 法。与链终止法不同，化学降解法需对待测 DNA 进行化学降解。该方法的基本原理为：将一个待测 DNA 片段的 5′端磷酸基团进行放射性标记，标记后的 DNA 分成四组，再分别采用不同的化学试剂对不同的碱基进行特异性的化学切割，通过控制化学反应条件，使碱基的断裂只随机发生在某一个特定的位点（图 7 - 2），从而产生一系列长度不一而 5′端被标记的 DNA 片段，将这些以特定碱基结尾的片段群采用高分辨率的变性聚丙烯酰胺凝胶电泳进行分离，再经放射自显影，确定各片段末端碱基，从而得出目的 DNA 的核苷酸序列。

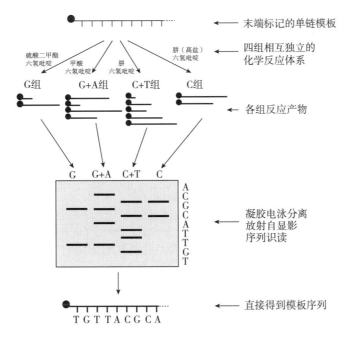

图 7-2　Maxam-Gilbert 化学降解法测序原理

化学降解法是通过对待测序 DNA 进行化学降解而测序的一种方法，整个操作过程包括以下步骤：标记片段、凝胶电泳、放射自显影和序列读取。其中电泳和放射自显影过程与双脱氧链终止法基本相同。

1. 标记片段　肼、硫酸二甲酯、甲酸先专一性地修饰 DNA 分子中的特定碱基，再加入吡啶催化 DNA 链在这些被修饰核苷酸处断裂，构成了化学测序法的基础。化学断裂反应分两步进行：①各组反应体系分别以不同的化学试剂对特定的碱基进行化学修饰；②以六氢吡啶取代被修饰的碱基，使之从糖环上脱落，修饰碱基 5′端和 3′端的磷酸二酯键发生断裂反应，使 DNA 链发生特异性断裂。用于碱基修饰的化学试剂主要有硫酸二甲酯、甲酸和肼，分别作用于不同的反应体系（表 7-1），化学机制如下。

（1）G 反应　硫酸二甲酯使鸟嘌呤的第 7 位氮原子甲基化，其后断开第 8 位碳原子和第 9 位原子间的化学键，吡啶置换被修饰的鸟嘌呤。

（2）G+A 反应　甲酸使嘌呤环上的氮原子质子化，削弱了腺嘌呤脱氧核糖核苷酸和鸟嘌呤脱氧核糖核苷酸中的糖苷键，然后吡啶置换嘌呤。

（3）T+C 反应　肼断开嘧啶环，产生的碱基片段能被吡啶置换。

（4）C 反应　在 NaCl 存在时，只有 C 才能与肼发生反应，随后被修饰的胞嘧啶被吡啶置换。

表 7-1　化学降解反应体系

碱基体系	碱基修饰试剂	化学反应	主要断裂试剂	断裂点
G	硫酸二甲酯	甲基化脱 G	六氢吡啶	G
G + A	甲酸	脱 A/G	六氢吡啶	G/A
C + T	肼	C/T 开环	六氢吡啶	C/T
C	肼 + 盐	C 开环	六氢吡啶	C

四个化学降解反应体系的特异性不同，有两个分别作用于 G 和 C，特异性较高；另外两个分别作用于 G/A 和 C/T，特异性较低，但并不影响后续的分析。

2. 凝胶电泳　与 Sanger 双脱氧链终止法一样，将四组 DNA 片段在同一块变性聚丙烯酰凝胶上进行电泳。

3. 放射自显影 将凝胶电泳区带显影，获得 DNA 图谱。

4. 序列读取 按长度分成阶梯状排列的区带，其中 G/A 组和 C/T 组的区带并不是唯一的，但只要将 G/A 组与 G 组进行对比，就可以确定 G/A 组的某个区带是对应 G 还是 A；C/T 组也可以通过与 C 组对比而确定。化学降解法最后读出的是待测序 DNA 的碱基序列。

Maxam – Gilbert 化学降解法只需简单的化学试剂，对 250nt 以内的 DNA 测序效果最佳，并且可以测定很短（2～3nt）的序列，与双脱氧链终止法得到互补序列不同的是，最后读出的序列就是待测序 DNA 分子本身的序列。缺点是耗时、易出现失误，需要的待测序 DNA 样品量多。因此，大多数实验研究采用双脱氧链终止法，化学降解法仅用于某些特殊研究，例如研究 DNA 的二级结构、DNA 与蛋白质的相互作用、基因表达调控序列的分析和鉴定等。

（三）荧光自动测序法

Sanger 法因操作简便而得到广泛应用，在此基础上后续发展出多种 DNA 测序技术，其中最重要的是荧光自动测序技术。

由于放射性同位素会对研究者的身体造成损害，同位素标记法很快就被荧光染料标记法所替代。Smith 等人首创了一种荧光染料标记的实时光学监测 DNA 测序方法。他们选取了四种不同的荧光染料来代替放射性同位素分别标记于双脱氧核苷酸 ddATP、ddCTP、ddGTP、ddTTP。这些荧光染料的荧光和散射背景较弱，提高了信噪比；激发线较接近而发射线均位于可见光范围，且不同染料的发射光谱相互分开，易于监测。将处理后的四组 DNA 片段置于同一通道上进行电泳。该测序方法优点是自动化程度高，效率高，精确度增加；缺点是纯化量小，不能测定较长的片段。

（四）DNA 杂交测序法

一段较短的 DNA 探针与靶 DNA 分子中的某一段杂交，并形成完全的双链体分子，据此推断靶 DNA 分子中存在与探针互补的序列，杂交测序方法基于此原理建立。该方法主要有以下两个步骤：①将待测的靶 DNA 分子与一组序列已知的寡核苷酸探针进行杂交；②分析与靶 DNA 完全形成双链体的寡核苷酸探针，得出靶 DNA 的碱基序列。DNA 杂交测序法操作简单快捷，不需复杂的凝胶电泳，使用的仪器价格低廉，几分钟内就可以得到结果。

二、第二代核酸测序技术原理

第一代测序技术的主要特点是准确性高，但存在成本高、通量低等方面的缺点，影响了其在临床上的应用。第二代测序技术又称下一代测序技术（next-generation sequencing technology，NGS），主要包括罗氏 454 公司的 GS FLX 测序平台、Illumina 公司的系列测序平台和 ABI 公司的 SOLiD 测序平台。第二代测序技术最显著的特征是通量高、速度快、成本低，可广泛应用在基因组和转录组测序相关领域，也称为高通量测序。

（一）Roche 454 测序技术原理

Roche 454 测序系统是焦磷酸测序原理，也是第一个商业化运营的第二代测序技术平台。测序时，使用一种称为"Pico Titer Plate"（PTP）的平板，它含有 160 多万个由光纤组成的孔，孔中载有化学发光反应所需的各种酶和底物。测序开始时，放置在四个单独的试剂瓶里的四种碱基，依照 T、A、C、G 的顺序依次循环进入 PTP 板，每次只进入一个碱基。如果发生碱基配对，释放一个焦磷酸。这个焦磷酸在各种酶的作用下，经过一个合成反应和一个化学发光反应，最终将荧光素氧化成氧化荧光素，同时释放出光信号，此反应释放出的光信号实时被仪器配置的高灵敏度 CCD 相机捕获。有一个碱基与测序模板进行配对，就会捕获到分子的光信号，由此一一对应，准确、快速地确定待测模板的碱基序列（图7-3）。

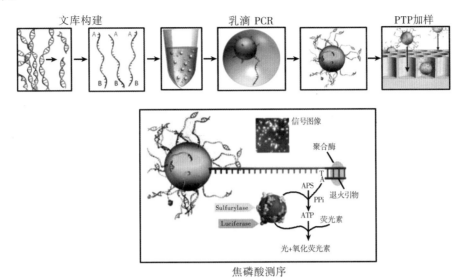

图7-3 Roche 454测序流程

1. DNA文库制备 454测序系统的文库构建方式是利用喷雾法将待测DNA打断成300~800bp长的片段，并在片段两端加上不同的接头，或将待测DNA变性后用杂交引物进行PCR扩增，连接载体，构建单链DNA文库。

2. 乳滴PCR DNA扩增过程是将单链DNA结合在直径约$28\mu m$油包水的磁珠上，在其上面孵育、退火。乳滴PCR最大的特点是形成数目庞大的独立反应空间以进行DNA扩增。关键技术是PCR反应前，将包含PCR所有反应成分的水溶液注入高速旋转的矿物油表面，水溶液瞬间形成无数个被矿物油包裹的小水滴，这些小水滴构成了独立的PCR反应空间。理想状态下，每个小水滴只含一个DNA模板和一个磁珠。

被小水滴包被的磁珠表面有与接头互补的DNA序列，单链DNA序列特异地结合在磁珠上。孵育体系中有PCR反应试剂，保证每个与磁珠结合的小片段都能独立进行PCR扩增，扩增产物也结合到磁珠上。反应完成后，破坏孵育体系并将带有DNA的磁珠富集下来。扩增后，每个小片段大约扩增100万倍，符合下一步测序所要求的DNA量。

3. 焦磷酸测序 测序前需要先用一种聚合酶和单链结合蛋白处理带有DNA的磁珠，接着将磁珠放在一种PTP平板上。平板上有很多直径约为$44\mu m$的小孔，每个小孔仅能容纳一个磁珠，固定每个磁珠的位置，以便进行接下来的测序反应过程。采用焦磷酸测序法，将磁珠放入PTP板小孔中，启动测序反应。测序反应以磁珠上大量扩增出的单链DNA为模板，每次反应加入一种dNTP进行合成反应，如果dNTP能与待测序列配对，则会在合成后释放焦磷酸基团，释放的焦磷酸基团会经反应体系中的ATP硫酸化酶催化生成ATP，生成的ATP再与荧光素酶共同氧化荧光素分子发出荧光，PTP板上另一侧的CCD相机同时记录，计算机处理光信号得到最终测序结果。由于每一种dNTP在反应中产生的荧光颜色不同，根据荧光颜色可判断被测分子的序列。反应结束后，游离的dNTP会在双磷酸酶的作用下降解，导致ATP荧光淬灭，测序反应进入下一个循环。

454测序技术中，每个测序反应都在PTP板上独立的小孔中进行，大大降低了相互间的干扰和测序偏差。该技术最大的优势是平均读长可达400bp。缺点是无法准确测量同聚物的长度，比如当序列中存在类似于poly(A)的情况时，测序反应会一次加入多个T，所加入的T的个数只能通过荧光强度推测，导致测序不准确，引入插入和缺失的测序错误。

（二）Illumina 平台测序技术原理

Illumina 公司的测序技术基本原理是边合成边测序（sequencing by synthesis，SBS），先在 DNA 片段两端加上序列已知的通用接头构建文库，文库加载到测序芯片 Flow cell 上，文库两端的已知序列与 Flow cell 基底上的 Oligo 序列互补，每条文库片段都经过桥式 PCR 扩增形成一个簇，碱基延伸过程中，每个循环反应只能延伸一个正确互补的碱基，根据四种不同的荧光信号确认碱基种类，保证最终的核酸序列质量，经过多个循环后，完整读取核酸序列。这种测序技术是 Solexa 公司发展起来的，2007 年被 Illumina 公司收购。测序过程主要分为以下 4 步（图 7 - 4）。

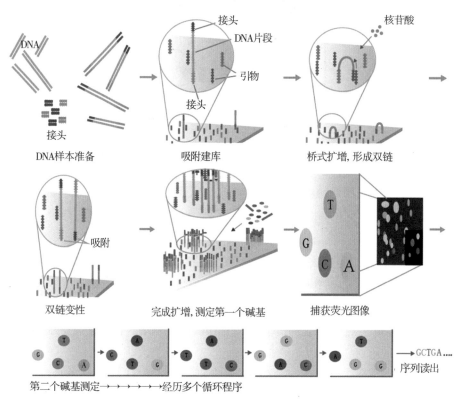

图 7 - 4   Illumina 测序流程

1. DNA 文库构建   利用超声波把待测的 DNA 样本打断成片段，目前除了特殊要求外，大部分是打断为 200 ~ 500bp 长的序列片段，在这些小片段的两端添加上不同的接头，构建出单链 DNA 文库。

2. Flow cell   是用于吸附流动 DNA 片段的槽道，当文库建好后，文库中的 DNA 通过 Flow cell 时会随机附着在 Flow cell 表面的通道上。每个 Flow cell 有 8 个通道（channel），每个通道的表面都附有很多接头，这些接头与建库过程中加在 DNA 片段两端的接头相互配对，DNA 在其表面进行桥式 PCR 扩增。

3. 桥式 PCR 扩增与变性   以 Flow cell 表面所固定的 DNA 片段为模板，进行桥式 PCR 扩增。经过不断的扩增和变性循环，最终每个 DNA 片段都集成簇，每一个簇含有单个 DNA 模板的多份拷贝，以达到碱基的信号强度放大至测序所需的强度要求。

4. 测序   采用边合成边测序的方法，向反应体系中同时添加 DNA 聚合酶、接头引物和带有碱基特异荧光标记的 4 种 dNTP。这些 dNTP 的 3'-OH 被化学修饰所保护，每次只添加一个 dNTP，dNTP 被添加到合成链上后，所有未使用的游离 dNTP 和 DNA 聚合酶被洗脱掉，再加入激发荧光所需的缓冲液，激光激发荧光信号，光学设备完成荧光信号的记录，最后利用计算机分析将光学信号转化为测序碱基，荧光信号记录完成后，再加入化学试剂淬灭荧光信号并去除 dNTP 的 3′–OH 保护基团，进行下一轮测序反应。

Illumina 测序技术每次只添加一个 dNTP，能够很好地解决同聚物长度的准确测量问题，主要测序误差来源是碱基的替换，错误率在 1% ~ 1.5%。

（三）SOLiD 测序技术原理

SOLiD 测序技术是 2007 年开始由 ABI 公司用于商业测序的仪器。测序基本原理：该技术平台主要以四色标记的寡核苷酸连续合成为基础，对单拷贝 DNA 片段进行大规模的扩增和高通量并行测序。SOLiD 测序样品制备过程中，首先物理破碎 DNA，再连接通用接头，在乳液体系中进行大量扩增，单分子多拷贝的 DNA 分子簇集中于微小磁珠上，将经过扩增的富含测序文库的磁性微球固定于玻片的表面进行测序反应。SOLiD 连接反应的底物是 8 碱基单链荧光探针混合物，连接反应时，探针依据碱基互补原则与单链 DNA 模板进行配对，探针的 5′ 端分别标记四种荧光染料，3′ 端 1 ~ 5 位为随机碱基，其中 1 ~ 2 位构成的碱基对表征探针染料类型的编码区，碱基编码矩阵规定此编码区 16 种碱基对与 4 种荧光的对应关系，通常进行五轮连接测序反应，每轮测序反应含有多次连接反应，每轮测序反应的第一次连接反应由与引物区互补的"连接引物"介导，五种含有磷酸基团而且位置上只相差一个碱基的连接引物就可以介导连接测序反应的进行。每个磁珠上单链模板相同，每次连接反应后产生相应荧光信号，而起始位点的碱基是已知的，因此可以根据双碱基校正原则进行测序。"双碱基校正"是 SOLiD 技术平台的一大特点，即两个碱基确定一个荧光信号，相当于一次能确定两个碱基，也称为双碱基测序法（图 7 - 5）。

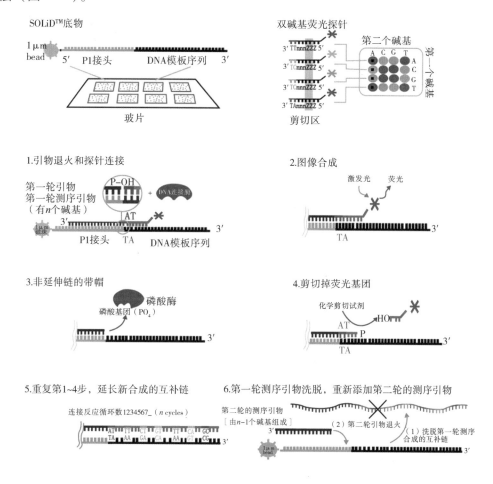

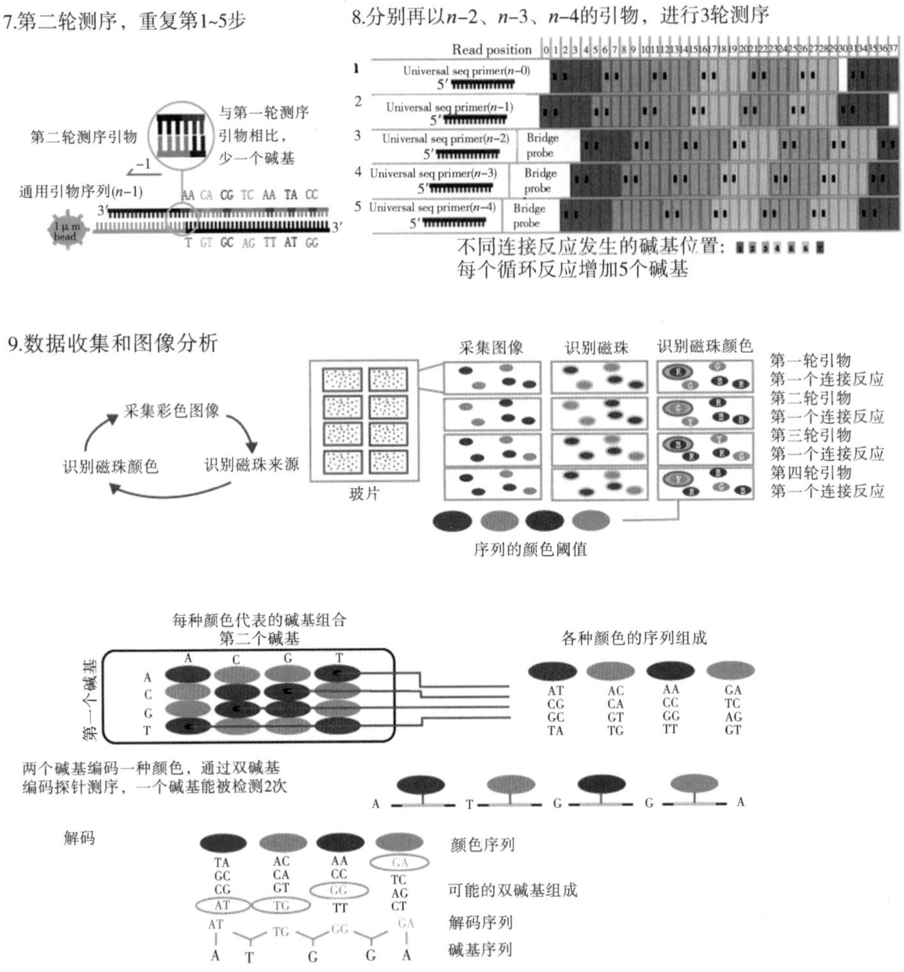

7.第二轮测序，重复第1~5步

8.分别再以 n-2、n-3、n-4 的引物，进行3轮测序

第二轮测序引物

与第一轮测序引物相比，少一个碱基

通用引物序列(n-1)

3′ AA CA CG TC AA TA CC
T GT GC AG TT AT GG

1 µm bead

Read position

1 Universal seq primer(n-0) 5′
2 Universal seq primer(n-1) 5′
3 Universal seq primer(n-2) Bridge probe 5′
4 Universal seq primer(n-3) Bridge probe 5′
5 Universal seq primer(n-4) Bridge probe 5′

不同连接反应发生的碱基位置：
每个循环反应增加5个碱基

9.数据收集和图像分析

采集图像　识别磁珠　识别磁珠颜色

采集彩色图像

识别磁珠颜色　识别磁珠来源

玻片

第一轮引物
第一个连接反应
第二轮引物
第一个连接反应
第三轮引物
第一个连接反应
第四轮引物
第一个连接反应

序列的颜色阈值

每种颜色代表的碱基组合
第二个碱基

第一个碱基

A C G T

各种颜色的序列组成

AT   AC   AA   GA
CG   CA   CC   TC
GC   GT   GG   AG
TA   TG   TT   GT

两个碱基编码一种颜色，通过双碱基编码探针测序，一个碱基能被检测2次

A — T — G — G — A

解码

颜色序列

TA   AC   AA   GA
GC   CA   CC   TC
CG   GT   GG   AG
AT   TG   TT   CT

可能的双碱基组成

AT — TG — GG — GA

解码序列

A   T   G   G   A

碱基序列

图 7-5　SOLid 测序技术流程

1. DNA 文库构建　将 DNA 片段打断并在片段两端加上测序接头，连接载体，构建单链 DNA 文库。

2. 微乳液 PCR　SOLiD 的 PCR 过程采用微乳液 PCR，微珠只有 1 µm，扩增的同时对扩增产物的 3′端进行修饰，为下一步测序做准备。3′端修饰的微珠沉积在一块玻片上，在微珠上样的过程中，沉积小室将每张玻片分成 1 个、4 个或 8 个测序区域。SOLiD 系统最大的优点是每张玻片能容纳比 454 更高密度的微珠，在同一系统中轻松实现更高的通量。

3. 连接酶测序　使用连接酶测序是 SOLiD 独特之处，连接反应的底物是 8 碱基单链荧光探针混合物，简单表示为：3′-XXnnnzzz-5′。连接反应中，这些探针按照碱基互补原则与单链 DNA 模板链配对。探针的 5′端分别标记了 Cy5、Texas Red、Cy3、6-FAM 这 4 种颜色的荧光染料。在这个 8 碱基单链荧光探针中，第 1 和第 2 位的碱基（XX）是确定的，并根据种类的不同在 6~8 位（zzz）上加上不同的荧光标记。当荧光探针能够与 DNA 模板链配对而连接上时，就会发出代表第 1、2 位碱基的荧光信号，记录下荧光信号后，用化学方法在第 5 和第 6 位碱基之间切割，移除荧光信号，进行下一个位置的测序。这种测序方法，每次测序的位置都相差 5 位，即第一次是第 1、2 位，第二次是第 6、7 位。在测完末尾后，要将新合成的链变性、洗脱，接着用引物 n-1 进行第二轮测序。引物 n-1 与引物 n 的区别是，二者在与接头配对的位置上相差一个碱基。通过引物 n-1 在引物 n 的基础上将测序位置往 3′端移动一个碱基，因而就能测定第 0、1 位和第 5、6 位。第二轮测序完成，依此类推，直至第五轮测序，最终可以完成所有位置的碱基测序，并且每个位置的碱基均被检测了2次。该技术的读长在2×50bp，后续序列拼接同样比较复杂，测序准确性较高；荧光解码阶段由于双碱基确定一个荧光信号，一旦发生错误就容易产生连锁的解码错误。

三、第三代核酸测序技术原理

近些年出现了第三代测序技术，包括 Pacific Biosciences 公司的 SMRT 单分子实时合成测序技术和 Oxford Nanopore Technologies 公司的纳米孔单分子测序技术。中国国内科研机构和企业也在积极研发和应用第三代测序技术，在中高通量测序、降低检测成本和用于单细胞测序方面取得了显著进展，并在细胞免疫学研究、无创产前等领域应用。第三代高通量测序最大的特点是单分子测序，测序过程无须进行 PCR 扩增，这种长片段的测序技术与短片段测序相比，简化了后续组装过程。

（一）SMRT 单分子实时合成测序技术原理

SMRT 单分子实时合成测序技术的原理见图 7-6。基于边合成边测序的思路，该技术以 SMRT 芯片作为测序载体进行测序反应。SMRT 芯片带有零模波导孔（zero-mode waveguides，ZMW），孔的厚度为 100nm 的金属片。将 DNA 聚合酶、测序模板以及带有不同荧光标记的 dNTP 加到 ZMW 中，进行边合成边测序反应。dNTP 的磷酸基团被荧光标记，当 dNTP 被添加到合成链上时，进入 ZMW 的激光束激发荧光，根据不同的荧光成像获得测序结果；而添加到合成链上的 dNTP 的磷酸基团被剪切并释放，不再具有荧光标记，便不会再被识别。因此，SMRT 单分子实时测序技术的测序速度很快，其测定碱基的速度可以达到 10dNTP/秒，测序过程中评估每条碱基链的数据，更易发现稀有变异；平均读长长度超过 1000bp 甚至更长。

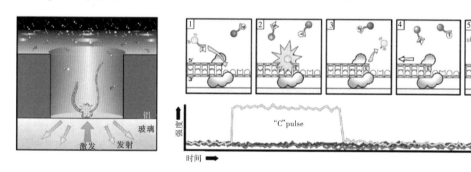

图 7-6 SMRT 测序原理

（二）纳米孔单分子测序技术原理

纳米孔单分子测序技术的原理见图 7-7。采用电信号测序技术，借助电泳驱动单个分子逐一通过纳米孔而实现测序。设计特殊的纳米孔，孔内与分子接头共价结合，当 DNA 碱基通过纳米孔时，它们使电荷发生变化，短暂地影响流过纳米孔的电流强度（每种碱基所影响的电流变化幅度不同），灵敏的电子设备检测到变化，从而鉴定所通过的碱基。纳米孔的直径非常小，仅允许单个核苷酸通过，故测序结果的准确性非常高。纳米孔单分子测序技术具有测序成本低和测序长度长的优点。缺点是纳米孔径过大会造成一次性通过的核苷酸过多，过小会造成单个核苷酸无法通过；通过纳米孔径的速度会影响测序速度，通过速度过慢则不能实现快速高通量测序，通过过快则不能确保识别信号的稳定性；纳米孔制作的材料要求高，制造费时且价格贵。

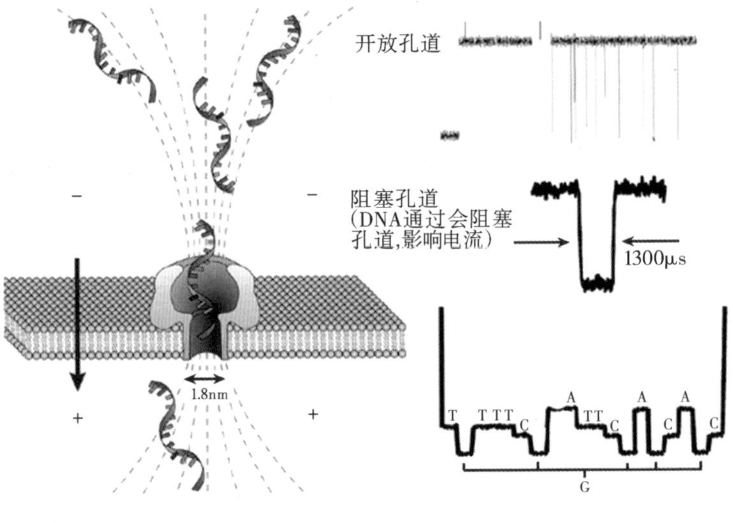

开放孔道

阻塞孔道
（DNA通过会阻塞
孔道,影响电流）→

1300μs

1.8nm

T T T C A T T C A A C C

G

图7-7 纳米孔单分子测序原理

第二节 核酸测序技术流程

PPT

随着第二代高通量测序技术突飞猛进的发展，新一代测序技术成为研究基因表达和转录组的重要实验手段。本节以 Illumina 测序平台为例介绍核酸测序技术流程。

一、DNA 测序技术流程

DNA 高通量测序技术包括全基因组重测序技术、*de novo* 从头测序技术、全外显子测序技术、DNA 甲基化测序技术、宏基因组测序技术、染色质免疫共沉淀测序技术等。本部分以第二代测序平台为基础讲解分子诊断学常用的几种 DNA 高通量测序技术流程。

（一）全基因组重测序技术流程

全基因组重测序是对已知基因组序列的物种进行的基因组测序。现以 Illumina 测序平台为例介绍测序流程。

1. 基因组提取与纯化　具体参见第三章第二节。

2. 基因组重测序实验流程　①片段化 DNA：将起始 DNA 打断，制备长度为 300~400bp 的 DNA 插入片段。②DNA 双末端修复：3′→5′核酸外切酶与聚合酶共同作用，修复带有突出末端的 DNA 片段。③DNA 片段的 3′端引入碱基 A：保证 DNA 片段末端的 A 和接头末端的 T 可以通过碱基互补配对连接。④连接测序接头（adapter）：在连接酶的作用下，含有标签的接头与 DNA 片段相连。⑤纯化连接产物：剔除游离的及发生自连接的接头，选择大小合适的 DNA 片段纯化，为后续的 DNA 簇生成反应做准备。⑥DNA 扩增：通过反复数轮扩增，形成单克隆 DNA 簇。

3. 上机测序　利用 Illumina 测序平台进行高通量测序。

4. 全基因组重测序数据分析　详见本章第三节。

（二）全外显子组测序技术流程

全外显子组（exome）是基因组中全部外显子区域的总称。全外显子组测序（whole-exome

sequeneing）又称为定向外显子组捕获（targeted exome capture），是一种新型的基因组分析技术，主要是指利用序列捕获技术将全基因组外显子区域的 DNA 捕获并富集后，利用第二代高通量测序技术对全基因组范围的外显子进行高通量测序的基因组分析方法。外显子测序相对于基因组重测序成本较低，对研究已知基因的单核苷酸多态性位点（single nucleotide polymorphism，SNP）和插入缺失位点（insertion/deletion，InDel）具有较大优势。

全基因组外显子测序的实验过程主要包括全基因组外显子捕获（即目标区域序列的富集）、高通量测序和数据分析。

1. 目标区域序列的富集 全外显子区域 DNA 捕获常用的两种方法为罗氏 NimbleGen 外显子序列捕获芯片法和安捷伦 In-Solution 捕获法。

（1）NimbleGen 外显子序列捕获芯片法 主要是利用杂交和 DNA 微阵列技术捕获目标区域。基因组 DNA 被随机打断成片段，随后在 DNA 片段两端分别连上接头，与序列捕获芯片杂交，将未与芯片结合的背景 DNA 洗脱后，将与芯片结合的外显子区域的 DNA 洗脱并扩增（图 7 - 8）。

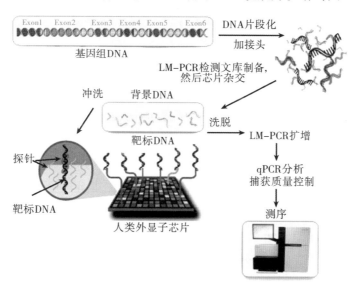

图 7 - 8 **NimbleGen 外显子序列捕获芯片法流程**
LM - PCR：连接介导的聚合酶链反应

（2）In-Solution 捕获法 是基于寡核苷酸合成技术的液相靶向序列捕获系统。具体步骤为：①将基因组 DNA 随机打断成片段，并组装成测序平台特异的文库形式，在捕获之前，对文库的大小进行选择，利用电泳等方法验证；②与 Sure Select 诱饵 RNA 共同孵育 24 小时；③加入链霉亲和素标记的磁珠，利用强磁铁从混合物中分离与诱饵 RNA 结合的 DNA；④洗脱磁珠，降解诱饵 RNA，得到目的 DNA 进行常规的扩增（图 7 - 9）。该方法所要求的基因起始量低，能有效地捕获包含未知突变的 DNA。

2. 高通量测序 利用 Illumina 平台进行高通量测序。

3. 数据分析 对测序数据进行分析。

（三）DNA 甲基化测序技术流程

DNA 甲基化（DNA methylation）是一种发生在 DNA 序列上的化学修饰，可以稳定地在转录及细胞分裂前后遗传，是重要的表观遗传学标志之一，已在多种生物中发现。DNA 甲基化过程是指在甲基转移酶（DNMT）的作用下，以 S-腺苷甲硫氨酸（S-adenosylmethionine，SAM）为甲基供体，将甲基团（—CH$_3$）转移到 DNA 分子特定碱基上，常见于 5′-CpG-3′的 C 碱基被选择性地添加甲基团，生

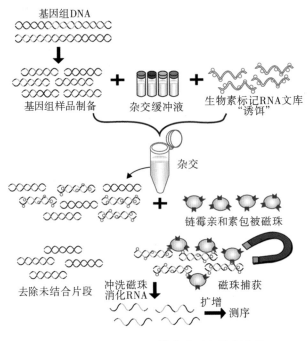

图 7-9 In-Solution 捕获法测序技术流程

成 5-甲基胞嘧啶（5ᵐC），甲基化的 C 能够自发地脱氨基形成胸腺嘧啶 T，碱基序列发生突变，原来的 CG 突变为 TG，由于不易被 DNA 修复系统识别而遗传给子代细胞。

为扩大覆盖范围，快速在基因组水平得到更精细的 DNA 甲基化图谱，将传统的重亚硫酸氢盐（bisulfite，BS）处理的方法与高通量测序技术相结合，如全基因组 BS-seq、MethylC-seq，从而得到单碱基精度的 DNA 甲基化信息。甲基化测序技术的流程主要包括构建文库、高通量测序和数据分析。

1. 构建文库流程　见图 7-10。

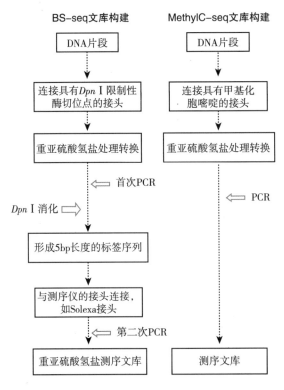

图 7-10 BS-seq 和 MethylC-seq 建库流程

（1）BS-seq 建库流程 用超声随机打断 DNA 片段；连接到带有 *Dpn* Ⅰ 限制性酶切位点的接头上；重亚硫酸盐处理转换；第一次 PCR 扩增，再进行 *Dpn* Ⅰ 限制性内切酶消化；形成 5bp 长度的标签序列；与测序仪的接头连接；第二次 PCR 扩增，形成 BS 测序文库。

（2）MethylC-seq 建库流程 用超声随机打断 DNA 片段；与带甲基化 C 的接头连接；重亚硫酸氢盐处理转换；PCR 扩增，得到测序文库。MethylC-seq 使用甲基化的接头，通过特异扩增得到重亚硫酸氢盐处理序列的互补序列，测序得到原始的 DNA 甲基化信息。

在测序数据量相同的情况下，MethylC-seq 得到原始 DNA 的甲基化有效数据量比 BS-seq 更多，且 MethylC-seq 的实验处理步骤相对于 BS-seq 简单，使得 MethylC-seq 比 BS-seq 的应用更普遍。

2. 高通量测序 利用 Illumina 平台进行高通量测序。

3. 数据分析 对测序数据进行分析。

二、RNA 测序技术流程 🄴 微课/视频 1

RNA 测序技术是利用第二代测序平台对 mRNA 片段逆转录合成 cDNA 构建的二代测序文库进行高通量测序，以研究某一物种特定器官或组织在某一功能状态下所能转录出来的所有 RNA（包括 mRNA 和非编码 RNA）的表达情况，可用于评估基因或剪接异构体的表达水平，检测差异表达的基因或剪接异构体等最全面的转录组信息。

（一）RNA-seq 测序技术流程

把高通量测序技术应用到由 mRNA 逆转录合成的 cDNA 上，获得来自不同基因的 mRNA 片段在特定样本中的含量，这就是 mRNA 测序（mRNA-seq）。同理，对各种类型的转录本用深度测序技术进行高通量定量检测，统称为 RNA 测序（RNA-seq）。RNA-seq 又称为转录组高通量测序（transcriptome sequencing）或全转录组鸟枪法测序（whole transcriptom shotgun sequencing，WTSS）。该技术首先将细胞中所有转录产物逆转录为 cDNA 文库，然后将 cDNA 文库中的 DNA 随机剪切为小片段（或先将 RNA 片段化后再逆转录），在 cDNA 两端加上接头，利用第二代高通量测序仪测序，直到获得足够的序列，形成全基因组范围的转录谱。

随着高通量测序技术的快速发展，RNA-seq 具有更多优势。①数字化信号：直接测定每个转录本片段序列，单核苷酸分辨率精度高，可以检测单个碱基差异、基因家族中相似基因以及可变剪接造成的不同转录本的表达，同时不存在传统微阵列杂交的荧光模拟信号带来的交叉反应和背景噪音问题，能覆盖信号超高的动态变化范围。②高灵敏度：能够检测到细胞中低至几个拷贝的稀有转录本。③任意物种的全转录组分析：无须预先设计特异性探针，无须了解物种基因信息，可直接对任何物种进行转录组分析，同时能够检测未知基因，发现新的转录本，并精确地识别可变剪切位点及 cSNP、UTR 区域。④更广的检测范围：具有高于 6 个数量级的动态检测范围，能够同时鉴定和定量稀有转录本和正常转录本。

基于第二代测序 Illumina 技术平台，简要阐述 RNA-seq 测序技术的流程（图 7-11）。

1. 样品 RNA 准备 提取样本总 RNA 后，提取 poly(A)尾 RNA 的提取或去除核糖体 RNA。poly(A)尾的 RNA 主要部分是编码 mRNA，将非编码的 RNA 从总 RNA 中过滤掉，使制备好的 cDNA 文库主要由编码 mRNA 逆转录而来，保证其他种类的 RNA 不会被逆转录成 cDNA，以提高 mRNA 的有效测序深度。提取 poly(A)尾的 RNA 时一般借助 poly(T)寡聚核苷酸来捕获；提取出的 poly(A)尾的 RNA 用超声波或者酶切等技术随机打断，RNA 片段均匀，整条 RNA 的测序深度相对平均。

2. 测序文库构建 mRNA 片段化处理后，加入随机引物和逆转录酶开始逆转录反应，合成双链 cDNA 片段，修复双链 DNA 末端及 3′端加"A"，使用特定的测序接头连接 DNA 片段两端，用琼脂糖

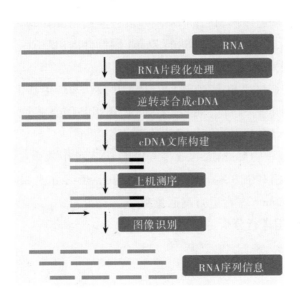

图 7-11　RNA-seq 测序技术流程

凝胶电泳回收目的大小片段，进行数轮循环 PCR 文库扩增，完成整个 RNA-seq 的文库制备工作。

3. DNA 成簇（cluster）扩增　在制备好测序所需要的 cDNA 文库后，cDNA 文库样品经 qPCR 测定文库浓度并质检合格后，选取合适体积的样品，加至 Illumina cBOT 簇生成系统中，DNA 模板经桥式 PCR 扩增成簇。扩增完成后，再将 cBOT 中完成扩增的 Flow Cell 芯片放入 Hiseq 测序仪，借助 SBS（边合成边测序）技术和光学仪器读取序列信息。以上样的一条 cDNA 片段为例，描述具体步骤如下。①桥式扩增前，在测序的 cDNA 片段两端加上特定的不同接头，3′端的接头为 A，5′端的接头为 B。②样品上样到流动槽的底板上。流动槽底板上布满另外两种接头，用 A′表示与 A 互补的接头，用 B 表示另一种接头。接头 A 与接头 A′配对，上样 cDNA 的接头与底板上的接头结合在一起。加入聚合酶及扩增所需的各种核苷酸，以上样的 cDNA 为母板，沿着底板上的接头，扩增出另一个与其互补的 DNA 片段。新被扩增出的 DNA 片段与上样 cDNA 互补，且接头固定在底板上。经过冲洗，上样的 cDNA 片段被冲洗掉，其互补的 DNA 片段因为接头固定在底板上而被留下来。这时固定在板子上的 DNA 片段的 3′端为接头 B 的互补序列，称为 B′。③经过特殊的技术处理，B′与固定在板子上的接头 B 互补，DNA 片段发生弯曲并且其 3′端与固定在板子上的接头 B 结合在一起，形成桥的形状。加入 DNA 聚合酶和其他试剂后，以这个 DNA 片段为母板复制出另一个 DNA 片段，被复制出的新 DNA 片段 5′端是接头 B 且固定在底板上。④通过 DNA 变性，使所有 DNA 重新变成单链的 DNA 片段。⑤循环第 3、第 4 步，经过适当的轮数以后停止，使 DNA 变性，所有 DNA 变成单链的 DNA 片段。

完成以上 5 步后，已达到扩增的目的。底板上生成很多簇，这些簇都是以同一个上样的 cDNA 片段为母本扩增出来的。这些簇中的 DNA 片段又分为两类：一类与上样的 cDNA 序列一样，5′端是接头 B；另一类与上样 cDNA 完全互补，它们的 5′端是接头 A′。通过限制性内切酶，特定地除去与上样 cDNA 完全互补的那类 DNA 片段，仅剩下与上样 cDNA 片段完全相同的 DNA 片段，最后将 DNA 片段的 3′端加上一个具终止作用的保护帽，使这个 DNA 片段在后续测序过程中不再增加其他核苷酸。将底板上其他没有被使用的接头也加上保护帽，防止结合其他的核苷酸。

4. 高通量测序　桥式扩增完成，流动槽放至测序仪后，首先加入引物，DNA 进行下一步的复制，开始第一轮测序。测序过程中加入一种特殊的试剂，试剂中含有标记颜色的 AGCT 四种核苷酸，每种颜色对应一种核苷酸，共有四种颜色。与正常核苷酸不同的是，这种特殊的核苷酸上还加了一个保护帽，DNA 在进行复制时每次只能延长一个单位的核苷酸。这些被标记的带保护帽的核苷酸（labeled

reversible terminators），经过特殊处理后可以去掉保护帽，同时标记颜色的基团也可以去掉。此外试剂中还含有 DNA 聚合酶，会以底板上的 DNA 片段为母本沿着引物进行复制。加入的特殊的核苷酸已经加了保护帽，所以每次只能延长一个核苷酸。清洗掉没有结合 DNA 片段的核苷酸。通过激光照射，记录扩增过程中延长的这个核苷酸的颜色。处理已经结合在 DNA 片段上的核苷酸，通过特定的技术手段去除保护帽和标记颜色的基团，为下一轮的测序做准备。

在第二轮测序时重复第一轮的步骤：加入试剂，清洗未结合的核苷酸，通过激光照射记录下颜色，去掉保护帽和带颜色的基团。如此再进行第三轮和更多轮的测序，每轮测序测出一个碱基。

5. 数据分析　对测序数据进行分析。

（二）小 RNA 测序流程

小 RNA 分子（small RNA）主要分为：微小 RNA（microRNA，miRNA）、小干扰 RNA（small interfering RNA，siRNA）、piRNA（piwi-associated RNA）。小 RNA 作为生命活动的重要调控因子，在基因表达调控、生物个体发育、代谢及疾病的发生等生理过程中有着重要的作用。miRNA 是长为 21 ~ 24 个核苷酸的小 RNA 分子，在转录后水平对基因表达进行调节；siRNA 是长为 21 ~ 23 个核苷酸的 RNA，是保护基因组免受病毒、移动遗传因子及其他 DNA 入侵的有效自我防护系统；piRNA 是单链的小分子 RNA，长为 29 ~ 30 个核苷酸，只存在于人类和少数动物的精原细胞、胚胎干细胞中。

新一代高通量测序技术在小 RNA 的检测上具有显著优势，可使用第二代高通量测序仪对细胞或者组织中的全部小 RNA 进行深度测序和定量分析。小 RNA 测序流程如图 7 - 12 所示。

1. 构建文库　从总 RNA 中分离纯化小 RNA，分别在小 RNA 的 5′端和 3′端加上特定接头，逆转录成 cDNA 进行 PCR 扩增，获得足够多的目的 DNA 片段。

2. DNA 扩增　将所得模板文库进行扩增。

3. 高通量测序　利用 Illumina 平台进行高通量测序。

4. 数据分析　对测序数据进行分析。

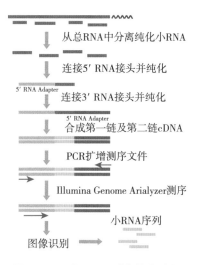

图 7 - 12　小 RNA 测序技术流程

第三节　核酸测序数据生物信息学分析 ℮微课/视频 2

PPT

第二代核酸测序技术带来了海量的数据，因此，如何有效处理和分析这些数据成为新一代核酸测序技术的关键，生物信息学的方法和软件由此发展。本节简单介绍几种高通量测序数据的基本处理流程。

一、DNA 测序数据生物信息学分析

以下介绍全基因组重测序、全外显子组测序、DNA 甲基化测序的生物信息学分析流程。

（一）全基因组重测序的生物信息学分析

全基因组重测序（whole genome re-sequencing，WGRS）是指对具有参考基因组序列的物种进行个体的基因组测序，然后基于这些测序序列，对不同个体或群体进行差异性分析。通过全基因组重测序，研究人员借助序列比对，发掘大量具有研究价值的单核苷酸多态性位点（single nucleotide polymorphism，SNP）、拷贝数变异（copy number variation，CNV）、插入缺失位点（insertion/deletion，InDel）、结构变异位点（structure variation，SV）等变异信息，这些位点信息的应用范围涉及临床医药研究（疾病治疗和药物研发）、群体遗传学研究、关联分析、进化分析等众多领域。而这些位点信息的获取依赖于生物信息学手段，具体流程如下。

1. 原始数据预处理 由于通过测序得到的原始读段（raw reads）并非都是有效的，比如含有接头的、重复的，还有的是低质量的，这些都会影响最终比对的结果以及后期的分析，因此首先要进行读段的过滤，得到有效的读段（clean reads）。通常对原始数据的处理包括过滤、质量控制、统计，常用的软件包括 Velvet、SOAPdenovo 等。

2. 数据比对与结果统计 通常将上述经预处理后的有效读段与参考基因组序列进行比对分析，一般的比对软件都基于贝叶斯模型，该模型给出每个碱基位点最大可能性的基因型，最终输出该基因组的一致性序列。常用的比对软件包括 BWA、Bowtie、SOAP 等。根据比对的结果，统计单碱基的测序覆盖深度。深度越深说明测序质量越高，后续分析结果的可靠性越高。

3. SNP 及 InDel 的检测 基于数据预处理得到的有效读段及序列比对结果，借助 SAMtools、GATK 等工具可以有效地提取全基因组中的 SNP 及 Indel，然后结合质量值、测序深度、重复性等因素做更深入的过滤和筛选，最终得到可信度高的 SNP 数据集及 InDel 位点。基于这些数据集和位点，可以进一步利用 Annovar 这样的软件，对检测到的 SNP 及 InDel 进行注释。

4. 结构变异检测 结构变异类型主要有以下几种情况：插入、缺失、复制、倒位、易位等。根据所测得的个体序列与参考基因组序列比对的结果，检测出全基因组水平的结构变异，并对检测到的变异进行注释。

5. 直系同源分析 需要用到 COG 数据库，即直系同源基因簇（cluster of orthologous group，COG）数据库。该数据库将功能相似的蛋白质进行聚类，并对不同的簇按功能分类。把上述得到的各种突变信息与 COG 数据库进行比对，可以获得突变信息在 COG 数据库中的功能标识。

6. 基因本体富集分析（gene ontology，GO） 目的是推断出突变基因所涉及的功能相关信息。GO 是一个国际标准化的基因功能分类体系，提供了一套动态更新的标准词汇表（controlled vocabulary）来全面描述生物体中基因以及基因产物的属性。GO 中总共包含三个本体（ontology）：基因的分子功能（molecular function，MF）、所处的细胞位置（cellular component，CC）、参与的生物过程（biological process，BP）。通过已经获得的 GO 注释信息，可以对实验所关注的突变基因进行功能分类或者细胞定位。值得注意的是，GO 数据库的注释是跨越物种的，不同物种中功能相似的蛋白质会获得相同的注释，这样可以避免注释的混乱。

7. 信号通路分析 在生物体内，不同基因相互协调行使其生物学功能，比如参与生化代谢、信号转导等，通过信号通路（pathway）显著性富集能确定目标基因参与的最主要生化代谢途径和信号转导

途径。通常情况下，信号通路的显著性富集分析是以 KEGG（kyoto encyclopedia of genes and genomes）的信号通路为基本单位，以整个基因组中涵盖的基因作为背景，利用超几何检验，找出在差异表达基因中显著性富集的信号通路，最后以图示化的形式展示相应的代谢通路。

（二）全外显子组测序的生物信息学分析

全外显子组测序是指优先选择编码区的基因作为目标基因，利用外显子捕获技术获取全基因组区域的全部外显子序列并进行高通量测序的一种基因组分析技术。由于外显子组测序捕获的目标区域只占人类基因组长度的约 1%，因此远比进行全基因组序列测序更简便、经济，测序时一般对目标区域的覆盖度非常高，便于变异检测。分析流程及所使用的分析方法基本与全基因组重测序方法相同。首先要进行原始数据的预处理工作，得到有效的测序读段；然后参照参考基因组，使用序列比对工具对有效读段进行比对，获得覆盖度（coverage）及测序深度（depth）等信息，目的是评价捕获数据的质量；然后利用比对的结果，结合上文提到的工具获取 SNP、InDel 等信息，作为下一步研究的基础；最后，可以对基因进行注释，这里可以利用 Annovar 软件提取出非沉默突变（non-silent mutation，包含错义突变和无义突变），统计各个样本中发生基因突变的情况，对每个突变进行详细的注释，包括突变所在的基因、突变类型、突变的氨基酸变化情况、突变的有害程度等信息，并结合相应的工具进行直系同源分析、基因本体富集分析及信号通路分析等。

（三）DNA 甲基化测序的生物信息学分析

DNA 甲基化测序是表观遗传学研究的重要方法之一。DNA 甲基化是指在不改变 DNA 序列的情况下，改变遗传性状的一种化学修饰。DNA 甲基化修饰能引起染色质结构、DNA 构象、DNA 稳定性及 DNA 与蛋白质相互作用方式的改变，从而参与基因表达调控，在 X 染色体失活、胚胎发育、细胞分化、疾病发生和癌症形成等方面起着重要的作用。生物信息学分析流程如下。

1. 原始数据预处理 与同前面提到的对原始数据的预处理类似，首先剔除原始数据中的接头信息及过滤掉低质量的数据。

2. 数据产出统计 对读段序列长度、读段数量、产出数据总量以及全基因组甲基化率进行统计。

3. 比对分析 把测序的数据与目标基因组进行比对分析，统计测序序列在全基因组中的分布情况。

4. C 碱基有效测序深度的累积分布分析及基因组覆盖度统计 统计分析 CpG、CHG、CHH 甲基化位点的分布及甲基化水平。

5. 差异甲基化区域（DMRs）的识别及差异 分析甲基化位点（CpG、CHG 和 CHH）所占比例和区域功能以及统计 CpG、CHG 和 CHH 中的所有 C 碱基的甲基化水平。

6. 统计分析及注释 进行差异甲基化区域关联基因的统计分析，并对功能进行注释。

二、RNA 测序数据生物信息学分析

以下介绍 RNA-seq、小 RNA 测序的生物信息学分析流程。

（一）RNA-seq 测序数据的生物信息学分析

转录组测序的研究对象为特定细胞在某一功能状态下所能转录出来的所有 RNA 的总和，包括 mRNA 和非编码 RNA。相对于传统的芯片杂交平台，转录组测序无须预先针对已知序列设计探针，即可对任意物种的整体转录活性进行检测，提供更精确的数字化信号、更高的检测通量以及更广泛的检测范围，是目前深入研究转录组复杂性的强大工具。基于高通量测序平台的转录组测序技术能够全面获得物种特定组织或器官的转录本信息，从而进行基因表达水平研究、新转录本发现研究、转录本结

构变异研究等。

1. 有参考基因组的转录组分析 流程如图 7 – 13 所示。①原始数据处理：由测序仪产生的图像信息经过 base calling 处理转换成碱基序列。对原始测序下机的 raw reads 测序数据进行初步质控处理，去除低质量的 reads，去除 adapter 序列和去除含 N 率较高的 reads。②选择已经公布的相同或相近物种的基因组和基因信息作为参考，将所测数据与参考基因组序列进行比对分析：常用的比对分析软件有 Bowite、BWA、Tophat（可以识别可变剪切）。比对完成后，利用 Cufflinks 软件进行转录本组装。③基因的结构优化分析：通过 reads 在基因组上的分布、末端配对信息以及现有基因注释结果，对基因结构进行延伸优化、5′/3′边界鉴定及 UTRs 区域鉴定。④预测新基因：现有数据库中对转录本的注释可能还不全面，通过 reads 的分布以及基因注释集合，在基因组上发现新基因。⑤差异表达基因分析（不少于两个样品）：比较不同样品的表达差异的基因，给出每个样品中上调或下调基因。⑥基因集功能富集分析：将所测 reads 与数据库中已注释功能的基因相比对进行 GO 和 KEGG 分析。⑦可变剪接分析：可变剪接使一个基因产生多个 RNA 转录本。通过末端配对以及结合序列的对比，结合已有的基因注释鉴定可变剪接形式。⑧基因融合分析：如果末端配对的 reads 的两条来自不同的基因，并且有足够的 reads 支持两条基因的连接，这两个基因将作为基因融合的候选。⑨SNP 及 SSR 分析：通过比对转录本和参考基因组间的序列，寻找潜在的 SNP 或 SSR。

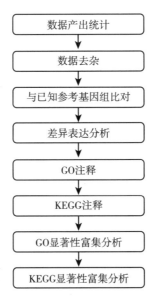

图 7 – 13 有参考基因组的转录组生物信息学分析流程

2. 无参考基因组的转录组分析 无参考基因组时，以 GenBank 中已公布的有关数据为参考，将测序数据经过软件拼接从头组装，获得组装片段（contigs）和拼接的非冗余基因（unigenes），如图 7 – 14 所示。①原始数据处理：对原始测序数据进行一定程度的过滤后，将低质量 reads 去掉。②组装情况分析：将测序所得短 reads 利用组装软件从头组装。首先将具有一定长度重叠的 reads 连成更长的片段 contig，将这些 contigs 连在一起得到 scaffold，进一步利用末端配对补洞处理 scaffold，得到含 N 最少、两端不能再延长的序列 unigene。如果同一物种做了多个样品测序，则不同样品组装得到的 unigene 可通过序列聚类软件做进一步序列拼接和去冗余处理，得到尽可能长的非冗余 unigene。③unigene 功能富集分析：与数据库中已注释功能的基因比对进行 GO 和 KEGG 功能注释。④SNP 及 SSR 分析。⑤基因表达水平研究：应用基因组比对结果进行基因定量，计算不同区域富集片段的数目，然后应用 RPKM/FPKM 标准化公式对富集片段的数量进行归一化。⑥基因表达差异分析：应用统计学方法双层过滤筛选样本间的表达差异基因。⑦转录本结构分析：对常见的不同类型的可变剪接方式进行统计分析。

⑧新转录本预测：通过测序序列在基因组上富集的方向性进行反义转录本预测。⑨新基因预测。

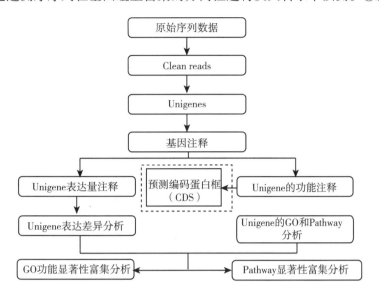

图 7 – 14　无参考基因组的转录组生物信息学分析流程

3. 转录组数据中长非编码 RNA 的鉴定　长非编码 RNA（lncRNA）是一类长度超过 200 个核苷酸的 RNA 分子，它们不编码蛋白质，但在细胞中发挥着重要的调控功能。lncRNA 参与调控基因表达、染色质结构、细胞分化等多种生物学过程，并且与多种疾病，包括癌症和神经系统疾病等的发生发展密切相关。上述 1 和 2 步骤从原始测序数据中重建的转录本可以进一步识别 lncRNA。首先，将组装好的转录本与已知基因注释数据库（如 Ensembl、GENCODE，国内的 NONCODE）比对，注释已知的编码基因和非编码 RNA。然后，筛选符合以下标准的 lncRNA——转录本长度大于 200nt 且无显著开放阅读框（ORF）。然后，利用 CPC 和 CNCI 进行编码能力评估。CPC 通过机器学习分析转录本的序列特征（如 ORF 长度和核苷酸组成），计算编码潜力，CNCI 则通过二联密码子频率和阅读框分布模式区分编码和非编码转录本，两者结合可有效识别 lncRNA。排除已知的编码蛋白基因和其他非编码 RNA 后，通过表达量分析和保守性筛选进一步验证候选 lncRNA。通过这些步骤，可以从组装好的转录本中有效地识别和鉴定 lncRNA。

上述分析中使用的 NONCODE、CPC 和 CNCI 是早期国内自主研发的非编码 RNA 研究领域的重要数据库和算法工具，在国际上得到了广泛应用并纳入国际联盟，推动了非编码 RNA 研究领域的国内外进展。

知识拓展

基因集功能富集分析

基因集功能富集分析（gene set enrichment analysis，GSEA）在高通量测序研究中扮演关键角色。该分析通过将从高通量测序得到的基因列表与已知的功能数据库（例如 GO 和 KEGG）进行比对，获得各基因的功能注释并进行富集分析，进而揭示基因的生物学功能和参与的代谢通路。这一过程不仅助力研究人员深入理解基因的生物学重要性，还有助于识别与特定疾病或生物学过程相关的功能性基因群。功能富集分析在探索疾病机制、发现生物标志物、鉴定药物靶点以及研究复杂性状方面发挥着至关重要的作用，是研究基因表达调控和生物学过程的强大工具，极大地推动了生物医学研究和精准医学的进步。常用的功能富集分析工具包括 KOBAS、GSEA 和 DAVID 等。

（二）小 RNA 测序数据的生物信息学分析

利用高通量测序技术获得单碱基分辨率的数百万条小 RNA 序列信息，进行生物信息学分析（图 7-15）。

1. 原始数据处理　预处理去除 3′端接头序列、低质量序列、含 N 的序列、含 poly（A）尾巴的序列、长度过长和过短的序列、只有一个拷贝的序列，去除掉 rRNA、snRNA、snoRNA、tRNA，得到符合要求的有效 reads。

2. 已知小 RNA 注释　与现有的基因组注释数据进行比对分析，主要包括 rRNA、snRNA、snoRNA、tRNA、miRNA 基因组重复片段等。

3. 新小 RNA 的预测　不能匹配到已知 pre-small RNA 的小 RNA 序列，则预测新的小 RNA。

4. 小 RNA 靶基因的预测　根据小 RNA 比对到基因组的位置信息来预测到小 RNA 作用的靶位点，通过靶位点位置对其注释。得到的相关信息包括预测到的靶位点、作用、其位置上的小 RNA 及靶位点的注释信息。

5. 小 RNA 表达量统计　可以直观地看到样本组中小 RNA 的表达情况。

6. 小 RNA 表达差异分析　对不同样本中的小 RNA 进行显著性表达差异分析。

7. 小 RNA 表达模式聚类分析　表达模式聚类分析结果提示聚在一个簇的小 RNA 可能具有功能的相关性，便于筛选出感兴趣的研究对象。

8. 小 RNA 与表达谱数据关联分析　根据研究需要，针对特定的若干小 RNA，分析其在不同组织中的表达模式，反映组织特异性。

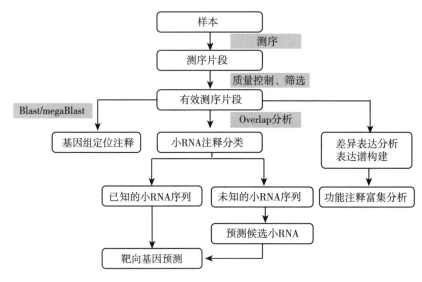

图 7-15　小 RNA 测序数据生物信息学分析流程

第四节　核酸测序技术的应用

PPT

新一代核酸测序技术已在临床上应用于疾病筛查和基因诊断，更加快速和经济，避免了第一代测序的烦琐和漏检。核酸检测成为临床诊断和科学研究的热点，得到了突飞猛进的发展，越来越多的临床和科研成果不断涌现。有理由相信，随着人们生活水平的不断提高和健康意识的不断增强，核酸检测在未来医学发展中的应用前景将十分可观。

一、DNA 测序技术的应用

新一代测序技术在临床试验中的应用大幅增加，开展的 DNA 测序工作包括全基因组测序、全外显子组测序、甲基化测序等，根据测序信息来指导临床诊疗工作。

（一）全基因组重测序技术的应用

随着测序成本降低和已知基因组序列物种日益增多，全基因组重测序已成为临床诊断、疾病研究、药物研发等领域的有效技术之一。

1. 在临床诊断中的应用 全基因组测序技术现已广泛地应用于临床一些疾病的诊断、筛查，为疾病的预防、诊断和治疗提供了新策略。目前全基因组测序技术已能够应用到无创产前诊断（non-invasive prenatal testing，NIPT）、胚胎植入前遗传学诊断（preimplantation genetic diagnosis，PGD）、遗传病诊断以及肿瘤的诊断与治疗中。在 NIPT 中，通过全基因组重测序技术检测母亲血浆中胎儿游离 DNA，为唐氏综合征（21 三体综合征）、爱德华氏综合征（18 三体综合征）、帕陶氏综合征（13 三体综合征）以及染色体微缺失等疾病的诊断提供更加准确有效的诊断方法，同时避免了传统侵入性产前检测（如羊膜腔穿刺、绒毛膜取样、脐带血取样等）给孕妇和婴儿带来的损害。PGD 技术是指在体外受精过程中，对具有遗传风险患者的胚胎进行植入前活检和遗传学分析，以选择无遗传学疾病的胎儿植入宫腔，从而获得正常胎儿的诊断方法。此技术可以有效地预防胎儿单基因遗传病、多基因遗传病、染色体异常等疾病的发生。此外，对于肿瘤患者，采用全基因组测序技术检测肿瘤相关基因，可根据患者的个体差异性，辅助医生选择合适的治疗药物、制定个体化的治疗方案，延长患者生存时间，提高生活质量。

2. 在疾病研究、药物研发中的应用 近年来，随着测序成本的不断降低，生物信息学分析手段的不断发展，全基因组测序技术为疾病的研究以及致病基因的筛选提供了新方法。全基因组测序已成为包括癌症在内的各种疾病研究的重要手段之一，使得研究人员能够系统地分析致病基因参与的分子通路，筛选新的生物标志物，为疾病的临床诊断、临床用药提供有效依据。

（二）全外显子组测序技术的应用

全外显子组测序技术用于以下研究。

1. 单基因遗传病（小家系孟德尔遗传病）、散发性遗传病研究 通过对患病群体或家系进行外显子组测序分析，鉴别和定位致病基因。

2. 复杂遗传病研究 对胰岛素抵抗、动脉粥样硬化、脑皮质发育异常等复杂遗传病患病群体，结合连锁分析、外显子组测序筛选出复杂遗传病的相关候选致病基因。

3. 复杂代谢类疾病研究 外显子组测序可发现如重型颅脑畸形、米勒综合征等复杂的代谢类疾病的致病突变和发生在蛋白质编码区的染色质重排事件，揭示代谢异常的病因，便于疾病诊疗的研究。

4. 癌症研究 对肿瘤组织进行有针对性的深度测序，发现基因突变和蛋白质编码区的染色体重排事件，揭示癌症发生发展机理；研究人员在卡波西肉瘤、小细胞肺癌、非小细胞肺癌、Hodgkin 淋巴瘤、急性髓细胞白血病、小叶基底细胞样乳腺癌、慢性淋巴细胞白血病、骨癌、葡萄膜黑色素瘤等肿瘤的研究中取得了显著成绩。

（三）DNA 甲基化测序技术的应用

DNA 甲基化检测对于表观遗传学调控机制、表观基因组全关联分析以及肿瘤等疾病的检测分析都具有重要的意义，近年来成为表观遗传学的研究热点。甲基化测序技术应用于以下方面。

1. 研究处于特定时期或特定处理条件下的样本中染色体高精度 DNA 甲基化模式。

2. 比较不同细胞、组织、样本间的高精度 DNA 甲基化修饰模式的差异；与疾病发生发展相关的高精度 DNA 甲基化表观遗传机理研究；相关高精度 DNA 甲基化位点分子标志的探索性研究。

3. DNA 高甲基化是肿瘤发生的早期事件，高灵敏度的甲基化检测技术对肿瘤的早期诊断颇有意义，对恶性肿瘤的转移和预后监测也具有一定指导意义，为肿瘤的治疗提供了新的思路。现已有多个去甲基化药物进入临床试验并取得了初步疗效，特别是血液系统恶性肿瘤的治疗。

二、RNA 测序技术的应用

随着第二代测序技术的迅猛发展，在转录组测序方面具有很大优势，对疾病诊断治疗提供重要解决策略。

（一）基因表达与功能分析

RNA 测序技术可检测物种在某一状态下几乎所有的转录本信息，准确度很高，应用领域十分广泛。

1. 从全新角度研究癌症及其他复杂疾病的发病机制：观察疾病发生过程中病灶部位内部的基因表达水平变化；在肿瘤研究中，预测潜在的融合基因。

2. 通过差异表达功能分析，发现在细胞分化特别是胚胎干细胞和神经干细胞分化、机体发育、信号传导等过程中基因的表达调控。

3. 基因组结构和功能深入研究：极大地丰富基因注释的很多方面，包括 5′/3′ 边界鉴定、UTRs 区域鉴定、新的转录区域鉴定以及对可变剪接的定量研究；转录本结构变异研究发现序列差异，如融合基因鉴定、编码序列多态性研究等方面；非编码区域功能研究，如 lncRNA 编辑，新 lncRNA 预测和已知 lncRNA 表达水平研究。

（二）小 RNA 测序与功能研究

小 RNA 参与基因的表达和调控，小 RNA 测序技术应用于以下方面。

1. 鉴定 miRNA 和进行新 miRNA 的调控靶基因预测，揭示 miRNA 通路与疾病的关系，广泛应用于疾病诊断、个性化治疗和预后等领域；在癌症治疗方面，用于药物靶点研究、调控癌基因表达；研究 miRNA 对细胞分化及细胞发育过程的调控。

2. 小 RNA 与生长发育和进化具有一定的相关性，在细胞及器官生长、发育和外界环境改变应答方式等方面具有重要功能。

答案解析

? 思考题

案例　结直肠癌是常见的消化道肿瘤，临床治疗以手术切除为主，同时辅以放化疗。目前癌症的临床治疗模式已经进入精准医疗阶段，以基因组检测技术寻找致病突变和治疗的靶点，用于分子分型及个体化治疗的指导。

初步方案：某医院课题组正在进行关于结直肠癌患者的相关研究，采集两组样本进行基因组分析：一组是来自结直肠腺瘤患者的组织样本，另一组是来自结直肠癌患者的组织样本，每组各有 100 例样本，分别进行全外显子组高通量测序。

问题

（1）外显子组测序后，如何通过生物信息学识别并分析两组样本中存在的各类基因突变？

（2）如何比较结直肠腺瘤患者与结直肠癌患者之间的基因突变频率，以确定哪些基因具有显著的差异？

（3）如何探讨这些差异基因参与的主要功能通路及其在疾病进程中的潜在作用？

（赵 屹）

书网融合……

重点小结　　　　题库　　　　微课/视频1　　　　微课/视频2

第八章　新型核酸检测技术

📝 **学习目标**

1. 通过本章学习，掌握核酸质谱技术、CRISPR/Cas 基因编辑技术、单细胞分析技术等新型核酸检测技术的用途、原理和技术流程；熟悉 CRISPR/Cas 基因编辑技术在核酸检测中的应用；了解单细胞分析技术在核酸检测中的最新研究进展。

2. 具备融合多学科知识技能的能力，培养医工交叉的科学思维，熟悉科学仪器的临床转化运用。

3. 通过质谱技术、基因编辑和单细胞分析技术的学习，充分了解掌握关键核心技术、解决"卡脖子"难题的意义所在，树立科技报国的远大理想。

第一节　核酸质谱技术 📱 微课/视频 1

PPT

一、核酸质谱技术的原理

近年来，随着基质辅助激光解吸电离飞行时间质谱被发现，核酸质谱技术逐渐发展并得到临床应用。核酸质谱是基于飞行时间质谱发展起来的一种多重 PCR 分析检测系统，该技术可实现高通量检测，且结果分析简单易解读，已经成为多种突变和碱基变异形式的有效检测手段。

（一）质谱技术概述

质谱法（massspectrometry，MS）是一种基于电磁学原理，通过构建一定的电场与磁场，将待测样品离子化，并通过测量带电粒子的质量与其电荷比率（mass-to-charge ratio，m/z）对其进行定性和定量分析的方法。质谱法的基本过程是通过质谱仪产生高能带电离子并通过轰击待测样品，从而使样品分解为大量带电粒子，通过电磁场按质荷比分离带电粒子并对其种类和丰度进行统计分析，从而实现对待测大分子进行定性和定量的检测分析（图 8-1）。质谱技术具有灵敏度高、分辨率高、特异性强、信息量大等特点，在对复杂生物样本的分子结构解析及其相互作用的研究中发挥着重要作用（可同时参考第九章相关内容）。近年来，以质谱技术为核心的基因组学、转录组学、蛋白质组学和代谢组学等多组学研究极大地拓展了质谱技术在分子诊断学的应用，基于质谱技术的分子诊断方法将成为重要的临床检验诊断手段。质谱检测非常适合对较短的核酸进行测序，在临床诊断、法医学、亲子鉴定、牲畜育种、植物栽培和细胞系分型方面具有广阔的应用前景。此外，质谱还被用于各种其他重要应用，包括非共价复合物分析、混合物分析、不同的测序策略、跨病灶 DNA 合成产物的错误掺入分析、DNA 病变的检测和定位、DNA-蛋白质交联的检测和表征以及临床诊断。

质谱技术的核心是质谱仪。电子的发现者、英国物理学家 J. J. 汤姆逊（Joseph John Thomson）在 1912 年发明了世界上第一台质谱仪，早期的质谱仪主要用于同位素研究，汤姆逊同年利用该发明装置发现了同位素氖（Ne）。在此之后，质谱仪经过多次改良，1940 年美国物理学家阿尔弗雷德·奥托·卡尔·尼尔（Alfred Otto Karl Nier）设计出单聚焦磁质谱仪，并首次使用质谱仪分离了铀-235（^{235}U），证明了 ^{235}U 可以发生核裂变，这一发现为原子弹的研发奠定了基础。1942 年，世界上第一台商用有机质谱仪器被制造出来，开启了质谱技术的商业化应用。1960 年，Nier 设计并制成了一台小型的双聚焦质谱仪；1984 年，美国化学家约翰·贝内特·芬恩（John B. Fenn）发明了一种软电离离子源，即电喷雾电离源（electrospray Ionization，ESI），从而改进了质谱仪。在此基础上，世界首台商用电喷雾质谱仪在 1993 年研制成功。傅里叶变换离子回旋共振质谱仪（1995 年）、高分辨飞行时间质谱仪（1998年）、静电轨道离子阱质谱（2000 年）等陆续被研发出来，不断拓展质谱技术的应用范围。

质谱技术及其检测方法种类繁多，广泛应用于各学科的科学研究和应用技术开发中。根据检测方法的不同，质谱可分为电子轰击质谱（electron ionization-mass spectrometry，EI-MS），场解吸附质谱（field desorption mass spectrometry，FD-MS）、快原子轰击质谱（fast atom bombardment-mass spectrometry，FAB-MS）、基质辅助激光解吸附飞行时间质谱（matrix assisted laser desorption ionization time of flight mass spectrometry，MALDI-TOF-MS）、电子喷雾质谱（electrospray ionisation mass spectrometry，ESI-MS）等，其中常用于检测大分子量样本的是 MALDI-TOF-MS 和 ESI-MS。

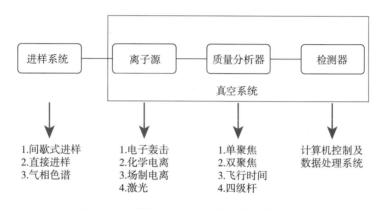

图 8 - 1　质谱仪的基本构造和样品处理过程

（二）核酸的质谱检测

质谱是表征核苷酸、寡核苷酸和核酸的有力工具。质谱法用于寡核苷酸分析的优点包括高灵敏度、准确的分子重量，以及获取结构信息的能力。电喷雾电离（ESI）和基质辅助激光解吸/电离（MALDI）的最新进展现在允许对寡核苷酸和完整核酸进行常规分析。ESI-MS 和 MALDI-MS 已用于提供小（$n \leqslant$ 50-mers）寡核苷酸的序列信息，MALDI-MS 已用于单核苷酸多态性（single nucleotide polymorphism，SNP）分析，两种方法均用于短串联重复序列（short tandem repeats，STR）的分析。最后，MALDI-MS 仍然是高通量 DNA 测序的有前途的替代方案，尽管目前的读长仍然比竞争技术的读长短近一个数量级。质谱仪器的优化将进一步提高核酸分析的能力。近年来，质谱在核酸检测方面显示出巨大的潜力，MALDI-TOF-MS 和 ESI-MS 是目前检测核酸的主要方法。特别是 MALDI-TOF-MS 因其速度快、通量高、精度高而成为研究热点。质谱法的核酸研究主要体现在单核苷酸多态性、基因突变、DNA 甲基化分析和 DNA 拷贝数变异等方面。值得注意的是，用质谱仪检测核酸样品时采用的是正离子模式，这与蛋白质的质谱分析相反。

1. 核酸的 MALDI-TOF-MS 检测　原理是通过在系统中引入基质分子，将样品固定在目标板上的晶体基质中并用激光轰击，样品分子在被电离的同时蒸发到真空中。然后施加高压以加速带电粒子引入飞行时间质量分析器（TOF），在线性或反射器模式下，粒子将在电离后撞击检测器。质量较高的分子会比较轻的分子到达得更晚。飞行时间测量可以直接确定带电粒子的分子质量，从而实现对核酸分子的快速检测分析（图 8 - 2）。

由我国自主研发的 DP-TOF 飞行时间质谱仪是国内获批的首款通用型飞行时间核酸质谱检测系统，拥有自主知识产权，能用于对待测样本中已知核苷酸的精确检测，具有操作简单、高通量、低成本、

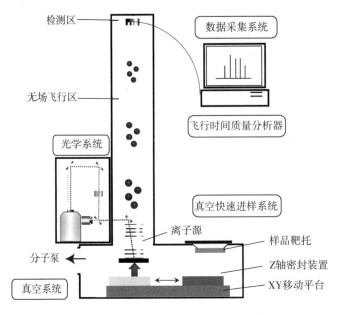

图 8 - 2　MALDI-TOF-MS 的工作原理

自动化检测等优点。DP-TOF 飞行时间核酸检测技术基于 MALDI-TOF-MS 技术，其检测原理是通过加入单碱基特异性延伸引物对待测样品中的核酸进行 PCR 预扩增（使得含有不同等位基因的 PCR 产物之间只有单个碱基的差异），然后将 PCR 产物结晶在芯片基质上，经过激光电离、飞行、检测、信号处理等步骤，最终实现对待测样品进行高通量、低成本、自动化检测分析。

2. 核酸的 ESI-MS 检测　原理是通过构建高压电场，首先将待测物溶液喷射成微小液滴，然后在干燥室中去溶剂形成固态微粒。通过带有高电压的针尖电离固态微粒，形成带正电荷的微粒。最后，带电粒子被引导进入质谱仪并依据其荷质比进行分离、检测。检测器会记录各带电粒子的信号强度，并将其转化为待测物质量和相对丰度等信息的质谱图，从而实现对待测样品的定性和定量分析（图 8 - 3）。

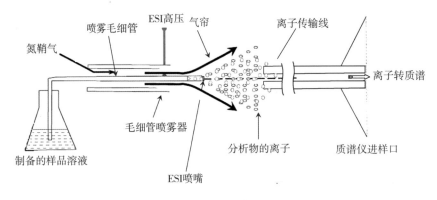

图 8 - 3　ESI-MS 的工作原理

二、核酸质谱技术的检测流程

核酸质谱检测的工作流程由三个关键步骤组成：样品制备、核酸扩增、质谱检测。

（一）MALDI-TOF-MS 检测的技术流程

主要技术流程分为 PCR 反应液配置、多重 PCR 扩增、SAP 消化、特异性引物延伸、纯化处理和质谱检测分析。

1. 样品前处理（图8-4）

（1）多重PCR扩增　通过设计多重PCR引物，对待测样品的目标片段进行扩增。

（2）SAP消化　用虾碱性磷酸酶（shrimp alkaline phosphatase，SAP）去掉反应液中的dNTPs。

（3）单碱基延伸　加入设计好的单碱基延伸引物，在待测样品的目标片段上延伸一个碱基，使PCR产物之间只有单碱基的差别。

（4）纯化　经树脂纯化，去除金属阳离子。

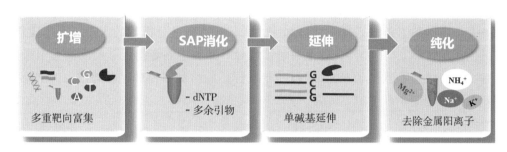

图8-4　核酸质谱前处理过程示意图

2. 样品的质谱检测　经过前处理后，待测样品继续经过如下过程进行质谱检测。

（1）共结晶　将纯化后的单碱基延伸产物点样，在芯片基质上形成共结晶。

（2）解吸附-电离　共结晶在质谱仪的真空管内并被激光轰击，样品分子在被电离的同时蒸发到真空中，待测的核酸分子解吸附为带电粒子。

（3）飞行时间质谱检测　在线性模式下，粒子将在电离后的几纳秒内撞击线性检测器。带正电的单电荷粒子在真空管中向检测器加速飞去，电场中带电粒子的飞行时间与其质量成正比，离子质量越小就越快到达检测器。因此可通过飞行时间，把不同质量的粒子区分开。飞行时间测量可以直接确定分子质量。在反射器模式下，粒子被转移，以便它们飞向第二个探测器。除了延长飞行距离外，反射器还聚焦于质量。这两种效果的结合使得其分辨率高于线性模式。

（4）数据分析　由质谱仪上的检测器将所测得的信号转化为可视的峰图，光谱中的每个峰都对应于沿时间轴的粒子的比质量，从电离矩开始。利用分析软件自动将检测结果与文库进行对照，分析对应的碱基类型并得出结果。最终结果是生成质谱图，该质谱图与参考文库数据库中可用的表征良好的生物体的质谱图进行比较，以达到鉴定的目的（图8-2）。

（二）ESI-MS检测的技术流程

ESI-MS是一种解吸电离方法。解吸电离方法可以对固体或液体样品进行，并允许样品不挥发或热不稳定。这意味着可以对核酸、蛋白质、肽、醇肽和一些无机分子等样品进行电离。电喷雾电离质谱法要求分子的质量相当大。该仪器具有能够检测到的小质量范围，因此，可以很容易地确定未知进样样品的质量，因为它必须在仪器的范围内。这种定量分析是通过考虑光谱中各种峰的质荷比来完成的。光谱以x轴上的质荷比（m/z）显示，y轴上显示每个峰的相对强度（%）。

1. 样品制备　样品经纯化后注入电喷雾电离质谱仪，然后将所选的纯化方法连接到毛细管针上，并可直接引入样品。

2. 电喷雾的形成　由毛细管针组成的喷雾器是这一步骤的关键装置。液体样品通过毛细管针进入设备的入口，液体样品在毛细管针和高压电场的作用下会雾化并带电，形成一个个微小的液滴（直径通常在5~50μm），呈雾状。不锈钢毛细管针也被一个电极包围，该电极保持约4000V的稳定电压。施加的电压将在液滴上充电。因此，从针头喷出的雾气将由带电液滴组成。

3. 脱溶剂和电离 紧接着，带电液滴在进入干燥室脱溶剂化毛细管时被氧化，并且对该毛细管所在的气室施加持续的电压。在干燥室内，带电液滴被干燥气体或热量脱去溶剂，这个过程被称为脱溶剂化。随着液滴的尺寸变小，它们的电场密度变得更加集中。电场密度的增加导致相似的电荷相互排斥，从而引起表面张力的增加。液滴不能再支持表面张力的增加的点称为瑞利极限（Rayleigh limit）。此时，液滴分裂成正极或负极的较小液滴。这个过程被称为库仑爆炸（coulombic explosion），或者离子被描述为通过"泰勒锥"（Taylor cone）离开液滴，形成固体带电颗粒（直径通常在 $1 \sim 10 \mu m$）并进入采样锥。

4. 质量分析 带电颗粒经过采样锥并被加速，离子到达质量分析器的入口。到达质量分析器后，根据各离子的质荷比（m/z）的差异，带电粒子被区分开并被检测器捕捉。检测器会记录带电粒子的信号强度，并将其转化为质谱图。质谱图可反映待测样品的质量和相对丰度等信息，从而实现对待测物的定性和定量分析（图 8 – 3）。

知识拓展

如何判断质谱仪解析质量峰的能力？

为了确定质荷比，质量分析仪必须能够分离最小的质量。分析仪解析质量峰的能力可以用以下公式定义：

$$R = \frac{m}{\Delta m}$$

该方程表示第一个峰的质量（m）除以相邻峰之间的差值 Δm。分辨率越高，数据就越有用。质量分析仪还必须能够测量在此过程中产生的带多电荷粒子产生的离子电流。

三、核酸质谱技术的医学应用 📱微课/视频 2

核酸质谱可以检测 SNP、点突变、InDel、CNV、基因融合以及甲基化等多种变异类型，可应用于药物基因组学、遗传性疾病、病原体检测、肿瘤分析、肿瘤液态活检、甲基化研究、嵌合体和血型鉴定等领域。

（一）药物代谢基因检测

通过分析个体药物代谢相关基因，可协助临床预测患者对药物的反应和可能的不良反应，从而制定个性化的治疗方案，提高药物的疗效，减少副作用，并降低医疗成本。常见的药物基因组学检测基因有 *CYP2C19*（如图 8 – 5 所示，蓝色虚线标注的峰代表 PCR 扩增 c.681 位点的产物检测峰，G 和 A 对应的质荷比位置上同时出现检测峰，代表 c.681 位点等位基因是 G/A 杂合子；灰色虚线所示检测峰为其他位点的扩增产物；红色线指示检测峰为未消耗完的 c.681 位点扩增引物。图 8 – 6、8 – 7 可参考此处注释）、*CYP2D6*、*ALDH2*、*ApoE*、*SLO1B1* 等，核酸质谱平台因能同时检测多个位点，且成本较低、操作方便、准确性高且便于扩展，在药物基因组检测和研究中有着良好的应用价值。

（二）遗传性疾病的风险筛查

核酸质谱通量高、准确度高、灵活性高、检测成本低、周期短，是一种性价比高的中等通量检测技术，在遗传病筛查和出生缺陷防控上有着广阔的应用前景，目前在遗传性耳聋和地中海贫血等疾病的诊断筛查中已得到运用。

1. 遗传性耳聋相关的基因检测 *GJB2*（图 8 – 6 所示为 c.235 del C 杂合子。蓝色 DEL 所示位置为其中一等位基因 C 缺失后的 PCR 产物检测峰，蓝色 C 为正常等位基因检测峰）是遗传性耳聋（SHL）

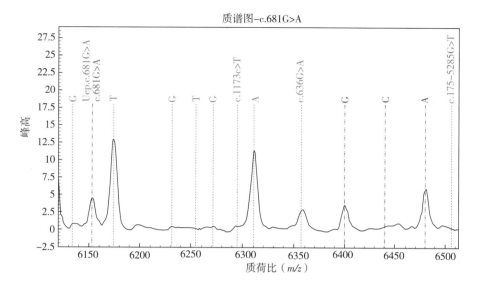

图 8-5 药物代谢基因 *CYP2C19* 变异位点核酸质谱检测结果

最常见的致病基因之一，还包括 *STRC*、*SLC26A4* 和 *TECTA* 等，它们在所有已发现的基因突变中占比分别为 21.6%、16.1%、6.6% 和 5.2%。与 SHL 相关的基因有 *USH1*、*USH2*、*USH3*、*SLC26A4*、*FOXI1* 和 *KCNJ10* 等。常规核酸质谱仪属于中等通量的平台，改进型 DP-TOF-MS 结合了芯片技术，每块反应板可测量多达 384 个样本，适合对新生儿的大规模人群筛查。

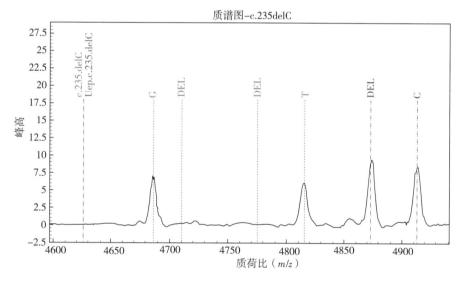

图 8-6 遗传性耳聋相关 *GJB2* 基因突变位点核酸质谱检测结果

2. 地中海贫血相关的基因检测　常见的 α 基因突变类型有 6 种，包括 3 种大片段缺失（－－^{SEA}、α$^{-3.7}$、α$^{-4.2}$）和 3 种点突变（*HbWS*、*HbCS*、*HbQS*）。常见的 β 珠蛋白基因突变有 17 种。基于飞行时间的核酸质谱（DP-TOF-MS 与 MALDI-TOF-MS），可以检测单个反应孔 α 和 β 珠蛋白编码基因的突变，准确性高、操作简便、成本低廉。与目前临床常规使用的 PCR 反向斑点杂交技术、gap-PCR 技术等相比，飞行时间核酸质谱检测技术极大地简化了操作流程，同时保证了结果准确度。

3. 葡萄酸-6-磷酸脱氢酶（glucose-6-phosphate dehydrogenase，G6PD）缺乏症的基因检测　G6PD 编码基因中最常见的突变类型有 1388G > A、1376G > T 和 95A > G。DP-TOF-MS 与 MALDI-TOF-MS 也适用于 G6PD 编码基因的热点突变检测，与常规的 ARMS-PCR、Sanger 测序等方法相比，可显著

提高检测效率。

4. 脊髓性肌萎缩症（spinal muscular atrophy，SMA）的基因检测 SMA 致病基因位于第 5 号染色体上 5q13.3 区域，主要包括 *SMN1*、*SMN2*、*NAIP*、*GTF2H2*、*H4F5* 等五个基因。基于飞行时间的核酸质谱技术能够对 SMA 致病基因的目标序列进行定性和定量检测，从而辅助临床诊断。核酸质谱技术有效解决了传统检测手段出现的假阴性及假阳性等问题；同时由于实现了自动化和规模化检测，适合大规模人群筛查。

5. 叶酸与营养元素代谢能力检测 导致机体缺乏叶酸的主要基因包括 *MTHFR*（图 8 – 7 所示为 C677T 突变纯合子。蓝色碱基 C 位置无检测峰出现，只在碱基 T 位置有检测峰）、*MTRR* 基因。除此以外，与其他营养元素代谢相关的基因 *BCM01*（维生素 A）、*MTHPR*（维生素 B$_2$）、*NBPF3*（维生素 B$_6$）、*SLCA23A1*（维生素 C）、*GC*（维生素 D）、*TMPRSS6*（铁）、*SLC30A8*（锌）、*GPX1*（硒）等均可用核酸质谱技术进行精准检测。

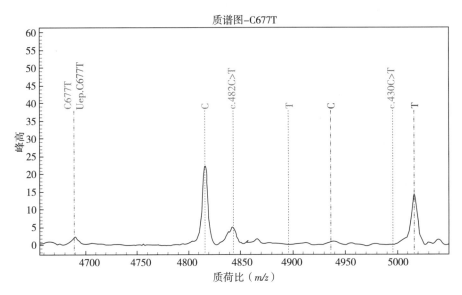

图 8 – 7   叶酸代谢相关基因 *MTHFR* 突变位点检测结果

（三）感染性疾病和肿瘤检测

核酸质谱技术在传染病防控领域的应用也迅速发展，尤其在耐药性分型、快速鉴定、分型溯源等微生物分析方面具有突破性进展。如人乳头瘤病毒（HPV）的基因分型和结核分枝杆菌的耐药基因检测（包括 *KatG*、*InhA*、*RpoB*、*KasA* 基因等）。

核酸质谱不仅可以对肿瘤的分子标志物进行高敏感和高特异性检测，还可以对不同来源的样品如组织、痰液、呼出气体、血清游离核酸等进行分析。如甲状腺结节的良恶性基因检测和肿瘤患者的个体化用药。肿瘤化疗药物的 15 基因检测可以帮助医生为患者选择更合适的化疗药物，例如肿瘤患者的 *C-KIT* 基因突变情况可以用来判断伊马替尼治疗的有效性，*UGT1A1* 基因的多态性有助于预测患者对伊立替康的耐受性。15 基因检测通常采用实时荧光定量 PCR 法或者高通量 DNA 测序技术来进行，而核酸的质谱检测技术可以作为这些传统检测方法的替代，具有通量高、自动化程度高、灵敏度高、操作简便等优点。

第二节　CRISPR/Cas 核酸检测技术 微课/视频3

PPT

　　CRISPR/Cas 系统是原核生物的一种获得性免疫系统，用来抵抗外源遗传物质的入侵，比如噬菌体病毒和外源质粒。同时，它为细菌提供了获得性免疫，当细菌遭受病毒或者外源质粒入侵时，会产生相应的"记忆"，从而可以抵抗它们的再次入侵。CRISPR/Cas 系统可以识别出外源 DNA 或 RNA，并将它们切断，沉默外源基因的表达。正是由于这种精确的靶向功能，CRISPR/Cas 系统被开发成一种高效的基因编辑工具。目前，CRISPR/Cas 系统已开发出多种类别，其中 CRISPR/Cas9 系统是研究最深入、应用最成熟的一种。近几年，新型病原体频发，传统分子诊断面临着较大挑战。为解决这些问题，基于 CRISPR/Cas 系统对外源性核酸的特异性识别及切割特性，再结合核酸体外扩增技术，CRISPR/Cas 系统现已被开发成强有力的体外核酸检测工具，这些方法具有高特异性，并已成功应用于各种病原体的诊断和疾病治疗。

一、CRISPR/Cas 系统的构成和发现

　　CRISPR 簇是一个广泛存在于细菌和古生菌基因组中的特殊 DNA 重复序列家族，充当了防御外源遗传物质的"基因武器"。CRISPR 全称为 clustered regularly interspersed short palindromic repeats，即成簇的规律间隔的短回文重复序列，分布在 40% 的已测序细菌和 90% 的已测序古细菌当中。图 8-8 展示了完整的 CRISPR 位点的结构。其中，CRISPR 序列由众多短而保守的重复序列区（repeats）和间隔区（spacer）组成。重复序列区含有回文序列，可以形成发卡结构；而间隔区比较特殊，它们是被细菌俘获的外源 DNA 序列。这相当于细菌免疫系统的"黑名单"，当这些外源遗传物质再次入侵时，CRISPR/Cas 系统就会予以精确打击。而在上游的前导区（leader）被认为是 CRISPR 序列的启动子。另外，在上游还有一个多态性的家族基因，该基因编码的蛋白均可与 CRISPR 序列区域共同发生作用。因此，该基因被命名为 CRISPR 关联基因（CRISPR associated，Cas）。目前已经发现了 Cas1~Cas14 等多种类型的 Cas 基因。Cas 基因与 CRISPR 序列共同进化，形成了在细菌中高度保守的 CRISPR/Cas 系统。

　　当病毒感染原核细胞时，CRISPR 阵列中的间隔序列就会被引发进行转录，从而产生短的 CRISPR RNA（crRNA），crRNA 会引导 Cas 蛋白切割与 crRNA 互补的 DNA 或 RNA 病毒序列。通过这种捕获整合初次感染的外源核酸片段的方式，CRISPR/Cas 系统在 Cas 蛋白与 crRNA 的共同作用下抵御相同核酸的再次入侵，以保护宿主免受侵扰。

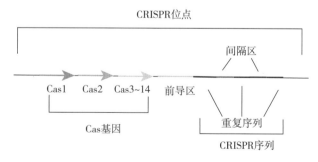

图 8-8　CRISPR 位点结构图

　　1987 年，首次在 K12 大肠埃希菌基因组中发现具有短重复序列（short sequence repeats，SSR）的

特征。2000 年研究发现细菌和古细菌基因中普遍存在这些 SSR，并将其命名为规则的短间隔重复序列（SRSRs）。2001 年有人将其进一步命名为大簇的 20nt 串联重复序列（LCTR）。2002 年研究人员相继将这一序列命名为间隔与分隔正向重复序列，即 SPIDR 和 CRISPR。同时，将与其功能可能相关的 4 个基因（Cas1、Cas2、Cas3、Cas4）命名为 CRISPR-associated（Cas）基因，这种命名方式沿用至今。2012 年，Jennifer Doudna 和 Emmanuelle Charpentier 研究团队发现，通过利用 RNA 引导 Cas9 蛋白系统，可在试管内导致目标基因 DNA 的双链断裂。即通过改变 RNA 序列，理论上可以对任何基因进行编辑，CRISPR/Cas 系统作为基因编辑技术有很大的潜力。2013 年，有人进行了密码子优化，改良了化脓性链球菌的 CRISPR/Cas9 系统，并引入了核定位信号来促进该系统在哺乳动物细胞核中的表达，最终编辑成功，表明生命科学领域 CRISPR/Cas 系统应用的正式启动。同年，华人科学家张锋发现 CRISPR/Cas 系统可用来编辑人类基因组 DNA，使基因疗法成为可能。2020 年 Jennifer Doudna 和 Emmanuelle Charpentier 因在基因编辑方面做出的杰出贡献获得诺贝尔化学奖。近年来，CRISPR/Cas 系统使用插入片段（间隔区）的转录本作为识别和失活同源靶序列的向导 RNA（guide RNA，gRNA/sgRNA）。CRISPR 载体通过 sgRNA 对目标基因进行编辑，已变得十分简便，尤其在基因治疗研究领域的应用，为根治一些目前传统医疗手段难以治疗的遗传性疾病提供了新的治疗思路。

二、CRISPR/Cas 系统的分类

截至目前，关于 CRISPR/Cas 系统分类的研究中，亚型的分类数量达到了 33 个，并且分出两个新的型，包括蛋白体型比 Ⅱ 型更小的 V 型系统，和以 RNA 为切割目标的 Ⅵ 型。现在已知的 CRISPR/Cas 系统分为 2 个大类 6 个型，每个型又分为多个亚型，每个型包含的 Cas 蛋白也存在差异，详见表 8-1。本节主要对 CRISPR/Cas 系统的第二大类进行介绍。第二大类系统中的功能蛋白包含的是单个、多结构域的 crRNA 的结合蛋白，这个结合蛋白包含了实行切割核酸需要的全部组件。第二大类系统一直是研究应用的热点，其仅需要一个基团就能完成第一大类系统许多基团共同合作才能完成的工作，且比第一大类中的系统更简便，是生物技术应用的首选。第二大类分类中包括 Ⅱ 型、V 型和 Ⅵ 型 3 个类型。

表 8-1 目前 CRISPR/Cas 系统包含的亚型与蛋白

大类	型	亚型	包含的 Cas 蛋白
第一大类	Ⅰ	Ⅰ-A、Ⅰ-B、Ⅰ-C、Ⅰ-D、Ⅰ-E、Ⅰ-F1、Ⅰ-F2、Ⅰ-F3	Cas1、Cas2、Cas3、Cas4、Cas5、Cas6、Cas7、Cas8
	Ⅲ	Ⅲ-A、Ⅲ-B、Ⅲ-C、Ⅲ-D、Ⅲ-E、Ⅲ-F	Cas1、Cas2、Cas5、Cas6、Cas7、Cas10、Cas11
	Ⅳ	Ⅳ-A、Ⅳ-B、Ⅳ-C	Cas1、Cas2、Cas5、Cas6、Cas7
第二大类	Ⅱ	Ⅱ-A、Ⅱ-B、Ⅱ-C1、Ⅱ-C2	Cas1、Cas2、Cas4、Cas9
	V	V-A、V-B1、V-B2、V-C、V-D、V-E、V-F1、V-F1（V-U3）、V-F2、V-F3、V-G、V-U1、V-U2、V-U4、V-K（V-U5）	Cas1、Cas2、Cas4、Cas12、Cas14
	Ⅵ	Ⅵ-A、Ⅵ-B1、Ⅵ-B2、Ⅵ-C、Ⅵ-D	Cas1、Cas2、Cas13

（一）Ⅱ 型

Ⅱ 型系统中的代表为 CRISPR/Cas9 蛋白系统，目前使用的 Cas9 蛋白主要是源于产脓链球菌（*Streptococcus pyogenes*）和嗜热链球菌（*Streptococcus thermophilus*）。Ⅱ 型系统发挥功能的过程中 Cas1、Cas2、Cas4 蛋白负责重复间隔区的建立，且在表达阶段有 RNaseⅢ 来帮助 crRNA 的形成，而剩余的工作由 Cas9 蛋白完成。在 Cas9 发挥功能的过程中，有两类 RNA 发挥了作用，crRNA 可以与 DNA 上的部分碱基互补配对，引导 Cas9 蛋白与 DNA 的结合，且 tracrRNA 可以促进 crRNA 的成熟。当 crRNA 引导 RNA 与 Cas9 蛋白组成的切割复合体移动到特定位点后，Cas9 蛋白的两个 DNA 切割结构域（HNH 和

RuvC）开始发挥作用，HNH 结构域切割与 crRNA 互补的链，RuvC 结构域切割另一条链。

CRISPR/Cas9 系统的显著优势在于其设计简单和多基因组编辑，识别不受基因组甲基化影响，能靶向几乎任意细胞任意序列，方便同时靶向多个靶点（可以通过同时设计多个序列特异性 sgRNA 来实现），切割效率高。在 sgRNA 和 Cas9 蛋白的参与下，待编辑的细胞基因组 DNA 将被看作病毒或外源 DNA，被精确剪切。但是，CRISPR/Cas9 的应用也有一些限制条件。首先，待编辑的区域附近需要存在相对保守的 PAM 序列（NGG）。其次，sgRNA 要与 PAM 上游的序列碱基互补配对。PAM 序列区是 CRISPR/Cas9 系统行使切割功能的基本条件。如果靶序列 3′端没有 PAM 序列，即使靶序列与 sgRNA 序列完全匹配，Cas9 蛋白也不会切割该序列位点。CRISPR/Cas9 与靶位点识别的特异性其实主要依赖于 sgRNA 与靠近 PAM 区的 10~12bp 的碱基配对，而其余远离 PAM 序列 8~10bp 的碱基可能在不同程度上影响脱靶效应。CRISPR/Cas9 的脱靶效应给科学研究带来了一定程度上的不确定性，也是限制其发挥更大潜力的主要原因之一。

（二）Ⅴ型

2015 年新定义了一种 CRISPR/Cas 系统类型——Ⅴ型，主要包含以下 Cas 蛋白类型：Cpf1（Cas12a）、C2c1（Cas12b）、C2c3（Cas12c）、CasY（Cas12d）、CasX（Cas12e）和 Cas12f（Cas14）。Ⅴ型系统中研究最多的是 Cas12a 系统。Cas12 蛋白与 Cas9 系统工作原理相似但又存在一定差异，详见表 8-2。

表 8-2　CRISPR/Cas12a、CRISPR/Cas13a 与 CRISPR/Cas9 的区别

项目	CRISPR/Cas9	CRISPR/Cas12a	CRISPR/Cas13a
Cas 蛋白大小	1000~1600aa	1200~1300aa	900~1300aa
crRNA 长度	100~200nt	42~44nt	52~64nt
crRNA 生物起源	需要 RNAseⅢ干预	自加工	自加工
加工 pre-crRNA	RNaseⅢ	Cas12a	Cas13a
tracrRNA	有	无	无
原间隔序列邻近基序（PAM）	3′-GGN（SpCas9）	5′-TTN（FnCas12a）	3′PFS
核酸内切酶结构域	RuvC 和 HNH	RuvC 和 Nuc	两个 HEPN
切口末端	平末端	黏性末端	尿嘧啶位点
反式切割活性	无	非特异 ssDNA	非特异 ssRNA
多基因编辑效率	低	高	高
目标序列	dsDNA	dsDNA/ssDNA	ssRNA

与 Cas9 一样，Cas12 蛋白也被认为是基因组编辑 CRISPR 家族的重要成员。但在大多数情况下，Cas12 被认为优于 Cas9 蛋白，因为 Cas12 蛋白可使双链 DNA 断裂并仅促进同源定向修复（homology directed repair，HDR），而非 NHEJ（非同源末端连接，non-homologous end-joining）和 HDR 共同修复。Cas12 系统也克服了核酸检测耗时方面的缺点。例如，使用荧光定量 PCR 诊断某病毒感染需要较长的时间才能得到结果，但基于 CRISPR/Cas12 的检测技术可在 1 小时内检测完成。这些结果证明了 CRISPR/Cas12 系统的优势，可以未来用于检测新出现的病毒，从而达到早诊断、早治疗及阻断疾病在人群中传播的目的。

尽管 CRISPR/Cas12 系统应用范围广泛，但仍有几个明显的缺点。例如，CRISPR/Cas12 系统依赖于宿主细胞的 DNA 修复机制，而不管模板链的存在与否。尽管该系统已成功地用于获得精确的 DNA 插入到所需的基因组位点，但其有效性仍然取决于细胞类型。通过 HDR 进行的 DNA 修复也与细胞分裂有关，这使得这些工具在不活跃分裂的细胞（如神经细胞）中无活性。目前，进一步改进 Cas12 系统以确保 DNA 准确插入目标基因组的研究正在进行。除了这一缺点之外，该系统具有广泛的适用性，

增强的 CRISPR/Cas12 也在进一步研究中，以确保基因组工程的可持续性发展。

Cas14 与 Cas12 同属于二类 V 型 CRISPR/Cas 系统，Cas14（Cas12f）有 24 个变体，分为三个亚组：Cas14a、Cas14b、Cas14c。无论序列多样性如何，所有 Cas 蛋白都存在 V 型 Cas 蛋白的特征性 RuvC 核酸酶结构域。然而，Cas14 只存在于古细菌中，不存在于细菌中。因此，这个基因可能比其他版本的 Cas9 和 Cas12 更原始。Cas12f 由 400～700 个氨基酸组成，是迄今鉴定出的最小的具有基因编辑潜力的 Cas 蛋白。Cas14 与 Cas12 不同的是：第一，Cas14 只可识别一种靶标，靶标类型为 ssDNA；第二，在 crRNA-tracrRNA 复合体的介导下，Cas14 以 PAM 非依赖的方式识别靶 ssDNA 序列，并激活其特异性顺式切割活性，及非特异性反式切割活性（切割任意 ssDNA），表明 Cas14 可能已经进化到可以防御单链 DNA 病毒；第三，Cas14 具有高保真地检测 DNA 单核苷酸多态性的能力。

（三）Ⅵ型

最开始对Ⅵ型系统的描述是发现了一种异于Ⅲ型系统的具有 RNA 切割能力的 CRISPR/Cas 系统，相比于多亚基组成功能单位的Ⅲ型系统，Ⅵ型系统的蛋白元件大小明显更具优势。通过基因组识别陆续发现了 C2c2（Cas13a）、Cas13b、Cas13c 等 RNA 引导的 RNA 内切酶，在此重点介绍 CRISPR/Cas13a 系统（与 CRISPR/Cas9 系统的区别详见表 8-2）。

Cas13a 最初发现于 2015 年，研究人员使用 Cas1 作为"诱饵"来识别细菌基因组中新的 CRISPR 相关蛋白，该基因通常与 CRISPR 阵列相关，并在感染后参与间隔区的获取。通过分析，他们发现了 53 个潜在的候选基因，根据 CRISPR 蛋白的结构分为 3 类：C2c1（Cas12b）、C2c2（Cas13a）和 C2c3（Cas12c）。2016 年，华人科学家张锋首次发现 CRISPR/Cas13a 能精确剪切细菌细胞中的特定 RNA 序列。因此，Cas13a 与 Cas9 最大的区别在于 Cas13a 结合并切割的是 RNA 而不是 DNA 底物。在结构上，Cas13a 不同于常用的 CRISPR 酶，因为 Cas13a 含有 2 个 HEPN（higher eukaryotes and prokaryotes nucleotide-binding）结构域，而 Cas9 则利用 HNH 和 RuvC 结构域来切割靶 DNA。Cas13a 中的 HEPN 结构域对于 RNA 切割至关重要，与其他蛋白中已知的 HEPN 结构域的作用一致。与 Cas9 一样，Cas13a 分子中的关键残基突变会导致"核酸酶失活"，产生死亡 Cas13a（dCas13a），它能够结合靶标 RNA，但无法切割 RNA 靶标，表明它可用于分离特定 RNA 序列或研究活细胞中的 RNA 加工。研究人员已经利用 dCas13 融合蛋白进行成像、跟踪、调节剪接和调节特异性靶向的 RNA 表达等。

三、CRISPR/Cas 系统的技术原理

本部分将以 CRISPR/Cas9 系统为例，介绍 CRISPR/Cas 系统技术的基本原理。CRISPR/Cas 系统技术主要分为三个步骤，即：外源 DNA 俘获、crRNA 合成、靶向干扰。

（一）外源 DNA 俘获

当噬菌体病毒首次入侵宿主细菌，病毒的双链 DNA 被注入细胞内部。CRISPR/Cas 系统会从这段外源 DNA 中截取一段序列作为外源 DNA 的"身份证"，然后将其作为新的间隔序列被整合到基因组的 CRISPR 序列之中。因此，这段与间隔序列对应的"身份证"被称为原间隔序列（protospacer）。然而，"身份证"的选取并不是随机的。原间隔序列向两端延伸的几个碱基都十分保守，被称为原间隔序列临近基序（protospacer adjacent motif，PAM）。PAM 通常由 NGG 三个碱基构成（N 为任意碱基）。病毒入侵时，*Cas1* 和 *Cas2* 基因编码的蛋白将扫描这段外源 DNA，并识别出 PAM 区域，然后将邻近 PAM 的 DNA 序列作为候选的原间隔序列。随后，Cas 蛋白复合物将原间隔序列从外源 DNA 中剪切下来，并在其他酶的协助下将原间隔序列插入邻近 CRISPR 序列前导区的下游。然后，DNA 会进行修复，将打开的双链缺口闭合。这样一来，一段新的间隔序列就被添加到了基因组的 CRISPR 序列之中。图 8-9 展

示了第一阶段的工作原理。

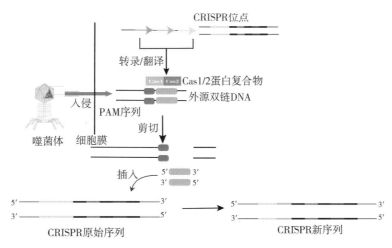

图 8 - 9　CRISPR/Cas9 系统外源 DNA 俘获

（二）crRNA 合成

目前的研究表明，CRISPR/Cas 系统共有三种方式（Type Ⅰ、Ⅱ、Ⅲ）来合成 crRNA。CRISPR/Cas9 系统属于 Type Ⅱ，是目前最成熟也是应用最广的类型（图 8 - 10 重点介绍 CRISPR/Cas9 系统 crRNA 的合成）。当外源 DNA 存在时，CRISPR 序列会在前导区的调控下转录出两种 RNA：pre-CRISPR-derived RNA（pre-crRNA）和 trans-acting crRNA（tracrRNA）。其中，tracrRNA 是由重复序列区转录而成的具有发卡结构的 RNA，而 pre-crRNA 是由整个 CRISPR 序列转录而成的大型 RNA 分子。随后，pre-crRNA、tracrRNA 以及 *Cas9* 编码的蛋白将会组装成一个复合物。它将根据入侵者的类型，选取对应的间隔序列 RNA，并在 RNase Ⅲ 的协助下对这段间隔序列进行剪切，最终形成一段短小的 crRNA（包含单一种类的间隔序列 RNA 以及部分重复序列区）。crRNA、Cas9 以及 tracrRNA 组成的复合物，就是最终靶向切割外源 DNA 的工具。而通过人工设计 crRNA 和 tracrRNA 这两种 RNA，改造成具有引导作用的 sgRNA，从而可实现引导 Cas9 对 DNA 的定点切割。

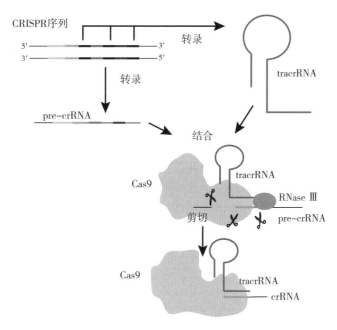

图 8 - 10　CRISPR/Cas9 系统 crRNA 的形成过程

（三）靶向干扰

Cas9/tracrRNA/crRNA 复合物将扫描整个外源 DNA 序列，并识别出与 crRNA 互补的原间隔序列。这时，复合物将定位到 PAM 原间隔序列的区域，DNA 双链将被解开，形成 R-Loop。crRNA 将与互补链杂交，而另一条链则保持游离状态。随后，Cas9 蛋白利用其 HNH 酶活性剪切与 crRNA 互补的 DNA 链，并利用其 RuvC 活性位点剪切非互补链。最终，Cas9 蛋白使双链断裂，外源 DNA 的表达被沉默。图 8-11 展示了靶向干扰的过程。

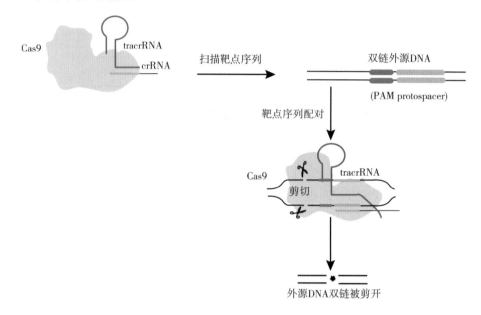

图 8-11　CRISPR/Cas9 系统对外源靶 DNA 进行切割

四、基于 CRISPR/Cas 系统的核酸检测技术及应用

随着对 CRISPR/Cas 系统研究的不断深入，各种 Cas 蛋白的功能得到更加全面的解析。相较于传统的 PCR 诊断工具，不同的 CRISPR/Cas 诊断技术在灵敏度、特异性以及易操作性等方面都具有极大的优势。不同的病原核酸生物学特点不同，因此需针对不同的病原体选用不同的诊断工具。研究者们基于上述 Cas 蛋白，结合核酸体外扩增技术，建立了一系列灵敏、特异、快速的核酸诊断技术。下面主要简单介绍分别基于 Cas9、Cas12a、Cas13a 蛋白开发的检测技术。

（一）基于 CRISPR/Cas9 的检测技术

2016 年，基于核酸序列恒温扩增技术（NASBA）、支点开关（toehold switch）比色生物 RNA 传感器和 CRISPR/Cas9 系统开发了 NASBACC（NASBA CRISPR cleavage）技术，实现了寨卡病毒的分型检测（图 8-12）。此方法将 Cas9 的特异性切割应用于冻干技术和纸基平台相结合的无细胞生物传感器中，在资源匮乏地区实现对患者临床样本中不同病毒载量的寨卡病毒（Zikavirus，ZIKV）的检测，并可根据纸片的颜色变化，肉眼区分 ZIKV 美国株（含 PAM 序列）和非洲株（由于发生单碱基突变，不含 PAM 序列）。因此，该方法通过 sgRNA 特异性识别只存在于美国寨卡病毒基因组中的 PAM 序列，在 3 小时内对不同亚型进行精确区分。但当需鉴别的病原体均含有或均未含 PAM 序列时，此方法无法提供准确的基因分型信息，不具有普适性；同时由于检测时间长且需要变温反应，该系统在诊断产品开发方向并未广泛应用。

同时可经生物工程改造使 Cas9 蛋白的 RuvC（D10A）和 HNH（H840A）两个核酸酶结构域点突变，导致 dCas9 蛋白的内切酶活性丧失，得到 Cas9 突变体，命名为死亡 Cas9（dead Cas9，dCas9）。dCas9 不具有切割活性，但仍能靶向双链 DNA。利用这一特性，结合荧光素，建立核酸体外检测方法。如利用 Cas9/sgRNA 复合体、Ni-NTA 磁珠及 SYBR Green I 荧光染料，特异性检测耐甲氧西林金黄色葡萄球菌（methicillin-resistant *Staphylococcus aureus*，MRSA）的 DNA，从而快速诊断 MRSA 感染（图 8-13）。

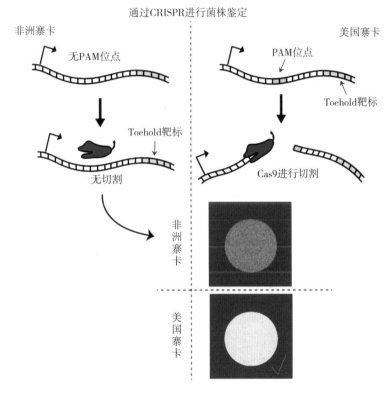

图 8-12　NASBACC 技术对寨卡病毒的分型检测

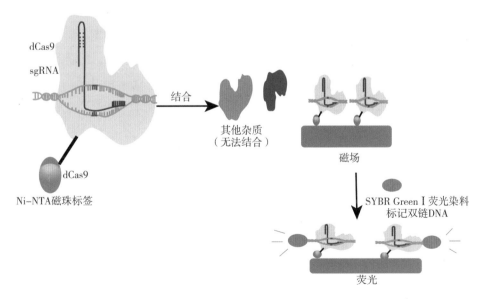

图 8-13　利用 dCas9 系统对 MRSA 感染进行诊断

（二）基于 CRISPR/Cas12 的检测技术

2017 年，Jennifer Doudna 团队研发出"DNA Endonuclease-Targeted CRISPR Trans Reporter"，即 DETECTR 技术（图 8-14）。它依赖 Cas12a 识别靶 RNA 后活化的 Cas12a 蛋白活性，可降解附近 DNA 序列。Cas12a 和靶标 crRNA 与单链 DNA 报告探针互补结合并加入临床样本中，crRNA 识别病原体核酸序列，然后破坏 DNA 报告探针释放荧光信号。DETECTR 起始阶段加入恒温预扩增的重组酶聚合酶扩增（recombinase polymerase amplification，RPA）来富集靶序列，可增加检测灵敏度且不依赖复杂和昂贵的仪器。DETECTR 方法可用于检测多种类型的病毒或细菌感染、癌症标志物、染色体异常或其他遗传信号等。如：使用 Cas12a 系统对扩增产物进行检测，可在 1 小时内检测到人乳头瘤病毒（HPV）并准确区分两种相似的亚型，即 HPV16 和 HPV18，实现 HPV 的准确分型。

为了解决气溶胶污染以及进一步提高检测灵敏度与特异性，并减少检测时间，该团队在 DETECTR 的基础上提出了 DETECTR BOOST 系统，用于某病毒的大规模检测。该系统是第一款基于 CRISPR 的高通量某病毒检测产品，将 CRISPR 与自动化相结合，能够实现高通量，从样本到结果，具有与 PCR 相当的性能，且使人工操作时间最小化。且该方法将恒温扩增与基于 Cas12a 的 CRISPR 检测整合在一个系统中，将检测时长从 2 个小时缩短至 30 分钟内。

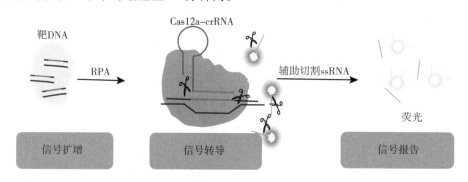

图 8-14　基于 CRISPR 的 DETECTR 核酸检测技术

（三）基于 CRISPR/Cas13 的检测技术

2017 年，张峰团队提出了一种结合靶基因预扩增技术（RPA 或 RT-RPA）与 Cas13a 酶活性的诊断平台——SHERLOCK 诊断系统（图 8-15）。该系统基于 CRISPR 诊断技术，结合了 RPA 和 CRISPR-Cas 酶学特点，来特异性识别和切割靶 RNA，称为 SHERLOCK（specific high-sensitivity enzymatic reporter unlocking）技术。它可以多重靶标、便携、高灵敏地检测临床样本中 DNA 和 RNA 序列。这项技术利用 CRISPR-Cas13 酶和 sgRNA 来识别和切割特定的单链 RNA 序列。在 SHERLOCK 系统中，当 crRNA 与目标 RNA 序列配对时，Cas 酶会被激活并切割单链 RNA。SHERLOCK 技术通过将 DNA 进行 RPA 或者将 RNA 进行 RT-RPA 等温扩增，然后通过 T7 体外转录，产生单链 RNA，然后使用 CRISPR-Cas13 系统识别 RNA，当目标 RNA 存在时，Cas13 酶会切割单链 RNA，并利用反式切割活性切割单链 RNA 荧光探针，从而发出荧光信号而实现检测。SHERLOCK 技术在临床诊断、病原体检测和环境监测等领域有广泛的应用潜力，尤其是对 RNA 病毒的检测，如寨卡病毒、流行性感冒病毒、埃博拉病毒等。

在 SHERLOCK 基础上，通过对 CRISPR 酶学和应用开发升级到 SHERLOCK v.2。该系统中 Cas13 切割产物可激活另一种 Cas 蛋白辅助性酶 Csm6，进一步提高灵敏度，同时根据对不同报告基因的切割偏好性，也加入多种 Cas 蛋白，实现单次检测多个靶标的目的，并将纸基传感器引入系统，使结果可直接用肉眼进行判断。这种可视结果为现场检测提供了快捷、简便的实现途径。该技术可用于病原体核酸、人类基因组 DNA、血浆中 cfDNA 及 miRNA 的检测。

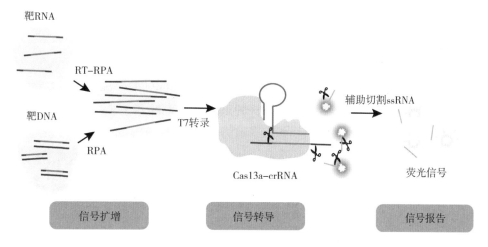

图 8-15　基于 CRISPR 的 SHERLOCK 核酸检测技术

（四）CRISPR/Cas 系统检测技术应用举例

以恒温 CRISPR 法检测某 RNA 病毒核酸试剂盒为例。

1. 检测原理　重组酶聚合酶介导等温扩增（RT-RPA）是一种恒温核酸扩增技术。该试剂盒根据某 RNA 病毒目的基因 N 基因的核酸序列，设计特异性的 RT-RPA 引物，在 42℃恒温条件下，RNA 模板首先被逆转录为 cDNA，然后引物通过重组酶的帮助与模板结合，并在 DNA 聚合酶作用下实现模板的快速扩增。将核酸扩增产物加至 CRISPR 反应体系中，若被检测样本含有靶核酸序列，crRNA/LbCas12a 蛋白复合物在 crRNA 的引导下与靶标核酸序列结合，随后 LbCas12a 蛋白的外切酶活性被激活，激活后的 LbCas12a 不仅可对目标核酸序列进行顺式剪切（*cis* cleavage），同时还可对非目标单链 DNA 进行非特异的反式剪切或平行剪切（*trans*/collateral cleavage），因此，该体系中的报告 ssDNA 被 LbCas12a 蛋白剪切，使得报告 DNA 两端的 FAM 基团和淬灭基团分离，产生荧光信号。该试剂盒设置了人源性核糖核酸酶 P（RNase P）的基因作为参比基因，与靶基因干粉分管设置，对同一样本进行同时检测。应对样本采集、保存、运输以及核酸提取过程进行监控，避免假阴性结果的误判。

2. 结果判断　根据样本检测结果，采用 ROC 曲线法确定试剂的阳性判定的 cut-off 值。当样本 N 基因荧光值 >200 时，检测结果为 N 基因阳性。当样本 N 基因荧光值 ≤200 时，检测结果为 N 基因阴性。当样本 RNase P 参比基因荧光值 >200 时，检测结果为 RNase P 参比基因阳性；当样本 RNase P 参比基因荧光值 ≤200 时，检测结果为 RNase P 参比基因阴性。

第三节　单细胞分析技术 微课/视频4

PPT

单细胞分析技术（single cell analysis，SCA）是一种在单个细胞水平对内含物（如 RNA、DNA、蛋白质和代谢物等生物大分子）进行分离、检测、序列化和分析的技术方法，旨在实现对单个细胞的精细化和高通量分析，从而揭示细胞的生物学特性、功能状态及其与其他细胞之间的相互作用关系。单细胞分析技术作为一种前沿的科研手段，正逐渐展现出其独特的优势与潜力。在医学研究领域，研究人员通过单细胞分析可以更加精准地了解疾病的发生、发展过程，以及不同细胞类型在疾病中的作用，这不仅有助于疾病的早期诊断和预后评估，还为精准医疗提供了可能。单细胞分析技术在再生医学、神经科学、生殖医学领域发挥着重要作用。本节将重点介绍单细胞分析技术的主要研究领域，包括单细胞分离捕获、单细胞 PCR 和单细胞测序等，并探讨其在胚胎植入前遗传学诊断中的应用。

一、单细胞分析技术的发展历程

单细胞分析技术的起源可追溯至 DNA 测序技术的发展。自 1977 年 Sanger 等人完成首次 DNA 测序以来，科学家们逐渐认识到对单个细胞进行分析的重要性。2009 年，单细胞测序（single cell sequencing，SCS）技术的出现为单细胞基因组学提供了有力支持。近年来，单细胞分析技术向自动化和高通量方向发展，使得大规模单细胞研究成为可能，为揭示细胞间异质性、细胞发育和疾病发生机制等提供了有力支持。

二、单细胞分析技术的原理

单细胞分析技术包括多个子领域，每个子领域都有其特定的方法和应用。例如，单细胞分离技术能够精确地从复杂细胞群体中捕获单个细胞；单细胞测序技术可以对单个细胞的基因、转录本或表观遗传信息进行高通量测序，从而揭示细胞间的基因表达差异。

（一）单细胞分离与捕获技术

单细胞分离与捕获技术主要涉及从混合细胞群中精准地分离出单个细胞，以便进行后续的细胞分析或处理。目前，常用的单细胞分离与捕获方法包括显微操作技术、流式细胞术和微流控芯片技术等。

1. 显微操作技术　显微镜辅助分离技术依赖于显微镜的直接观察，结合手动操作的精确性，能够实现对目标细胞的精准定位和分离，其操作过程相对烦琐。激光显微切割技术通过采用激光束的精确控制，能够在不破坏周围组织的前提下，对复杂组织样本中的目标细胞进行精准切割。激光束的高聚焦性和低热效应，确保了切割过程的精确性和安全性。显微操作机器人的出现进一步提升了细胞分离技术的自动化和精度水平，实现了对细胞分离过程的自动化控制。

2. 流式细胞术　荧光激活细胞分选仪（fluorescence-activated cell sorter，FACS）运用特定的荧光染料对目标细胞进行标记，通过流式细胞仪中高强度的激光束激发荧光信号，进而利用计算机系统进行数据分析与处理，最终实现细胞的精确分选。FACS 技术能够对细胞群体进行高速、高通量的精准分离，还能保证细胞在分选过程中的活性与完整性。磁性细胞分选技术利用磁性标记与磁场相互作用的原理，使被标记的细胞在磁场作用下发生定向移动，从而实现细胞的分离，适用于大规模细胞样品的处理。

3. 微流控芯片技术　微流控芯片通过微尺度通道和精确控制，实现对细胞的高效、高通量分离。微流控芯片结构紧凑，易于操作和维护。

4. 其他新兴单细胞分离方法　声波细胞分离技术利用声波产生的机械力，有效地将细胞从混合液中分离出来，特别适用于对细胞活性要求极高的实验场景。电泳细胞分离技术通过精确控制电场参数，实现对细胞的精准操控，对细胞进行快速、高通量的分离。细胞膜纳米管分离技术利用细胞膜纳米管结构进行细胞间的物质传输和分离，不仅具有高度的特异性，还能保持细胞的完整性和活性。微孔阵列过滤法利用微孔阵列结构对细胞进行精确过滤和分离，同时实现细胞的计数和定量，适用于大规模细胞样品的处理和分析。

（二）单细胞测序与组学分析

1. 单细胞基因组 DNA 测序技术　是通过精准捕获单个细胞的微量全基因组 DNA，并对其进行高效扩增，以获取高覆盖率的完整基因组信息。主要原理涉及以下内容。①单细胞分离与捕获：显微操作法、微流控技术以及荧光激活细胞分选是其中的重要手段。②DNA 扩增策略：单细胞基因组 DNA

含量极低，无法满足高通量测序的需求，需要进行全基因组扩增。单细胞 PCR 技术可以从单个细胞中提取核酸（DNA 或 RNA），进而进行 PCR 扩增，以揭示单个细胞的分子特性或基因表达情况。目前常用的全基因组扩增方法包括多重置换扩增（multiple displacement amplification，MDA）和多重退火环状循环扩增（multiple annealing and looping based amplification cycles，MALBAC）等。MALBAC 应用于单细胞全基因组扩增，比传统的 PCR 及 MDA 技术要均匀和准确得多。③高通量测序准备：在获得足够量的全基因组 DNA 后，需要将其转化为高通量测序平台所能接受的文库形式。通常包括 DNA 片段化、末端修复、加 A 尾、连接测序接头以及 PCR 扩增等步骤，可以制备出适合高通量测序的 DNA 文库。④测序过程与数据分析：制备好的 DNA 文库被加载到高通量测序仪上进行测序。测序完成后，对获得的大量原始数据需要进行过滤、质量控制、序列比对、变异检测等步骤。⑤结果解读与应用：通过对测序数据的分析，可以获得单个细胞的基因变异、基因表达谱等重要信息（图 8 - 16）。

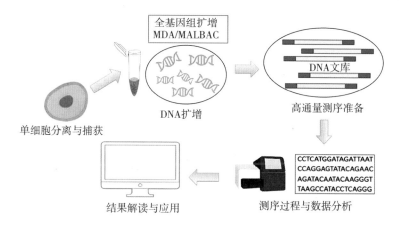

图 8 - 16　单细胞基因组 DNA 测序技术

2. 单细胞全基因组 DNA 甲基化测序技术　是一种在单细胞水平研究 DNA 甲基化修饰的技术，将重亚硫酸氢盐处理方法和 Illumina 高通量测序相结合，对有参考基因组信息的物种进行全基因组范围内的甲基化水平的测序，能够在单个细胞的尺度上揭示甲基化模式的异质性，为深入理解细胞分化、发育以及疾病发生机制提供重要依据。亚硫酸氢盐处理可以使 DNA 中未发生甲基化的胞嘧啶脱氨基转变成尿嘧啶，而甲基化的胞嘧啶保持不变；PCR 扩增所需片段，则尿嘧啶全部转化成胸腺嘧啶。对 PCR 产物进行高通量测序，与参考序列比对，即可判断 CpG/CHG/CHH 位点是否发生甲基化，计算甲基化水平，并进一步分析甲基化模式与基因表达、细胞功能等之间的关联。同时，采用生物信息学方法对数据进行深入挖掘，可发现新的甲基化标记和调控机制。该技术可以精确到单碱基分辨率，精确分析每一个 C 碱基的甲基化状态，从而构建全基因组甲基化图谱。

3. 单细胞转录组测序技术（single cell RNA sequencing，scRNA-seq）　单细胞转录组测序是一种用于研究单个细胞基因表达的高通量测序技术，在单个细胞的精细尺度上对全转录组 RNA 进行高效扩增和深度测序，可对单细胞中 mRNA 进行基因表达定量、功能富集、代谢通路等分析，同时解决了用组织样本测序无法解决的细胞异质性难题。在单细胞转录组测序过程中，cDNA 质检合格后，需要进行测序文库的构建，将 cDNA 打断成 200～300bp 的片段，进行 cDNA 片段化、末端修复和加 A，进行 cDNA 片段筛选，P7 Adaptor 接头连接并通过 PCR 扩增引入样品 Index，最后进行片段筛选从而得到 cDNA 文库。再利用测序平台进行测序，并进行后续数据分析。

三、单细胞分析技术的流程

单细胞分析技术作为前沿的科研手段，有其独特的优势与潜力。本部分以单细胞测序技术为例介绍其流程（图 8 - 17）。

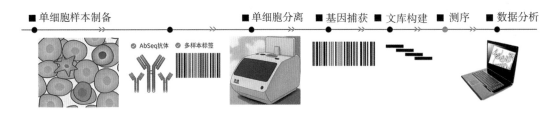

■ 单细胞样本制备   ■ 单细胞分离 ■ 基因捕获 ■ 文库构建 ■ 测序 ■ 数据分析

图 8 - 17　单细胞分析工作流程（以单细胞测序为例）

1. 样本准备与单细胞分离　针对特定的研究目的，挑选合适的样本类型，如组织样本、血液样本或细胞培养物等。随后进行预处理，包括破碎、离心、酶解和过滤等多个环节，从而获得适用于单细胞分离的细胞悬液。再采用流式细胞术或微流控芯片技术等，实现对细胞悬液中单个细胞的精准分离。流式细胞术依赖于高灵敏度的光学检测系统和精确的流体控制，能够实现对细胞的快速、高效分离。而微流控芯片技术则通过微尺度下的流体操控，为单细胞分离提供了更高的灵活性和精确度。

2. 单细胞捕获与建库　在单细胞捕获过程中，激光捕获显微切割技术凭借其高分辨率和精确性的优势，已成为常用的捕获手段之一。通过激光的精准定位，研究人员能够准确切割并分离出感兴趣的单个细胞，有效避免了细胞间的交叉污染。同时，光学镊子作为一种非接触式的细胞操纵工具，也广泛应用于单细胞捕获的研究中。通过调整激光束的聚焦位置和强度，光学镊子能够实现对单个细胞的精确操控和移动。一旦捕获到单个细胞，接下来的关键步骤便是进行建库操作。首先，通过细胞裂解，将单个细胞的细胞膜打破，释放出细胞内的遗传物质。随后，利用特定的 RNA/DNA 提取方法，研究人员能够高效地从裂解产物中分离出所需的遗传物质。在提取到足够的遗传物质后，还需要进行逆转录和扩增等步骤，以便获得足够量的遗传物质供后续测序使用。单细胞 PCR 技术主要实验步骤包括模板制备、单细胞基因扩增及产物分析。①模板制备：采用细胞裂解法制备模板核酸，常用的方法有冻融法、蛋白酶 K/SDS 消化法等。由于单细胞 DNA 模板数量极低，所以在样本的采集、提取各个环节既要防止模板丢失或降解，还要注意外来 DNA 的污染。②单细胞基因扩增：由于单细胞 DNA 模板数量极低，通常采用巢式 PCR 技术，增加检测的敏感性和特异性。③产物分析以验证实验结果：常用的产物分析包括凝胶电泳、实时荧光定量 PCR、测序等。建库操作的精确性和效率直接影响后续测序结果的准确性和可靠性。因此，在进行建库操作时，必须严格控制实验条件，确保每一步操作的准确性和可重复性。

3. 测序反应　二代测序技术以其高通量、高准确性及相对较低的成本，在单细胞测序领域发挥了重要作用。通过对单细胞遗传物质进行高效、准确的测序，我们可以获得单细胞水平的基因变异、基因表达模式以及表观修饰等信息。三代测序技术则以其长读长、高保真度等特点，在解决复杂基因组结构问题方面展现出巨大潜力。通过三代测序技术，我们可以更准确地揭示单细胞基因组中的重复序列、结构变异等复杂结构，从而进一步推动基因组学的深入研究。以单细胞 RNA（scRNA-seq）测序技术流程为例（图 8 - 18），该过程主要包括以下部分：单细胞分离、逆转录、cDNA 合成、单细胞文库、高通量测序和数据分析。

4. 数据分析　在测序完成后，需要对原始测序数据进行严格的质量控制，包括去除低质量序列、校正测序错误等步骤，从而获得高质量的序列数据，为后续的数据分析和解读提供有力支持（图 8 - 19）。

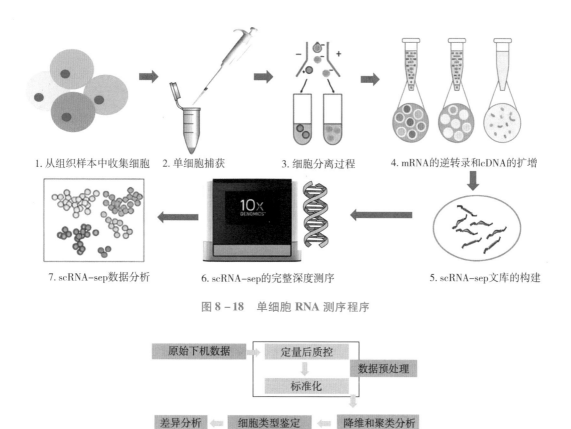

1. 从组织样本中收集细胞　　2. 单细胞捕获　　　　3. 细胞分离过程　　　　4. mRNA的逆转录和cDNA的扩增

7. scRNA-sep数据分析　　　6. scRNA-sep的完整深度测序　　　　5. scRNA-sep文库的构建

图 8 - 18　单细胞 RNA 测序程序

原始下机数据　→　定量后质控
　　　　　　　　　　　　　　数据预处理
　　　　　　　标准化

差异分析　←　细胞类型鉴定　←　降维和聚类分析

图 8 - 19　单细胞数据分析流程

四、单细胞分析技术的临床应用

单细胞分析技术在临床医学中的研究目前主要集中在肿瘤学相关领域，涉及肿瘤异质性分析、肿瘤免疫、肿瘤干细胞、肿瘤诊断和治疗等；其次是造血微环境、神经免疫调节、胎儿发育与产前诊断等方面的应用研究。单细胞分析技术在临床的实际应用是胚胎着床前遗传学诊断或检测（preimplantation genetic diagnosis or testing，PGD 或 PGT），即第三代试管婴儿技术。1990 年世界上第一例 PGD 婴儿在英国诞生。之后 PGD 技术飞速发展，包括荧光原位杂交技术、PCR 及相关技术、全基因组扩增以及基因芯片、测序技术等相继应用于 PGD，使 PGD 得到了更广泛的临床应用。

（一）胚胎着床前遗传学诊断的概念

PGD 结合了辅助生殖技术与遗传学诊断技术，针对有遗传风险的夫妇，将其精、卵体外受精。当胚胎发育到 6~8 个细胞时，取 1~2 个细胞进行遗传学分析，选择没有疾病表型的胚胎移植入子宫，阻断疾病向子代传递。

PGD 最早用于性别鉴定以及单基因性遗传疾病、染色体结构和数目异常等疾病。近年 PGD 也可应用于对人类肿瘤易感基因的分析及一些迟发性疾病的基因检测，称为胚胎着床前遗传学筛查（preimplantation genetic screen，PGS）。中国医师协会生殖医学专业委员会和医学遗传医师分会共同制定了《单基因病胚胎着床前遗传学检测专家共识》，供临床及实验室参考使用。因此，这里主要介绍单基因病 PGD，包括胚胎实验室操作，也就是如何获得单细胞和单细胞基因突变检测技术。

（二）胚胎实验室操作

基因突变为明确致病或致病基因连锁标记明确的家系，可以进行 PGD。体外受精后（建议采用卵胞浆内单精子注射授精方式），根据胚胎发育阶段的不同，可以选择卵母细胞极体、6～8-细胞期卵裂球和囊胚滋养层细胞活检。

1. 极体活检　仅能提供来自女方的遗传信息，目前仅应用于女方为新发致病突变携带者或者没有相关家系成员用于胚胎连锁分析的情况。活检时要严格避免颗粒细胞污染。

2. 卵裂球活检　在胚胎发育至6～8-细胞阶段完成，目前临床上较少应用。推荐活检1个胚胎细胞，最多不超过2个。

3. 囊胚滋养层细胞活检　是目前PGD周期的主要胚胎活检方式。推荐在囊胚充分扩张期、远离内细胞团的位置进行操作，通常建议活检5～8个滋养层细胞。通常囊胚活检后的胚胎需立即冷冻保存，待胚胎遗传学分析完成后，择期对结果正常的胚胎进行复苏移植。

（三）胚胎着床前诊断的检测方法

因PGD胚胎活检细胞样本极少，在进行下游遗传学检测前建议先进行扩增，以获得充足的DNA量，满足拟采用的检测策略。目前PGD技术中常用的胚胎DNA扩增方式为单细胞全基因组扩增（whole genome amplification，WGA）。

1. 全基因组扩增　WGA是对单个细胞或少量细胞进行全基因组扩增的技术。其目的是在尽量减少基因序列偏好性的前提下大幅度地增加DNA的总量，获得基因组高覆盖率的完整的扩增产物。目前常用的WGA技术主要有MDA、MALBAC和简并寡核苷酸引物PCR（degenerate oligonucleotide-primed polymerase chain reaction，DOP-PCR）等。

（1）**MDA**　该方法扩增产物为10～100kb的DNA片段，复制的保真性强，基因组覆盖度高，在对单核苷酸变异的分析以及构建大片段文库上有着显著优势。但MDA存在扩增偏倚，重复性稍差，应用于拷贝数变异检测时需进行数据校正。

（2）**MALBAC**　基因组扩增存在一定可重复的序列偏好性，会造成基因组低覆盖区CNV诊断偏倚，可经过数据分析后进行CNV校正。

（3）**DOP-PCR**　由于PCR指数扩增，任何扩增过程中的细微偏差都会被放大，扩增产物的覆盖度较低。

2. 致病位点分析策略与方法　经过单细胞全基因组扩增后，DNA总量增加，依据实际情况，可以进行突变位点的直接检测或开展连锁分析。

（1）**突变位点直接检测方法**　①目标变异位点测序：即包含致病变异位点和（或）遗传多态位点附近区域扩增后Sanger测序。主要用于点突变、小片段插入/缺失突变、遗传多态位点的检测。②片段分析：针对特定DNA靶点设计引物，每个靶点扩增得到大小不等的DNA片段；引物末端标记荧光，PCR后产生带不同荧光标记的DNA片段；对产物进行毛细管电泳，利用荧光检测器对DNA片段进行识别和区分，从而提供片段大小、相对定量和基因分型等信息。③限制性内切酶片段长度多态性分析：限制性内切酶能识别特定的DNA序列，当致病变异生成新的或破坏了原有的限制性酶切位点时，酶切消化后会产生不同长度的片段，以此进行分析。该技术局限性在于限制性内切酶识别位点有限，而且有酶切消化不完全或失败导致误诊的可能。④实时荧光定量PCR：变异位点（或多个位点）和遗传信息标记位点同时扩增，探针设计灵活。目前已有许多成熟的适用于PGD基因分型的qPCR平台和检测试剂盒。⑤双突变扩增阻滞系统检测结合qPCR：该方法主要用于变异类型为点突变、小片段插入/缺失突变的胚胎检测。该方法可对已知突变进行检测，但对引物特异性的依赖较高，可用该方法检测的疾病较少。

（2）**变异位点检测结合家系连锁分析**　当胚胎样本较少或致病突变位点检测困难而无法实现突变位点的直接检测时，连锁分析就更为重要。针对倒位、大片段缺失/重复等难以直接检测的突变类型，采用基因上下游和基因内部的遗传多态位点（STR 或 SNP）连锁分析进行间接诊断。单细胞或少量细胞经 WGA 后进行目标变异位点检测结合家系连锁分析是目前 PGD 的主要检测策略。该策略既可以检测全基因组 CNV，还可以基于 SNP 连锁分析进行单体型分型，但不能直接对突变位点进行检测，需要有先证者或相关家系成员样本。该技术已成为 PGD 的常用检测技术。基于 WGA 的高通量测序技术越来越多地应用于临床 PGD。通过测序可同时得到胚胎染色体非整倍性信息和致病变异位点信息，同时利用致病基因周围的 SNP 位点进行连锁分析，实现一步测序完成胚胎的染色体筛查、致病变异位点检测、连锁分析和单体型挑选等。

❓思考题

答案解析

案例　患儿，男，6 岁。

主诉： 连续咳嗽 5 天不止，伴有轻微发热。

现病史： 入院时体温 36.6℃，脉搏 112 次/分，呼吸 22 次/分，神志清楚，精神一般。血常规检测显示白细胞计数 14.5×10^9/L，中性粒细胞百分比 36.1%，C-反应蛋白 4.4mg/L。胸片提示右侧肺炎。入院后肺炎支原体总抗体检测为阴性（1：50，≥1：160 为阳性），但 13 种呼吸道病原体多重检测（ResP13）显示肺炎支原体 DNA 阳性。

家族史： 无。

查体： 双肺呼吸音粗，可闻及少许中湿啰音。

问题

（1）可以使用哪些核酸检测技术检测病原体？如何用核酸质谱检测技术检测该病原体？

（2）如果该病原体的遗传物质存在突变，如何用 CRISPR/Cas 系统检测这些突变？

（3）如果该病原体侵染了哺乳动物细胞，如何通过单细胞分析技术检测其在不同细胞中的遗传物质信息？

（陈正虎　周　琳　王文栋）

书网融合……

重点小结　　　　　题库　　　　　微课/视频 1　　　微课/视频 2　　　微课/视频 3　　　微课/视频 4

第九章　蛋白质组学技术

✏️ **学习目标**

1. 通过本章学习，掌握蛋白质组学的概念，凝胶电泳、色谱分离技术、生物质谱技术及蛋白质芯片技术的原理和基本流程，蛋白质研究策略的基本原理；熟悉定量蛋白质组学、翻译后蛋白质组学技术的种类及应用特点；了解蛋白质组学研究中的质谱数据分析工具、常用数据库、功能注释，及蛋白质组学在临床中的应用。

2. 具备设计和开展蛋白质组学研究的能力，培养利用蛋白质组学技术开展临床研究、解决临床问题的思维。

3. 通过了解人类肝脏蛋白组学计划，树立为国奉献、勇于创新、追求探索的远大理想，培养严谨求实的科学态度。

第一节　蛋白质组样品分离技术

PPT

蛋白质组（proteome）是指一个细胞、组织或一个生物体在特定条件下表达的全部蛋白质。蛋白质组学（proteomics）是以蛋白质组为研究对象，研究细胞、组织或生物体的蛋白质组成及其变化规律的学科。在整个蛋白质组学的研究中，分离技术是最基础的部分。如何实现对复杂的蛋白质样品或者其酶解产物进行有效的分离，是对样品进行后续鉴定的先决条件。目前蛋白质组学常用的分离技术主要有两种类型：一是凝胶电泳技术，如双向凝胶电泳技术等；二是非凝胶技术，主要是色谱技术。

一、凝胶电泳技术

凝胶电泳是蛋白质分离的经典技术，其基本原理是利用带电粒子在电场中的不同迁移速度，结合凝胶介质对不同大小蛋白分子的物理阻碍作用以实现蛋白质的分离。蛋白质凝胶电泳有几种不同的类型，根据蛋白质分子量大小不同或等电点的差异，可分为聚丙烯酰胺凝胶电泳（polyacrylamide gel electrophoresis，PAGE）和等电聚焦凝胶电泳（isoelectric focusing electrophoresis，IEF），或将两种属性结合起来加以利用的双向聚丙烯酰胺凝胶电泳（two-dimensional gel electrophoresis，2D-PAGE），以及在变性聚丙烯酰胺凝胶电泳技术上发展起来的分离蛋白质复合体的非变性蓝胶凝胶电泳技术。

（一）变性聚丙烯酰胺凝胶电泳技术及其应用

聚丙烯酰胺凝胶电泳是利用聚丙烯酰胺凝胶作为支持介质的一种常用的电泳技术，根据是否加入变性剂可分为变性聚丙烯酰胺凝胶电泳和非变性聚丙烯酰胺凝胶电泳。蛋白质分离中最常用的是变性聚丙烯酰胺凝胶电泳，常用变性剂是十二烷基硫酸钠（SDS），故称SDS-PAGE。SDS-PAGE是将分子筛效应和电荷效应结合在一起，根据蛋白质分子量大小对其进行分离的电泳方法。SDS是一种阴离子去垢剂，能打断蛋白质的氢键和疏水键并与其结合，从而使蛋白质变性。SDS在蛋白质上的结合密度约为每2个氨基酸残基结合1个SDS分子，借此消除了蛋白质本身所带电荷的差异。当SDS单体浓度大于1mmol/L时，蛋白质分子与SDS结合的重量比为1∶1.4，此时蛋白质分子所带的负电荷过量。蛋白质分子在电场中的迁移速率主要与分子量大小有关，分子量越小，迁移速率越快，以此实现蛋白质的分离。因此，SDS-PAGE 常用于蛋白质分子量的检测、蛋白质纯度评估以及蛋白质混合物的初步分离，是蛋白质组和蛋白免疫印迹分析前样品处理的标准技术。

（二）非变性聚丙烯酰胺凝胶电泳技术及其应用

非变性聚丙烯酰胺凝胶电泳（native-PAGE）是一种不使用变性剂、蛋白质在保持其天然构象和生理活性条件下的分离技术。非变性聚丙烯酰胺凝胶电泳的基本原理是根据蛋白质所带的天然电荷、分子量大小和形状的不同，利用凝胶的分子筛效应实现蛋白质的分离。因为保持了蛋白质的立体结构，某些具有特殊构象的蛋白质可表现出不同于 SDS-PAGE 的迁移现象。常用于酶活性、同工酶、蛋白质复合体及膜蛋白的分析。

（三）等电聚焦凝胶电泳技术及其应用

等电聚焦凝胶电泳（IEF）是根据蛋白质等电点（isoelectric point，pI）的不同将蛋白质分离的技术。利用两性电解质载体在聚丙烯酰胺凝胶中形成一个连续的 pH 梯度，电场的正极为酸性，负极为碱性。蛋白质在偏离等电点的 pH 位置上会出现净电荷，因此，在电场作用下，蛋白质发生迁移。当蛋白质迁移至与其等电点相同的 pH 值位置时净电荷为零，蛋白质停止迁移；而大于该 pI 值的其他蛋白质会继续向负极迁移，直到它们到达与各自 pI 值相同的 pH 位置，以此实现不同等电点蛋白质的分离。

目前 IEF 最常用的是商业化的预制固定 pH 梯度（immobilized pH gradient，IPG）胶条，该胶条是在丙烯酰胺凝胶预聚合时共价引入酸碱缓冲基团，将一种偏酸性的丙烯酰胺缓冲液和一种偏碱性的丙烯酰胺缓冲液根据所需 pH 范围按比例制成。IPG 胶具有多种 pH 范围，可根据不同的实验目的选择不同 pH 梯度的 IPG 胶，如对总蛋白质组进行研究，可选用宽 pH 梯度胶；想要了解某部分蛋白质的性质，则可选择窄 pH 梯度胶。与传统的两性电解质预制胶相比，IPG 胶具有机械性能优良、重现性好、上样量大、易处理等优点。

IEF 分离蛋白质的优点是：①分辨率高，可将 pI 相差 0.01 的蛋白质组分分离开，非常适合复杂蛋白质混合物的初步分离；②保持蛋白质的活性，在一定程度上保持蛋白质的天然结构和活性；③直接测定 pI；④上样位置不受限制，样品可以加在电泳系统的任何部位。IEF 分离蛋白质也有不足之处：①适用性限制，有些蛋白质在 pI 附近可能会产生沉淀，从而影响分离效果；②样品条件限制，因为需要在无盐溶液中进行，有些蛋白质可能会不溶或不稳定。

（四）双向聚丙烯酰胺凝胶电泳技术及其应用

双向聚丙烯酰胺凝胶电泳（2D-PAGE）是将 SDS-PAGE 与 IEF 结合起来的蛋白质分离技术，以实现复杂蛋白质组成分的分离。不同的蛋白质首先是根据蛋白质 pI 的不同进行 IEF 分离，然后再根据蛋白质分子量的不同进行 SDS-PAGE 分离。同一块凝胶可同时分辨数千个蛋白质。传统 IEF 和 SDS-PAGE 在最好状态下可在各自水平上分辨 100 个不同的蛋白质，故理论上 2D-PAGE 的分辨率可达到 10000 个蛋白质点。目前已有实验室用 30cm×40cm 大胶可接近这一分离能力，而普通胶（20cm×20cm）可分辨 3000 个点。

2D-PAGE 需要关注的一个重点问题是重复性。影响 2D-PAGE 重复性的因素包括：①样品制备的重现性；②第一向等电聚焦电泳胶的 pH 梯度的稳定性和重现性，该问题可使用 IPG 胶解决；③第一向胶条与第二向胶条之间的接触是否良好；④第二向聚丙烯酰胺凝胶的均匀程度及重现性，若使用梯度胶还需考虑梯度重现性；⑤显色方法的选择以及显示时间的控制；⑥实验人员的操作技能等。

2D-PAGE 的主要操作步骤如下（图 9-1）。

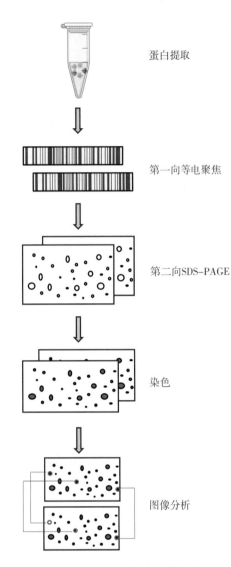

蛋白提取

第一向等电聚焦

第二向SDS-PAGE

染色

图像分析

图 9-1 双向凝胶电泳的基本流程

1. 样品的制备 良好的样品制备是获得一个理想的 2D-PAGE 结果的关键。蛋白样品需要基本无盐（小于 50mmol/L），且没有无关试剂、核酸及苯环化合物等污染物。样本的处理涉及蛋白质的溶解、变性和还原，以解决蛋白质-蛋白质以及蛋白质-核酸的相互作用，同时除去核酸等非蛋白质成分。所以严格来说，2D-PAGE 分离的其实是构成蛋白质的亚基。样品制备的理想状态是通过一步即可获得尽可能多的蛋白质，从而避免过多步骤对样品的重现性的影响。虽然目前样品提取的方法已经相当完善，但一步提取出所有的蛋白质并满足下游分析需求还是具有较大难度的。因此，有研究者提出三步提取样品蛋白质的策略，即通过采用三种不同溶解性能的裂解液分步提取样品中的不同蛋白质组分，再分别进行 2D-PAGE 分离。该方法也被称为"三维电泳"。经探索发现，三维电泳可明显增加分离后得到的蛋白质凝胶点数，并且第三步中对膜蛋白的提取能力是以前各种方法所难以企及的。

2. 等电聚焦凝胶电泳 根据待分离蛋白质的 pI 范围选择合适的 pH 梯度范围的 IPG 胶条，需要使用特殊的缓冲液和电泳装置，逐步增加电压进行电泳。

3. 聚丙烯酰胺凝胶电泳 第一向 IEF 电泳完成后，第二向 SDS-PAGE 的步骤包括：①制胶；②IPG 胶条在 SDS 平衡液中还原烷基化；③蛋白质从第一向胶条转移至第二向凝胶（确保两块胶之间无气泡）；④电泳；⑤蛋白质检测。

4. 蛋白质检测 实验目的不同，蛋白质的检测技术也随之而变，以满足不同实验目的的需要。2D-PAGE 的分辨率可达上千个蛋白质凝胶点。如检测某种蛋白是否存在，可以选用蛋白免疫印迹法（Western blotting，WB）。如需了解蛋白质组整体分布，可采用考马斯亮蓝 R250、Cu 染或 Zn-咪唑负性染色等容易脱色或不需要进行脱色的方法。银染的灵敏度较高，可达 1～10ng，但传统的银染法中所使用的增敏剂戊二醛是一种交联剂，容易与游离氨基形成席夫碱，增加了质谱鉴定时提取肽段的难度。去除戊二醛的银染方法可以和质谱分析兼容。

5. 图像分析 显色后的双向凝胶上多达上千个蛋白点，仅靠肉眼观察和比较分析不同凝胶之间的差异是不现实的，需要图像分析软件的辅助。随着技术的发展，目前已经形成较为完善的图像分析系统，如 Melanie 3、PDQuest、Imagemaster、Progenesis 等，它们的工作原理都相近。

2D-PAGE 可用于大规模分离和鉴定细胞、组织中的蛋白质，帮助构建蛋白质表达图谱，了解蛋白质的表达水平、变异及修饰等；还可以通过比较健康和疾病状态下的蛋白质表达差异，来识别疾病的相关标志物，为疾病的诊断、疗效判断及预后提供帮助。

（五）非变性蓝胶蛋白质复合体分离技术及其应用

蓝色非变性聚丙烯酰胺凝胶电泳（blue native polyacrylamide gel electrophoresis，BN-PAGE）也称非变性蓝胶电泳，是在电泳前向蛋白质样品中加入考马斯亮蓝 G250，让蛋白质带上负电荷的同时不破坏蛋白质复合体的结构，使得蛋白质复合体在近似天然的状态下分离的技术。其原理是基于蛋白质复合体的大小和形状，而不是单个蛋白质的分子量。在 BN-PAGE 之后，根据不同的需求，可以进一步通过 SDS-PAGE 或质谱分析来鉴定蛋白质复合体的组成成分。BN-PAGE 可用于蛋白质复合体（如线粒体呼吸链复合体、蛋白质转运体）的分析及膜蛋白研究。

二、色谱技术

色谱（chromatography），又称层析，是利用蛋白质在流动相与固定相之间相互作用的差异进行分离分析的方法。色谱法的分类方法很多，根据流动相的状态可将色谱法分为气相色谱法、液相色谱法、超临界流体色谱法和电色谱法四大类，而生物样品分析最常用的是液相色谱法。

（一）液相色谱技术介绍

液相色谱法根据蛋白质疏水性、所带电荷、分子大小、形状及特定的生物亲和力等因素可分为疏水作用色谱（hydrophobic interaction chromatography，HIC）、离子交换色谱（ion exchange chromatography，IEC）、凝胶过滤色谱（gel filtration chromatography，GFC）、亲和色谱（affinity chromatography）。

1. 疏水作用色谱　是利用固定相上偶联的疏水基团与不同蛋白质疏水区域之间的相互作用差异实现蛋白质分离的技术。固定相含有疏水基团，流动相为高盐浓度的缓冲液，当含有蛋白质的样品加载到色谱柱上时，蛋白质根据其疏水作用的大小与固定相的疏水基团发生不同程度的结合。随着流动相中盐浓度的降低，疏水作用力逐渐减弱，蛋白质即可按照疏水性由强到弱的顺序被洗脱下来，实现不同疏水特性蛋白质的分离。

2. 离子交换色谱　是依据流动相中不同蛋白质与固定相，即离子交换树脂上电荷基团可逆结合力的差异分离目的蛋白质的方法。离子交换树脂可分为阳离子交换树脂和阴离子交换树脂，其中，阳离子交换树脂带负电，可交换阳离子物质；阴离子交换树脂带正电，可交换阴离子物质。根据蛋白质所带电荷与树脂上的电荷相反的原则，蛋白质通过静电吸附作用被吸附在树脂上，再通过改变流动相的pH 值等可以控制蛋白质的吸附和解离，从而实现携带不同电荷的蛋白质的分离。

3. 凝胶过滤色谱　又称分子筛色谱、分子排阻色谱，是按照分子大小分离蛋白质的方法。固定相是由含不同直径微孔的凝胶颗粒组成，孔径范围固定。当蛋白质流经凝胶色谱柱时，较小蛋白质能够自由出入凝胶颗粒的微孔，路径变长，因此较晚被洗脱出来；而较大蛋白质不能进入微孔，无法径直流过固定相，在凝胶色谱柱中的路径短，因此较早被洗脱出来，以此实现不同大小蛋白质的分离。

4. 亲和色谱　是一种基于蛋白质与色谱柱上的配体发生特异性可逆结合的高效分离技术。蛋白质混合物样品进入亲和色谱柱中，与固定相上的配体特异性结合，而其他蛋白质径直流出色谱柱。随后用特定的洗脱液可将结合在色谱柱亲和配体上的蛋白质洗脱下来。

（二）色谱技术的基本流程

色谱技术的基本流程通常包括以下几个关键步骤（图9-2）。但色谱类型不同，分析目的各异，这些步骤会有所差异。

1. 样品准备　根据样品的特性及色谱分析的要求，对样品进行必要的预处理，比如过滤、浓缩、稀释等步骤，目的是使样品适合色谱分析，并尽量减少干扰物质的影响。

2. 仪器准备　开启电源，根据需要设置合适的参数及条件，包括流动相的流速、柱温的调节等。

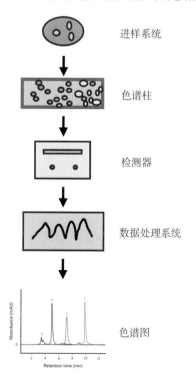

进样系统

色谱柱

检测器

数据处理系统

色谱图

图 9-2　色谱仪的基本工作流程

3. **进样** 将处理好的样品通过进样器注入色谱仪器中，根据仪器的不同，可能需要精准控制进样体积。

4. **分离** 样品进入色谱柱中，根据蛋白质与固定相的相互作用的差异实现分离。

5. **检测** 随着流动相的前进，被分离的蛋白质逐一经过检测器，检测器根据其物理或化学特性将其转化为电信号，记录后形成色谱图。

6. **数据处理** 色谱数据可经仪器软件转换为直观的色谱图，通过对色谱图的分析，识别出各个色谱峰对应的蛋白质，以保留时间作为特征值进行峰的确认，并根据峰面积等计算其丰度。

7. **分析结果** 根据所得到的数据推定分离和回收的效率。

（三）色谱技术的应用 微课/视频

质谱仪在分析复杂混合物样品时，样品基质不仅会干扰被分析物的离子化效率，还有可能会影响质谱定性和定量的性能。色谱技术与质谱技术的联用可以大幅降低样品基质的影响，还可借助其色谱峰作为定性的辅助信息，甚至通过色谱的分离技术对被分析物进行浓缩，进一步提高质谱检测的灵敏度。

1. **样品预处理及混合物的分离** 蛋白质组样品一般包含成千上万种蛋白，成分复杂，丰度也各有不同。使用液相色谱可以对蛋白质样品进行高效分离，降低样品复杂性，提高后续质谱分析的效率及准确性。

2. **肽段分离** 蛋白质经酶切处理后获得肽段，经液相色谱分离，可以实现蛋白质组更深覆盖度的鉴定。

3. **定量蛋白质组学** 色谱技术与质谱技术联用，能够实现不同条件下蛋白质表达水平的精确定量，从而揭示不同状态下蛋白质的表达差异。

（四）基于多维色谱的串联色谱技术在蛋白质组学研究中的应用

基于多维色谱的串联色谱技术（multidimensional chromatography or multidimensional liquid chromatography，MDLC）在蛋白质组学研究中是一种高效的分离策略，尤其适用于复杂生物样本中的蛋白质及肽段的深度覆盖分析。

1. **提高分离度和覆盖范围** 多维色谱技术通过结合两种及以上的不同分离机制的色谱，显著提高了分离能力，使得更多低丰度蛋白质及肽段得以鉴定，增加了蛋白质组的覆盖深度和广度。

2. **降低样本复杂程度** 第一维色谱用于初步分离，大幅度降低样品复杂性，第二维及以上维度色谱进一步精细分离，大幅提升色谱的分辨率，有助于降低质谱分析中的干扰信号，提高鉴定量及效率。

3. **提升数据质量及可重复性** 多维色谱技术的高分辨率降低了样品间的变异性，提升了数据的一致性及可靠性。

第二节　蛋白质组学鉴定技术

PPT

在蛋白质组学研究流程中，蛋白质鉴定技术是最关键的部分，其中生物质谱技术是蛋白质组鉴定技术中必不可少的工具。近年来，蛋白质芯片技术"异军突起"，为蛋白分析提供了一种有效的解决方案。

一、生物质谱技术

如第八章所述，质谱分析是通过测定样品离子的质荷比（m/z）来进行定量和结构分析的方法。而生物质谱（biological mass spectrometry）技术是一种用于生物大分子物质分析的质谱技术，得益于基质辅助激光解吸电离（matrix-assisted laser desorption ionization，MALDI）技术和电喷雾电离（electrospray ionization，ESI）技术的出现，使得质谱技术真正进入了生命科学领域，让生物大分子的微量分析成为可能，也成为蛋白质组学研究的核心技术之一。

（一）生物质谱技术的基本原理

质谱仪的基本原理（可同时参考第八章相关内容）是首先将待分析样品电离为不同质荷比的带电离子。带电离子进入质量分析器后，在电场或磁场的作用下可以在时间或空间上按其质量大小进行分离，最终到达检测器。检测器将离子信号转化为电信号，然后通过电子系统处理，形成质谱图。根据质谱图中的质荷比及谱峰面积，可以得到待测分子的定性及定量信息。

由于生物大分子比较脆弱，使用强电离技术很容易破坏它们的结构，导致成分丢失。而软电离技术可以基本完整地保留生物大分子的结构，因此电离后获得的主要是分子离子，从而能够有效地测出生物样品中大分子蛋白质的质量数。MALDI 和 ESI 等软电离技术是生物质谱技术经常采用的电离方式。

（二）常见生物质谱仪

质谱仪的种类有很多，但其基本结构相同，主要包括样品导入系统（sample inlet）、离子源（ion source）、质量分析器（mass analyzer）、检测器（detector）和数据分析系统（data analysis system）等五部分，其中离子源和质量分析器是核心元件。

1. 离子源　质谱仪的电离方式可大致分为硬电离和软电离两种，而生物质谱仪中的电离方式主要包括 MALDI 和 ESI 等两种软电离技术。

（1）MALDI 技术　基本原理是将样品液与肉桂酸、芥子酸及其衍生物等小分子基质混合共结晶，当使用不同波长的激光（通常为 337nm）轰击晶体表面时，基质分子与样品分子同时从样品板上解离，基质分子所吸收的能量转移给样品分子，形成带电离子并经加速器进入质量分析器中。MALDI 所产生的离子大部分为带单电荷的离子，通常是质子化或去质子化的完整被分析物，因此其质谱图中的谱峰与样品各组分的质量数具有一一对应关系。

（2）ESI 技术　ESI 是利用高电场使质谱进样端的毛细管柱中流出的样品液滴带电。带电的液滴在电场中飞向与其所带电荷相反的电势一侧。液滴在飞行过程中因溶剂不断被蒸发，液滴表面积不断缩小，表面电荷密度迅速增大，最终表面电荷间相互排斥，导致液滴爆裂为带电的子液滴。此过程不断重复，使最终形成非常小的呈喷雾状的液滴。与此相反，液滴表面的电场不断增强，使被分析物离子化，最终成为带单电荷或多电荷的离子。

2. 质量分析器　不同的质量分析器具有不同的特性和功能。根据不同的作用力分类，磁场式分析器有扇形磁场质量分析器和傅里叶变换离子回旋共振质量分析器；电场式分析器包括飞行时间、四极杆、四极杆离子阱及轨道阱等质量分析器。

（1）飞行时间（time of flight，TOF）质量分析器　是一种利用静电场加速离子后，以离子飞行时间的差异来分析离子质荷比的仪器。蛋白质样品经离子源电离成带电离子，经高压直流电场获得相同的能量后以相同的速度进入无场飞行管飞行，飞行时间的差异仅与带电离子的质荷比相关。

（2）四极杆（quadrupole）质量分析器　四极杆是由四根柱状电极组成，以两个电极为一组，分为 x 和 y 两组电极，平行对称于一中心轴排列。离子在两组电极内随交、直流电场运动。在特定的交、直流电场作用下，离子的运动轨迹与质荷比有关，所以不同质荷比的离子在分析器内会呈现不同的运动行为。

（3）傅里叶变换离子回旋共振（fourier transform ion cyclotron resonance，FTICR）质量分析器　是目前分辨率最高的质量分析器，适用于准确质量测定、多级质谱分析等。FTICR 由捕获电极、激发电极和检测电极组成，样品离子进入分析器后在均匀的磁场中做回旋运动，当离子的回旋频率与激发电极的射频电场频率相当而产生共振时，样品离子运动半径逐渐扩大到能够在检测电极上产生像电荷

（image charge）。此时关闭激发电极的电场并记录像电荷形成时域的离子回旋共振信号，傅里叶变换可将时域信号转换为频域谱图，频域谱图中的频率为离子质量和电荷的函数，故可以直接转换成质谱图。因为 FTICR 本身就是检测器，所以不需要外加离子检测器。

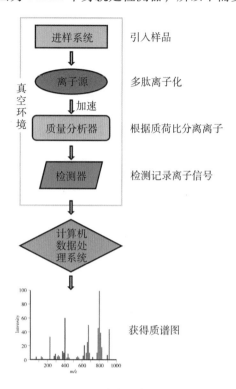

图 9 – 3　质谱仪的工作流程

（4）轨道阱（orbitrap）质量分析器　由一个纺锤形中心电极和两个半电极包围组成，中间的空间供离子自由飞行。样品离子受到中心静电场的引力，围绕中心纺锤形电极做圆周轨道运动，包括径向、轴向和回旋等三种运动方式，其中只有轴向运动可用于质量分析。运用快速傅里叶变换技术将时域信号转换为频域谱图，再经换算即可得到离子的质荷比信息。

（三）质谱仪的工作流程

将不同的离子源和质量分析器进行组合，可构成多种类型的质谱仪。质谱仪的基本工作流程包括：采用合适的进样装置将样品导入质谱仪，在离子源作用下样品分子被电离为气相离子；这些离子在加速电场作用下获得同样的速度，在进入质量分析器后，根据其质荷比的大小在时间或空间上实现分离，再通过检测器检测，记录这些离子信号，并经计算机处理即可得到样品离子的质谱图（图 9 – 3）。

二、蛋白质芯片技术

蛋白质芯片（protein chip），也称蛋白质微阵列（protein microarray），是一种高通量的蛋白质分析技术，不但可以在蛋白质水平上检测基因的表达，用于蛋白质表达谱的研究，还可以大规模研究蛋白质-蛋白质相互作用，以及蛋白质-DNA 和蛋白质-RNA 的相互作用。蛋白质芯片也可以在蛋白质组规模上对生理和病理组织的蛋白质表达谱进行检测，筛选出与疾病发生、发展密切相关的靶蛋白分子，为疾病诊断、疗效判断及预后评估提供帮助。蛋白质芯片还能直接筛选出与这些靶蛋白作用的药物，从而推进药物的开发进程。

（一）蛋白质芯片技术的原理和实验流程

1. 蛋白质芯片技术的原理　蛋白质芯片技术是指将不同的蛋白质或多肽分子有序地显微固化于固相支持物表面，将样品中的蛋白质进行标记，通过检测蛋白质与蛋白质之间的相互作用，对样品中的靶蛋白进行高通量检测的一种新技术。其基本原理是蛋白质-蛋白质相互作用，如抗原 - 抗体、酶-底物及受体 - 配体等的特异性识别与结合。蛋白质芯片也可以通过蛋白质与双链 DNA 的相互作用来检测靶蛋白与靶 DNA 之间的作用。蛋白质芯片的制作和原理与基因芯片存在相似之处，二者之间的区别见表 9 – 1。

表 9 – 1　蛋白质芯片与基因芯片的比较

特性	蛋白质芯片	基因芯片
反应原理	蛋白质分子相互作用	核苷酸碱基互补配对
配基	纯化后蛋白质：抗体、酶、提取或原位合成的肽链等	寡核苷酸、cDNA 文库基因片段等
固定条件	原位合成或显微打印，力求不影响蛋白质的活性	原位合成或显微打印
封闭液	BSA 或特殊氨基酸	预杂交液
应用方向	研究蛋白质的功能、蛋白质相互作用	研究基因序列、表达水平及功能

与基因芯片相比，蛋白质芯片具有以下实用价值：①因为蛋白质活性受到多种因素的调控，其与活性基因所表达的 mRNA 之间不能简单地看作直接对应关系；②蛋白质存在着复杂的翻译后修饰过程，如甲基化、磷酸化、糖基化和乙酰化等；③蛋白质检测比 mRNA 更加直观。

2. 蛋白质芯片的实验流程　主要包括以下几个步骤：芯片制作、样品准备、生物化学反应、检测分析。

（1）芯片制作　可以采用在固相支持物上原位合成多肽的方法制作多肽芯片，如显微光蚀刻、分子印章等；也可以将大量预先合成或提纯的蛋白质、多肽以点样或喷墨打印的方式有序地固化于固相载体上，制备蛋白微阵列。用于制备蛋白质芯片的固相载体包括膜性材料（如尼龙膜、硝酸纤维素膜、聚苯二氟乙烯膜及聚苯乙烯膜等）、玻片、金膜、凝胶和微孔板等。其中玻片表面光滑、性能稳定、成本较低，被广泛用于蛋白质芯片的制作。蛋白探针是蛋白质芯片的核心组成，包括单抗、多抗、抗原、酶、受体等。其中最常用的是抗体，可以通过噬菌体展示技术建立抗体文库等方法来制备。蛋白质芯片制备的关键是将蛋白探针固化于固相载体上而不丧失其生物活性。在一般情况下，抗体微阵列适用于大多数载体，但抗原具有多种不同的表面结合性能，为了解决使抗原连接到固相载体而不影响其生物活性的问题，研究者把链霉亲和素 – 生物素、组氨酸标记 – 镍螯合物等特异配对分子引入固相载体的蛋白质固化，以进行蛋白质芯片的制作。

（2）样品准备　可以使用荧光素、酶标法及放射性核素对待测样品进行标记。荧光素标记最常用的标记物是 Cy3 和 Cy5 两种物质。酶标法最常用的标记酶有碱性磷酸酶、辣根过氧化物酶等。

（3）生物化学反应　将标记的样品加到芯片上后，与蛋白探针进行抗原 – 抗体、受体 – 配体等特异性反应后，在一定条件下进行洗脱后检测。

（4）检测分析　可以通过激光扫描仪、质谱仪等检测蛋白探针与样品中靶分子的相互作用，也可以采用酶联免疫反应来检测结果，再用相对应的软件对蛋白质芯片上的信息进行分析，以确定靶分子的类型、表达量及相互关系等。

（二）蛋白质芯片的分类和应用

蛋白质芯片根据不同的方式可分为不同的种类。通常根据其制作技术进行分类，可分为固相表面型芯片、微孔型芯片、毛细管电泳型芯片和液相载体型芯片（芯片实验室）等。固相表面型芯片是在固相载体表面高度密集排列的蛋白质微阵列，当待测分子与其反应时，蛋白探针可特异地捕获样品中的靶分子，通过检测系统对其进行定性和定量分析；微孔型芯片是通过光蚀刻技术在玻片或硅片上制作不同直径的微孔，使之成为高密度的小型酶联免疫检测板。

与基因芯片相似，蛋白质芯片能够检测特异蛋白的表达，也可用于鉴定蛋白质之间的相互作用、蛋白质修饰、蛋白质-DNA（RNA）相互作用、蛋白质-小分子相互作用等。最重要的应用仍然是蛋白质差异表达分析，例如以夹心 ELISA 法为基础的蛋白质微阵列可以用来检测细胞因子的表达，其使用高效的检测试剂筛选大量的待测样品，具有较高的敏感度和特异度。随着生物质谱技术的发展和应用，通过对蛋白探针结合的靶蛋白进行分析，可获得不同样品的表达图谱。还可以通过将小分子固化于芯片上与标记蛋白共同孵育或用标记的小分子筛选蛋白质芯片上的蛋白质，研究小分子 – 蛋白质的相互作用，从而揭示蛋白质潜在的靶分子位点。蛋白质芯片技术还可以用于食品安全方面，例如利用抗原 – 抗体反应原理的蛋白质芯片检测食品中的黄曲霉毒素、雌激素等。在疾病诊断方面，蛋白质芯片可通过检测不同的肿瘤标志物为肿瘤诊断提供帮助。

尽管蛋白质芯片技术具有高通量、微型化、自动化等特点和优势，但在实际应用中仍存在一定的问题，比如蛋白质的同分异构体难以区分，蛋白质的易变性及非特异性结合等都会对检测结果造成一定的影响，因此仍需要进一步深入研究，改进相关技术。

三、定量蛋白质组研究技术

随着技术的发展，规模化的蛋白质定性鉴定已经不能满足蛋白质组学研究，还需要同时实现蛋白质的定量分析。定量蛋白质组学研究通过分析细胞、组织或生物体在不同生理病理状况下的蛋白质表达变化谱，揭示蛋白质网络的细胞功能、调控机制，以及生物过程的基本原理，对基础生命科学研究及临床疾病诊治具有重要意义。

根据是否对蛋白质或多肽进行标记，可将定量蛋白质组学方法分为标记和非标记两类；根据定量目的又可以将其分为相对定量和绝对定量两种，前者是对不同样品中的相同蛋白质群表达量的相对变化进行分析，后者则是对单个样品中的蛋白质的绝对量进行测定。近年来，定量蛋白质组学技术经历了飞速的发展，从基于传统的二维凝胶电泳定量技术（如荧光双向差异凝胶电泳技术）到现今的基于液相色谱－质谱联用的定量技术，如稳定同位素代谢标记技术、同位素辅助多重化学标记技术及非同位素标记的相对和绝对定量蛋白质组学技术，每一次技术革新都极大地提升了我们对蛋白质组定量分析的研究深度。

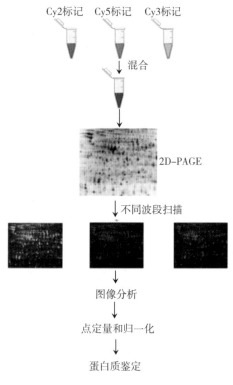

图 9－4 荧光双向差异凝胶电泳
定量蛋白质组学的基本步骤

（一）荧光双向差异凝胶电泳技术

荧光双向差异凝胶电泳（two－dimensional difference gel electrophoresis，2D－DIGE）是在传统双向电泳的基础上改进而来的新型蛋白质组学定量技术。2D－PAGE 技术具有良好的分辨率，但很难克服重复性较差和灵敏度低的缺点。而 2D－DIGE 通过荧光标记很好地对上述问题进行了改进。在 2D－DIGE 技术中，最关键的是使用了 3 种结构相近但所含荧光素基团结构不同的 Cy2、Cy3、Cy5 三种花菁类化合物作为荧光标记试剂。用 3 种试剂分别标记不同状态下的蛋白质组样品，然后将其等量混合，在同一块二维凝胶上进行电泳分离，根据不同标记试剂在荧光扫描仪中信号的不同，发现差异表达的蛋白质点（图 9－4）。

2D－DIGE 技术的应用很大程度上降低了工作量和样品的使用量，并且可以通过内标的方法消除凝胶之间的差异，使不同样品之间具有可比性，进而可以进行多个样品间高可靠性蛋白质表达量差异的比较，使分析结果更加准确、可靠，通量更高。

（二）无标记定量技术

无标记定量技术（label－free quantitation，LFQ）是在鸟枪法技术的基础上，直接利用蛋白质鉴定的质谱数据对蛋白质检测的肽段数量、被鉴定肽段离子数、鉴定概率得分以及质谱信号峰强度进行分析处理，探究其与蛋白质丰度的关系，进而进行线性拟合，获得计算模型，最后进行蛋白质定量的方法。该技术不需要进行任何标记，只需要分析两次及以上质谱鉴定所产生的数据信号。实验操作简单，没有样品的限制及要求，价格也相对低廉，是常用的蛋白质组定量方法之一。

无标记定量蛋白质组学技术依赖于繁杂的信息分析以完成定量过程，主要分为两种：①以肽段的色谱积分面积为基础，通过比较蛋白质酶切肽段的色谱峰面积、一级质谱中肽段母离子信号强度或二级质谱中子离子的信号强度得到相对丰度；②以肽段被质谱检测到的次数（spectral count）为基础，通过归一化来表征被检测蛋白的相对丰度，从而实现样品间相同蛋白质的定量比较。

然而，无标记定量技术在很大程度上依赖于 LC–MS/MS 仪器本身的分析行为和重现性。生物样本的极端复杂性及质谱分析的偶然性都给无标记蛋白质组定量分析带来了极大的挑战。如何增强不同样本分析的重复性及鉴定的可靠性，使得计算模型定量更加准确，是无标记定量技术仍在研究的一个重要方向。

（三）同位素辅助多重化学标记技术

同位素辅助多重化学标记技术（isobaric tags for relative and absolute quantitation，iTRAQ）是一种由 AB SCIEX 公司研发的体外同位素标记的相对与绝对定量技术。其采用化学方法使肽段与含有稳定性同位素的化学试剂反应，产生特异性的氨基酸残基修饰，从而引入同位素标记。该技术所采用的标记蛋白质或肽段氨基酸的 iTRAQ 试剂由一端的"报告"基团、中间的质量平衡基团和氨反应性基团这三部分组成。以 4 标为例，"报告"基团的质量数分别为 114Da、115Da、116Da、117Da，质量平衡基团的质量数分别为 31Da、30Da、29Da、28Da，使得 4 种 iTRAQ 试剂总质量均为 145Da，即等量异位标签（isobaric tag），以此保证 iTRAQ 标记的同一肽段 m/z 相同。用 4 种 iTRAQ 试剂分别标记不同样品的蛋白质酶切肽段，混合后一同进行质谱检测，带有不同标记试剂的肽段在一级质谱中没有区别，通过二级碎裂后，可通过比较二级谱图中产生的"报告"基团峰的相对强度来进行相对和绝对定量（图 9 – 5）。

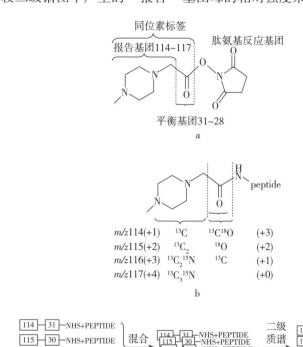

图 9 – 5 同位素辅助多重化学标记定量蛋白质组学研究技术策略

a. iTRAQ 试剂化学结构；b. iTRAQ 试剂修饰肽段后结构；c. iTRAQ 试剂标记肽段质谱定量技术策略

多重标记技术可以同时实现标记样品中的多肽的定性序列测定及定量丰度分析，因此极大程度上提高了定量分析的通量。第一代 iTRAQ 试剂可以同时比较 4 种不同状态的样本，所以可以很方便地用于时间动态蛋白质组学研究。随后出现的可实现六重标记（商品名为 TMT）、八重、十重甚至十一重标记（第二代 iTRAQ、第二代 TMT）的试剂则可用于更多不同状态的样本的定量比较。TMT 标记的优点是标签多、检测通量高、每个样品的质谱分析时间短，实验成本相对较低。但是该标签试剂是利用 C 和 N 同位素微小的质量差区分，所以需要双高精度质谱仪才能实现。

（四）细胞培养氨基酸代谢稳定同位素标记技术

细胞培养氨基酸代谢稳定同位素标记（stable isotope labeling with amino acid in cell culture，SILAC）是一种体内标记技术，通过代谢通路将稳定性同位素引入蛋白质样品，引起肽段质谱峰的改变。通过比较标记前后同一肽段的质谱峰信号强度变化，实现蛋白质的定量比较。

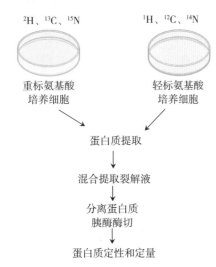

图 9-6 细胞培养氨基酸代谢稳定同位素标记定量蛋白质组学研究技术策略

该技术是由美国北卡罗来纳大学的华人科学家陈先教授所提出的，但其使用的是亮氨酸等非胰蛋白酶特异性识别的同位素标记氨基酸。Oda Y 等人对此提出了改进，他们分别使用含天然同位素（^1H、^{12}C、^{14}N）和重稳定性同位素（^2H、^{13}C、^{15}N）标记的必需碱性氨基酸（如精氨酸、赖氨酸）来培养细胞，随着细胞传代数目的增加，标记的氨基酸完全掺入到细胞新合成的蛋白质中，代替了原有的氨基酸。不同标记的细胞裂解蛋白按细胞数或者蛋白质量等比例混合，经分离纯化后同时进行质谱分析。目前常用于 SILAC 标记的氨基酸有 $^{13}C_6$ L-Lysine（+ 6Da）、$^{13}C_6$ L-Arginine（+ 6Da）、$^{13}C_6$，$^{15}N_4$ L-Arginine（+ 10Da）等。该技术在细胞培养水平进行代谢标记，实现了近乎完全的同位素标记效果，并且将细胞培养后获得的蛋白质直接等比例混合，可以避免在后续样本处理过程中因多次操作所带来的误差（图 9-6）。目前该方法已经可以应用于包括大肠埃希菌、耻垢分枝杆菌、酵母、果蝇（SILAD）、哺乳动物细胞以及小鼠（SILAM）的全标记。

（五）基于质谱和稳定同位素标记辅助的绝对定量技术

传统的多维色谱－质谱的蛋白质组研究技术和双向凝胶电泳技术无法对比较蛋白质组研究中发现的大量候选标志蛋白开展大规模定量比较和验证分析，而具备高通量、高灵敏度、高选择性的质谱选择性反应监测（selective reaction monitoring，SRM）技术弥补了其缺点，因此已被广泛应用于蛋白质组学研究中。SRM 技术基于三重四极杆实施，第一四极杆作为母离子选择器，只允许特定质荷比的母离子通过；第二四极杆作为碰撞室，将通过选择器的母离子裂解为一系列特定的子离子；第三四极杆作为子离子检测器，只记录设定的子离子信号，据此实现目的蛋白质的鉴定和定量。通过母离子和子离子的两次选择，可有效去除干扰离子，降低背景干扰，提升灵敏度。

在蛋白质生物标志物发现-确证-临床验证的研究流程中，SRM 技术可有效地突破传统的免疫学验证方法在大规模生物标志物确证过程中的瓶颈，克服抗体制备周期长、特异性差、制备困难等缺点，满足高通量、高特异临床验证的需求。

SMR 技术的一个重要用途是在复杂体系中对蛋白质表达水平进行规模化绝对定量研究。其策略是将稳定同位素标记的内标肽段加至蛋白质酶切溶液中，同位素标记的内标多肽与蛋白质酶切产生的多肽具有相同的序列、化学性质、液相保留时间、质谱离子化效率以及二级碎片离子模式，但质量数不同，因此可以根据添加的内标肽段的量计算出待检样品中蛋白质酶切多肽的绝对量，进而得出其所对应的蛋白质的绝对表达量。

功能蛋白质组学

蛋白质组学除了蛋白质鉴定和定量研究外，还包括功能蛋白质组学研究。功能蛋白质组学超越了对蛋白质简单鉴定和定量的范畴，探索蛋白质在生物体系中的功能活性、相互作用、调控机制及其在细胞生理和病理过程中的作用。不同的作用具有不同的研究方法，其中蛋白质活性分析通常包括酶活性测定、蛋白质结合亲和力测定、细胞内活性检测等；蛋白质相互作用可采用酵母双杂交系统、免疫共沉淀、噬菌体展示技术等进行研究。

四、翻译后修饰蛋白质组学技术

与常规蛋白质组学不同，翻译后修饰蛋白质组学是探究蛋白质翻译后修饰对生命活动产生的影响，应用范围包括细胞信号通路的研究、药物靶点的鉴定、疾病分子标志物的筛选等。

（一）蛋白质翻译后修饰概述

蛋白质翻译后修饰（protein post-translational modification，PTM）是指蛋白质在翻译后的化学修饰，这些修饰包括磷酸化、糖基化、泛素化、甲基化等。目前已经确认的蛋白质翻译后修饰种类已达500余种，其广泛存在于各种生物体内。PTM是细胞内复杂调控网络的关键组成部分，对于维持细胞稳态、调节细胞功能、介导疾病进程等具有重要作用，因此对PTM开展深入研究具有重要意义。但是翻译后修饰蛋白质普遍存在着丰度低、动态范围宽、稳定性差、背景干扰多等问题。PTM研究识别的首要问题，即如何将不同类型的翻译后修饰蛋白质从复杂的生物环境中选择性分离出来，并根据每种翻译后修饰基团的物理化学属性，特异地开展质谱定性和定量分析。而翻译后修饰蛋白质或肽段的鉴定，包括修饰蛋白质的鉴定、修饰位点的发现以及修饰基团的结构确认等，很大程度上得益于近年来迅猛发展的材料科学、质谱技术及相关的数据解析技术。

（二）翻译后修饰蛋白质富集与分离概述

每种翻译后修饰的物理化学特性不同，针对不同的修饰，可建立不同的富集与分离方式。

1. 磷酸化蛋白质/多肽富集分离技术　蛋白质磷酸化的特异性富集分离主要是利用磷酸基团特殊的物理特性。例如固相金属离子亲和色谱法（immobilized metal ion affinity chromatography，IMAC）是利用金属离子与磷酸化肽段中的磷酸基团的配位作用形成稳定的配合物，从而实现磷酸化肽段的富集。金属氧化物富集法是基于正负电荷相互吸引的原理，利用磷酸基团在低pH条件下可与二氧化钛（TiO_2）和二氧化锆（ZrO_2）等金属氧化物之间静电吸引来实现选择性富集。亲和取代富集法则是利用磷酸基团在碱性条件下发生β消除反应生成的双键可被亲核取代试剂特异地引入生物素、巯基标签等，从而利用亲和富集提取技术进行磷酸化蛋白的富集。但因为该方法的反应条件较为苛刻，且会产生大量的副反应，故在蛋白质磷酸化富集中应用受限。

2. 糖基化蛋白质/多肽富集分离技术　蛋白质糖基化的分离富集主要是基于糖蛋白中糖链的物理特性，采用共价结合或物理吸附的方式选择性地将糖基化蛋白从其生物环境中分离出来。常见的富集方法有利用糖链的亲水特性的亲水作用色谱法、基于分子截留技术的超滤法以及凝集素亲和色谱法等。此外，还有利用共价结合作用实现糖基化蛋白富集的酰肼富集和硼酸富集技术等。

3. 泛素化蛋白质/多肽富集分离技术　蛋白质的泛素化富集技术主要可以分为抗原表位标签表达系统（Ub epitope-tag expressing systems）、泛素串联结合结构域（Ub binding domains）和泛素化亲和抗体（Ub antibodies）这3种方法。①抗原表位标签表达系统：是利用融合表达系统，在内源性泛素链上嵌入标签，从而对标签开展泛素化蛋白质的特异性富集。②泛素串联结合结构域：是基于泛素结合域对泛素或泛素链的高度亲和力实现泛素化蛋白的特异性富集。目前已发现 20 余种泛素结合域，不同泛素结合域对泛素或特定类型的泛素链有着不同程度的亲和力和选择性。我国科学家通过合理选择和组合不同类型的泛素结合结构域，创制了人工杂种串联泛素结合蛋白 ThUBDs（tandem hybrid ubiquitin-binding domains），有效增强其对泛素化蛋白的结合力，并降低对不同泛素链的偏向性，实现了泛素化蛋白的高效富集，性能优于国外已有产品。③泛素化亲和抗体：利用专门针对泛素或泛素化肽段的高亲和力抗体来富集样品中的泛素化蛋白。目前已有针对泛素化修饰被胰蛋白酶酶切后产生的 Gly-Gly 结构的特异亲和抗体，现已应用于规模化的泛素化蛋白富集及鉴定研究。

（三）蛋白质磷酸化分析

蛋白质的磷酸化修饰是指蛋白质激酶将 ATP 的 H_3PO_4 基团转移至蛋白质的丝氨酸、苏氨酸或酪氨酸残基上，蛋白质磷酸化是调节和控制蛋白质的功能和活力最基本、最普遍、最重要的机制。在以 ESI 为离子化装置的质谱鉴定模式中，可以采用中性丢失或前体离子扫描的方式来检测磷酸化肽段。以三重四极杆质谱仪为例，中性丢失扫描是在正离子模式下，将三重四极杆中 Q1 和 Q3 的电压差设置为只允许质量差为 98 m/z（$H_3PO_4[M+H]^+$）或 49 m/z（$H_3PO_4[M+2H]^{2+}$）的肽段离子通过，这样 Q3 中就只能检测到 Q2 中碎裂后丢失磷酸基团的磷酸化肽段，排除了非目标分子的干扰，有效降低了样品的复杂程度。此技术还可以在 Q3 中直接分析磷酸化肽段的磷酸化位点及其氨基酸序列，但是只能检测到丝氨酸或苏氨酸残基上的磷酸化修饰。前体离子扫描则是利用三重四极杆中的 Q1 实现前体离子的选择，进而利用 Q2 对前体离子进行碎裂，产生分子离子，再以 Q3 和正离子模式扫描母离子和丢失中性磷酸分子的离子，实现磷酸化肽段的鉴定。

随着磷酸化蛋白质组学的迅速发展，如高能离子碰撞碎裂（higher-energy collisional dissociation，HCD）、电子转移解离（electron transfer dissociation，ETD）和电子捕获解离（electron capture dissociation，ECD）等新的肽段裂解方式也成功应用于磷酸化蛋白质的质谱鉴定中，极大地提升了磷酸化蛋白质组学的研究能力。

（四）蛋白质糖基化分析

蛋白质糖基化修饰是通过在蛋白质氨基酸残基上添加糖基来实现的，主要分为 N-连接与 O-连接糖基化修饰两种。糖基化蛋白质的丰度低、结构复杂、糖链组成不均一，并且在质谱检测时因为肽段与糖链的分子量之和较高，糖基化肽段在质谱图中通常为一个较宽的信号峰。因此在利用质谱技术分析蛋白质糖基化时，通常需要使用生物特异酶或化学法将糖基化蛋白的糖链提前释放出来，再结合糖链释放产生的特异性质量标签实现糖基化位点的检测分析。例如 N-糖链修饰肽段经 N-糖酰胺酶 F（PNGase F）水解后将修饰位点上的天冬酰胺转化为天冬氨酸，从而在肽段上产生 0.984Da 的质量增加，以此作为标签，利用高精度质谱即可实现糖基化位点的确定。而 O-糖链修饰肽段主要是利用丝氨酸或苏氨酸在碱性条件下的 β 消除反应，在释放糖链的同时，糖基化位点处会形成双键，再利用亲和试剂与双键反应，引入质量标签，以实现 O-糖基化位点的确认。

（五）蛋白质泛素化分析

泛素是由 76 个氨基酸组成的、序列高度保守的小蛋白，广泛分布于真核生物细胞中。蛋白质泛素化修饰是指泛素（ubiquitin）通过泛素连接酶共价连接到靶蛋白质的赖氨酸残基的 ε 氨基上进行修饰的过程。利用胰蛋白酶对泛素化蛋白质进行酶切时，会导致泛素羧基端的 Arg-Gly-Gly 结构中的 Arg 残基羧基端被切开，产生 Gly-Gly 二肽结构，而在泛素化修饰肽段的 Lys 残基上会产生相应的 Gly-Gly（114Da）质量标签，利用常规的串联质谱技术即可实现泛素化蛋白的规模化鉴定。

PPT

第三节　蛋白质组学研究策略与分析工具

蛋白质分离技术与鉴定技术是蛋白质组学研究的两大支撑技术。目前蛋白质组学研究按其分离模式的不同主要有两种技术路线，一是基于凝胶电泳的传统蛋白质分离技术结合生物质谱鉴定的技术路线，例如 2D-PAGE 结合 MALDI-TOF-MS；另一是多维液相色谱与生物质谱结合的技术路线，也就是通常所说的鸟枪法（shotgun）策略。下面将对这两种蛋白质组研究策略分别进行介绍。

一、基于双向电泳-质谱的蛋白质组研究策略

双向电泳是蛋白质组学研究中蛋白质分离的经典技术。在双向电泳中，蛋白质混合物样品中的蛋白质因等电点和分子量不同而被分离，经染色后在 PAGE 胶上显现，凝胶上的每个蛋白质点可以通过质谱进行鉴定，从而实现蛋白质组的分析和鉴定。

（一）基于辅助激光解吸电离飞行时间质谱鉴定蛋白质的原理

1. 基质辅助激光解吸飞行时间质谱　基质辅助激光解吸电离作为一种离子源，通常以飞行时间质谱仪作为质量分析器，其构成的质谱仪称为基质辅助激光解吸电离飞行时间质谱（MALDI-TOF-MS）。经激光照射晶体后，样品分子获得能量形成带电离子进入质谱仪，在加速电场作用下获得相同的动能，再经过一个真空无电场飞行管道，因飞行时间与 $(m/z)^{1/2}$ 成正比，因此较轻的离子飞行快，较早到达检测器，而较重的离子飞行较慢，较晚到达检测器。MALDI 所产生的多为单电荷离子，通常是质子化或去质子化的完整被分析物，因此其质谱图中的谱峰与样品各组分的质量数具有一一对应关系，故 MALDI-TOF-MS 最适合分析蛋白质水解后的肽混合物。

2. 肽质量指纹谱鉴定技术　不同的蛋白质具有不同的氨基酸序列，蛋白质被位点特异性酶水解后所产生的肽段序列也各不相同，具有指纹的特征，因此，蛋白质的酶解肽段混合物经质谱分析后就得到一个肽质量指纹谱（peptide mass fingerprinting，PMF）。将实验所测得的蛋白质酶解肽段质量数指纹谱与数据库中蛋白质理论酶切所得的肽指纹谱进行检索比对，具有相似肽指纹谱的蛋白质即为目的蛋白，从而实现蛋白质的鉴定。PMF 鉴定蛋白质是蛋白质组学研究较为常用的鉴定方法。

3. 基质辅助激光解离飞行时间串联质谱技术　MALDI-TOF-MS 在鉴定蛋白质时，通常需要匹配 4 个甚至更多的肽段才能实现对蛋白质的有效鉴定。但是如果上游的双向凝胶电泳中的凝胶点内含有多个蛋白质，或者该凝胶点的蛋白丰度较低，所产生的有效质谱信号较少时，仅靠肽段的质量数无法实现胶内蛋白质的有效鉴定。而新型的串联型 MALDI-TOF-MS 通过在离子飞行路径中添加一个碰撞池，在选择母离子的同时还可以将其裂解成碎片离子，利用碎片离子谱图即可实现目标蛋白质的高可靠性鉴定。

4. 数据库搜索工具　肽段碰撞碎裂后经质谱鉴定所获得的是肽段的碎片离子质量信息。要利用这些碎片离子的质量信息鉴定出目的蛋白质序列，需要专门的数据库搜索工具。常用的 PMF 数据搜索工具有 Mascot、Phenyx 和 ProFound 等，串联质谱数据的搜索工具有 Mascot、Sequest、X！Tandem、OMSSA 以及国内科学家自主研发的 pFind 软件包等。上述部分搜索工具可以在网站 ExPASy 上找到相应链接，供研究者选择使用。

（二）基于辅助激光解吸电离飞行时间质谱鉴定蛋白质的应用

MALDI-TOF-MS 联合肽质量指纹谱鉴定技术是鉴定 2D-PAGE 上单个蛋白质点的常用方法。在

PMF 的基础上，可对特定肽段进行进一步的 MS/MS 分析，获取肽段的序列信息，以增加蛋白质鉴定的准确性。MALDI-TOF-MS 还可以通过比较不同条件下的蛋白质组，了解蛋白质表达水平的差异，以寻找生物标志物或探寻疾病发生发展的分子机制。在临床实践中，通过构建特定微生物的肽指纹谱数据库，MALDI-TOF-MS 能够迅速准确地鉴定微生物的种属，极大地缩短了诊断时间；MALDI-TOF-MS 还可通过观察药物处理前后蛋白质组表达和修饰的变化，推断临床治疗是否对症，药物的治疗靶点及其作用机制。

二、基于多维色谱−质谱的蛋白质组研究策略

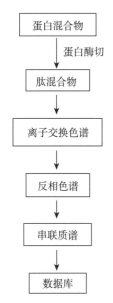

图 9−7 经典的鸟枪法
蛋白质组学技术流程

多维色谱−质谱的蛋白质组研究策略是将多维液相色谱与生物质谱相结合的技术路线，其特点是运用不同的色谱技术来实现蛋白质或肽段的高效分离，再与串联质谱技术相结合，实现多肽序列的高效准确鉴定。鸟枪法因其灵敏度高、兼容性好、易于自动化等特点，在蛋白质组学研究中的应用日益广泛，目前已成为最主要的蛋白质鉴定方法。

在经典的鸟枪法策略（图 9−7）中，蛋白质样品首先被位点特异性蛋白酶酶切为不同的肽段，所得到的肽段混合物先进行第一维预分离，如强阳离子交换色谱、非凝胶等电聚焦、碱性反相色谱等，然后对收集到的不同组分分别进行纳升反相色谱分离和质谱鉴定。

（一）蛋白质样品的制备与酶解

用于多维色谱−质谱蛋白质组研究的样本可以是细胞、组织以及完整生物体的蛋白提取液。获得蛋白后需要将其酶解为肽段。与凝胶电泳相对应，鸟枪法通常利用位点特异性蛋白酶在溶液内将待检测蛋白质混合物进行酶解的方法。常用的位点特异性蛋白酶有胰蛋白酶（trypsin）、赖氨酸蛋白酶 C（Lys-C）、赖氨酸蛋白酶 N（Lys-N）、谷氨酸蛋白酶（Glu-C）、赖氨酸精氨酸 N 端蛋白酶（LysargiNase）等。胰蛋白酶可以特异性地从赖氨酸和精氨酸的羧基端将蛋白质序列进行酶切（羧基端为脯氨酸时除外）。由于 SDS、CHAPS 等去污剂会影响肽段的色谱分离并抑制后续在质谱中的响应，所以在进行酶切时要避免引入。常用的蛋白提取液有 8mol/L 尿素，10 ~ 100mmol/L Tris-HCl；若是像分泌蛋白这类易溶蛋白质混合物，可采用 10 ~ 100mmol/L Tris-HCl 或 NH_4HCO_3 溶液进行提取。

这些蛋白质组学专用的位点特异性蛋白酶本身也是蛋白质，在消化蛋白质组样品的同时也会切割所加入的蛋白酶自身。这不仅降低了蛋白酶本身的活性，还因酶蛋白自切产生的肽段污染蛋白质组样品，挤占后续的质谱分析机时。我国科学家利用乙酰化修饰封闭胰蛋白酶自切位点，形成了我国自主知识产权的抗自消化、高活性乙酰化胰蛋白酶生产技术体系，并研制了上述系列抗自消化、高活性蛋白质组学专用质谱级蛋白酶，不仅填补了蛋白质组学常用基础试剂的国内空白，实现国产替代，抗自消化高活性赖氨酸蛋白酶 N（Lys-N）、赖氨酸精氨酸 N 端蛋白酶（LysargiNase）等部分产品还填补了国际空白，打破了发达国家在蛋白质组学研究试剂上的垄断。

酶解后获得的肽段混合物通常需要进行脱盐处理，以去除助溶剂、缓冲盐等，制成适用于后续液相色谱−质谱分析的合格的蛋白质组样品。肽段脱盐常用 C_{18} 反向萃取柱。脱盐后的肽段混合物经真空干燥后就可以进行后续的分析。

（二）肽段混合物色谱分离

肽段混合物的色谱分离技术是蛋白质组学研究中的关键技术之一，用于从复杂的生物样本中高效

地分离蛋白质的肽段。由于蛋白质组样品酶解所得肽段混合物成分复杂，为提高蛋白质组的鉴定覆盖度，还需要利用分离能力互补的液相色谱技术对其进行有效分离。目前常用的是用高 pH 反相色谱进行第一维分离，随后进行酸性反向色谱分离和质谱在线分析。

1. 强阳离子交换色谱（strong cation exchange chromatography，SCX） 是一种基于离子交换原理的液相色谱技术，专门用于分离带有正电荷的样品分子，如蛋白质、肽段、核苷酸等。在酸性环境（pH 2.7～3.0）中，肽段的酸性氨基酸如天冬氨酸和谷氨酸的侧链羧基不被电离而呈电中性，碱性氨基酸如赖氨酸、精氨酸及组氨酸等的侧链氨基以及肽段 N 末端的自由氨基带有正电荷。这些带有正电荷的基团可与 SCX 中的强阳离子交换填料的负电荷基团通过静电作用发生吸附结合，通过逐渐提高流动相中的盐离子浓度（如 NaCl、KCl 等），肽段将会按照碱性从低到高的顺序依次从色谱柱上洗脱下来。SCX 分离分为离线和在线两种形式，离线形式可分离毫克级以上的肽段混合物，在线形式则可实现在线柱切换，适用于微量复杂样品的分析。

2. 纳升反相色谱（nanoscale reverse-phase chromatography） 反相色谱是一种基于液相色谱技术的分离方法，可根据肽段疏水性的不同，实现复杂肽段混合物的分离。与常规制备级的反相色谱柱（内径 4.6mm、2.1mm 等）相比，纳升反相色谱所需的样品量更低。与 ESI 在线联合，可实现亚阿摩尔（amol）级肽段的高灵敏度分离及鉴定。目前与质谱连接的纳升反相色谱有常压型纳升高压液相色谱（nano-HPLC）和超高压型液相色谱（UPLC），前者所使用的反相色谱柱填料粒径为 3μm 或 5μm，柱长在 15cm 以内，其系统压力通常不超过 6000psi（400bar）；而后者的系统压力可达到 10000psi，其使用的色谱柱填料粒径可达 1.7μm 甚至更小，因此可以减小峰宽，提高色谱分辨率。

（三）电喷雾串联质谱鉴定蛋白质

在蛋白质组学研究中，电喷雾离子源前端常与纳升反相色谱相连，后端紧跟串联质谱系统。串联质谱（tandem mass spectrometry，MS/MS）是指将两种或两种以上的质量分析器在空间或时间上连接，其中一个质量分析器负责肽段或其他化合物的质量过滤、选择甚至碎裂任务，与其相连的其他质量分析器则担任离子的检测等工作。这两个质量分析器的任务可根据分析需要和分析器特性进行组合使用。多级串联质谱可将肽段沿其主链的不同位置打碎，形成 x、y、z 或 a、b、c 等系列离子。这些特征碎裂离子与相应的软件解析结合，可用于肽段氨基酸顺序的测定。

电喷雾串联质谱技术（ESI-MS/MS）随着质量分析器的发展取得了突破性进展，使得质谱仪的扫描速度、质量准确度以及分析灵敏度均有了质的飞跃。ESI-MS/MS 在蛋白质组学研究领域有两种代表性的系统。第一类是将四极杆－飞行时间质谱仪（Q-TOF）串联。四极杆质量分析器具备离子选择、离子碰撞等功能，而飞行时间质量分析器则可实现离子的高分辨率和高准确度检测。第二类是基于离子阱技术的串联质谱系统。离子阱质谱仪本身就具备多级串联质谱的能力，最多可达 10 级。离子阱的发展经历了从三维到线性，再到双压线性离子阱的过程，其灵敏度、单位分辨率、扫描速度以及碰撞裂解效率等方面均得到了有效的提升。所谓双压，是指在离子阱部分采用前后 2 个相同的线性离子阱串联，前面的高压阱负责离子的捕获、隔离和裂解，可有效提高离子捕获能力并提升肽段的碎裂速度，将肽段碎裂时间缩短到原来的 1/3；后面的低压阱部分则可以在同等分辨率下获得更高的离子扫描速度。双压线性离子阱同时保留了离子阱质谱仪多达 10 级的串联质谱的特点以及自动增益控制预测的功能，可以有效提高质谱对低丰度肽段的鉴定能力，从而增加离子阱质谱仪扫描的动态范围。

静电场轨道阱则是近年来质谱领域取得的突破性进展。该型质量分析器性能可与傅里叶变换离子回旋共振质谱相媲美，其质谱分辨率可高达 480000，内标准确度为 1ppm，且其运行费用和维护难易程度与普通质谱仪相当。因此，静电场轨道阱质谱仪在实践中得到了快速的推广，成为当前蛋白质组学研究领域最为常用的质量分析器。

三、蛋白质组学数据分析工具

对特定实验产出的生物质谱数据解析可以获得蛋白质的定性、定量以及修饰等一系列生物学信息，因此，对蛋白质组数据进行解析和进一步的功能分析是蛋白质组学研究的一个重要组成部分。基于生物质谱的蛋白质组数据的分析流程是：首先用生物质谱对样品中的蛋白质进行鉴定，通过数据库搜索或从头测序鉴定获得肽段信息，进一步参照蛋白质数据库组装为蛋白质。数据分析的各个环节可能存在假阳性，因此需要分别在肽段和蛋白质水平进行质控，以获得高可信度的鉴定结果。根据被鉴定蛋白质的肽段等相关信息，利用对应的质谱数据对其进行定量分析和比较，从而获得不同样品间的蛋白质差异表达信息。最后利用数据库中的蛋白质注释信息对鉴定到的蛋白质进行功能注释、聚类以及富集分析等，再结合样本信息，即可得到相应的生物学结论。

以下将从 3 个方面简要介绍蛋白质组学数据处理的基本原理、方法以及相应软件（表 9 – 2）。

表 9 – 2　蛋白质组学数据分析方法及软件工具

模块	分析方法	代表方法或软件
从头序列测定	从头测序	Peaks
		PepNovo
数据库搜索测序	基因组注释序列库搜索	Mascot
		OMSSA
		pFind
		SEQUEST
		X！Tandem
	图谱库搜索	Bibliospec
		SpectraST
		X！Hunter
鉴定结果质量控制与评估	图谱水平质控	epDistiller
		PeptideProphet
		Percolator
	图谱归并	DBParser
		IDpicker
		ProteinProphet
	蛋白质水平质控	Mayu
		ProteinProphet
定量	有标定量	MaxQuant
	无标定量	基于图谱计数：emPAI、PAI、spectra count
		基于峰面积：iBAQ、LFQuant、MaxQuant
功能注释和分析	蛋白质功能注释	Gene Ontology Annotation（GOA）
		Swiss-Prot
	蛋白质结构预测与功能分析	APSSP
		ProPAS
		SignalP
		SMART
		TargetP
		TMHMM

续表

模块	分析方法	代表方法或软件
功能注释和分析	信号通路富集分析	DAVID
		GSEA
		GOfact
		IPA
		Metacore
质谱数据整合分析	整合分析软件包	COMPASS
		GProX
		MassChroQ
		OpenMS/TOPP
		TPP

（一）质谱数据分析方法与工具

生物质谱测序的基本原理是首先将蛋白质酶解后的肽段进行碰撞碎裂，测定每个裂解片段的质荷比，以此推断每个片段的质量数，然后再通过对所有片段的质量数和谱峰强度形成的质谱图谱进行解析，从而推断肽段的氨基酸顺序。

1. 肽段序列和修饰的鉴定　生物质谱数据解析方法主要分为从头测序（*de novo* sequencing）和数据库搜索两大类。其中，从头测序技术是指在不知道样品中蛋白质序列信息的情况下，直接利用质谱图谱数据推定蛋白质或多肽的氨基酸序列。这一过程不受已知蛋白质或基因组数据库所包含信息的影响，通过串联质谱的信息重建肽段序列。随着技术的进步，从头测序技术也得到了快速发展，出现了Peaks、PepNovo等软件技术。

2. 数据库搜索　是质谱数据解析中更常用、更为有效的分析方法，包括序列库搜索和图谱库搜索两种。序列库搜索主要是基于实验图谱和理论数据库图谱相似性匹配，从已知蛋白质序列库中鉴定目的蛋白质序列的方法。搜索引擎首先会将所选择的数据库中的蛋白质根据理论规则酶切成肽段，再将这些肽段无差别裂解为理论图谱，构建成理论图谱正库。通过比对实验质谱图谱和理论谱图数据库中所有可能肽段的理论图谱，得到可能的肽段–图谱对（peptide–spectrum matches，PSMs），并给出图谱相似性分值；最后根据图谱相似性分值高低排序确定肽段和蛋白质的序列。目前序列数据库常用的搜索引擎有Mascot、OMSSA、pFind、SEQUEST、X！Tandem等。不同的搜索引擎各有其优势，且具备一定的互补性，故结合多种搜索引擎同时搜索在一定程度上可提高图谱的鉴定率。

质谱图谱库搜索策略的原理与序列数据库搜索策略类似，首先是构建一个已知匹配肽段的质谱图谱库，再将实验测量所得的谱图与所构建的图谱数据库进行比对，以获得图谱匹配的肽段信息。目前，美国标准与技术研究所（NIST）的图谱库覆盖广、质量高，是全球公认的串联质谱图谱库。NIST在构建图谱库时使用了多种序列库搜索引擎进行搜库，并综合其搜库结果，以保证用于构库的PSMs的准确可靠。图谱库搜索是利用Bibliospec、SpectraST、X！Hunter等图谱库搜索引擎将待检测的实验图谱与图谱库中的候选图谱一一比较，实现待检样品中蛋白质的鉴定。与序列数据库搜索相比，图谱数据库搜索中的参考图谱基于实际图谱构建，且额外考虑了图谱峰强度和b/y离子峰，因而具有更高的灵敏度和可靠性。

3. 鉴定结果的质量控制和评估　利用数据库搜索的策略所获得的PSMs难免会出现错误匹配的情况，所以对搜索结果进行进一步的质量控制非常重要。在PSM水平的质控上，最常用的是诱饵数据库（decoy database）策略。其基本原理是先将真实的蛋白质序列数据库通过反转或其他变换等构建一个容量和复杂程度都与原理论数据库类似但实际不存在的数据库，在进行数据库搜索时，将真实数据库与诱饵数据库合并在一起，形成目标 – 诱饵库（target-decoy database）。对搜库结果利用搜索诱饵数据库的结果直接估算错误匹配的 PSM 数量。对于利用诱饵数据库评估鉴定假阳性率（false discovery rates，FDR），国际上开展了多项关于数据量搜索策略和 FDR 计算等方面的研究，表明最简单也最常用的方法是直接用匹配诱饵数据库的 PSM 数除以匹配原有数据库的 PSM 数，以此得到 FDR。然后通过控制卡值参数（如 Mascot 的打分值或其他综合参数），即可得到研究者所需要的置信度水平（如 99%）。

4. 蛋白质定量方法 蛋白质的定量分析是蛋白质组学研究的重要组成部分，对于分析稳定同位素标记以及无标记的质谱数据，分别有相应的软件工具供研究者使用。MaxQuant 是为了 SILAC 有标定量分析而设计的软件，现今已扩展应用到无标记定量研究中。无标记定量分析可大致分为基于谱图计数的方法和基于峰面积计算的方法。前者直接对鉴定到的谱图数进行粗略计算（即通常所说的 spectral count，以及 PAI、emPAI 等），后者则是对一级或二级谱图的峰面积进行计算定量。现有的软件除 MaxQuant 外，还有 OpenMS 等多个软件，而近年来发展的 iBAQ 绝对定量方法将谱图峰强度信息和谱图计数的归一化方法结合起来，被认为是比 APEX 和 emPAI 更加稳定的方法。

（二）蛋白质常用数据库

蛋白质数据库是指包括蛋白质信息的数据库，是基于质谱的蛋白质组学研究方法必不可少的信息支撑。常用的蛋白质数据及其主要功能和网址见表 9 – 3。

表 9 – 3　常用蛋白质数据库及主要功能

数据库名称	主要功能
UniProt	蛋白质序列与功能注释
PDB（protein data bank）	蛋白质三维结构信息
STRING	蛋白质相互作用预测与网络分析
KEGG	代谢途径、基因功能与系统生物学
Reactome	细胞内生物化学反应与途径图
InterPro	蛋白质家族、结构域特征注释
CATH	蛋白质结构分类体系
Pfam	蛋白质家族数据库

1. UniProt（universal protein resource） 是当前国际上蛋白质序列数据最完整、注释信息最丰富的非冗余蛋白质序列数据库。在 2002 年，由 Swiss-Prot、TrEMBL 和 PIR 三个国际上主要的蛋白质序列数据库整合而来，统一收集、管理、注释和发布蛋白质序列数据及注释信息，主要包括 UniProtKB 知识库、UniParc 归档库和 UniRef 参考序列集三部分。其中 UniProtKB 是 UniProt 的精华，除了核心数据蛋白质序列外，还包含大量的注释信息。UniProtKB 分为 Swiss-Prot 和 TrEMBL 两个子库。Swiss-Prot 中的蛋白质序列条目及相关信息均经过手工注释和人工审阅，其准确性及可靠性较高；TrEMBL 中的序列条目是由计算机程序根据一定的规则进行自动注释，但未经人工审阅，可靠性远不及 Swiss-Prot，使用需谨慎。

2. PDB（protein data bank） 是世界上第一个也是最大的生物大分子结构数据库。该数据库主要收集蛋白质的结构信息和少部分核酸及其他生物大分子的三维结构信息，收录结构数据量已高达 220472 种生物大分子。这些数据主要来源于 X 晶体衍射、核磁共振光谱和冷冻电子显微镜等实验技术。该数据库主要用于预测蛋白质的三维结构。

3. STRING 是用于蛋白质-蛋白质相互作用网络和功能富集分析的数据库。该数据库可应用于 12335 种生物体，包含 5930 万种蛋白和 20 亿种蛋白质之间的相互作用。这些数据除了实验数据、从 PubMed 摘要中挖掘以及综合其他数据库数据外，还包括利用生物信息学预测的结果。

（三）蛋白质组数据功能注释与分析方法

经质谱数据分析得到可靠的蛋白质鉴定信息及其定量信息后，还需要对鉴定到的蛋白质进行详细的注释和分析，以发现生物样品中蛋白质的性质、功能等方面的偏性，进而挖掘其中所蕴含的生物学意义。

在蛋白质功能注释方面，最常用的结构化注释体系是基因本体（gene ontology，GO）。GO 为蛋白质提供了一个标准化的本体词汇表来描述其生物学特性，包括分子功能（molecular function）、生物学过程（biological process）、细胞组分（cellular component）这三个主要方面，可通过基因本体注释（gene ontology annotation，GOA）来实现对基因的注释。除此之外，Swiss-Prot 等具有高质量注释信息的数据库也可以作为蛋白质功能注释提供重要信息来源。

利用蛋白质的序列信息可对缺乏注释信息或未被注释的蛋白质进行初步的功能分析，包括信号肽预测、蛋白质二级结构预测、结构域预测、跨膜区预测以及亚细胞定位预测等。Expasy 网站的蛋白质组页面提供了许多国际知名的蛋白质序列和功能分析工具的链接，可供研究者选择使用。

获得相应的蛋白质注释信息后，可对样品中待鉴定的蛋白质或差异蛋白质进行功能或通路等方面的富集分析，以探寻其可能存在的功能特性。目前最常用的功能富集分析的软件是 DAVID，此外，GOfact 也可以实现功能富集分析。近年来也出现了针对差异鉴定结果的富集分析软件（如 GSEA）。商业软件公司也加入其中，如 IPA 和 Metacore 能给用户提供更多更为全面的注释信息，并且具有更友好的操作界面以及输出。

第四节　蛋白质组学临床应用

PPT

生命体不同组织器官、不同生长发育阶段的基因组相对稳定，但表达基因及其丰度的组合千变万化，形成了多样的蛋白质组。我们只有充分掌握不同组织器官在不同生理或病理状态下蛋白质组的构成以及动态变化规律，才能深刻理解生命体的构成和变化规律，才能把握人类疾病诊治的关键。

（一）基于质谱的蛋白质组学发展与临床应用

基于质谱的蛋白质组学在临床上应用广泛，可以用于生物标志物的发现、药物监测与毒性评估、感染性疾病诊断以及新生儿代谢性疾病筛查等方方面面。

1. 生物标志物的筛选　癌症的早期诊断是提高治疗成功率和患者生存率的关键。当前的肿瘤标志物数量少且特异性不高，而基于质谱的蛋白质组学技术可以规模化地检测比较蛋白质的表达，在这一领域展现出了独特的优势。有研究者通过分析乳腺癌患者和健康对照的血浆样本的蛋白表达谱，发现了一系列与乳腺癌发生发展密切相关的蛋白质，为乳腺癌的早期诊断和预后评估提供了依据。在一项结肠癌的研究中，研究人员采用了多组学的研究方法，全面剖析了结直肠癌相关的生物标志物，发现了基于基因层面不能检测到的新的蛋白质标志物。目前这类研究有很多，其研究结果也逐渐被用于临床诊断。

2. 新生儿遗传代谢病筛查　新生儿先天代谢异常疾病筛查是为了对代谢异常的新生儿进行预防或治疗，避免代谢异常物质在体内堆积造成永久性身体机能障碍。通过质谱技术检测新生儿出生 3 天左右的脚后跟血中的氨基酸、有机酸和脂肪酸代谢产物，可以快速识别多种遗传代谢缺陷，如苯丙酮尿症、高氨血症、先天性甲状腺功能减退症等。相比于其他检测方法，质谱技术可同时筛查数十种疾病，节省了检测时间和成本，也达到了早期诊断的目的。

3. 病原微生物的鉴定　病原微生物的快速准确鉴定对于传染病的诊断至关重要。MALDI-TOF-MS通过测定待测菌的自身蛋白，获得独特的蛋白质指纹图谱，从而实现病原菌的鉴定。该技术可以在数小时内鉴定到细菌的种属，与传统的基于培养的微生物鉴定相比，时间大幅缩短（图9-8）。MALDI-TOF-MS现已在肺炎链球菌、脑膜炎奈瑟菌、单增李斯特菌等病原菌的快速鉴定方面取得了较好的效果。

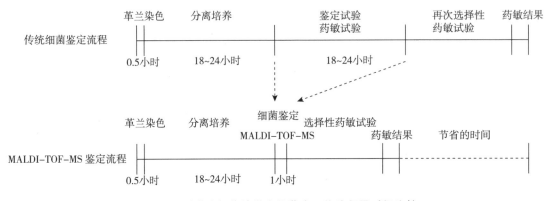

图9-8　质谱法与传统微生物鉴定工作流程及时间比较

（二）基于质谱的蛋白质组学与精准医学

癌症的发生发展受年龄、性别、遗传、环境等多方面因素的影响，发病机制极其复杂。对于这一棘手的全球健康问题，传统的手术、放疗、化疗等方法取得了一定的效果，但是复杂的癌症发病机制阻碍了传统治疗方法的发展。越来越多的人逐渐意识到没有两例癌症是完全相同的，传统的通用治疗方法并非人人适用，精准医学（precision medicine）成为发展的趋势。

精准医学是由美国国家研究委员会首先提出的一种新兴医疗模式，试图建立新的数据网络，构建疾病分类体系，并将患者在治疗过程中的临床数据与生物医学研究结合。近年来随着科技的发展，精准医学乘风而上，在肿瘤诊治领域大放异彩。以肿瘤为例，其治疗效果差的主要原因是肿瘤的异质性，建立在精准医学上的肿瘤学，即精准肿瘤学，旨在解决肿瘤内与肿瘤间的异质性。精准肿瘤学的发展离不开基于高通量测序技术的基因组学和基于质谱的蛋白质组学的快速发展，癌症发生发展的多组学研究已成大势。以下将介绍蛋白质基因组学在精准肿瘤学领域的应用。

1. 阐释肿瘤生物学过程　有研究者利用多组学技术对乳腺癌的发病机制进行了研究，其中磷酸化蛋白质组学分析揭示了肿瘤抑制因子丢失和靶向激酶之间的新关联，乙酰化蛋白质组分析发现了细胞质、线粒体乙酰化和代谢之间的相互作用。一项食管癌和小肠癌的蛋白质基因组学研究揭示了癌变过程中蛋白质组组成的时序性动态信号和分子特征，为肿瘤生物学过程的阐述和精准临床干预、治疗提供了数据支撑。

2. 癌症检测标志物　癌症分子标志物是指由恶性肿瘤细胞产生或分泌，或因机体对肿瘤刺激而产生的能够反映肿瘤的发生、发展进程的特征生物分子。在一项头颈部鳞状细胞癌（head and neck squamous cell carcinomas，HNSCCs）的研究中，研究者采用多组学分析获得了HNSCCs样本和癌旁组织样本的蛋白质基因组图谱，并对其进行了深入分析，临床治疗所需的符合美国FDA标准的用于HNSCCs治疗的药物即可从所鉴定的候选生物标志物中选出。

3. 寻找治疗靶点　靶向治疗是一种方便且有效的治疗方法。肿瘤基因组的表征能够让人类了解癌症中的体细胞突变，但癌症基因组与蛋白质组的相关性较弱，仅凭基因组层面的分析不足以筛选出有效的治疗靶点，而多组学分析可以更加精准地筛选出治疗靶点。在子宫内膜癌的研究中，对浆液性肿瘤和子宫内膜样肿瘤进行比较研究，发现浆液性肿瘤中肿瘤蛋白p53结合蛋白1（TP53 BP1）的第1763

位丝氨酸残基（TP53BP1-S1763）和检查点激酶2（CHEK2）第163位丝氨酸残基（CHEK2-S163）的磷酸化水平升高与DNA损失反应的增强有关。由于这两个蛋白所处的信号通路在肿瘤发生发展中极其重要，这两个氨基酸残基的磷酸化修饰失调也成为癌症治疗中有吸引力的靶点。

（三）蛋白质组学临床应用的展望

近年来，多个大型蛋白质组研究项目的开展极大地促进了蛋白质组学和蛋白质基因组学研究的步伐。2002年11月，由我国科学家牵头的"人类肝脏蛋白质组计划"是最先启动的国际人类器官蛋白质组计划。

2014年，我国科学家领导启动了"中国人蛋白质组计划"（Chinese human proteome project，CNHPP），对中国人多发严重的十种肿瘤进行了蛋白质组层面的系统分析。在随后的2015年初，美国提出了精准医学计划；2016年初，美国又相继提出癌症登月计划。精准医学计划的提出和实施使其迅速成为医学研究的热点。

蛋白质组学的发展将对今后20~50年的国际生命科学研究和健康医疗产业的格局产生重大而深远的影响。由中国学者提出的"蛋白质组学驱动的精准医学"（proteomics-driven precision medicine，PDPM）作为我国科学家首创的精准医学新模式，以蛋白质组学为纲、面向临床、联合基础生物医学研究，与国际多中心、多学科相互协助，具有突破性的战略意义、广泛的合作基础、强劲的带动能力和巨大的应用前景。

随着科技的不断进步和成本的降低，基于质谱的蛋白质组学在临床应用中的潜力将进一步提升。未来，更加高效的数据分析算法、自动化的工作流程和多组学数据的深度整合将成为研究热点，推动蛋白质组学研究更加贴近临床实践，服务于人类健康。

? 思考题

答案解析

案例 结核病是由结核分枝杆菌感染所引起的慢性传染病，全球约有1/4的人感染了结核，若不对其进行控制治疗，其死亡率将会大幅度升高。但是目前结核病的诊断受限于灵敏度低，不能及时准确诊断，导致其治疗不及时。因此，临床上急需高灵敏度和高特异度的诊断标志物。

研究方案 蛋白质组学技术具有高通量、高灵敏度、高准确性等特点，很适合用于诊断标志物的筛选。收集已确诊肺结核患者及健康对照个体的血清样本各20例，分别进行蛋白质组学分析和比对，初步筛选用于结核病诊断的潜在生物标志物，为结核病的临床诊断提供帮助。

问题

（1）血清蛋白质样品的分离技术和注意事项有哪些？

（2）若使用鸟枪法分析策略来进行分析，其中生物质谱的基本原理是什么？蛋白质样品制备包括哪些步骤？

（3）蛋白质定量研究技术有哪几类？如何用于结核病分子标志物的筛选？

（徐 平）

书网融合……

重点小结

题库

微课/视频

第十章　感染性疾病的分子诊断

✏ 学习目标

1. 通过本章学习，掌握感染性疾病常用分子诊断技术的原理、临床应用及评价，常见病毒、细菌、真菌及其他常见病原体的分子检测方法（包括定性、定量、分型、耐药性检测）及临床意义；熟悉感染性疾病分子诊断的策略，常见病毒、细菌、真菌及其他常见病原体的常规检测方法；了解感染性疾病分子诊断常用的标本类型，常见病毒、细菌、真菌及其他常见病原体的基因组结构特征。

2. 具备病原体检验的规范操作习惯，培养良好的生物安全防范能力以及探究性学习和可持续发展的能力。

3. 充分认识 AIDS 疫情变化及 HIV 分子检测意义，树立科学的人道主义价值观，维护每一个人的权利和尊严，支持"零歧视"目标的实现。

第一节　感染性疾病的分子诊断策略

PPT

分子诊断技术在感染性疾病的诊断中用于以下几个方面：①适用于检测不能或不易培养、生长缓慢的病原微生物，如结核分枝杆菌、苍白密螺旋体和病毒等；②进行病原体感染的早期诊断，确定感染病原体的类型；③通过对病原体核酸的定量检测动态监测疾病进展；④进行病原体感染的分子流行病学调查；⑤对病原体进行基因分型；⑥检测病原体的耐药基因等。分子诊断为临床诊治、疗效观察提供科学依据，避免了病原体传统检测技术的缺点和血清学检测的不足，如血清学检测的"窗口期"问题，具有快速、特异和灵敏度高等优点。

感染性疾病的分子诊断针对侵入人体内的病原体基因进行检测，其目的物包括病原体的 DNA 或 RNA。病原体的 DNA 或 RNA 可从外周血有核细胞中提取，也可从血清、血浆、组织、器官、体液、分泌物和排泄物中提取。标本类型的选择主要取决于相关疾病的临床表现和感染的病理学机制，应根据感染的部位采集特定的组织、体液或血液作为标本。常用的分子诊断技术主要包括核酸扩增技术、核酸杂交技术、基因芯片技术和高通量测序技术等。

对于感染性疾病的分子诊断来说，其诊断策略分为一般性检出策略和完整检出策略。一般性检出策略只需要检测是否有某种病原体感染，常采用核酸杂交或核酸扩增技术检测病原体核酸，判断有无感染和何种病原体感染。完整检出策略不仅对病原体是否存在做出诊断，还要进行分型（包括亚型）、耐药基因和相关人类基因多态性的检测，常采用核酸杂交、核酸扩增、基因芯片和高通量测序等技术。为了获得更多的病原体信息，建议采取完整检出策略，按照诊断→分型→亚型→耐药性检测→相关的人类基因多态性检测的思路，利用多种分子诊断手段对感染性病原体进行检测。

第二节　常见病毒感染的分子诊断

PPT

人类许多感染性疾病，如肝炎、脑炎、脊髓灰质炎、流行性感冒、狂犬病和艾滋病等，均由病毒引起。全球约75%的人类感染性疾病由病毒引起，并且某些病毒感染与肿瘤的发生发展密切相关。病毒直径在20～300nm，完整成熟的病毒颗粒称为病毒体，其核心为核酸，外围有蛋白质外壳，称为衣壳。衣壳与核酸在一起称为核衣壳。有些病毒的核衣壳就是病毒体。有许多病毒，其核衣壳外尚有包膜。根据病毒具有的核酸成分，可将其分为脱氧核糖核酸（DNA）病毒和核糖核酸（RNA）病毒两大类。对感染病毒的快速早期诊断和治疗监测，对于提高治愈率、降低暴发性传播有重要意义。采用分子生物学技术检测病毒，较其他传统方法具有快速、灵敏和特异等优点，同时可通过对耐药基因突变的检测来辅助判断病毒对治疗药物的敏感性，广泛用于临床检测。

一、乙型肝炎病毒

乙型肝炎病毒（hepatitis B virus，HBV）引起人类乙型病毒性肝炎，与肝硬化和肝细胞癌的发生、发展密切相关。HBV属嗜肝DNA病毒科，是有包膜的DNA病毒。嗜肝病毒科的病毒有独特的复制方式，病毒合成以RNA中间体为模板，经逆转录合成DNA链，在某些方面，HBV与逆转录病毒有许多相似之处。乙型肝炎是我国流行最为广泛、危害性最为严重的一种传染性疾病，肝炎患者中约60%是慢性肝炎患者。HBV防治是我国传染病控制的首要问题。

根据HBV全核苷酸序列的差异≥8%或S基因序列核苷酸差异≥4%，可将HBV分为不同的基因型。目前HBV分为A、B、C、D、E、F、G、H和I至少9种基因型。我国流行的主要是B和C基因型，长江以北以C型为主，长江以南以B型为主，另有少量的A型、D型和混合型。HBV基因型与HBV流行病学特点、HBV标志物的表达、致病性、乙型肝炎的病程、转归及对药物的敏感性有关。

HBV对外界环境的抵抗力较强且传染性较强，极微量、含病毒的血液足以使人发生感染。输血或注射是重要的传染途径。HBV感染后潜伏2～6个月发病。HBV DNA在肝细胞内以游离DNA和整合到宿主细胞染色体中两种方式存在。侵入肝细胞的HBV DNA以负链DNA为模板，延长正链形成共价闭合环状DNA（covalently closed circular DNA，cccDNA）。cccDNA半衰期较长，难以从体内彻底清除，对慢性感染起重要作用。HBV以cccDNA为模板，转录成几种不同长度的mRNA。其中，长约3.5kb的前基因组RNA（pregenome RNA，pgRNA）可释放入外周血。采用免疫学技术检测HBsAg、抗HBs、HBeAg、抗HBe、抗HBc等免疫学指标的方法已被广泛应用，为乙型肝炎的检测提供了一种简便快速的工具。但由于HBV是一种多发突变的病毒，用免疫学技术常常不能达到满意的效果。

（一）HBV的基因组结构特征

HBV是一种可感染人体且具有独立复制能力的DNA病毒，其基因组具有独特的结构，是长约3.2kb的不完全双链环状DNA。双链的长度不对称，长链（L）因与病毒mRNA互补，定为负链；短链（S）为正链，5′末端固定，3′末端位置不固定，S正链的长度可为L负链的50%～100%，因而在病毒群体中出现不同长度的正链与全长的负链匹配，故仅有部分基因组长度为双链。S、L两链5′末端各有一段含有224bp的黏性末端（nt 1601～1826），其两侧各自顺向11bp（5′-TCACCTCTGC-3′）构成直接重复序列（direct repeats，DR）。DR1和DR2在病毒复制中起重要的作用，两者间的相对同源性可维持基因组呈环状结构，而DR1是前基因组RNA和负链DNA合成的起点。HBV基因组具有以下特点：①不完全双链环状结构；②利用重叠的开放阅读框架（open reading frame，ORF）编码多个蛋白质；③所有调控序列均位于蛋白质编码区；④基因序列具有多变性。

HBV基因组L链上有6个ORF，分别称为S、C、P、X、前-前-S和前-X，编码外膜蛋白、核壳蛋白、聚合酶和X蛋白。多个ORF重叠使HBV本身3.2kb基因组序列的利用率高达150%～200%。S区分为前-S1（pre-S1）区、前-S2（pre-S2）区和S区，编码HBV的外膜蛋白。S区编码外膜主蛋白，是HBsAg的主要成分；前-S2区和S区共同编码外膜中蛋白；前-S1、前-S2和S区共同编码外膜大蛋白。C 区分为前 C 区和 C 区两部分：C 区编码 HBcAg；前 C 区和 C 区基因共同编码 HBeAg。P 区编码依赖 RNA 的 DNA 聚合酶，该酶具有 DNA 聚合酶、逆转录酶和 RNase H 活性。X 区编码 HBxAg，HBxAg 被认为是一种反式激活因子，与 HBV 的表达调控和整合有关。前-前-S 和前-X 是近年来发现的两个新的编码基因，其编码产物的功能还有待研究。HBV 基因组结构示意图见图10-1。

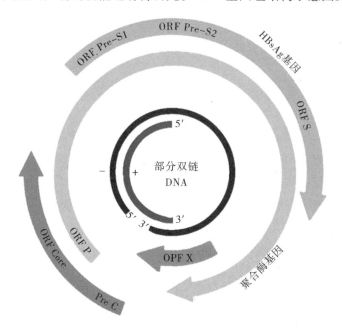

图 10-1　HBV 基因组结构

　　HBV 是一种变异较高的病毒，其在慢性持续性感染过程中可发生自然变异，在人体免疫应答、疫苗接种和抗 HBV 治疗过程中也容易诱发变异。HBV 变异常引起病毒生物学特性的改变，如复制缺陷、编码抗原表位改变、前基因组 RNA 包装能力改变等，从而导致 HBV 感染发病机制的变化、血清学检测指标的改变以及免疫逃逸，给 HBV 的临床表现、诊断、治疗监测、预后及防治等带来一系列复杂的问题。

　　HBV 之所以较易发生变异，是因为其在复制过程中必须经过 RNA 中间体的逆转录复制，在这一过程中，RNA 聚合酶和逆转录酶缺乏校正功能。不同区段出现突变的频率及突变类型有所不同，启动子区、增强子区及重要的调控序列区往往是保守区，如 C 基因与 P 基因的重叠区就是极端保守区。HBV 基因组变异主要集中在以下几个方面：①前 C/C 区变异；②前-S/S 区变异；③X 区与 P 区变异。前 C 区极易发生突变，突变后可造成 HBeAg 的分泌水平下降或完全终止，形成 HBeAg 阴性的前 C 区突变株。前-S/S 区突变可引起 HBsAg 的抗原性发生改变，导致免疫逃逸和 HBsAg 漏检，但变异株仍大量复制。抗 HBV 治疗容易诱发 P 区发生变异。X 区可发生点突变和缺失突变，导致 X 蛋白的转录调控活性被抑制，使病毒复制水平降低，病毒蛋白合成减少。对基因组变异的深入研究将会加深对 HBV 生物学特性和感染发病机制的认识，有助于提高 HBV 的诊断和防治水平。

　　（二）HBV 的分子诊断 🅔 微课/视频1

　　应用分子生物学方法检测 HBV DNA、HBV RNA、基因型及耐药突变，可早期诊断 HBV 感染，判断病毒复制程度、病情和预后，进行治疗监测，判断治疗终点，监测耐药性和指导临床合理用药等。

　　1. HBV 核酸检测 🅔 微课/视频2~3

　　（1）HBV DNA 检测　HBV DNA 是判断 HBV 是否复制以及传染性的最直接指标，可进行定量检测。常用的检测方法是荧光定量 PCR 法（fluorescence quantitative PCR，FQ-PCR）。引物是 PCR 扩增的关键，决定扩增的特异性和敏感度。PCR 引物常根据 HBV 基因组中 *S*、*C*、*P* 和 *X* 基因中的高度保守序列来设计。扩增时应严格设置阴性和阳性对照，确保试验结果的准确可靠。考虑到临床上检测 HBV 主要用于治疗监测，最好进行高灵敏度 HBV DNA 定量检测。2013 年，国家食品药品监督管理总局在《乙型肝炎病毒脱氧核糖核酸定量检测试剂注册技术审查指导原则》中指出，建议 HBV DNA 定量检测的最低检出限应不高于 30IU/ml。2022 年中华医学会肝病学分会和感染病学分会发布的《慢性乙型肝炎防治指南》（2022 年版）推荐，应尽可能采用高灵敏且检测线性范围大的 HBV DNA 检测方法（定量下限为 10~20IU/ml），有助于检出低病毒载量的患者，尽早开始抗病毒治疗或及时调整治疗方案。

（2）HBV RNA 检测　定量检测 HBV RNA 水平可反映肝组织内 cccDNA 的活性，并与患者的病毒学应答和预后有关。可采用 RT-PCR、实时荧光恒温扩增法（stimultaneous amplification and testing, SAT）检测 HBV RNA。

2. HBV 基因型检测　常用 FQ-PCR、PCR-反向点杂交法（PCR reverse dot blot，PCR-RDB）、PCR-RFLP、核酸测序和基因芯片法进行 HBV 基因型检测。PCR-RDB 法根据 S、C、P 和 X 基因中的高度保守序列来设计特异性引物及分型特异性探针，利用 PCR 及反向点杂交技术，将生物素标记的扩增产物与尼龙膜上的特异性探针进行反向点杂交，使用结合有碱性磷酸酶的亲和素，通过底物酶促反应，在探针和 PCR 扩增产物特异性结合的区域出现肉眼可见的斑点，以此来检测 HBV 基因型。该法结果准确，操作较为简便，可检出混合型。自动化测序技术可用于 HBV 基因型的检测，将测序结果与参考序列进行比对，从而得到分型结果。测序方法较准确，但需要专门的测序设备。

3. HBV 耐药突变检测　主要是针对 HBV DNA 聚合酶 P 基因的检测，最常见的是拉米夫定抗病毒感染治疗中 HBV 发生 YMDD（酪氨酸-甲硫氨酸-天冬氨酸-天冬氨酸）变异，包括 552 位的甲硫氨酸被缬氨酸所替代（M552V）、552 位的甲硫氨酸被异亮氨酸所替代（M552I），根据 HBV 耐药变异的表示方法——以国际通用的氨基酸单字母加变异位点标记，表示为 rtM204V/I。其他常见的耐药突变位点为 rtV173L、rtL180M、rtS213T、rtV207I/L、rtA181V、rtN236T、rtV214A、rtQ215S、rtP237H、rtN238I/D 和 rtI169T 等。体外实验表明突变耐药性强弱顺序依次为：rtM204I > rtL180M + rtM204V > rtM204V > rtL180M，通过耐药突变检测可判断 HBV 耐药性强弱。由于 HBV 前 C 区启动子变异的患者对一些药物的敏感性下降，因此检测 HBV DNA 前 C 区基因突变也有利于指导临床用药。HBV 耐药性检测常用的检测方法有 FQ-PCR、核酸杂交、基因芯片和核酸测序等技术。

（三）HBV 分子诊断的临床意义

采用分子诊断技术检测 HBV DNA，并进行基因分型和耐药性检测，辅助诊断 HBV 感染及治疗监测，已在临床得到越来越广泛的应用。

1. 早期诊断和病情判断　针对 HBV 的检测，临床上有多种免疫学指标可供选择，如 HBsAg、抗 HBs、HBeAg、抗 HBe 和抗 HBc，它们的敏感性及特异性已经能够满足一般的临床要求，为乙型肝炎的检测提供了一种简便快速的工具。但是免疫学检测的是表型指标，只能提供 HBV 存在的间接证据，敏感性只能达到 0.1μg/ml，并且免疫学指标的出现晚于 HBV DNA 的出现。用核酸杂交的方法可检测到 0.1pg/ml HBV DNA，相当于 3×10^4 毒粒/ml，在疾病早期无法检出微量病毒。而用 PCR 技术可直接检测到 1fg 的 HBV DNA 甚至一个病毒颗粒，可进行 HBV DNA 感染的早期诊断。HBV DNA 定量检测是判断病毒复制情况的指标。HBV DNA 载量越高，病毒复制越多，传染性越强，肝脏病理损害程度越高，肝组织炎症反应越重。

2. 监测治疗效果　当患者接受抗病毒治疗需要对临床疗效进行监测时，动态监测 HBV DNA 载量是抗病毒治疗唯一有效的直接监测指标。当患者经抗病毒药物治疗后，HBV DNA 载量持续下降，然后维持在低水平或低至高灵敏度方法能检出的测定下限，说明治疗有效。在治疗过程中，对于部分适合的患者应尽可能追求慢性乙型肝炎的临床治愈，即停止治疗后持续的病毒性应答、HBsAg 消失，伴有

ALT复常和肝脏组织病变改善。

3. 指导制定合理的治疗方案 根据病毒载量、耐药性和基因型结果指导临床制定合理的治疗方案，监测病情。一般推荐耐药检测在患者接受药物治疗数月后，如果处于抗病毒治疗中的患者，HBV DNA无法下降到1个$\log_{10}$ IU/ml水平以下或重新上升超过1个$\log_{10}$ IU/ml水平，可能表明患者出现了耐药。

4. 分子流行病学调查 通过检测HBV基因型可了解不同国家、地区和人群中流行的HBV基因型，为指导临床合理用药、治疗监测提供依据。

二、丙型肝炎病毒

丙型肝炎病毒（hepatitis C virus，HCV）属黄病毒科肝炎病毒属，是输血后肝炎的主要致病因子。目前发现约90%的输血后非甲非乙型肝炎和70%～80%的无输血史的散发型非甲非乙型肝炎由HCV感染所致。全球的HCV感染率约为2.8%，我国约为0.43%，属低流行地区。HCV感染者初期多无明显症状，55%～85%急性感染者会发展成为慢性，易发展为肝硬化和肝癌。HCV主要通过输血感染，也可由静脉注射或母婴和家庭内接触而感染。HCV的免疫学标志包括抗HCV抗体和HCV抗原。由感染HCV至抗体产生要经过4～8周时间，部分患者感染后不产生抗体，因而该病毒的感染用免疫诊断技术效果欠佳。分子诊断技术可以在极低病毒含量的肝脏和血浆标本中检测到HCV RNA，且能分型和动态反映病毒的复制状态，因而该技术已成为丙型肝炎临床诊断、制定治疗方案和治疗监测的有力工具。

（一）HCV基因组结构特征

丙型肝炎病毒呈球形颗粒，直径约50nm，有一脂质包膜。核心含单股正链RNA，长9.6kb。整个基因组只有一个ORF，位于基因组中央，编码一条含有3008～3037个氨基酸的病毒前体多肽。由于HCV基因组的高突变率，往往在同一个被感染个体内，病毒基因序列的差异很大，于是形成同一基因亚型但不同核苷酸序列的大量毒株群体。

HCV基因组的突出特征是在其5′末端有一个长度和序列非常稳定的非编码区（untranslated region，UTR），由319～341个核苷酸组成。该区是整个基因组最为保守的区域，其核苷酸分布较为均匀，除少数几个分离株外，几乎所有毒株的5′最末端核苷酸都是鸟苷酸。由于此区基因序列的高度保守性，用分子诊断技术检测时，常选择此区为靶序列，可检测出目前已知的所有HCV基因型。

5′和3′端的UTR之间是ORF，编码3014个氨基酸的多聚蛋白前体，分为9个区域：核心区（core，C区），编码Capsid C蛋白；E1和E2区，编码衣壳蛋白gp33和gp72；非结构蛋白区NS2、NS3、NS4和NS5，编码不同的非结构蛋白。ORF编码的多聚蛋白前体经宿主细胞和病毒自身蛋白酶作用后，裂解成三种结构蛋白，即19kDa的核心蛋白（capsid C）、33kDa的E1和72kDa的E2/NS1糖蛋白。不同型HCV在NS5B区的同源性较低，因此NS5B区可作为HCV分型依据。各区序列保守程度由低到高依次为：3′UTR区＜NS1/E2、E1区＜NS2区＜NS4、NS5区＜NS3区＜C区＜5′UTR区。HCV基因组结构示意图见图10-2。

由于RNA聚合酶的低保真性及缺乏校正功能，导致HCV呈高度异质性。复制过程中的频繁出错可致在同一位点上出现10～100个核苷酸突变，导致同一患者体内出现多种基因型。HCV基因型命名已趋于一致，普遍接受的是Simmonds命名系统。根据核苷酸序列同源程度，可将HCV分为1～6基因型，各型又由若干亚型（a、b、c）组成，目前已发现80多种。各型核酸序列之间相差31%～34%，而亚型序列之间相差20%～23%。HCV基因型分布具有明显的地域性，欧洲和美洲以1型为主，亚洲以2型为主、3型为辅，东南亚以5、6型为主。中国以1b型和2a型为主。

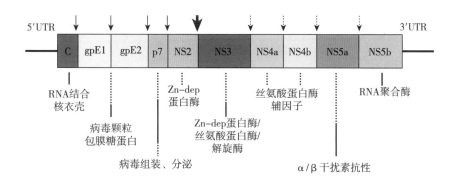

图 10 - 2 HCV 基因组结构

（二）HCV 的分子诊断

HCV 的分子诊断主要包括 HCV RNA 的定量检测、基因型检测、耐药突变检测和疗效相关的宿主基因型检测。

1. HCV RNA 检测 HCV RNA 可直观反映病毒的存在，可进行定量检测。常用的检测方法是 RT-PCR法，多选用 5′UTR 的高度保守序列设计引物，也可针对 C 区、NS3 或 NS5 区保守序列扩增。该方法灵敏度高，特异性好。因 HCV 病毒载量与疾病的严重程度、转归、治疗监测和预后有直接关系，因此对 HCV RNA 做高灵敏度定量检测十分必要。2022 年中华医学会肝病学分会和感染病学分会发布的丙型肝炎防治指南（2022 年更新版）明确指出，HCV RNA 定量检测应采用基于 PCR 扩增的灵敏度、特异度和精确度高并且线性广的方法，如实时定量 PCR（检测下限 <15IU/ml）检测 HCV RNA。检测时技术要求较高，标本应低温处理，- 70℃ 以最多保存一个月为宜，在裂解 HCV 颗粒、提取 RNA、沉淀 RNA 和逆转录时均需注意技术关键，尤其重要的是防止 RNase 污染。另外，被检样品不能溶血，否则因血细胞破裂释放大量 RNase 会导致模板 RNA 降解。

2. HCV 基因型检测 常用 RT-qPCR、PCR-RDB、PCR-RFLP、PCR-SSP、核酸测序和基因芯片等技术进行 HCV 基因型检测，检测的目标序列主要是 5′UTR、E1、NS5b 和 C 区。PCR-RDB 法根据 HCV 基因中的高度保守序列来设计特异性引物和型特异性探针，利用 PCR 及反向点杂交技术检测 HCV 基因型。该法结果准确，操作较为简便。RT-qPCR 法使用一对能够发生荧光共振能量转移的探针，根据熔解温度的不同将 HCV 分为不同的基因型。采用逆转录荧光定量 PCR 还可进行突变分析。自动化测序技术可用于 HCV 基因型的分析，将测序结果与参考序列进行比对，从而得到分型结果。测序方法较准确，但需要专门的测序设备。

3. HCV 耐药突变检测 使用直接抗病毒药物（direct-acting antiviral agent, DAA）单药治疗 HCV 感染，易导致 HCV 发生耐药突变。常用核酸测序法、PCR-RDB、基因芯片和 FQ-PCR 法等检测 HCV 耐药突变。目前已确定的耐药相关突变位点包括：①NS3/4A 靶点相关，V36M、T54A、Q80K、R155K、A156T 和 D168V；②NS5A 靶点相关，M28T、Q30E/H/R、L31M、H58D 和 Y93H/N；③NS5B 靶点相关，S282T、C316N/H/F、M414T、A421V、P495L/S 和 S556G 等。

4. 与疗效相关的宿主基因型检测 宿主基因多态性可能对病原体的清除和治疗产生影响。已发现宿主 IL-28B 的单核苷酸多态性与患者对干扰素的应答反应密切相关。IL-28B 的 rs12979860 的 CC 基因

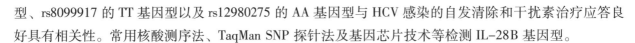

型、rs8099917 的 TT 基因型以及 rs12980275 的 AA 基因型与 HCV 感染的自发清除和干扰素治疗应答良好具有相关性。常用核酸测序法、TaqMan SNP 探针法及基因芯片技术等检测 IL-28B 基因型。

（三）HCV 分子诊断的临床意义

1. 早期诊断 虽然抗 HCV 并不是保护性抗体，但临床上可以根据抗 HCV 来判断患者是否感染 HCV，然而由于患者免疫功能的差异，仅有部分患者出现抗 HCV，且抗 HCV 尚会出现时阴时阳的表现。因此，采用分子诊断技术检测到 HCV RNA 的存在是 HCV 感染的确证标志。检测 HCV RNA 可对丙型肝炎做早期诊断，解决了免疫学检测的"窗口期"问题，判断疾病是否处于隐性或亚临床状态。在 HCV 的感染中，第一周内就可检测出 HCV RNA。

2. 监测治疗效果和评估病情 定量检测 HCV RNA，可判断 HCV 的传染性及病毒复制情况。进行 HCV 基因型检测，可进行病情评估、判断患者预后。还可通过对 HCV RNA 载量的监测，评价干扰素和其他抗病毒药物的疗效。基因型 2、3 多与重症肝炎有关；基因型 1b 更易引起肝纤维化和肝癌。

3. 指导临床用药 HCV 基因型很大程度上会影响患者对治疗的反应性。HCV 型别不同，对治疗的应答也不同，如 2、3、6 型患者较易获得持续病毒学应答，而 1、4 型应答较差。1 型和 4 型对治疗的耐药性比 2 型和 3 型高，3 型干扰素治疗效果良好。1 型，尤其是 1b 型比 2、3 型对干扰素治疗有更强的抗性，预后较差。因此可根据基因型结果制定个性化的治疗方案，指导临床合理用药。

4. 预防传播 HCV 传播的危险因素与基因型有关。HCV 1b 型主要经血液传播，1a、3a 型主要经静脉注射传播。通过检测 HCV 基因型可了解其传播途径，为预防其传播、改进输血方案和研制疫苗提供依据。

5. 分子流行病学调查 通过检验 HCV 基因型，可了解不同国家、地区和人群中流行的 HCV 基因型，指导临床制定个性化的治疗方案和进行治疗监测。

三、人乳头瘤病毒

人乳头瘤病毒（human papillomavirus，HPV）属乳多空病毒科的乳头瘤病毒属，呈球形，是一种嗜上皮性、无包膜的小 DNA 病毒，具有高度的组织和宿主特异性，可致人和多种高级脊椎动物如兔、牛及狗等的皮肤黏膜产生疣和乳头状瘤。截至 2023 年 9 月，现已确定的 HPV 类型达 231 种，其中超过 40 种可以感染人类的生殖器官，约 30 种与肿瘤有关。HPV 感染的后果与 HPV 的型别有密切关系。根据危险度可将 HPV 分为低危型和高危型两类。低危型 HPV 包括 HPV 6、11、42、43 和 44 型等，可引起尖锐湿疣、扁平疣、寻常疣和跖疣等良性病变。在良性损害中，HPV DNA 以环状 DNA 游离体存在于宿主细胞染色质外。高危型 HPV 包括 HPV 16、18、31、33、35、39、45、51、52、56、58、59 和 68 型等，与肿瘤如宫颈癌、肛门癌、外阴癌、喉癌、肺癌等的发生、发展密切相关，其 HPV DNA 常整合到宿主细胞基因组中。研究发现，高危型 HPV 持续感染是宫颈癌的主要病因。HPV 通常经性接触传染。

（一）HPV 基因组结构特征

HPV 病毒颗粒直径为 52~55nm，呈二十面体对称，有 72 个壳微粒，无包膜。核心为一双链闭环 DNA，长约 8kb，其中 G + C 占 58%，基因组 DNA 与细胞组蛋白结合形成染色质样复合物。HPV 基因组的一个共同特点是所有的 ORF 均位于同一条 DNA 链上，只有一条 DNA 链可作为转录模板。

HPV 基因组按功能分为三个区域，即早期蛋白编码区（early region，ER）、晚期蛋白编码区（late region，LR）和上游调控区（upstream regulatory region，URR）。E 区约占 4kb，分为 E1~E8 开放阅读框，其基因的表达均发生在病毒基因组复制之前。E 区基因编码产物的生物学功能主要涉及病毒基因组的复制、转录调节和诱导宿主细胞发生转化。一般情况下，E 区基因仅在病毒的非增殖性感染期或病毒诱导的转化细胞中表达。E1 编码病毒 DNA 复制因子，E2 编码 DNA 复制和 RNA 转录控制因子。E3 和 E8 不是所有 HPV 基因组都有。E4 表达产物与病毒成熟胞质蛋白有关，能溶解细胞骨架蛋白，出现挖空细胞改变。E5 表达产物调节生长控制机制。E6、E7 是潜在的致癌基因，分别编码含有 158 个氨基酸残基和 98 个氨基酸残基的病毒原癌蛋白。

在一定环境下，HPV DNA 发生线性化并整合于宿主细胞染色体中。在整合过程中，E6 和 E7 基因的负调控因子 E2 基因被删除，导致 E6 和 E7 过度表达。E6 编码蛋白可降解 p53 和 BAK，激活端粒酶的同时活化 SRC 家族激酶，E7 编码蛋白可降解 pRB，而 pRB 可释放转录因子 E2F 和上调细胞周期调节蛋白 p16INK4A，从而参与细胞周期异常和增殖的转化过程，使细胞发生癌变。

L 区约占 3kb，所含基因在病毒基因组复制起始后开始表达，其中有 2 个主要的 ORF 负责编码病毒的主要衣壳蛋白 L1 和次要衣壳蛋白 L2，L1 和 L2 基因只有在病毒增殖性感染的细胞中才能表达。URR 区也称为长控制区（long control region，LCR），位于 E 区和 L 区之间，长约 1kb，是基因组变异较大的一个区段，含有 HPV 基因组 DNA 的复制起点和基因表达所必需的调控元件。HPV 的基因组结构非常保守，其结构示意图见图 10 – 3。

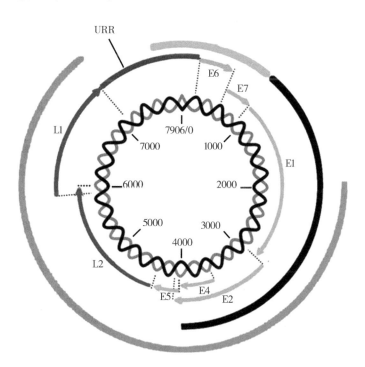

图 10 – 3　HPV 基因组结构

（二）HPV 的分子诊断 🔘 微课/视频 4

由于 HPV 的体外培养尚未成功，且缺少合适的动物模型，过去常用细胞学方法辅助诊断，还可用电镜法检测。由于电镜法较麻烦，细胞学检查又不能对 HPV 感染的危险度进行分级，因此 HPV 的分子诊断方法在 HPV 检测中具有显著优势。HPV 的分子诊断主要包括 HPV DNA 检测，HPV E6、E7 mRNA 检测，基因型检测，采用的标本类型为宫颈拭子。

1. HPV DNA 检测　2021 年，世界卫生组织（WHO）发布了《预防宫颈癌：宫颈癌前病变筛查和治疗指南》，推荐 HPV DNA 检测作为宫颈癌筛查的首选筛查方法。联合 HPV DNA 检测和细胞学检查筛查宫颈癌的敏感性显著提高，灵敏度可达 98% ~ 100%，阴性预测值可达 99% ~ 100%。常用的检测方法有杂交捕获技术（hybrid capture system，HC）、PCR、PCR-RDB 和液相基因芯片等，检测方法的灵敏度高、特异度好，简便、高效，重复性好，适合大样品筛查。

PCR 法中可用 PCR、FQ-PCR、多重巢式 PCR、竞争性 PCR 和免疫杂交 PCR 等方法检测 HPV DNA，灵敏度高，可检测低至 10~400 个拷贝的 HPV 病毒。所用引物序列均设计在 HPV DNA 的高度保守区，以保证检测结果的特异性。可在 HPV 基因序列中选择同源性高的共同保守区，设计一对共同引物检测 HPV，也可设计型特异性引物对 HPV 进行分型。多重巢式 PCR 根据 13 种高危型 HPV 的 L1 基因序列设计一组高度特异性的引物和探针，能在同一检测体系中检测到 13 种高危型 HPV DNA。2021 年，WHO 建议高危型 HPV 检测通常需包括 14 种型别：HPV 16、18、31、33、35、39、45、51、52、56、58、59、66 和 68 型。目前某些用于临床宫颈分泌物 HPV DNA 检测的商品化试剂已获得美国 FDA 的许可，主要采用内标法多重荧光定量 PCR 一次检测 14 种高危型 HPV，能对 HPV 16、18 型进行准确分型，其他 12 种高危型不分型，包括 HPV 31、33、35、39、45、51、52、56、58、59、66 和 68 型。

采用核酸杂交法检测 HPV DNA，特异性高，可分型，敏感性低于 PCR 法，可检测 ng 水平的 DNA。第二代杂交捕获技术 HC2 采用信号扩增技术检测 13 种高危型 HPV DNA，包括 HPV 16、18、31、33、35、39、45、51、52、56、58、59 和 68，是最早获得美国 FDA 许可进行临床宫颈分泌物 HPV 检测的方法，不分型。在宫颈高度病变时，由于病毒整合时容易发生目标片段（L1、E1、E2）的缺失或变异，可能存在漏诊宫颈癌患者的风险。

2. HPV 分型　常用核酸杂交、PCR-RDB、FQ-PCR、核酸测序和基因芯片等技术进行 HPV 基因分型，可检出常见的高危型和低危型 HPV。核酸杂交技术可检测多重感染，特异性与敏感度高，操作简便。

3. HPV E6、E7 mRNA 检测　可采用逆转录介导的扩增技术如 TMA、NASBA 技术、核酸扩增技术和 bDNA 信号放大技术检测 HPV E6、E7 mRNA，可定性和定量检测。E6、E7 mRNA 检测的特异性和阳性预测值高于 HPV DNA 检测，分别可达 70%~90% 和 55%~80%。

（三）HPV 分子诊断的临床意义

1. 进行宫颈癌筛查　HPV 感染早于细胞学异常的出现，HPV DNA 检测发现宫颈高度病变的敏感度为 97.7%~100%。若联合细胞学检测，其敏感度可达 100%，可早期发现宫颈癌，指导临床医师更早地对宫颈癌进行预警（图 10-4）。HPV E6、E7 mRNA 检测可提高对宫颈癌筛查的特异性和阳性预测值。

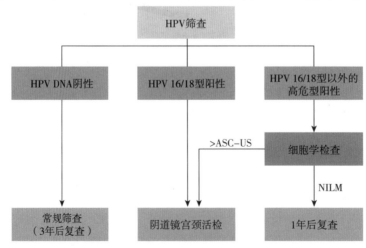

图 10-4　HPV 筛查流程图

2015 年 1 月美国阴道镜和宫颈病理学协会（American Society for Colposcopy and Cervical Pathology，ASCCP）、妇科肿瘤学协会（Society of Gynecologic Oncologists，SGO）联合刊发 HPV DNA 初筛过渡期指南，流程如图 10 - 4 所示。①HPV DNA 初筛的起始年龄为 25 岁。②初筛阴性后再次筛查的间隔时间为 3 年。③HPV16/18 型阳性者，在将来有高度的病变风险，应立即进行阴道镜检查。④HPV16/18 型除外的其他高危型 HPV 阳性者应结合细胞学分流，若细胞学检测结果为未见上皮内病变（negative for intraepithelial lesion and malignancy，NILM），则 1 年后随访；若细胞学检测结果为未明确诊断意义的非典型鳞状上皮（atypical squamous cells of undetermined significance，ASC-US）以上的结果（包括 ASC-US、LSIL、CIN Ⅰ、HSIL、CIN Ⅱ、CIN Ⅲ 和 CIS 等）时，则进行阴道镜检查。⑤应使用获得 FDA 初筛适应症批准的 HPV 检测方法。

2021 年，世界卫生组织（WHO）发布的《预防宫颈癌：宫颈癌前病变筛查和治疗指南》也推荐以下事项。①筛查人群：A. 优先对 35 ~ 64 岁女性进行筛查；B. 条件允许可纳入常规体检，单位组织的体检中也建议遵循这一建议。②筛查方法：推荐将高危型 HPV 检测作为人群宫颈癌筛查的首选方法，筛查间隔为 5 年。③HPV 检测方法的选择：A. 至少检测 13 种高危型 HPV（HPV 16、18、31、33、35、39、45、51、52、56、58、59、68）；B. 有条件时建议至少进行 HPV16/18 分型检测；C. 采用国家药品监督管理局批准且通过实验室分析性能验证和临床性能验证的 HPV 检测方法。④对于筛查中检出的 HPV 阳性者，应根据其发生 HSIL + 风险确定进一步管理建议：A. HPV16/18 阳性者直接转诊阴道镜检查；B. 非 HPV16/18 阳性者建议进行分流检测（细胞学检查或其他方法），分流检测阳性者转诊阴道镜检查；C. 高危型 HPV 持续感染者建议直接转诊阴道镜检查。注：低度鳞状上皮内瘤变（low grade squamous intraepithelial lesion，LSIL）；高度鳞状上皮内瘤变（high grade squamous intraepithelial lesion，HSIL）；宫颈上皮内瘤变（cervical intraepithelial neoplasia，CIN）；原位癌（carcinoma *in situ*，CIS）。

2. 判断疾病的危险度　不同型别 HPV 具有不同的患病风险，其致病性也有差异，根据 HPV 分型结果可预测感染部位上皮病变和患病的风险。HPV 16 和 18 型致恶性病变的能力最高，其他高危型致恶性病变的能力之间也存在差异。

3. 区分持续或反复感染　根据分型结果可区分持续或反复感染，应有效地监测 HPV 持续感染的变化。

4. 疗效评估及术后跟踪　可监测宫颈癌治疗后 HPV 是否仍持续感染，预测治疗效果。若术后或治疗后 6 个月的 HPV 分型结果为治疗前或术前不同的亚型，提示患者出现新的 HPV 感染；若 HPV 分型结果为阳性，且感染型别与之前相同，提示有残留病灶并有复发的可能；若 HPV 分型检测结果为阴性，提示手术或治疗成功。

5. 预防控制及疫苗研发　HPV 感染具有地域性差异，检测 HPV 基因型可分析不同地区 HPV 感染的流行情况，有利于各地 HPV 感染的预防控制和针对性地研发 HPV 预防性疫苗。疫苗使用只针对没有感染过 HPV 相应型别的人群，疫苗注射前应进行 HPV 基因型检测。

四、流行性感冒病毒

流行性感冒病毒（influenza virus）简称流感病毒，是引起流行性感冒的病原体，属正黏病毒科。根据流感病毒感染对象的不同，可分为人流感病毒、猪流感病毒、马流感病毒和禽流感病毒等类群。根据流感病毒核蛋白抗原性的不同，可将其分为甲（A）、乙（B）、丙（C）和丁（D）4 个型别。根据病毒颗粒表面血凝素（hemoagglutinin，HA）和神经氨酸酶（neuramidinase，NA）蛋白抗原性的不同，可将甲型流感病毒进一步分为不同的亚型。迄今所发现的甲型流感病毒有 18 个 HA 亚型（H1 ~ H18），

11 个 NA 亚型（N1 ~ N11）。它们之间随意组合可形成多种亚型（如 H1N1、H3N2），理论上来说，目前有 18×11＝198 种不同的甲型流感病毒亚种的排列组合，各亚型之间无交叉免疫力。甲型流感病毒的表面抗原容易发生变异，致病力最强，多次引起世界性大流行。乙型和丙型流感病毒的抗原性比较稳定，乙型流感病毒对人类致病性较低，丙型流感病毒只引起人类不明显的或轻微的上呼吸道感染，很少造成流行。丁型流感仅在猪和牛中发现，尚未有人受感染的报道。

感染鸟类、猪等其他动物的流感病毒，其核蛋白的抗原性与人甲型流感病毒相同，但由于甲型、乙型和丙型流感病毒的分类只是针对人流感病毒，因此通常不将禽流感病毒等非人类宿主的流感病毒称作甲型流感病毒。至今发现能感染人的禽流感病毒亚型有 H1N1、H5N1、H7N1、H7N2、H7N3、H7N7、H7N9、H9N2 和 H10N8 等，其中 H1、H5 和 H7 亚型为高致病性，H1N1、H5N1 和 H7N9 尤为值得关注。

（一）流感病毒的基因组结构特征

流感病毒属于有包膜的单股负链 RNA 病毒，易变异。甲型和乙型流感病毒的基因组由 8 个单独的单链 RNA 片段组成，而丙型流感病毒的基因则由 7 个 RNA 片段组成。每个 RNA 片段编码 1 ~ 2 个多肽。

就单链 RNA 病毒而言，其 RNA 基因与 mRNA 方向相同的称为正链 RNA，而与 mRNA 方向互补的则称为负链 RNA。流感病毒的基因为负链 RNA，它既是转录合成 mRNA 的模板，又是合成正链 RNA 的模板。与其他负链 RNA 病毒一样，流感病毒本身具有依赖 RNA 的 RNA 聚合酶，在宿主细胞核内依靠其本身的 RNA 聚合酶合成 mRNA，且 RNA 的转录和复制也均在宿主细胞核内进行。

病毒基因组的所有 RNA 片段 5′末端的 13 个核苷酸及 3′末端的 12 个核苷酸高度保守，各型病毒间该保守区的序列略有差异。甲型流感病毒各亚型间该保守区的序列基本一致，仅个别亚型的某些病毒株有变异。由于每一个 RNA 片段的 3′末端和 5′末端分别有部分序列互补，所以每个 RNA 片段的 3′末端和 5′末端相互结合使病毒 RNA 环化形成锅柄状结构。

甲型和乙型流感病毒基因组 RNA 第 1、2、3 个片段编码 RNA 聚合酶，第 4 个片段编码血凝素（HA），第 5 个片段编码核蛋白，第 6 个片段编码神经氨酸酶（NA），第 7 个片段编码基质蛋白（M1）和包膜蛋白（M2），第 8 个片段编码一种具有拼接 RNA 功能的非结构蛋白。乙型与甲型流感病毒的不同之处在于：乙型基因组的第 6 个片段编码 NA 和 NB 两种蛋白，而甲型仅编码 NA 一种蛋白。丙型流感病毒基因组的第 4 个片段编码该病毒唯一的一种包膜糖蛋白（HEF 蛋白），其具有红细胞凝集、脂酶及包膜融合三种活性。

由于流感病毒的基因组是由 8 个分开的 RNA 片段组成，当宿主细胞同时被两种不同的流感病毒感染时，新生的子代病毒可获得来自两个亲代病毒的基因片段，成为基因重配病毒。同型病毒的不同亚型毒株间能够发生基因重配现象，但不同型病毒间不会出现基因重配。基因重配是产生甲型流感病毒抗原性突变株，并引起流感在世界性大流行的一个重要原因。此外，流感病毒的 RNA 在复制过程中常发生点突变，这是因为其 RNA 聚合酶缺少 DNA 多聚酶所具有的校读功能所致。

（二）流感病毒的分子诊断

1. 流感病毒 RNA 检测　可采用 RT-PCR、FQ-PCR、环介导等温扩增、基因芯片、核酸杂交、NASBA 等技术检测患者咽拭子、下呼吸道分泌物及血浆中的流感病毒 RNA。所用引物常按流感病毒保守的非结构基因 NS 基因序列设计。逆转录荧光定量 PCR 法是最常用的方法。进行定性 PCR 时，为证实 PCR 扩增产物的特异性或提高检测的灵敏度，可用限制性内切酶分析法、斑点杂交法和 Southern 印迹法等方法分析。

2. 流感病毒分型　可采用 RT-PCR、FQ-PCR、NASBA、核酸杂交和基因芯片等技术进行流感病毒分型检测，检测的目的片段常常是高度保守的核蛋白和 M 蛋白基因编码区。如果进行甲型流感病毒的亚型检测，检测的目的片段常常是编码表面抗原基因 5′端和 3′端的保守序列。

3. 流感病毒耐药突变检测 编码包膜蛋白 M2 的基因或编码神经氨酸酶（NA）的基因发生突变是流感病毒耐药的主要原因，可采用基因芯片法、核酸测序技术和滚环扩增技术（rolling cycle amplification，RCA）等检测 M2、NA 耐药基因突变。

（三）流感病毒分子诊断的临床意义

流感病毒的诊断过去主要靠鸡胚羊膜腔培养和血清学血凝抑制试验，这些方法比较费时，灵敏度低，且难以做出早期诊断。采用免疫学技术检测流感病毒的抗原或抗体，双份血清检测抗体效价升高 4 倍以上，可做出诊断。而采用分子诊断技术检测流感病毒具有敏感、特异、简便和快速的特点，适用于流感病毒的早期检测、分型和流行病学调查，可预测病情及其发展进程。若在血浆中检测到流感病毒 RNA，提示患者有病毒血症，病情进展为重症或危重症，应积极采取治疗措施和预防措施。

五、人类免疫缺陷病毒

人类免疫缺陷病毒（human immunodeficiency virus，HIV）是引起人类获得性免疫缺陷综合征（acquired immunodeficiency syndrome，AIDS）的病原体，自 1983 年首次分离出第一株 HIV 以来，现已发现引起 AIDS 的病毒主要有 HIV-1 和 HIV-2 两型，其中全球广泛传播且毒力较强的是 HIV-1 型。HIV 的传播主要通过性接触（包括同性恋和异性接触）。此外，输血、输注血液制品和注射有污染的药剂以及母婴间传播（宫内感染、母乳传播）也是重要途径。

（一）HIV 基因组结构特征

HIV 属逆转录病毒科，该科病毒带有以 RNA 为模板合成 DNA 的逆转录酶。HIV 颗粒的核心是两条相同的单股正链 RNA，两个单体通过 5′末端的氢键结合形成二聚体。每个 RNA 的长度为 9.2 ～ 9.8kb。在其 5′端有一个帽子结构（$m^7G^5pp^5GmpNp$），3′末端有 poly(A)尾。HIV 基因组的结构和组合形式与其他逆转录病毒相同，从其 5′末端至 3′末端依次排列为长末端重复序列（long terminal repeats，LTR）、*gag*、*pol*、*vif*、*vpu*、*vpr*、*tat*、*rev*、*env*、*nef* 和 LTR。LTR 之间为编码区，包含 9 个基因，各基因间存在重叠序列，部分或完全重叠。

LTR 有启动子和增强子并含负调控区。*gag*、*pol* 和 *env* 为结构基因，编码结构蛋白。*gag* 基因编码约 500 个氨基酸的聚合前体蛋白，经蛋白酶水解形成 P17、P24 核蛋白，使 RNA 不受外界核酸酶破坏。*pol* 基因编码聚合酶前体蛋白，经切割形成整合酶、蛋白酶、逆转录酶和核糖核酸酶 H，为病毒复制所必需。*env* 基因编码约 863 个氨基酸的前体蛋白，并糖基化成 gp120、gp160 和 gp41。*tat*、*rev*、*nef*、*vif*、*vpr*、*vpu/vpx* 等 6 个基因为调控基因，编码调控蛋白和辅助蛋白。*tat* 基因编码蛋白可与 LTR 结合，以增加病毒所有基因的转录率，也能在转录后促进病毒 mRNA 的翻译。*rev* 基因产物是一种顺式激活因子，能对 *env* 和 *gag* 基因中的顺式作用抑制序列（*cis*-acting repression sequance，Crs）去抑制，增强 *gag* 和 *env* 基因的表达，以合成相应的病毒结构蛋白。*nef* 基因编码蛋白 P27 对 HIV 基因的表达有负调控作用，以推迟病毒复制。*vif* 基因对 HIV 并非必不可少，但可能影响游离 HIV 感染性、病毒体的产生和体内传播。*vpu* 基因为 HIV-1 特有，对 HIV 的有效复制及病毒体的装配与成熟必不可少。*vpr* 基因编码蛋白是一种弱的转录激活物，在体内繁殖周期中起一定作用。HIV-2 结构中不含 *vpu* 基因，但有一功能不明的 *vpx* 基因。核酸杂交法检测发现 HIV-1 和 HIV-2 核苷酸序列仅 40% 相同。

HIV 是一种高度变异的病毒，但其各基因的变异或保守程度并不一样。不同的 HIV-1 株间各主要基因 *pol*、LTR、*gag* 和 *env* 的变异率依次为 3%、5%、6% 和 22%。HIV-1 和 HIV-2 毒株间各基因

gag、*pol* 和 *env* 的变异率为 44%、34% 和 58%。

HIV 的核心抗原和各种酶蛋白很保守，即使是在 HIV-1、HIV-2 及猴免疫缺陷病毒（SIV）之间，也有很高的同源性，其变异主要发生在包膜蛋白。不同地区分离的 HIV-1 株间的 gp160 蛋白氨基酸序列有 20% 以上的变异，其变异主要集中在 V1~V5 区，而 C 区的氨基酸序列是相当保守的。HIV 抗原的变异性可能是病毒逃避宿主免疫反应的主要机制。

（二）HIV 的分子诊断

临床上常用血清学和分子生物学方法诊断和监测 HIV 感染。常采用第四代酶免疫分析法或快速法检测血清中的 HIV 抗原或抗体来初次诊断 HIV 感染，随后通过蛋白印迹试验进行确证。因 P24 抗原量少，其检测阳性率通常较低。采用分子生物学方法检测 HIV 已成为 HIV 感染的常规检测方法，具有快速、高效、敏感和特异等优点，可补充或代替病毒分离。

1. HIV 核酸检测 尽管 HIV 是 RNA 病毒，但其感染细胞后会自我逆转录成 cDNA，并整合到宿主细胞基因组中复制，故可用感染细胞的 DNA 为模板进行 PCR 扩增，通过检测 HIV 前病毒 DNA 对患者进行诊断。也可用 RT-PCR 扩增 HIV RNA。HIV 是一个多态性 RNA 逆转录病毒，不同 AIDS 患者体内分离出的病毒基因结构有一定差异，因此 RT-PCR 扩增时需选择病毒基因组中的高度保守序列作为引物，如 *gag*、LTR、*tat*、*env* 和 *pol* 区段中的保守区。采用套式 PCR 可进一步提高 PCR 检测的灵敏度。RT-PCR 法特别适用于无症状 HIV 感染者，其外周血细胞中只有极少量的病毒，用常规核酸杂交法或抗原、抗体测定方法均极难检测出，而用 RT-PCR 方法则能得到很高的阳性反应。RT-PCR 检测 HIV RNA 的最低检测限可达 40 拷贝/ml。

可采用 bDNA 技术进行 HIV RNA 的定量检测，原理同 HBV DNA 检测。该方法未扩增样品中的目的核酸，避免了因 PCR 的非特异性扩增而引起的假阳性。该方法针对 HIV RNA 特异性基因序列设计了多个标记探针，分别与基因的不同位置进行杂交，一方面避免了因基因变异而引起杂交效率不高的缺点，另一方面可提高检测灵敏度。不需特殊仪器和设备，重复性好，最低检测限可达 75 拷贝/ml，但所需血浆量大。

可采用 NASBA 技术扩增 HIV RNA。该技术操作简便，不需特殊仪器，扩增效率高于 PCR，特异性好，线性范围宽（$51 \sim 5.39 \times 10^6$ 拷贝/ml），是在 HIV 感染的早期阶段检测血液中 HIV 病毒载量非常敏感的方法。

HIV 感染者在体内组织和细胞中带有 HIV 的 RNA 或整合入细胞基因组中的原病毒，用标记的 HIV cDNA 探针与患者血细胞或组织切片进行核酸杂交，经检测即可显示出病毒感染细胞的原始部位。该方法特异性高，敏感性低于 PCR 法，方法较烦琐，不需要特殊仪器。

2. HIV 基因型检测 常用基因芯片技术、FQ-PCR、多重 PCR、核酸杂交技术、异源双链泳动分析法（heteroduplex mobility assay，HMA）和核酸测序等技术进行 HIV 基因型检测。目前使用较多的检测分型方法是直接测序分型法，它是在血清学检测确认的基础上，分离 HIV 阳性者外周血单个核细胞，从中提取 HIV 前病毒 DNA，特异性扩增其基因片段或全长，而后直接对扩增产物测序，最终利用软件完成亚型鉴定和种系分析。直接测序可检测出逆转录酶和蛋白酶基因的突变。该方法特异性好、准确率高，是最可靠的基因分型方法。目前只有通过测序才能准确鉴定发现新亚型，其他的分型方法都是以直接测序为基准，因此该方法有"黄金标准"之称。基因芯片技术因其操作简单、自动化程度高、检测靶分子种类多、成本低、效率高和结果客观性强等特点，在近年来应用广泛。HMA 是样本与参考亚型的相应序列借助变性复性过程形成异源双链，在非变性 PAGE 电泳中泳动速率最快的样本亚型为与之相应的参考亚型。HMA 不能发现新亚型，因此提供的参考亚型必须符合当地亚型的流行特点，否则会降低鉴定的可信度。在 HIV 遗传异源性较高地区使用这种方法进行 HIV 分型，结果可能会有偏差。采用多重 PCR 可直接区分多种 HIV 亚型。

3. HIV 耐药突变检测 目前检测方法主要有三种：基因型耐药检测、表型耐药检测和虚拟表型耐药检测。表型耐药检测利用体外药敏分析方法，在逐渐增加的药物浓度下对 HIV 复制能力进行直接评价，其结果以 50% 抑制浓度（IC_{50}）来表示，并与野生株的 IC_{50} 或临界值（cut-off 值）相比，通过其倍数改变来评估 HIV 耐药程度。基因型耐药检测可采用基因芯片技术进行，也可采用核酸测序技术、等位基因探针杂交和寡核苷酸连接分析法检测。虚拟表型耐药检测技术先用 RT-PCR 对蛋白酶和逆转录酶基因进行扩增，再将扩增产物转入一个经过修饰的 HIV-1 载体中，后者用一个荧光素酶报告基因代替病毒的衣壳（外壳）基因，根据对荧光素酶表达的定量分析来反映病毒的复制情况。耐药性试验结果可指导临床制定合理的抗病毒治疗方案。

（三）HIV 分子诊断的临床意义

1. 早期诊断 可在其他血清学和病毒学标志（如抗体、P24 抗原）出现前检测出 HIV 核酸，使窗口期缩短 6~11.5 天，可用于急性感染期患者、抗体检测不确定等情况的辅助诊断、早期诊断或血液筛查。

2. 诊断 HIV 阳性母亲产下的婴儿是否感染 HIV 对于新生儿，通过检测 HIV 前病毒 DNA，可排除来自母体的抗体和确诊 HIV 感染。即可通过 PCR 检测 HIV 前病毒 DNA，用于判定婴儿出生后 18 个月内其血液中的 HIV IgG 抗体是否来自母体，婴儿是否感染 HIV。前病毒 DNA PCR 检测法对出生48 小时内婴儿的检测敏感性为 38%，对出生 14 天婴儿的检测敏感性可为 93%。

3. 预测疾病病程和监测抗病毒治疗的疗效和病毒水平 HIV 血浆病毒载量检测与 CD4 细胞计数已常规用于判断何时开始治疗、治疗监测和判断病情进展。HIV RNA 定量检测可预测 AIDS 临床进程和患者生存期，监测抗病毒治疗效果和病毒水平。在临床上，经过 1 个月的有效治疗，病毒载量应至少下降 1log10。通过 4~6 个月的治疗，病毒载量应下降到检测方法的检测限以下，检测限一般为 50~75 拷贝/ml。一般认为治疗前后 HIV 血浆病毒载量小于 3 倍的变化（0.5log10）为方法学或生物学差异，大于 10 倍（1log10）的变化才具有临床意义。

4. 指导制定合理的抗病毒治疗方案 根据 HIV 耐药基因检测结果和分型结果指导临床制定合理的抗病毒治疗方案。

5. 分子流行病学调查 在人群中开展 HIV 基因型检测和持续监测，进行 HIV 感染的分子流行病学调查是了解 AIDS 疫情变化的重要途径。

第三节 常见细菌感染的分子诊断

PPT

细菌广泛分布于自然界。在人的体表和与外界相通的口腔、鼻咽腔、肠道和泌尿生殖道等存在着不同种类和数量的细菌。细菌是临床感染性疾病的主要病原微生物，得益于抗生素以及其他抗菌药物的广泛应用，细菌感染得以迅速控制，与此同时细菌的耐药性也迅速发生。细菌通过其染色体基因表达的固有耐药性已给治疗带来了一定的困难，而由质粒介导的耐药性的变化更多更快，这就迫使人们需要时刻掌握细菌的分布、毒力及耐药情况。

以往病原菌的诊断方法有直接涂片镜检、分离培养、生化试验、血清学试验和动物实验等，但由于细菌培养周期较长等种种原因，尚不能令人满意。分子诊断技术的应用使细菌感染的诊断出现了质的飞跃，同时可将分子诊断技术用于细菌分型和耐药性的检测中。

一、结核分枝杆菌

结核分枝杆菌（*Mycobacterium tuberculosis*，MTB），1882 年由 Robert Koch 发现，对人致病的主要是人型结核分枝杆菌，可引起结核病。现在，MTB 在全世界范围内的感染仍然居高不下，是导致死亡的主要传染病之一。据估计，全世界约 1/3 的人口感染 MTB，每年新增感染病例约 1000 万，约 200 万人死于结核病。结核病感染的危险因素主要包括营养不良、医疗条件落后和居住环境拥挤等。伴随艾滋病的流行和免疫抑制剂的应用等，结核病发病率逐年上升，免疫低下个体特别是 HIV 感染者更易感染 MTB。尽管存在有效短程化学疗法和卡介苗接种等方法可防治，MTB 仍然是严重威胁人类生命的感染性病原菌之一。1993 年，WHO 宣布了结核病的全球性爆发危机。基因组学和生物信息学的结合将有助于阐明 MTB 独特的生物学特性并协助开发新的防治方法。

近十年来，MTB 的耐药性以惊人的速度上升，已成为一个全球性的难题。根据耐药程度的不同，分为多重耐药结核分枝杆菌（multi drug-resistant TB，MDR-TB）和泛耐药结核分枝杆菌（extensively drug-resistant TB，XDR-TB）。MDR-TB 至少对两种一线抗结核药物耐药，如异烟肼和利福平，XDR-TB 对一线和二线抗结核药物都表现为耐药。在全球范围内，MDR-TB 检出率约为 3.6%。印度、中国和俄罗斯是 MDR-TB 最多的国家，全球约 50% 的 MDR-TB 分布在印度和中国。

目前 MTB 感染常规检验方法包括痰涂片检验、培养法、结核菌素试验、血清抗体检测和 γ 干扰素释放试验等。痰涂片法阳性率低，且易受其他抗酸性分枝杆菌的污染。培养法是结核病诊断的"金标准"，但 MTB 生长非常缓慢，一般需要 4~6 周才能观察到菌落，不利于临床及时诊断和治疗。结核菌素试验如果呈阳性，也仅表示结核感染，并不一定代表患病。由于分枝杆菌属各菌之间抗原有着广泛的交叉，血清学试验特异性不强。γ 干扰素释放试验是用于 MTB 感染的免疫检测新方法，灵敏度和特异性较好，且不受卡介苗和大多数非致病分枝杆菌的影响，被 WHO 推荐用于 MTB 感染的诊断。采用分子诊断技术进行 MTB 核酸、基因型和耐药基因的检测，具有灵敏、快速、准确和特异性高等优点，适用于快速诊断，以便对患者进行及时隔离和治疗。

（一）MTB 的基因组结构特征

MTB H37Rv 株基因组是环状双链 DNA，长约 4.4×10^6 bp，G + C 含量约 65.6%，共有 4033 个基因，已知功能的有 1734 个，另外 605 个基因编码的蛋白可见于其他菌种，余下 1694 个无已知对应蛋白，可能为新基因。

基因组 3924 个开放阅读框中 91% 有潜在的编码能力，其中有些基因具有读框内终止密码子或者移码突变。与基因组的高 G + C 含量一致，ATG（61%）是最常见的翻译起始密码子，GTG 起始密码子（35%）使用频率也远高于枯草杆菌（9%）和大肠埃希菌。从基因组序列分析 MTB 代谢途径，可发现 MTB 某些代谢途径与其他细菌很不相同，MTB 具有合成所有必需氨基酸、维生素和酶辅助因子的潜在能力。该菌具有代谢各种碳水化合物、乙醇、酮和羧酸的能力。此外，还能编码许多涉及脂代谢、糖酵解、磷酸戊糖途径、三羧酸和乙醛酸循环所必需的酶分子。

MTB 高度疏水的细胞壁可以充当物理渗透屏障提供其药物抵抗力，在 MTB 基因组中还发现有许多药物抗性决定因子的编码序列，如水解酶、药物修饰酶和药物外排泵系统等。利福平作为一线抗 MTB 药物，是结核病治疗的关键药物之一，对该药产生耐药性的分子基础是 RNA 聚合酶的改变，突变主要集中在 *rpoB* 基因的 81bp 区域。导致结核分枝杆菌异烟肼高水平耐药的是 *katG* 基因突变，导致异烟肼低水平耐药的是 *inhA* 基因突变。结核分枝杆菌对链霉素表现出高度耐药主要是由于编码核糖体蛋白 S12 的 *rpsL* 基因发生错义突变，也有少部分菌株的链霉素抗性是由于 *rrs* 基因编码的 16S rRNA 保守环状结构发生突变，但这两种突变并不能解释所有菌株的链霉素抗性。而编码 DNA 回旋酶的 *gyrA* 和

gyrB 基因变异则可导致结核分枝杆菌抵抗喹诺酮类药物。

（二）MTB 的分子诊断 ⓔ 微课/视频 5

应用分子生物学技术可以直接从临床标本中检测 MTB DNA 和 MTB RNA，还可进行 MTB 分型和耐药基因检测。

1. MTB 核酸检测　可采用 PCR、FQ-PCR、竞争性 PCR、免疫杂交 PCR、链替代扩增技术（strand displaced amplification，SDA）、线性探针杂交法（line probe assay，LiPA）、基因芯片技术和核酸测序等方法检测标本中的 MTB DNA。PCR 扩增所选靶序列主要有 65kDa 抗原基因、MPB 64 蛋白基因、16S rRNA 基因、TB IS6110 插入序列和染色体 DNA 的重复序列等。扩增产物可用核酸杂交法进一步鉴定产物的特异性。采用基因芯片技术检测 MTB，在对 MTB 进行种属鉴定的同时还可检测 MTB 耐药基因突变，如某基因芯片包括了 82 个独特的 16S rRNA 序列探针，可鉴别 54 种分枝杆菌，检测 51 个 *rpoB* 突变基因。该方法操作简便，结果可靠，重复性好，快速。可采用全自动核酸检测平台如 GeneXpert 检测 MTB DNA，该平台可同时检测利福平耐药基因 *rpoB*，其检测原理为半巢式实时荧光 PCR，具有快速、自动化和灵敏的特点。

可采用核酸探针技术检测 MTB RNA，先将 MTB rRNA 经过超声和高温处理后释放提取出来，再用一种特异性 DNA 探针与 rRNA 杂交形成 DNA-rRNA 复合体，最后检测标记的复合体。也可用共价标记的碱性磷酸酶寡核苷酸探针检测 rRNA，用于 MTB 和鸟-胞内分枝杆菌复合体培养物的鉴定。也可采用 RNA 实时荧光恒温扩增法检测 MTB RNA。该方法是在逆转录酶的作用下，在 42℃ 对 MTB RNA 进行扩增，实时检测，灵敏度高、特异性好。因细菌 mRNA 半衰期很短，因此，MTB mRNA 是活菌检测的理想分子标志物，常用的检测靶点是编码 MTB α 抗原 85B（Ag85B）蛋白的 mRNA。

2. MTB 分型检测　可采用 RFLP、NSABA、间隔寡核苷酸分型技术（spoligotyping）、VNTR、基因芯片技术和核酸测序技术等对 MTB 进行分型检测。使用重复序列 IS6110 为探针的 RFLP 被认为是 MTB 分型的"金标准"。该技术提取基因组 DNA 后用特定的限制性内切酶消化，再利用电泳技术分离限制性片段。RFLP 有一定的局限性，需要从临床标本培养的分枝杆菌菌落中提取大量高纯度的 DNA，并且分枝杆菌所含 IS6110 应高于 6 个拷贝，否则难以被检出。间隔寡核苷酸分型是一种以 PCR 为基础的分型方法，针对位于 MTB 染色体上 DR 序列之间不同的间隔序列，设计各自特异的寡核苷酸探针，并固定在尼龙膜上。带标记的扩增产物与膜上的探针进行反向杂交并检测杂交信号，从而检测 TB 型别。VNTR 是具有高度多态性、高度重复出现的 DNA 片段，具有种类多、分布广的特点，VNTR 在 MTB 中的分布表现出高度的个体特异性，其分型方法简单，重复性好，分型结果可以数字表示，便于对不同实验室间的结果进行比较，可进行 MTB 感染的流行病学研究。

3. MTB 耐药基因检测　方法主要是 PCR-SSCP 法、FQ-PCR、线性探针分析法、PCR-RDB、PCR-异源双链形成分析法、基因芯片技术和核酸测序技术等。*rpoB* 基因点突变检测法 INNO-LiPA Rif TB 是线性探针分析法，先 PCR 扩增出靶序列后，采用不同的探针杂交以鉴别 *rpoB* 基因突变的类型。核酸测序技术是检测 MTB 耐药基因的主要方法和"金标准"。PCR-SSCP 法已广泛用于检测 MTB 对利福平和异烟肼的耐药突变情况，成本低廉，操作简便，快速，适合大批量标本的分析。PCR-异源双链形成分析法是基于 *rpoB* 基因扩增和 *rpoB* 基因突变检测的技术，可直接从痰标本中灵敏而快速地检测 MTB 的利福平基因型。FQ-PCR 和基因芯片技术也被广泛用于检测 MTB 耐药性，包括利福平和异烟肼相关的耐药基因突变等。

（三）MTB 分子诊断的临床意义

虽然根据病史、MTB 培养、涂片抗酸染色找 MTB 菌，用免疫学方法检测 MTB 抗原或抗体，用 γ 干扰素释放试验检测 MTB 特异性抗原刺激细胞产生的 γ 干扰素，胸部 X 线检查等可对大多数患者做出正确的临床诊断，但对部分患者可造成误诊或漏诊。分子诊断作为一种快速、准确诊断临床 MTB 感染的方法，具有以下临床意义。

1. 早期诊断　分子诊断克服了 MTB 培养时间长、痰涂片检查阳性率低的缺点，提高了临床检测的阳性率和准确性，能快速、早期诊断 MTB 感染。

2. 区分 MTB 与其他分枝杆菌　痰或支气管肺泡灌洗液 MTB DNA 或 RNA 检测可辅助诊断肺结核病。血标本 MTB DNA 或 RNA 检测可辅助诊断播散性结核和各脏器的结核病。脑脊液 MTB DNA 或 RNA 检测可辅助诊断中枢神经系统结核病。宫颈拭子或尿道拭子 MTB DNA 或 RNA 检测可辅助诊断泌尿生殖道结核病。MTB RNA 能特异地检测 MTB 活菌。

3. 分子流行病学调查　在人群中开展 MTB 检测、分型和持续监测，可进行 MTB 感染的分子流行病学调查、疫情监控和抗结核治疗疗效的评价。

4. 指导制定合理的治疗方案　通过菌株分型、耐药基因检测有利于临床制订相应的治疗方案。

5. 评价抗结核治疗效果　通过定期监测 MTB 载量，可评价抗结核药物的疗效。

二、淋病奈瑟菌

淋病奈瑟菌（*Neisseria gonorrhoeae*，NG）是淋病的病原菌，革兰阴性球菌，常成对排列，严格人体寄生菌，寄居在尿道黏膜。淋病主要是通过性接触传播，也可以经接触 NG 污染的用具而间接感染。在男性可引起尿道炎、慢性前列腺炎、精囊炎和附睾炎等，在女性可引起阴道炎、宫颈炎和子宫内膜炎等，胎儿经过淋病性阴道炎的产道可患淋病性结膜炎和幼女阴道炎等。NG 的慢性感染常是不育症的原因之一，侵入血液可致关节炎、心内膜炎和脑膜炎等，甚至危及生命。据估计，每年有 70 万例新发 NG 感染。

由于淋病的临床表现缺乏特异性，其确诊主要依靠实验室检查。传统诊断 NG 感染的实验室检查方法有：①涂片染色法，敏感度低，在女性患者中检出率仅 50% 左右，也不能确诊；②分离培养法，对标本和培养基营养要求高，检测时间长，且影响阳性检出率的因素众多，难以满足临床要求；③免疫学方法，无论是荧光法还是酶染法，由于分泌物标本中的非特异性反应严重以及方法间的稳定性和条件限制，推广应用受限。而分子诊断方法敏感、特异，可直接从临床标本中检出含量很低的 NG，适用于 NG 的快速检测。

（一）NG 的基因组结构特征

NG 染色体分子量为 980MDa，可编码约 5000 个基因，仅为大肠埃希菌基因组的 1/3，其 G + C 含量为 52%。杂交试验表明 NG 与脑膜炎奈瑟菌间具有 80% 的同源序列，但同本属其他细菌同源性较低，与其他属细菌的同源性更低，一般低于 5%。至今 NG 染色体上只鉴定出 70 余个位点。目前对与药物抗性和敏感性相关的一组位点了解较多，该基因簇约占整个基因组的 3%，主要是一群编码核糖体蛋白的位点，另外还包括一些编码外膜成分的位点。NG 中没有操纵子这种具有共同启动子的基因簇，每个基因有各自的启动序列，这与铜绿假单胞菌很相似。几乎所有 NG 都含有 1 至数个质粒，其中 83% 菌株含分子量 2.6MDa 的质粒（隐蔽性质粒），2% 含有 24.5MDa 的质粒（介导耐药及自身转移性质粒），13% 同时含有这两种质粒。两者均属内源性质粒，G + C 含量与染色体相近。其中 2.6MDa 质粒至今未鉴定出任何功能，属于隐蔽性质粒。24.5MDa 质粒与大肠埃希菌的 F 因子类似，能在不同菌株间介导自身及耐药质粒的转移。目前，已从少数菌株中分离出多种耐药性质粒。

（二）NG 的分子诊断

1. NG 核酸检测　常用核酸杂交技术、PCR 技术、连接酶链式反应（ligase chain reaction，LCR）、

杂交捕获技术、链置换扩增（SDA）和转录介导的扩增（TMA）等技术检测 NG DNA，也可采用实时荧光核酸恒温扩增检测技术检测 NG RNA。SAT 是等温扩增靶核酸的技术，兼具实时荧光定量 PCR 的特点，具有高灵敏度、高特异性、低污染和反应稳定等优点。常用的标本类型为拭子和尿液。用尿液检测 NG 核酸具有与拭子相当的检测效果。常使用在所有 NG 中普遍存在的编码外膜蛋白Ⅲ的结构基因（*omp*Ⅲ）、多拷贝的 *16S rRNA* 基因、*cppB* 基因（同时存在于染色体 DNA 和隐蔽性质粒上）、*proA* 假基因和透明蛋白（*opa*）基因作为核酸扩增的靶序列。*proA* 假基因和 *opa* 基因适合作为针对阳性核酸扩增实验进行的确认实验的目标扩增区域。为提高检测的敏感性可用巢式 PCR。LCR 连接反应温度接近寡核苷酸的解链温度（T_m），因而识别单核苷酸错配的特异性极高。LCR 的扩增效率与 PCR 相当，用耐热连接酶做 LCR 只用两个温度循环，变性和复性并连接，循环 30 次左右，其产物的检测也较方便灵敏。

在低发病人群，假阳性与阳性预测值下降可能是一个问题。全国各疾病预防控制中心普遍建议在阳性预测值低于 90% 时使用确认实验。分子水平的确认实验包括：①使用针对不同靶标或不同方法的不同试剂检测原始样本；②重复使用原始试剂检测原始样本；③使用阻断抗体或竞争探针检测原始样本；④使用针对不同靶标的不同试剂检测同一个患者的第二份样本。

2. NG 耐药基因检测　由于抗生素的广泛和不规范使用，NG 对抗生素的耐药率越来越高。常用 PCR、FQ-PCR 和核酸杂交技术等检测其耐药基因，如与氟喹诺酮类药物耐药相关的 *gyrA*、*parC* 基因，与青霉素耐药相关的 *penA*、*ponA* 基因，与大环内酯类药物耐药相关的 *erm* 基因等。

（三）NG 分子诊断的临床意义

淋病如未经及时治疗或治疗不彻底，可扩散至生殖系统形成慢性感染。胎儿经产道在分娩过程中可被感染而患淋病性急性结膜炎。因此，淋病的快速诊断对该病的及时治疗具有重要意义。由于分子诊断技术操作简单、快速、敏感度高、特异性强，适用于淋病的快速诊断和流行病学调查，可用于以下方面：①对分离培养的菌株进行鉴定和进一步分析；②用于抗生素治疗的疗效观察及监控；③提高临床标本检测的阳性率和准确性；④对 NG 菌株进行分子流行病学分析；⑤对疑为 NG 引起的疾病进行诊断和鉴别诊断。

第四节　常见真菌感染的分子诊断

PPT

真菌（fungus）是一类真核细胞型微生物，广泛存在于自然界，种类庞大而多样。据估计，全世界有真菌约 150 万种，已被描述的约 7 万种。400 余种真菌是人类和动物的致病菌，如白假丝酵母菌（*Candida albicans*）和光滑假丝酵母菌等。随着广谱抗生素、糖皮质激素、免疫抑制剂和抗肿瘤药物的使用增多，以及器官移植、侵入性手术操作和 AIDS 患病等增多，条件致病性真菌感染大大增加。根据真菌侵犯人体的部位将真菌感染性疾病分为四类：浅表真菌病、皮肤真菌病、皮下组织真菌病和系统性真菌病。前两者合称为浅部真菌病，后两者合称为深部真菌病。真菌感染的日益增多对实验室诊断提出了更高的要求。特别是系统性真菌感染，早期、特异的诊断方法是挽救患者生命的关键。传统真菌的实验室检查方法主要是微生物学（包括真菌培养和显微镜检查）和病理学检查的方法，需时较长。目前，已广泛采用分子诊断技术对病原真菌进行分型、鉴定和亲缘性关系研究，可早期、快速、特异、灵敏地诊断真菌感染。本节以白假丝酵母菌为例介绍常见真菌的分子诊断。

一、白假丝酵母菌的基因组结构特征

假丝酵母菌是一种重要的条件致病菌，可在人的多个系统或器官与宿主共栖生存，最常见的是人的口腔和阴道。白假丝酵母菌是医学中研究得最为深入的真菌，一般在正常机体中数量少，不引起疾病，为条件致病性真菌，可引起皮肤念珠菌病、黏膜念珠菌病（如鹅口疮、口角炎和阴道炎）和内脏及中枢神经念珠菌病（如肺炎、心内膜炎、脑膜炎和败血症等）。白假丝酵母菌是二倍体生物，每个二倍体细胞含有 3200 万碱基对的核质核酸，有 8 对同源染色体，其基因组长度约为 16Mb（单倍体），是酿酒酵母的 1.3 倍，含 6419 个开放阅读框。白假丝酵母菌基因组的一个重要特点是能够产生遗传多样性，包括染色体长度多态性和单核苷酸多态性，即假丝酵母菌染色体发生数值和结构性的重排（收缩/重复序列表达）、相互易位、缺失、个别染色体的三倍性和点突变等，这些染色体改变导致适应环境的显型改变。

二、白假丝酵母菌的分子诊断

传统的白假丝酵母菌的检查方法有直接涂片镜检法、革兰染色镜检法、培养法和免疫学方法等。涂片镜检法易漏检，培养法耗时，免疫学方法检测真菌抗原如 $1,3-\beta-D-$葡萄糖，方法简单快速，但不能区别真菌的菌种。采用分子诊断技术检测白假丝酵母菌，具有快速、灵敏和特异的特点。

> **▶ 知识拓展 ◄**
>
> **真菌核酸三联检**
>
> 近年来，真菌感染率大幅上升，以往主要依靠真菌的培养和血清学如 G 试验、GM 试验等辅助诊断，耗时长、阳性率低，往往会延误对疾病的诊断和治疗。随着分子生物学技术的发展和成熟，越来越多的分子学方法也应用于真菌的检测，如现在临床上广泛应用的真菌核酸三联检项目，使用荧光定量 PCR 法检测引起侵袭性真菌感染的三种主要真菌病原体：曲霉菌属、新型隐球菌、耶氏肺孢子菌。该检测可快速精准检出致病真菌病原体。

分子诊断可采用 PCR、巢式 PCR、多重 PCR、核酸杂交、随机引物扩增多态性 DNA 分析（random amplification of polymorphic DNA，RAPD）、RFLP、SSCP 和 DNA 测序等方法检测白假丝酵母菌。

PCR 法检测真菌的引物通常有两类。一类为通用引物，即引物序列为真菌的保守序列，可用于定性试验，确定有无真菌感染，多采用核糖体蛋白基因（rDNA）及其内转录间隔区（ITS），比较成熟的引物有 NS1、NS3、NS5、NS6、NS9、ITS1、ITS2、ITS3 和 ITS4 等。另一类为属种特异性引物，根据属种间高变区或者特异基因设计而成，用于鉴定特异的种属或类群，如根据热休克蛋白、酸性蛋白酶基因序列设计的引物可特异性扩增出白假丝酵母菌的相应基因。根据核糖体蛋白基因转录间隔区的高变区设计种特异引物，可直接鉴定到种。

核酸杂交技术是近年来用于真菌检测的方法之一。在临床真菌检测中，待测核酸序列为真菌基因组 DNA，将核酸从细胞中分离纯化后或经 PCR 获得的基因片段在体外与探针进行膜上的印迹杂交，也可以在细胞内进行原位杂交。印迹杂交的特异性和敏感性均较高，可进行真菌感染的诊断和感染真菌的分型，还可用于检测耐药菌株的变迁和流行病学分型。原位杂交法的特异性高，可对感染真菌进行准确定位，近年来越来越多地用于真菌病的活体组织检查中。目前，越来越多的特异性探针逐渐问世，给临床真菌检测带来了极大的方便。

RAPD 采用单个随机引物通过 PCR 扩增互补双链上引物结合位点内侧的区域，产生复杂基因组的指纹图，是一种新的 DNA 多态性分析技术，已广泛用于假丝酵母菌、隐球菌、皮肤癣菌和曲霉的分类鉴定和分型。RFLP 主要用于真菌的分类和分型研究，也可对临床分离株进行鉴定和分子流行病学调查。SSCP 常用于检测单个基因的突变，近年来已用于病原真菌的检测和鉴定，对于判定致病株和非致病株、耐药株和非耐药株以及相近属种的鉴定等均有一定的意义。DNA 测序是通过测定核酸一级结构中核苷酸序列组成来比较同源分子之间相互关系的方法，主要用于了解真菌的基因结构、表达及系统进化关系等。

三、白假丝酵母菌分子诊断的临床意义

采用分子诊断技术检测白假丝酵母菌，具有可早期诊断、特异性好，灵敏度高、快速、便捷的优点，能迅速鉴定到种，为制定合适的治疗方案提供依据，可进行白假丝酵母菌的分类研究和白假丝酵母菌致病和耐药机制的研究。

第五节 其他病原体的分子诊断

PPT

引起人类感染性疾病的病原体除病毒、细菌和真菌外，还有衣原体、支原体、螺旋体、立克次体和寄生虫等。随着分子诊断技术和临床实验室管理的发展以及临床的需要，这些病原体也多可利用分子诊断技术进行检测，并在疾病的诊断、治疗监测和预后判断等过程中显示出传统检测方法所不及的优势。本节主要介绍目前临床上应用较多的几种病原体的分子检测。

一、沙眼衣原体

沙眼衣原体（*Chlamydia trachomatis*，CT）是严格细胞内寄生的原核微生物，分为沙眼生物变种和性病淋巴肉芽肿生物变种，在人体内长期生存并广泛传播，常导致人泌尿生殖道疾病如非淋菌性尿道炎、附睾炎、直肠炎、宫颈炎、盆腔炎和眼病。无论男性还是女性，无症状感染非常普遍。CT 有18 种血清型，CT 的沙眼生物变种血清型 A、B、Ba、C 引起的沙眼可致盲，在亚洲和非洲的一些国家和地区目前仍是致盲的主要原因；血清型 D、E、F、G、H、I、J、K 则可致包涵体眼结膜炎、新生儿肺炎，同时也是非淋菌性尿道炎的主要病原菌；而血清型 L1、L2、L3 型则可引起性病淋巴肉芽肿。我国的流行病学调查显示，CT 感染约占非淋菌性尿道炎病例的 60%。

CT 含 DNA 和 RNA 两种类型的核酸，它在宿主细胞内繁殖时，有特殊的原体—网状体发育周期。网状体是衣原体在宿主细胞内发育周期中的繁殖型，不具有感染性。决定 CT 血清型的是主要外膜蛋白（major outer membrane protein，MOMP）的抗原部分。

实验室检测 CT 的主要方法：①细胞培养法检测衣原体包涵体，费时费事，成本高，且需特异设备及技术，难以普及；②荧光抗体法或酶标抗体法，易与金黄色葡萄球菌、链球菌和淋病奈瑟菌等发生交叉反应，特异性差且阳性率低，不能满足临床要求。而分子诊断方法简便快速、敏感性高、特异性强，在 CT 的临床检测方面具有较大优势。

（一）CT 的基因组结构特征

CT 血清型 D 基因组含有 1.04×10^6bp，G + C 含量为 41.3%；另有一个 7493bp 的隐蔽性质粒，该质粒与其他生物间没有同源序列。整个基因组有 894 个蛋白编码基因，其中 604 个（68%）编码蛋白的功能已明确；35 个（4%）编码基因在 GenBank 收录的其他细菌中有同源序列，但功能不清；剩下

的 255 个（28%）在 GenBank 中没有检索到同源序列。

通过对 CT 血清型 D 的全基因组测序，人们发现了 CT 复杂生物学特性中许多意想不到的特点，该基因组缺少许多生物大分子合成的能力，如氨基酸合成及嘌呤、嘧啶合成等，但基因组保留了许多完成这些生物合成的关键步骤的基因，如全套肽聚糖合成基因、ATP 合成基因以及与宿主细胞交换代谢物的基因等。这些发现在某种程度上将极大地改变过去人们对衣原体生物学特性的认识，像衣原体的"能量寄生"现在看来就不一定正确了（过去认为衣原体需从宿主细胞中获得能量，故其被认为是"能量寄生"的）。通过基因组测序，还确定了许多与衣原体毒力相关的蛋白，也发现了几个真核细胞染色质相关的蛋白结构域，提示 CT 的核酸组织具有真核样特性，真核细胞染色质相关的蛋白结构域的发现提示 CT 为适应专性细胞内寄生而经历的复杂进化过程。

在 CT 血清型 D 基因组中没有发现前噬菌体或转座子样同源序列，且不存在 DNA 限制性内切酶和修饰酶的同源基因，但衣原体作为一种胞内寄生菌，其基因组和其他细菌以及宿主细胞间都有广泛的遗传交换。CT 血清型 D 的许多基因是从细菌或真核宿主细胞中通过水平方式转移而来，CT 有 35 个蛋白编码基因是从真核细胞转移来的，较一般的细菌多。

（二）CT 的分子诊断

可采用 PCR、FQ-PCR、免疫杂交 PCR、竞争性 PCR、PCR-RFLP、LCR、RAPD 和 DNA 序列分析检测 CT DNA，也可采用 SAT 检测 CT RNA。常用的标本类型为拭子和尿液。用尿液检测 CT 核酸具有与拭子相当的检测效果。PCR 的特异性主要取决于引物的特异性，用不同引物扩增不同的基因片段，由于靶 DNA 含量不同，其敏感性和特异性也有差别。PCR 扩增所选靶序列主要有 MOMP 基因、隐蔽性质粒 DNA 和 CT rRNA 基因序列。以 MOMP 设计引物扩增 CT DNA，其敏感度为 0.1pg 总 DNA，用于 CT 分型更好。以 CT 隐蔽性质粒 DNA 设计引物扩增，敏感性和特异性更高，敏感性可达 0.1fg 质粒 DNA 或 10fg 总 DNA。rRNA 检测的敏感度高且 16S rRNA 在衣原体死后存在时间比 DNA 短，故在治疗效果的观察上更有效。LCR 的扩增效率与 PCR 相当，用耐热连接酶做 LCR 只用两个温度循环，变性和复性并连接，循环 30 次左右，其产物的检测也较方便灵敏。可用 PCR-RFLP、RAPD 和核酸测序技术对 CT 进行分型，也可采用核酸测序技术对 CT 进行耐药基因检测。

（三）CT 分子诊断的临床意义

CT 广泛寄生于人、哺乳动物及鸟类。CT 感染常缺乏特异症状，且易形成隐匿感染，这就使临床诊断颇为困难。用分子诊断技术诊断 CT 感染，敏感性和特异性高，为 CT 的临床诊断和确诊提供了准确可靠的方法，尤其适用于 CT 的早期诊断和无症状携带者的检查，也可用于 CT 感染的分子流行病学调查，为性传播疾病的监控提供依据。还可进行基因分型研究和耐药基因检测，为临床制定合理的治疗方案提供依据。

二、解脲脲原体

解脲脲原体（*Ureaplasma urealyticum*，UU）是支原体中的一属，是在无生命培养基中能独立生长繁殖的最小原核细胞微生物，无细胞壁，因其能分解尿素而得名，目前有 14 个血清型。在分类上属于柔膜菌纲支原体科。UU 可引起非淋菌性尿道炎、阴道炎、子宫内膜炎和前列腺炎等，并与男性不育有密切关系。非淋菌性尿道炎中，10% ~15% 由 UU 引起。

临床上 UU 的检测方法有免疫荧光抗体法、培养法、直接染色检查法、间接血凝法、乳胶凝集法和酶联免疫吸附法等。这些方法具有敏感性低、特异性不高、操作复杂、检测时间长、需要特殊设备等缺点，而分子诊断的方法因敏感性高、特异性好、简便快速而备受临床欢迎。

（一）UU 的基因组结构特征

UU 基因组与肺炎支原体基因组相似，并有其独特之处。3 型 UU 染色体为环状，基因组大小为751719bp，G + C 含量为 25.5%，较目前已测序的原核基因组更为富含 A + T。低 G + C 百分含量是柔膜细菌基因组的一般特性。基因组含 613 个编码蛋白质的基因，39 个 RNA 基因，这些基因占基因组的93%。目前认为 53% 的蛋白编码基因具有生物学功能，19% 的基因为功能不明的假定基因，28% 是不同于其他微生物的假定基因。根据两条链的基因分布和 GC 倾斜的转换，认为 UU 的复制起始点位于 *dnaA* 的上游，将其命名为 UU001 基因。UU 有一个异常的密码使用现象，即利用终止密码 TGA 来编码色氨酸。编码氨基酸的所有 62 个密码均存在于 UU 基因组中，基因组可能只编码 30 个不同的 tRNAs，有两个 rRNA 操纵子。

UU 缺失热休克蛋白 GroEL 和 GroES，这些双环伴侣蛋白在细胞内介导蛋白质折叠，尽管它们不是微生物体外生存的必需基因，但存在于其他所有被测序的微生物基因组中。在 UU 基因组中没有发现嘌呤或嘧啶重新合成的相关基因，而除了丢失几个酶外，UU RNA 和 DNA 前体的合成途径相对完整。与生殖器支原体和肺炎支原体不同的是，UU 缺乏将核糖核苷酸转化为脱氧核糖核苷酸的核糖核苷二磷酸还原酶，故 UU 必须输入所有的脱氧核糖核苷酸和（或）脱氧核糖核苷前体，或存在别的将核糖核苷酸转化为脱氧核糖核苷酸的机制。

（二）UU 的分子诊断

可采用 PCR、FQ-PCR、免疫杂交 PCR 和核酸杂交等方法检测 UU DNA，采用 SAT 检测 UU RNA。可用限制性内切酶分析法、Southern 印迹法和核酸测序技术进行扩增产物特异性鉴定和分型。可用核酸测序技术进行耐药基因检测。在 UU PCR 检测中，多以脲酶基因和 16S rRNA 基因中的高度保守区域为靶序列设计引物。UU 核酸检测采用的标本类型为拭子和尿液。用尿液检测 UU 核酸具有与拭子相当的检测效果。

（三）UU 分子诊断的临床意义

UU 的培养较为困难，受多种因素影响，且需特殊设备，检出阳性率远较分子诊断方法低。用分子诊断技术检测 UU 具有操作简便、快速、特异、敏感等优点，可为临床提供可靠的诊断依据，在 UU 感染的早期诊断和治疗中具有重要意义；同时也适用于 UU 分型、耐药基因检测、流行病学研究和药物治疗的评价研究，适用于临床标本的大量检测。

三、梅毒螺旋体

梅毒螺旋体（*Syphilis spirochete*），又称苍白密螺旋体（*Treponema pallidum*，TP），是细长、柔软、弯曲呈螺旋状，运动活泼的原核细胞微生物，是人类梅毒的病原体。梅毒是性传播疾病中危害较为严重的一种，虽然采用青霉素等抗生素治疗梅毒十分有效，但至今梅毒仍是一个重要的全球公共卫生问题。

TP 菌体纤细，长 5~15μm，宽 0.09~0.18μm，运动活泼。TP 只感染人，主要通过性直接接触感染，孕妇感染梅毒后可通过胎盘或产道引起胎儿先天性感染。TP 感染后潜伏 2~3 周发病，可侵犯皮肤黏膜、内脏器官，可致心血管及中枢神经系统损害。在梅毒一期、二期损伤部位含大量 TP，此时传染性极强；三期梅毒病灶中 TP 极少，传染性低。

（一）TP 的基因组结构特征

脉冲凝胶电泳发现 TP 的染色体为环状，长度约 1000kb，是最小的原核基因组之一。TP Nichols 株基因组的测序采用随机鸟枪测序法完成。染色体全长约 1.14×10^6 bp，G + C 含量为 52.8%，共有

1041 个 ORF，占整个基因组的 92.9%，每个 ORF 的平均大小为 1023bp，按 Riley 分类法，共有 577 个 ORFs（占 55%）具有推测的生物学作用，177 个 ORFs（17%）与其他种属细菌蛋白质同源，287 个 ORFs（28%）在数据库中找不到相似序列，被认为是新基因。TP 中所有推测蛋白质大小为 3235 ~ 172869Da，平均为 37771Da，等电点为 3.9 ~ 12.3，平均等电点为 8.1，与其他细菌相似。

TP 中使用了全部 61 个三联密码子，在第 3 位密码子偏向使用 G 或 C。TP 中含有一套基本的负责转录和翻译的基因，其编码蛋白包括核心 RNA 聚合酶 α、β 和 β′亚单位，5 个 δ 因子及 5 个与转录延长和终止有关的因子。TP 中含有 44 种 tRNA 及 2 个 rRNA 操纵子。与 TP 从环境中摄取多种营养成分相适应，TP 具有多种转运蛋白。TP 基因组中有 57 个 ORFs（占全部 ORFs 的 5%）编码 18 种转运蛋白，分别运输氨基酸、碳水化合物及阳离子。TP 基因组中存在参与糖酵解的所有酶的编码基因，包括能使葡萄糖及其他己糖磷酸化的己糖激酶。TP 中不含任何参与三羧酸循环和氧化磷酸化通路的蛋白质编码基因。

TP 基因组中的运动相关基因高度保守，这与 TP 是侵袭性微生物，需要保持一定运动性相一致。TP 中有 36 个基因，编码与鞭毛结构和功能相关的蛋白质。TP 中大多数鞭毛基因位于 4 个操纵子中，每个操纵子含有 2 ~ 16 个基因。

（二）TP 的分子诊断

可采用 PCR、FQ-PCR、PCR-RFLP 和核酸杂交等技术扩增 TP DNA。扩增的靶序列有 *tpp47*、*bmp*、*tpf1*、*tyf1* 和 *tmpA* 等基因。可用放射性核素或非放射性核素（如生物素、地高辛）标记探针后与待测标本的 DNA 或扩增后的 DNA 进行斑点杂交。用 PCR-RFLP 检测 23S rRNA 基因是否存在基因突变，可进行耐药性分析。

（三）TP 分子诊断的临床意义

TP 不能在体外培养，过去主要靠暗视野显微镜镜检和血清学试验诊断。血清学试验对确定 TP 感染和治疗很有意义，但对早期梅毒诊断不敏感，对先天性和神经性梅毒的诊断特异性差。而采用分子诊断的方法可早期诊断梅毒感染的患者，尽早根治梅毒，防止扩大、蔓延及病情恶化；可用于了解先天性梅毒的发病机制，如用 PCR 方法了解婴儿 TP 血症是否持续存在，血清和脑脊液中 TP 存在的关系；可通过检测新生儿脑脊液中 TP 来诊断新生儿神经梅毒，还可进行 TP 耐药基因检测和流行病学研究。

？思考题

答案解析

案例 患者，男，22 岁。

主诉： 反复低热、腹泻、咳嗽 3 月余，近 1 个月体重明显减轻。5 天前发现后腰部及上臂皮疹。

现病史： 患者 4 个月来发热，体温最高达 39℃，常感畏寒，偶有寒战，伴每日干咳、无痰。时有腹泻，无黏液和脓血。体重下降约 20kg。曾在多家诊所就诊，服用中药与多种抗菌药物治疗无效。血常规：Hb 121g/L，RBC 4.1×10^{12}/L，WBC 3.1×10^9/L，Plt 100×10^9/L。淋巴细胞绝对计数：CD4 计数 125/μl（正常值 410 ~ 1590/μl），CD8 计数 918/μl（正常值 190 ~ 1140/μl），CD4/CD8 比值 0.14（正常值 0.9 ~ 3.6）。HIV-1 抗体初筛试验阳性。

既往史： 否认食物及药物过敏史。为同性恋者，前后有 5 名同性性伴侣。

查体： 消瘦、皮肤无黄染、心肺无异常；双腋窝及腹股沟淋巴结可触及，质地中等、无压痛、可移动。

问题

（1）该患者实验室检查提示 HIV 初筛阳性，需要进一步做哪些检查来确诊 HIV 感染？

（2）对无症状 HIV 感染者的检测，最适用的方法是哪一种？请说明原因。

（3）HIV 的分子诊断有哪些临床意义？

（胡　波）

书网融合……

重点小结

题库

微课/视频 1

微课/视频 2

微课/视频 3

微课/视频 4

微课/视频 5

第十一章　单基因病和线粒体病的分子诊断

✎ 学习目标

1. 通过本章学习，掌握常见单基因病的分子基础和常规分子诊断方法，线粒体 DNA 突变的异质性及其检测方法；熟悉单基因病分子诊断策略和线粒体病常见基因突变位点与诊断策略；了解单基因病的分子基础和遗传方式、遗传异质性和线粒体病核基因与线粒体 DNA 相互作用的机制。

2. 具备根据遗传病的遗传方式和突变位点性质设计分子诊断策略和检测方法的能力，可以结合临床资料解读基因检测结果。

3. 通过学习中国血红蛋白病的研究成果，培养在科学研究中不畏艰难、持之以恒的科学家精神，理解有组织科研在科技攻关中的重要作用。

第一节　单基因病的分子基础和分子诊断策略

PPT

遗传性疾病（genetic disease）是指由遗传物质发生改变而引起的疾病，完全或部分由遗传因素决定。传统上遗传性疾病分为单基因病、染色体病、多基因病、线粒体遗传病和体细胞遗传病五大类。单基因病（single-gene disorder）是受一对主基因影响而发生的遗传性疾病，它的遗传方式符合孟德尔定律，也称孟德尔遗传性疾病，包括常染色体显性、常染色体隐性、X 连锁（显性和隐性）和 Y 连锁等。绝大多数单基因病属于罕见病，其确诊依赖于基因诊断。

▶ 知识拓展 ◀

罕见病

罕见病（rare disease）一般指罕见的、稀有的疾病，也称孤儿病。目前全球无统一的罕见病定义，世界各国罕见病定义的表述方式通常为发病率或患病率或患病人数。目前，我国罕见病定义为：新生儿发病率低于 1/10000，患病率低于 1/10000 或患病人数低于 14 万的疾病，符合其中一项的疾病，即定义为罕见病。罕见病种类多达 7000 余种，其中 80% 由单基因缺陷引起，基因测序可以大大提高罕见病的诊断率，指导临床治疗。每年 2 月的最后一天为"国际罕见病日"。2018 年 5 月和 2023 年 9 月，国家卫健委等部委联合发布《第一批罕见病目录》和《第二批罕见病目录》，分别收录 121 和 86 种（类）罕见病。

一、单基因病的分子基础

基因突变（gene mutation）是形成单基因病的分子基础。从突变尺度上来讲，基因突变的范围可以从一个碱基到上百万个碱基。大尺度突变主要是指染色体结构上的改变，如基因的扩增和大片段缺失以及染色体易位、倒位等。大尺度突变主要引起染色体疾病或发生在体细胞中（如肿瘤细胞）。小尺度突变是指单个碱基或几个碱基的改变，包括各种形式的点突变（point mutation）和插入/缺失突变

（insertions and deletions，indels）等。

引起人类遗传性疾病的点突变包括错义突变、无义突变、RNA 加工突变以及发生在调控区的突变等。插入/缺失会造成移码突变（frame-shift mutation），通常会导致其蛋白产物完全丧失功能而引起疾病。而某些单基因病的发生，则是由于 DNA 分子中的短串联重复序列，尤其是基因编码序列或侧翼序列的三核苷酸重复（trinucleotide repeat）次数增加所引起。这种三核苷酸的重复次数可随着世代交替的传递而呈现逐代递增的累加突变效应，故而被称为动态突变（dynamic mutation）。

基因突变可能会导致基因的产物缺失，即功能丧失突变（loss-of-function）；也可能导致突变基因激活而过表达，或者改变蛋白结构出现新的功能，为功能获得突变（gain-of-function）；如果基因的突变产物能抑制野生型基因的产物功能，称为显性负效突变（dominant negative mutation）。

二、单基因病的分子诊断策略

随着分子诊断技术的发展，不仅可以对单基因病开展症状期诊断，还可以进行症状前诊断、产前诊断和胚胎植入前诊断。分子诊断策略包括针对致病基因突变的直接检测和通过连锁分析的间接分析策略。

1. 直接检测　即通过各种分子生物学技术直接检测导致遗传性疾病发生的各种基因突变。一般来讲，利用直接诊断策略进行基因诊断的前提是致病基因必须已被克隆，基因的正常序列和结构已被阐明。直接诊断也称为靶向突变分析（targeted mutation analysis），根据不同的突变位点，可以选用合适的检测方法，如 Southern 杂交、PCR-RFLP、点杂交、荧光定量 PCR、基因芯片、质谱技术和 DNA 测序技术等。某些遗传方式明确的单基因病，由于遗传异质性，目前可以通过全外显子测序（exome sequencing）或全基因组序列分析寻找突变位点，实现个体化诊断。

2. 间接分析　即采用连锁分析（linkage analysis）的方法，对某个体是否携带致病等位基因作出判断。在许多情况下，疾病的致病基因尚未被鉴定而无法进行直接诊断，但若致病基因位点已在基因组中定位，或致病基因比较复杂，则可以采用间接诊断策略进行疾病的诊断。一般选用与致病等位基因连锁的多态性遗传标记，如限制性片段长度多态性、微卫星和小卫星多态性以及单核苷酸多态性等，分析致病基因的传递情况。间接诊断必须具有较完整的家系资料，家系中必须具备先证者。间接诊断并不是检测 DNA 的遗传缺陷，而是通过分析多态性遗传标记来判断被检者是否携带致病基因的染色体，因而，间接诊断实际上是一种患病风险评估。

第二节　常见单基因病的分子诊断

PPT

自从 1976 年简悦威应用 DNA/DNA 分子杂交技术进行 α 地中海贫血产前诊断以来，随着分子生物学和基因组学技术的不断进步和多种单基因病的致病基因得到阐明，基因诊断在单基因病诊断和预防中的地位越来越重要。其中血红蛋白病、血友病、杜氏肌营养不良等常见遗传病的分子诊断策略和诊断技术已经成熟并且在临床上得到广泛应用。

一、血红蛋白病

血红蛋白病（hemoglobinopathy）是由于珠蛋白基因异常导致珠蛋白肽链结构异常或合成异常所引起的遗传性血液病，可以分为两大类：一是由于珠蛋白一级结构的变化所导致的异常血红蛋白病，以镰状细胞贫血为代表；另一类是由于珠蛋白合成降低或缺失所导致的地中海贫血。1978 年中国遗传学会成立后，又设立了全国血红蛋白研究协作组，开展了世界上规模最大的异常血红蛋白病和地中海贫血病普查，涉及全国 29 个省区 42 个民族，共计 100 多万人。上海市儿童医院医学遗传研究所完成了 131 个家系的异常血红蛋白化学结构分析工作，发现了 8 种以中国地名命名的国际新型血红蛋白变种，填补了中国在世界异常血红蛋白分析版图上的空白。

（一）血红蛋白的基因表达调控

血红蛋白（hemoglobin）是由珠蛋白和血红素组成，其中珠蛋白由类 α 链（α、ζ）和类 β 链（β、δ、γ、ε）组成。类 α 链由 141 个氨基酸组成，类 β 链由 146 个氨基酸组成。正常人体从胚胎到成年人，可以有 6 种不同类型的血红蛋白，它们分别是：Hb Gower1（$\zeta_2\varepsilon_2$）、Hb Gower2（$\alpha_2\varepsilon_2$）、Hb Portland（$\zeta_2\gamma_2$）、HbF（$\alpha_2\gamma_2$）、HbA（$\alpha_2\beta_2$）和 HbA2（$\alpha_2\delta_2$）。其中，γ 链根据 γ 基因第 136 位是 G 或是 A 分成两种亚型：$^{G}\gamma$ 和 $^{A}\gamma$；相应地，HbF 也有两类：$\alpha_2{}^{G}\gamma_2$ 和 $\alpha_2{}^{A}\gamma_2$。在人体发育的不同阶段，各种血红蛋白的合成受到严格的基因表达调控。Hb Gower1 和 Hb Gower2 仅见于胚胎发育早期，持续到约第 8 周，是原始卵黄囊红细胞的产物；Hb Portland 也仅见于胚胎期；胎儿期主要是 HbF；成人期可以有三种血红蛋白：HbA（占 98%）、HbA_2（约 2%）和微量的 HbF（图 11 – 1）。

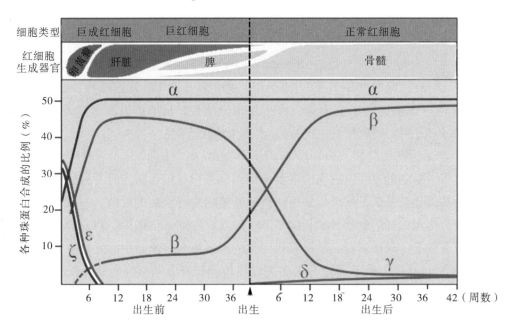

图 11 –1　个体发育不同时期血红蛋白合成的时空变化

人类珠蛋白基因起源于一个祖先基因，经过进化演变而形成 α 珠蛋白基因簇（gene cluster）和 β 珠蛋白基因簇，分别位于 16 号染色体和 11 号染色体上。α 珠蛋白基因簇位于 16p13.3，包括 7 个与珠蛋白表达有关的基因，从 5′到 3′排列顺序依次为：$\zeta_2 - \psi\zeta_1 - \psi\alpha_2 - \psi\alpha_1 - \alpha_2 - \alpha_1 - \theta_1$。β 珠蛋白基因簇位于 11p15.5，包括 6 个基因，从 5′到 3′依次为：$\varepsilon - {}^{G}\gamma - {}^{A}\gamma - \psi\beta - \delta - \beta$（图 11 – 2）。人类珠蛋白基因簇中，5′→3′基因的排列顺序与它们在个体发育中的表达顺序相同，在胚胎发育的早期，基因 ζ 和 ε 首先活化，接着开始合成 α 链；到了胎儿期，基因 ζ 和 ε 关闭，γ 开放。到出生前，δ 和 β 被活化；出生以后，β 链的合成迅速增加，γ 链却减少；在成人阶段完全开放的基因主要就是 α 和 β。

（二）血红蛋白病的分子诊断方法

血红蛋白病是世界上最常见的人类单基因遗传病，主要包括异常血红蛋白和地中海贫血两类疾病。我国长江以南的广大地域，特别是广东、广西和海南三省是地中海贫血的高发区。重型地中海贫血患

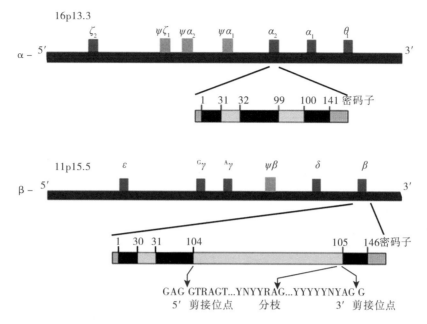

图 11-2　人类 α 珠蛋白和人类 β 珠蛋白基因簇结构

儿的出生已成为上述地区的公共卫生问题。遗传筛查和针对高风险家庭的产前诊断是目前公认的降低该病患儿出生率的有效途径。本部分将介绍血红蛋白病的常见分子诊断技术和原理。

1. 镰状细胞贫血（sickle cell anemia，OMIM #603903）　是由于 β 珠蛋白基因错义突变引起的疾病。镰状血红蛋白（HbS）是人体内发现的第一种结构异常的血红蛋白。本病主要分布在非洲，也散发于地中海地区，属于常染色体隐性遗传性疾病，我国广东、广西、福建、浙江等地均有发现。

（1）镰状细胞贫血的分子基础　镰状细胞贫血是由于 β 珠蛋白基因中第 6 位密码子由原来的 GAG 改变成 GTG，结果为氨基酸残基由原来的谷氨酸变成缬氨酸，改变后的血红蛋白称为镰状血红蛋白（HbS）。含 HbS 的红细胞在通过低氧分压的血管时，HbS 聚集成高分子量丝状物，这种异常血红蛋白结晶使红细胞膜发生镰变。镰变红细胞的弹性几乎丧失，变形能力降低，通过直径比红细胞小的毛细血管时容易引起溶血。此外，镰变红细胞使血液的黏度增加，阻塞微循环，引起组织缺血坏死，心、肺、肾脏等器官严重损伤。

（2）镰状细胞贫血的分子诊断方法　提取镰状细胞贫血患者 DNA，用限制性内切酶酶切之后，用标记的 β 珠蛋白基因探针进行 Southern 杂交，正常人 DNA 和患者 DNA 会出现不同模式的杂交条带。限制性内切酶 *Mst* Ⅱ 识别的序列是 CCTGAGG，酶切正常 DNA 产生 1.15kb + 0.20kb 长度的 DNA 片段；酶切患者 DNA 时，由于突变使得 *Mst* Ⅱ 的位点缺失，便形成 1.35kb 长度的 DNA 片段。因此，利用以上原理，可以通过 Southern 杂交技术进行分子诊断（图 11-3）。也可以先通过 PCR 扩增 β 珠蛋白基因，将扩增的片段用限制性内切酶 *Mst* Ⅱ 酶切后，进行电泳分析，可以避免杂交过程（图 11-4，左）。

镰状细胞贫血还可使用 PCR-ASO 进行诊断（图 11-4，右）。ASO 即等位基因特异性寡核苷酸（allele-specific oligonucleotide，ASO）。先合成标记的 ASO 探针，然后分别与点在膜上的 β 珠蛋白基因扩增片段进行分子杂交。正常人的 DNA 片段只能与正常（A）ASO 探针杂交，而患者的 DNA 只能与突变型 ASO（M）探针杂交，杂合子与两种探针都可以杂交。PCR-ASO 也是基于核酸杂交的一种方法，它使用只有几十个核苷酸长度的探针，检测 DNA 序列中的同源序列。由于探针比较短，当被检测的 DNA 序列与探针不完全互补，甚至只要有一个碱基的差异，杂交分子就不能稳定形成，该方法的灵敏度高，特异性好。

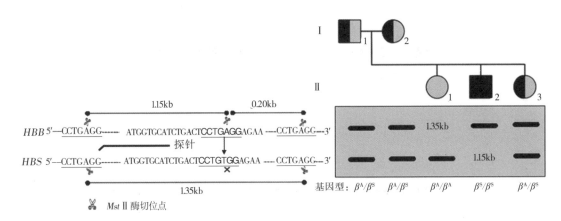

图 11 - 3　利用 Southern 杂交技术检测镰状细胞贫血基因突变

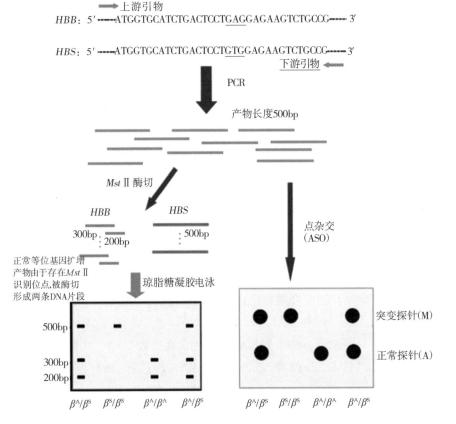

图 11 - 4　基于 PCR 技术检测镰状细胞贫血基因突变

2. 地中海贫血（thalassemia）　又称为珠蛋白生成障碍性贫血，是由于组成血红蛋白的某种肽链的合成速率降低，而另一种珠蛋白链的合成相对过剩，导致该类红细胞中的血红蛋白四聚体组成和结构发生改变，进而引起的溶血性贫血。地中海贫血（简称地贫）分布区域非常广泛，以地中海地区、东南亚和中亚地区多见，我国的南方地区也是地中海贫血的高发区。

根据合成障碍的血红蛋白链的种类不同，可以将地中海贫血分为 α、β、γ、δ、δβ、γβ 等类型，其中临床上最常见的是 α 地中海贫血和 β 地中海贫血。

（1）α 地中海贫血

1）α 地中海贫血的分子基础　α 地中海贫血（α thalassemia，OMIM #604131）是由于 α 珠蛋白基因缺失，或非缺失突变导致 α 珠蛋白链功能异常，或合成减少而引起的一种遗传性溶血性疾病。α 地中海贫血主要分布在热带和亚热带地区。该病在我国也相当常见，尤其在南方省区。

据临床表现，α 地中海贫血分为 4 种类型。①静止型 α 地中海贫血：基因型为 αα/-α 或 $\alpha^T\alpha/\alpha\alpha$，由于只有一个基因缺失或突变，故临床上无症状，仅在出生时血液中存在少量的 Hb Bart's。②标准型 α 地中海贫血：基因型为 --/αα、α^T-/αα 或 -α/-α。上述各种类型都是 2 个 α 珠蛋白基因缺失或突变，临床上无症状，但是血液学检测出现平均红细胞体积和平均红细胞血红蛋白降低。③HbH 病：3 个 α 珠蛋白基因缺失，基因型为 --/-α，α 珠蛋白合成受到严重影响，导致 β 链过剩而形成 β 四聚体-HbH（β_4），HbH 会形成包涵体使红细胞膜受损，导致慢性贫血。HbH 病患者出生时无明显症状，只有轻度贫血，Hb Bart's 含量可高达 25%。发育过程中，Hb Bart's 逐渐被 HbH 取代，患儿 1 周岁左右出现轻中度贫血，伴有肝脾肿大及轻度黄疸，少数患者病情较重。④胎儿水肿综合征：4 个 α 珠蛋白基因全部缺失，基因型为 --/--。胎儿不能合成 α 链，γ 链积聚形成四聚体（γ_4），称为 Hb Bart's。Hb Bart's 胎儿全身水肿，肝脾肿大，四肢短小，腹部隆起。胎儿多于妊娠 30~40 周死亡或早产，早产儿多在产后半小时内死亡。

引起 α 地中海贫血的突变形式主要为基因缺失。目前已经报道 20 多种不同的缺失型的 α 地中海贫血。中国人 α 珠蛋白基因缺失的类型主要有 3 种（图 11-5）。①东南亚缺失型：缺失范围包括 $\psi\alpha_2$、$\psi\alpha_1$、α_2、α_1 和 θ_1 基因的 3' 端可变区，缺失长度约为 20kb，单倍体基因型为 $--^{SEA}/$。②右侧缺失型：缺失 α_2 珠蛋白基因的 3' 端和 α_1 珠蛋白基因的 5' 端，形成了由 α_1 的 3' 端和 α_2 的 5' 端构成的融合基因，缺失片段的长度约为 3.7kb，基因型为 $\alpha^{-3.7}/$。③左侧缺失型：整个 α_2 珠蛋白基因缺失，但是 α_1 珠蛋白基因保持完整，缺失片段长度为 4.2kb，基因型为 $\alpha^{-4.2}/$。

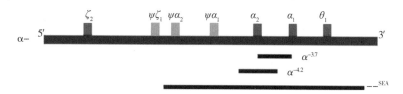

图 11-5　中国人 α 珠蛋白基因缺失的主要类型

除 α 珠蛋白基因的缺失是导致 α 地中海贫血最主要的分子机制外，也发现一些 α 珠蛋白基因的点突变可引发 α 地中海贫血，这类 α 地中海贫血称为非缺失型 α 地中海贫血（α^T）。在中国已报道了 12 种非缺失型 α 地中海贫血，最常见的突变类型有 3 种，即 Hb Constant Spring（HbCS）［HBA2：c.427T > C］，Hb Quong Sze（HbQS）［HBA2：c.377T > C］ 和 Hb Westmead（HbWS）［HBA2：c.369C > G］。

2）α 地中海贫血的分子诊断方法　由于引起中国人 α 地中海贫血的分子基础主要是 α 珠蛋白基因的缺失以及 HbCS 等，因此，对 α 地中海贫血的分子诊断，最主要的就是要鉴定出 α 珠蛋白基因缺失数目或突变的类型。由于 α 珠蛋白基因簇内的 DNA 序列存在很高的同源性，尤其是 α_2 和 α_1 珠蛋白基因的序列几乎完全同源，使得 PCR 引物的设计有很大的局限性，应用常规 PCR 扩增往往很难检测出单个 α_2 和 α_1 珠蛋白基因中小片段的缺失，因此，常规 PCR 应用于 α 地中海贫血的分子诊断远不如应用于 β 地中海贫血广泛。常用的经典分子诊断方法有 DNA 杂交、限制性酶切图谱分析（RFLP）和 gap-PCR。

DNA 点杂交是早期应用的方法之一。将患者的 DNA 直接点在膜上，与同位素标记的 α 珠蛋白基因探针进行杂交，根据杂交的放射强度，即可得知 α 珠蛋白基因是否缺失以及缺失的数目。该方法由上海市儿童医院于 1984 年建立，具有快速、简单和灵敏的优点。现在可以结合 PCR 技术，在 DNA 扩增之后进行点杂交。

限制性酶切图谱分析（RFLP）曾是 α 地中海贫血分子诊断的基本方法。最早由简悦威 1979 年将其应用于 α 地中海贫血的基因诊断。提取基因组 DNA，然后进行酶切，再进行 Southern 杂交，根据患者 DNA 和正常 DNA 不同的酶切图谱，可以对 α 地中海贫血的基因缺失情况进行鉴定。用于 α 地中海贫血基因诊断常用的限制性内切酶包括 *Bgl*Ⅱ、*Bam*HⅠ和 *Eco*RⅠ等，不同的内切酶产生不同的酶切图谱（表 11 −1）。

表 11 −1　限制性酶切片段长度多态性分析 α 珠蛋白基因缺失

基因型	限制酶酶切片段长度（kb）		
	*Eco*RⅠ	*Bam*HⅠ	*Bgl*Ⅱ
αα/αα	23/23	14/14	12.5，7.7/12.5，7.7
αα/ −−	23/ −	14/ −	12.5，7.7/ −
α −/ −−	19/ −	10/ −	16.5/ −
− α/ −−	19/ −	10/ −	7.7/ −
α −/αα	19/23	10/14	16.5/12.5，7.7
− α/αα	19/23	10/14	7.7/12.5，7.7
−−/ −−	−/ −	−/ −	−/ −

Southern 杂交技术虽然准确、可靠，但是也存在复杂、耗时及需使用同位素等诸多弊端。跨越断裂点的 PCR 扩增方法即 gap-PCR 技术，已成为临床上最常用的方法，可简便快速检测中国人常见的 3 种缺失型。其原理以检测东南亚缺失型为例：以正常人基因组 DNA 为模板，引物 A 能与引物 B1 配对扩增长度为 1.7kb 的 DNA 片段；东南亚缺失型地中海贫血纯合子（−−^{SEA}/ −−^{SEA}），由于基因片段的大范围缺失，引物 A 与引物 B1 无扩增片段，引物 A 与引物 B2 配对的 DNA 序列由于基因缺失而"靠近"，可以扩增出长度为 1.2kb 的片段；东南亚缺失型地中海贫血杂合子（−−^{SEA}/αα），应用 3 个引物进行 PCR 后，可产生 1.7kb 和 1.2kb 两种扩增片段（图 11 −6）。根据不同的 α 珠蛋白基因缺失类型，可以设计不同的引物配对。目前已有商品化 gap-PCR 试剂盒用于检测三种常见的 α 地中海贫血缺失区段，即针对 −−^{SEA}、α$^{-3.7}$、α$^{-4.2}$这 3 种缺失区段设计特异性引物，PCR 后通过电泳结果能准确、快速地检测出这 3 种常见的缺失，并判断基因型。📱 微课/视频 1

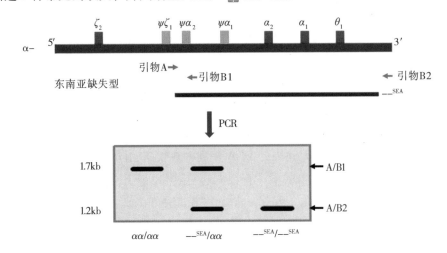

图 11 −6　利用 gap-PCR 检测 α 珠蛋白基因缺失

而对于非缺失型 α 地中海贫血，由于其突变类型为点突变，可以采用 PCR-反向点杂交法、荧光定量 PCR 法、核酸质谱技术、基因芯片或者直接测序的方法进行分子诊断，其中最常用 PCR-反向点杂交技术。

（2）β 地中海贫血

1）β 地中海贫血的分子基础　β 地中海贫血（β thalassemia，OMIM #613985）是以由于 β 珠蛋白基因突变导致 β 链合成减少（β^+）或缺失（β^0）为特征的一类遗传性溶血性疾病。该病在全世界范围内广泛流行，主要在地中海沿岸国家和地区以及东南亚各国。我国 β 地中海贫血的检出率为 0.67%，广东、广西、福建、湖南、云南等地区高发，患病率约为 2%。

临床上 β 地中海贫血一般可以分为重型、中间型和轻型 3 种类型。①重型（thalassemia major）患者是 β^0 地中海贫血纯合子（β^0/β^0）、β^0 和 β^+ 地中海贫血双重杂合子（β^0/β^+）及部分 β^+ 地中海贫血纯合子（β^+/β^+）。患儿出生时无症状，至 6~9 个月开始发病，呈慢性进行性贫血，面色苍白，肝脾大，发育不良，常有轻度黄疸，重型 β 地中海贫血的症状随年龄增长而日益明显。由于骨髓代偿性增生导致骨骼变大、髓腔增宽，先发生于掌骨，以后为长骨和肋骨。1 岁后颅骨改变明显，表现为头颅变大、额部隆起、颧高、鼻梁塌陷，两眼距增宽，形成特殊的"地中海贫血面容"。②中间型（thalassemia intermedia）β 地中海贫血患者一般是 β^+ 地中海贫血纯合子，临床表现介于轻型和重型之间，中度贫血，脾脏轻或中度大，黄疸可有可无，骨骼改变较轻。③轻型（thalassemia minor）β 地中海贫血患者是 β^0 或 β^+ 杂合子，无临床症状，通过实验室检查才能确诊。虽然轻型 β 地中海贫血本身并不具有重要的临床意义，但是轻型 β 地中海贫血个体之间婚配就有较高的概率出生重型患儿，因此，在高发地区的轻型 β 地中海贫血的检测和筛查具有重要意义。

β 地中海贫血除极少数是由于基因缺失引起以外，绝大多数是由于 β 珠蛋白基因点突变（包括单个碱基的取代、个别碱基的插入或缺失）所致。这些点突变分别导致转录受阻、mRNA 前体剪接加工错误、合成不稳定的珠蛋白肽链等，这些分子缺陷最终使体内 β 链合成减少或缺失，引起与 α/β 链不平衡，出现溶血性贫血。在中国人 β 地中海贫血个体中已发现 β 珠蛋白基因（*HBB*）50 种突变类型（表 11-2），其中 c.126_129delTTCT、c.316-197C > T、c.52A > T、c.-78A > G、c.216_217insA、c.79G > A 和 c.92+1 G > T 等 7 种突变占中国人所有 β 地中海贫血基因的 90% 以上，这些突变的发生频率在各省区以及不同民族之间存在差异。我国是人口众多的多民族国家，因此，根据不同地区、不同民族的 β 地中海贫血基因类型和分布频率来制定相应的基因诊断和产前诊断策略以及进行遗传咨询等具有重要的意义。

2）β 地中海贫血的分子诊断方法　根据 β 地中海贫血分子缺陷特点，当前对该病进行基因诊断主要是检测点突变，并已经建立和发展了基于 PCR 技术的适合检测中国人常见 β 地中海贫血突变的基因诊断方法。近年来由于 DNA 测序技术的迅猛发展和价格的不断下降，该技术越来越多地应用于未知突变类型的 β 地中海贫血的基因诊断。

表 11-2　中国人常见 β 地中海贫血基因突变类型

突变位点	HGVS 命名* （*HBB*）	β 链情况
Codons 41/42（-TTCT）	c.124_127delTTCT	β^0
Codons 71/72（+A）	c.216_217insA	β^0
IVS-II-654（C > T）	c.316-197C > T	β^+（严重）
Codon 17（A > T）	c.52A > T	β^0
-28（A > G）	c.-78A > G	β^+
Codon 26（G > A）	c.79G > A	β^{E*}
Codon 31（-C）	c.94delC	β^0
Codons 27/28（+C）	c.84_85insC	β^0
IVS-I-1（G > T）	c.92+1G > T	β^0

续表

突变位点	HGVS 命名* (*HBB*)	β 链情况
Codon 43 (G > T)	c. 130G > T	β⁰
− 32 (C > A)	c. − 82C > A	β⁺
− 29 (A > G)	c. − 79A > G	β⁺
− 30 (T > C)	c. − 80T > C	β⁰ 或 β⁺
Codons 14/15 (+ G)	c. 45_46insG	β⁰
5′UTR + 43 to + 40 (− AAAC)	c. − 11_ − 8delAAAC	β⁺
Initiation codon ATG > AGG	c. 2T > G	β⁰
IVS − I − 5 (G > C)	c. 92 + 5G > C	β⁺ (严重)

*：HGVS 命名由人类基因组变异协会（Human Genome Variation Society）制定，旨在用统一标准描述人类基因组中的变异位点。

βᴱ：是由于 β 珠蛋白基因第 26 位密码子 GAG→AAG 突变导致谷氨酸被赖氨酸取代而产生的 β 链异常血红蛋白。

PCR 结合反向点杂交（PCR-reverse dot blot，PCR-RDB）技术是当前对 β 地中海贫血进行基因诊断的首选方法。根据 β 地中海贫血已知突变位点的特异核苷酸序列合成一组等位基因特异性寡核苷酸探针，将 ASO 探针预先固定在杂交膜上。设计 PCR 引物并进行生物素标记，PCR 扩增 β 珠蛋白基因 DNA 片段，扩增产物与膜上 ASO 探针进行杂交，与探针结合的 PCR 产物上的生物素和链霉亲和素 − 辣根过氧化酶结合，其中辣根过氧化物酶催化底物显色而产生杂交信号。该技术方便、快速、准确、实用，并有一定的检测通量，目前可对占中国人 β 地中海贫血突变类型总数 99% 的 17 种点突变（c. 126_129delTTCT、c. 316 − 197C > T、c. 52A > T、c. 216 _217insA、c. − 78A > G、c. 79G > A、c. 94delC、c. 84_85insC、c. 92 + 1G > T、c. 130G > T、c. − 82C > A、c. − 79A > G、c. − 80T > C、c. 45_46insG、c. − 11_ − 8delAAAC、c. 2T > G 和 c. 92 + 5G > C）做出明确的基因诊断。对于应用 PCR − RDB 技术未能检测到突变但临床表型非常符合 β 地中海贫血的患者，则可通过基因测序进行分子诊断。

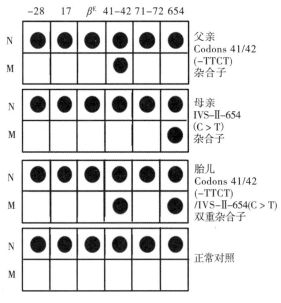

图 11 − 7　利用 PCR-RDB 分析 β 地中海贫血常见基因突变结果

N：正常等位基因；M：突变等位基因

多色探针高分辨率熔解曲线分析（high resolution melting analysis，HRM）技术利用荧光探针与匹配程度不同的靶序列杂交形成的双链杂交体熔点的差异，结合探针所标记荧光基团的类型，即可在单个 PCR 反应中实现对多个位点及多种突变的同时检测。在用于 β 珠蛋白基因突变检测时，首先根据已

知的 β 地中海贫血突变设计相应的自淬灭荧光探针，并设计对应的扩增引物，经不对称 PCR 扩增后，在多色荧光 PCR 仪上进行由低温到高温的熔解曲线分析，最后根据熔解曲线分析结果中未知样本与野生型对照在各检测通道的熔解温度（T_m）值的差异来判定待检测样本是否含有 β 地中海贫血突变及突变的类型。该技术简便、快速、无 PCR 后处理、检测通量高，且自动化前景强，非常适合临床使用。利用该技术，可实现对 24 种中国人 β 地中海贫血突变位点（c. -140C > T、c. -123A > T、c. -78A > G、c. -79A > G、c. -80T > C、c. -81A > C、c. -82C > A、c. 45_46insG、c. 48_49insG、c. 52A > T、c. 79G > A、c. 91A > G、c. 92 + 1G > T、c. 92 + 5G > C、c. 84_85insC、c. 113G > A、c. [115delA；120G > A]、c. 216_217insT、c. 216_217insA、c. 130G > T、c. 315 + 2delT、c. 124_127delTTCT、c. 315 + 5G > C、c. 316 -197C > T）同时进行检测和基因分型。

多重等位基因特异性 PCR（multiplex allele-specific PCR，MAS-PCR）分析是 20 世纪 90 年代推出的一种简便、快速和可靠检测 β 地中海贫血突变的基因诊断技术，针对前述中国人发病频率最高的 5 种突变类型（c. 124_127delTTCT、c. 316 + 654 C > T、c. 52A > T、c. 216_217insA 和 c. 79G > A），设计和合成 5 组 PCR 引物，把突变基因与正常等位基因所不同的一个或几个碱基设计在引物的 3′ 端，通过适当的组合和调整，组成一个 MAS-PCR 体系，根据 PCR 产物中是否产生相应的特异长度扩增带，不但可以直接检测出被检样品是否具有这种突变，而且可以判断是该种突变的杂合子还是纯合子。

二、血友病 A

血友病（hemophilia）为一组遗传性凝血功能障碍的出血性疾病，其共同的特征是活性凝血活酶生成障碍，凝血时间延长，临床表现为以反复自发性或轻微损伤后出血不止，血肿形成及关节出血等为特征的出血现象。

血友病分为血友病 A（血友病甲）、血友病 B（血友病乙）及血友病 C（血友病丙）三种类型。血友病 A（OMIM #306700）与血友病 B（OMIM #306900）为 X 连锁隐性遗传病，虽然两者临床表现相似，但是前者为凝血因子Ⅷ（FⅧ）缺乏，后者为凝血因子Ⅸ（FIX）缺乏，分别由相应的凝血因子基因突变引起。血友病的发病率无明显种族和地区差异，在男性人群中，血友病 A 的发病率约为 1/5000，而血友病 B 的发病率约为 1/25000，女性患者极为罕见。血友病 C（OMIM #612416）为常染色体不完全隐性遗传，凝血因子Ⅺ（FXI）缺乏，男女均可发病，自发性出血少见。我国 1986—1989 年在全国 24 个省区所进行的流行病学调查显示，我国的血友病患病率为 2.73/10 万。

（一）血友病 A 的分子基础

血友病 A 是由于凝血因子Ⅷ（FⅧ）即抗血友病球蛋白（antihemophilic globulin，AHG）缺乏导致凝血机制异常的遗传性疾病。F8 基因位于 X 染色体长臂末端（Xq28），全长 186kb，包括 26 个外显子和 25 个内含子，编码 2332 个氨基酸残基，蛋白质分子质量 300kDa。该基因涉及的突变包括核苷酸取代、插入、缺失、倒位等，已经发现的突变位点在 500 个以上，1/3 为新发突变。在重型血友病 A（FⅧ活性 <1%）中，点突变占 50%，第 22 内含子倒位占 45%，基因缺失占 5%。

（二）血友病 A 的分子诊断方法

血友病 A 的确诊需要先进行 FⅧ活性检测。由于引起血友病 A 的基因突变种类不同，因此在诊断中所使用的诊断方法也不尽相同。由于 45% ~50% 的重型血友病 A 是由于 F8 中第 22 内含子倒位引起的，所以基因倒位的检测成为对患者进行基因诊断的首选策略。长距离 PCR（long distance PCR，LD-PCR）是检测基因倒位的主要方法。

如图 11 -8 所示，当使用 A 和 B、P 和 Q 两对引物进行 PCR 扩增后可以发现，如果模板 F8 基因内含子22未发生倒位，AB引物对的扩增产物是10kb，PQ引物对的扩增产物是12kb。如果发生 F8 基因内含子22倒位，用引物AQ、BP都得到11kb的扩增产物，同时由于该基因倒位只改变了A2或A3中的一个基因，而另一个基因仍保持野生型，因此在ABP和ABQ扩增产物中仍然有AB引物对的10kb扩增产物，但无法得到12kb的扩增产物；如果检测对象是女性携带者，则ABPQ扩增产物中包括10kb、11kb、12kb三条区带（图11-9）。基于上述PCR扩增特点，在实际应用中常常仅使用B、P、Q三条引物进行PCR扩增对可疑患者进行诊断，无第22内含子倒位时得到12kb的PQ扩增产物，发生倒位时得到11kb的BP扩增产物，但无法诊断女性携带者。

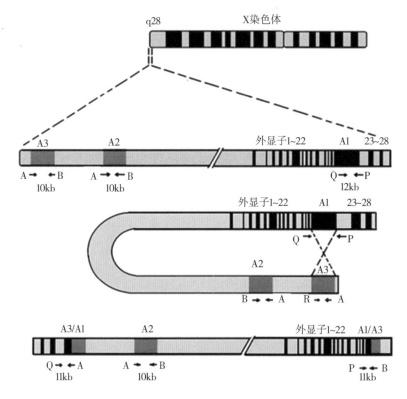

图 11 -8　*F8* 基因倒位及 LD-PCR 引物位置

该方法的DNA用量少，具有简便迅速、高效直观、灵敏准确、不需要同位素等优点。在无法得到先证者的DNA样品或供连锁分析的家系成员特别是其母亲，或携带者未能提供杂合信息的情况下，LD-PCR技术亦能进行携带者检测和产前基因诊断。

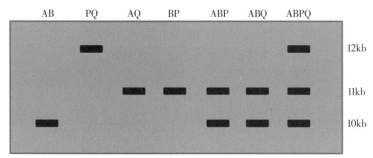

A引物: 5′-CACAAGGGGGAAGAGTGTGAGGGTGTGGGATAACAA-3′
B引物: 5′-CCCCAAACTATAACCAGACCTTGAACTTACCCTCT-3′
P引物: 5′-GCCCTGCCTGTCCATTACACTGATGACATTATTATGCTGAC-3′
Q引物: 5′-GGCCTACAACCATTCTGCCTTTCACTTTCAGTGCAATA-3′

图 11 -9　利用 LD-PCR 分析血友病 A 基因倒位

点突变是非基因倒位引起血友病 A 的主要原因，但 *F8* 基因的突变研究显示，数百种突变所处的位置十分分散，无明显的突变热点。因此，常利用 *F8* 基因与特定的多态性遗传标记紧密连锁的特点，通过家系连锁分析来诊断家系成员或开展产前诊断。目前选用的遗传标记主要是 RFLP、STR 和 VNTR。运用这些标记可使 98% 以上的血友病 A 家系得到诊断。上述三类遗传标记的检测都可以结合 PCR 技术，经 PCR 扩增后再检测这些扩增片段的长度（其中包括多态性位点的重复次数），即可了解被检样本的基因型，从而判断是否与致病基因连锁。

较常用作 *F8* 基因的多态性标志物有：位于内含子 18 的 *Bcl* I、位于内含子 19 的 *Hind* III、位于内含子 22 的 *Xba* I 以及位于内含子 13 和 22 的 CA 二核苷酸重复序列（short tandem repeat，STR）等。如图 11-10 所示，在这一血友病 A 家系中，孕妇和外祖母均为携带者，应用人类 Y 染色体探针鉴定胎儿为女性。通过 PCR/*Bcl* I 连锁分析可以检测该例女性胎儿是否为携带者。应用 PCR 扩增家庭成员 *F8* 基因第 18 外显子 3′ 端 142bp 长度的 DNA 片段，其中包含 *Bcl* I 酶切位点，识别序列为 TGATCA，具有该位点的 DNA 片段可以被酶切形成 99bp + 43bp 两个片段（43bp 在琼脂糖凝胶中不易显示），因此这一多态性位点的纯合子和半合子只显示 99bp 的条带。如无该酶切位点，则 PCR 扩增片段酶切后只有 142bp 条带。在该家系中，孕妇（II-2）DNA 扩增后酶切，显示 142bp + 99bp 条带（-/+），父亲（II-1）只有 99bp 条带（Y/+）。根据家系资料，可以判断无 *Bcl* I 酶切位点的 142bp 片段与致病 *F8* 基因连锁，99bp 与正常等位基因连锁，而产前诊断的胎儿出现 142bp + 99bp 两条条带，故应是携带者。该方法的优点是简便、快捷、成本低廉；缺点为使用该方法的前提是检测对象的母亲必须是 *F8* 基因突变的携带者，因此无法应用于散发病例和无有效多态性标记的病例。

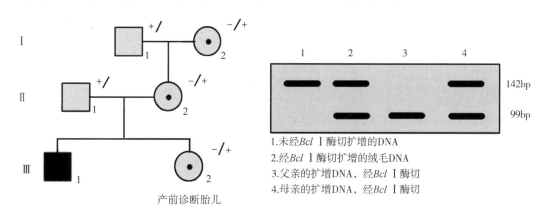

图 11-10 利用 PCR-RFLP 连锁分析进行血友病 A 产前诊断

三、肌营养不良症

肌营养不良症（muscular dystrophies，MD）是一类常见的骨骼肌变性的遗传性疾病。临床表现为骨骼肌进行性萎缩和肌无力，主要累及肢体的近端肌肉，极少数累及远端肌肉，腱反射消失、肌肉假性肥大。根据患者的临床表现、累及肌肉的分布、遗传方式等可分为多种类型：假性肥大性肌营养不良、Emery-Dreifuss 肌营养不良、肢-带型肌营养不良、远端肌营养不良、先天性肌营养不良和强直性肌营养不良等。其中，假性肥大性肌营养不良是最常见的肌营养不良。

（一）假性肥大性肌营养不良的分子基础

假性肥大性肌营养不良主要有杜氏肌营养不良症（Duchenne muscular dystrophy，DMD；OMIM #310210）和贝氏肌营养不良症（Becker muscular dystrophy，BMD；OMIM #300376），前者较重，后者较轻，均是常见的 X 连锁隐性遗传病，主要发生于男性。其发生的原因是抗肌萎缩蛋白（dystrophin）的缺乏。当 *DMD* 基因突变后抗肌萎缩蛋白合成缺乏，该复合物无法有效形成，使细胞膜不稳定，最终造成肌细胞因通透性增加而变性或坏死。BMD 也是由于 *DMD* 基因突变引起，然而 BMD 通常是由于维持翻译阅读框的突变或缺失引起的，该类患者只有部分抗肌萎缩蛋白的产生，但数量减少或分子大小发生改变。

DMD（BMD）患儿后期双侧腓肠肌假性肥大，典型表现为运动发育迟缓甚至倒退、鸭行步态、Gower 体征，血清肌酸激酶（CK）活性升高，心肌细胞损伤，心电图异常。DMD 发病至 10 年左右常卧床不起，多于 20 岁左右因心、肺功能衰竭等严重并发症而死亡。BMD 发病较晚，症状较轻，进展缓慢，结局也比前者要好。

DMD 基因定位于 Xp21.2，是目前已知最大的人类基因，它包括 79 个外显子，总长度 2.4Mb。导致 DMD（BMD）的基因突变既可能是大片段的缺失或重复，也可能是点突变。基因缺失是 DMD 发生的主要原因（占 60%～70%），基因重复占 5%～10%，点突变约占 20%，微小缺失和插入约占 8%。*DMD* 基因缺失集中在两个热点区域：一个在该基因的 5′端，另一个在中央区。前者累及外显子 1～11，占总缺失的 22%～27%；后者累及外显子 44～53，占总缺失的 54%～60%。

（二）杜氏肌营养不良的分子诊断方法

DMD 可能由染色体易位或缺失引起，因此应常规进行染色体核型分析。事实上，早年对 *DMD* 基因的定位与克隆正是利用了一位女性患者 X 染色体与 21 号染色体的易位，以及在一名伴发 3 种其他 X 连锁隐性遗传病的男患儿中发现的 Xp21.2 缺失。

对于缺失引起的 DMD（BMD）的早期基因检测技术是用基因组探针或 cDNA 探针的 Southern 印迹杂交技术，其探针数量达 10 多种，缺失检出率不尽相同。Southern 印迹杂交技术操作复杂，实验周期长，因而限制了其在临床上的应用。对于非缺失引起的 DMD（BMD）采用 RFLP 连锁分析进行诊断，但该方法只能用于完整的家系分析，因此在散发病例中无法应用，另外技术难度较大，方法繁琐，现在临床上已经很少应用。

多重 PCR（multiplex PCR）是诊断 DMD 最常用的技术方法，根据 *DMD* 基因的结构特点和热点突变区设计多对引物，同时扩增多个区域。图 11-11 显示了利用 9 对引物扩增 20 名男性患儿 DNA 后的电泳结果。由于是男性患儿，DNA 扩增结果中显示的任一缺失即代表其 X 染色体该基因片段的缺失。在泳道 1～3、5、10～12、14～16、19 和 20 可以观察到不同的外显子缺失（泳道 3 未见任何扩增产物，提示可能存在大范围的缺失，抑或扩增实验失败）。对于 DNA 扩增后未显示缺失的患者，需考虑可能存在其他外显子的缺失或这些扩增的外显子中存在点突变或基因复制等情况，需要进一步检测。

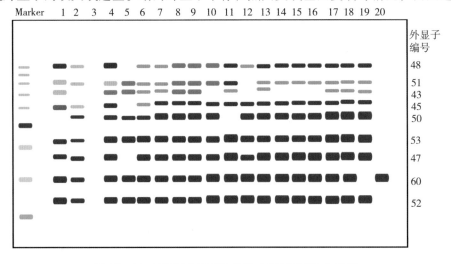

图 11-11　利用多重 PCR 分析 *DMD* 基因缺失结果

多重连接依赖探针扩增（MLPA）可以针对每个外显子设计一对特异性探针（图 11 - 12，探针 X 和 Y），同时进行检测。在检测过程中，每对探针与靶序列杂交，然后通过连接酶连接两条探针的末端，经 PCR 扩增后通过毛细管电泳对扩增产物进行长度分析，根据扩增产物的长度可检测出 DNA 缺失情况。图 11 - 12 右侧 A 图中显示 DNA 样本中有多个外显子缺失，B 图显示单个外显子缺失，C 图为正常 DNA 对照，D 图为阴性对照。MLPA 的技术原理详见第五章。

对于女性患者，因有两条 X 染色体，应用以上检测方法进行基因缺失检测有一定的难度。由于在 *DMD* 基因内发现了 13 个短串联重复序列（STR）位点，分布于 5′端、3′端和中央区，因此可以借助 PCR 技术扩增后进行 STR 连锁分析从而做出明确的判断，所选 STR 位点必须与突变位点紧密连锁。同时也可以判断患者的女性亲属是否为携带者。

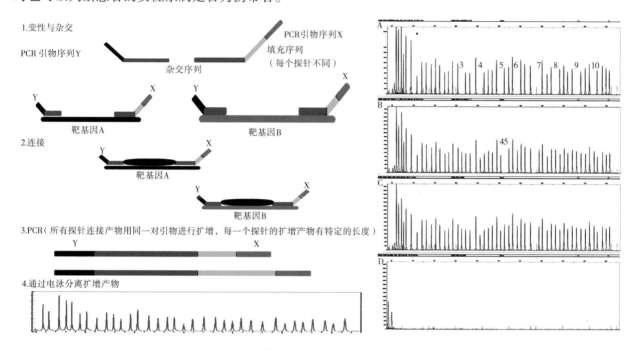

图 11 - 12　利用 MLPA 检测 *DMD* 外显子缺失

四、非综合征型耳聋

遗传性耳聋根据是否伴有其他表型而分为非综合征型耳聋（non-syndromic hearing loss，NSHL）和综合征型耳聋（syndromic hearing loss，SHL），其中 NSHL 约占 70%。NSHL 表现为单纯的听力障碍，不伴有其他系统的异常。

（一）非综合征型耳聋的分子遗传基础

在大多数 NSHL 患者中，听力损失与双等位基因的致病变异有关，并以常染色体隐性遗传方式遗传（占 80%）。NSHL 也可能以常染色体显性方式遗传（占 19%），或者较少比例与线粒体或 X 连锁遗传相关（<1%）。目前已确定 153 个与 NSHL 相关的基因，包括 63 个常染色体显性位点，86 个常染色体隐性位点，7 个 X 连锁位点和 9 个线粒体遗传位点，是一种具有高度遗传异质性（genetic heterogeneity）特征的疾病。

NSHL 致病基因中，*GJB2*、*SLC26A4*、*GJB3*、*12S rRNA* 是我国患者群体中最主要的致聋基因，也是基因检测的主要内容。在 NSHL 患者中，*GJB2* 基因相关突变携带率 >21%（正常人群为 2% ~ 3%）；*SLC26A4* 基因相关突变携带率约 14%（正常人群为 1% ~ 2%）；*12S rRNA* 基因相关突变比例约 4%（正常人群为 0.3%）；*GJB3* 基因相关突变为中国人特有，较罕见。值得一提的 *GJB3* 是我国本土克隆的第一个致病基因。

（二）非综合征型耳聋的分子诊断方法

对于 NSHL 患者的分子诊断策略，建议首先针对常见基因热点突变进行筛查，对于筛查结果阴性或不足以解释耳聋症状者可进行高通量测序，经 Sanger 测序复核和家系验证后，最终明确诊断。

目前，用于耳聋热点突变位点筛查的常见技术有微阵列芯片法、荧光 PCR 法、ARMS-PCR 法、PCR-导流杂交法等。近年来也发展了 PCR-反向点杂交、微流控芯片和飞行时间质谱法等。微阵列芯片法最为常用，目前有 9 位点检测芯片（图 11-13）和 15 位点检测芯片等，后者包含 *GJB2* 上的 35delG、176_191del16、235delC、299_300delAT，*GJB3* 上的 538C > T，*SLC26A4* 上的 2168A > G、IVS7-2 A > G、1174A > T、1226G > A、1229C > T、IVS15 + 5 G > A、1975G > C、2027T > A，线粒体 *12S rRNA* 上的 1494C > T、1555A > G。

探针排布

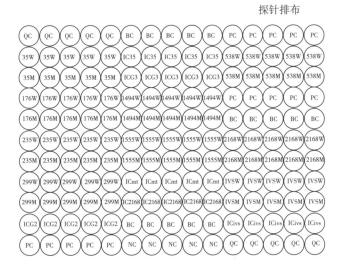

探针类型		探针名称	突变位点
质控探针		QC	质控探针
		BC	空白对照探针
		PC	杂交阳性对照探针
		NC	杂交阴性对照探针
		IC	各基因内部质控探针
基因位点 检测探针		35 W/M	c.35delG
		176 W/M	c.176_191del16
		538 W/M	c.538C>T
		299 W/M	c.299_300delAT
		235 W/M	c.235delC
		2168 W/M	c.2168A>G
		IVS W/M	c.IVS7-2 A>G
		1494 W/M	m.1494C>T
		1555 W/M	m.1555A>G

微阵列分析

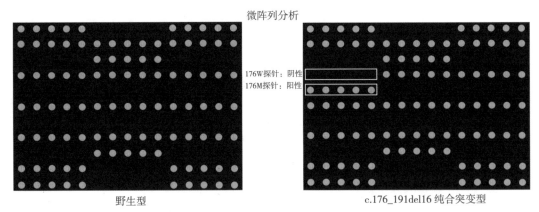

野生型　　　　　　　　　　　　　　　c.176_191del16 纯合突变型

图 11-13　微阵列芯片（9 位点）检测遗传性耳聋突变位点的结果

五、脆性 X 综合征

脆性 X 综合征（fragile X syndrome，OMIM #300624）是由于 *FMR1* 全突变或功能丧失突变引起的人类最常见的一种遗传性智力低下疾病。男性患者的特征是面部异常，包括脸部狭长伴有突出的前额、下颌和耳朵，90% 青春期后出现巨睾，中至重度智力低下。女性的表现通常要轻。患病率在男性为 1/1250，女性为 1/2500，各种族人群都可受累。女性携带者高达 1/700～1/354，占智力低下人群的 1%～10%。

（一）脆性 X 综合征的分子基础

FMR1 位于 Xq27.3，长 38kb，包括 7 个外显子和 6 个内含子，可编码一个 RNA 结合蛋白。*FMR1* 第 1 外显子内存在 CGG 三核苷酸的重复序列，正常等位基因的重复次数为 5~44；中间型等位基因重复次数为 45~54，不会引起脆性 X 综合征，约 14% 的中间型等位基因不稳定，当由母亲传递时可以扩增形成前突变；前突变（premutation）等位基因重复次数为 55~200，不会引起脆性 X 综合征，但女性携带者生育脆性 X 综合征后代的风险增加，由于前突变不稳定，会扩增形成全突变；全突变（full mutation）等位基因重复次数在 200 以上，甚至达到几千次重复，并同时伴有 *FMR1* 启动子区域的异常高甲基化状态。99% 的脆性 X 综合征是由 *FMR1* 基因 CGG 重复次数增加引起的，其他突变形式包括缺失和点突变。

（二）脆性 X 综合征的分子诊断方法

通过 PCR 扩增 *FMR1* 基因 CGG 三核苷酸重复序列区域，对于检测正常和 100~120 之间重复次数的前突变是灵敏的。但是传统的 *FMR1* 特异性 PCR 对重复次数更高的前突变不灵敏，不能扩增全突变。三核苷酸重复引物 PCR（triplet repeat-primed PCR，TP-PCR）可以克服这一缺点。在 TP-PCR 中，每对引物产生不同长度的扩增产物，根据 CGG 重复区域，上游引物位于 *FMR1* 基因 CGG 三核苷酸重复区域上游，荧光标记的下游引物以随机方式结合在 CGG 扩增区。如果 CGG 重复次数超过 55 次的阈值，三核苷酸 "ladder" 就会很容易得到识别，即认为是代表性的扩增等位基因。如图 11 – 14 所示，1 为女性正常等位基因纯合子，两个等位基因都不会出现扩增等位基因的 "ladder motif" 特征；2 为女性正常等位基因和扩增等位基因的杂合子，PCR 扩增后会同时出现正常模式和 "ladder motif" 的特征；3 显示的是男性患者，*FMR1* 基因 CGG 三核苷酸重复增加，PCR 扩增之后出现的代表性 "ladder motif" 特征。因此，TP-PCR 可以很好地区分不同的基因型。但是，这种方法不能检测全突变范围内 CGG 重复的程度和 *FMR1* 启动子甲基化范围。因此，在通过这种方法进行筛选出阳性样本以后，应再进行经典的 Southern 杂交实验，确定扩增等位基因的长度和甲基化程度。

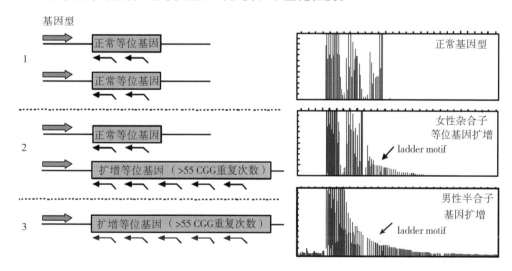

图 11 – 14　利用 TP-PCR 分析 *FMR1* 三核苷酸重复

Southern 杂交技术可以检测正常的、大片段的前突变和全突变，还可以确定 *FMR1* 启动子区的甲基化状态。异常的高甲基化状态会导致转录沉默，对于评估前突变和全突变很关键。如图 11 – 15 所示，使用 *EcoR* I 和 *Eag* I 限制性内切酶处理待检测基因组 DNA（*Eag* I 是甲基化敏感性内切酶，DNA 发生甲基化后，会对 *Eag* I 产生抗性），酶切产物进行琼脂糖凝胶电泳，然后进行转膜，通过合成的探针 StB12.3 检测 CGG 三核苷酸重复，杂交显影。电泳结果显示，1 为男性，全突变，甲基化嵌合；2 为男性，前突变；3 为前突变女性；4 为全突变男性；5 为全突变女性；6 为全突变男性；7~9 为正常女性；10 为全突变男性。虽然 Southern 杂交对拷贝数的检测分辨率较低，但是 PCR 结合 Southern 杂交是 *FMR1* 诊断的"金标准"。随着更加灵敏的 PCR 技术在诊断中的应用，Southern 杂交的使用会逐渐减少。目前，已有荧光 PCR-毛细管电泳法应用于 *FMR1* 基因突变的检测。

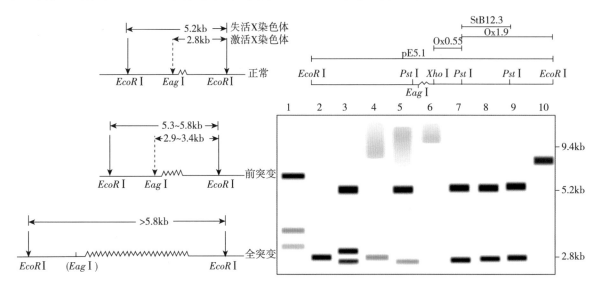

图 11-15　利用 Southern 杂交分析 *FMR1* 三核苷酸重复

第三节　线粒体病的分子诊断

PPT

　　线粒体病（mitochondrial disorder）是由于细胞内线粒体功能障碍而导致的一组异质性疾病。线粒体功能障碍可以由核 DNA（nuclear DNA，nDNA）突变引起，这类线粒体病往往呈现孟德尔遗传特征；若线粒体功能异常是由于线粒体 DNA（mitochondrial DNA，mtDNA）突变引起，该类疾病在临床上表现为母系遗传的特征，常累及多个器官系统，多表现出神经和肌肉的病变，受累个体表现为一系列的临床综合征，如线粒体肌病脑病伴乳酸酸中毒及卒中样发作综合征（mitochondrial myopathy，encephalomyopathy，lactic acidosis，stroke-like symptoms，MELAS）、亚急性坏死性脑脊髓病（Leigh syndrome，LS）和肌阵挛性癫痫伴破碎红纤维病（myoclonic epilepsy with ragged red fibers，MERRF）等。部分线粒体病仅累及单个器官，如 Leber 遗传性视神经病变（Leber's hereditary optic neuropathy，LHON）。

　　人类线粒体 DNA（mtDNA）是一个长度为 16569 碱基的环状 DNA，仅包含 37 个基因，其中 13 个基因编码蛋白质参与组成线粒体氧化磷酸化（OXPHOS）系统，其余 24 个基因由 2 个 rRNA 和 22 个 tRNA 组成。人类线粒体含有约 1500 种蛋白，绝大部分由 nDNA 编码。在 OXPHOS 系统的组成中，除了有 13 个 mtDNA 编码的结构亚基外，还需要 50 多种 nDNA 编码产物。因此，线粒体病的发生可源于 mtDNA 或 nDNA 缺陷引起的线粒体氧化磷酸化功能障碍。

　　引起线粒体病的线粒体 DNA 突变主要包括点突变、缺失、插入和拷贝数变异等。由于线粒体 DNA 突变存在异质性（heteroplasmy），即患者同时携带野生型和突变型 mtDNA，使得在患者出现临床表型之前，突变很难被发现，直至突变 DNA 达到一定的比例，即达到一定的突变负载（mutation loads）后才可能被检测出。线粒体 DNA 突变异质性具有"阈值效应"，在不同组织、器官或体液中具有不同的突变负载。因此，在检测中为了防止漏检，需要采集不同组织的样本。　🄔 微课/视频 2

一、Leber 遗传性视神经病变

Leber 遗传性视神经病变（LHON）是一种罕见的眼部线粒体病，常有家族病史，有时可有类似多发性硬化症的临床表现，可双眼同时发病或在半年内双眼先后发病，除眼部症状以外，可有轻微神经系统症状（如震颤和腱反射减低），男性多于女性。

（一）LHON 的分子基础

1988 年 Wallace 等首次发现 mtDNA *ND4* m. 11778G > A 突变与 LHON 有关。到目前为止已报道 50 多个与 LHON 相关的 mtDNA 突变，这些突变可分为原发突变（primary pathogenic mutation）和继发突变（secondary associated mutation）。原发突变是 LHON 发病过程中必需的，仅发生在 LHON 家系中，此类突变往往造成显著的线粒体功能障碍。继发突变与原发突变协同作用而影响 LHON 的发病，这类突变在 LHON 家系中存在，也在正常人群中以低于 LHON 患者的频率出现。

表 11-3　与 Leber 遗传性视神经病变有关的线粒体 DNA 突变位点

占突变基因比例	突变位点	所在基因	氨基酸改变	参考序列
90%	m. 11778G > A	*MT-ND4*	p. Arg340His	AC_000021. 2 NP_536852. 1
	m. 14484T > C	*MT-ND6*	p. Met64Val	AC_000021. 2 NP_536854. 1
10%	m. 3460G > A	*MT-ND1*	p. Ala53Thr	AC_000021. 2 NP_536843. 1
	m. 3635G > A			
	m. 3700G > A			
	m. 3733G > A		p. Glu143Lys	
	m. 4171C > A		p. Leu289Met	
	m. 10663T > C	*MT-ND4L*	p. Val65Ala	AC_000021. 2 NP_536851. 1
	m. 14459G > A	*MT-ND6*	p. Ala72Val	AC_000021. 2 NP_536854. 1
	m. 14482C > A			
	m. 14482C > G		p. Met64Ile	
	m. 14495A > G		p. Leu60Ser	
	m. 14568C > T			

注：AC_000021. 2-线粒体 DNA 剑桥序列［Anderson et al 1982，Andrews et al 1999］。

目前已经报道 13 个原发突变位点（表 11-3），均位于编码呼吸链复合体 I 亚基的基因上，其中三个原发位点 *MT-ND4* m. 11778G > A（OMIM ＊516003），*MT-ND1* m. 3460G > A（OMIM ＊516000）和 *MT-ND6* m. 14484T > C（OMIM ＊516006）占 90% 以上，其中 m. 11778G > A 突变通常引起严重的视力丧失，几乎不能恢复；m. 14484T > C 突变长期来看视力结局最好；m. 3460G > A 为中间表型。但是，这 3 个原发突变的频率在世界范围内的不同地区和种族人群中存在差异，m. 11778G > A 是最为常见的突变位点，在北欧人群中约 70% 的患者是由该突变位点引起。由于奠基者效应（founder effect），在魁北克法裔加拿大人群中，m. 14484T > C 是最常见的突变，但是该突变位点在英国和斯堪的纳维亚半岛人群中相对少见。在亚洲人群中，引起 LHON 的原发突变仍然以 m. 11778G > A 为主。大约 10% 的 LHON 患者不存在上述常见的 3 个原发突变，但是在这些散发家系中进一步确认突变位点较为困难，需要在更多的独立家系中予以证实。

在欧美人群中，m. 4216T > C、m. 4917A > G、m. 9804G > A、m. 13708G > A、m. 15257G > A、

m. 15812G > A、m. 7444G > A 等继发突变与 LHON 发病具有明显的相关性，而且往往与原发突变或者其他继发突变共同作用来影响 LHON 的外显率和表现度。*MT-ND1* m. 3394T > C、m. 3635G > A、m. 3866T > C，*MT-ND1* m. 11696G > A，*MT-ND5* m. 12811T > C，*MT-ND6* m. 14502T > C，*tRNA^Met* m. 4435A > G，*tRNA^Glu* m. 14693A > G，*tRNA^Thr* m. 15951A > G 等为中国人群中 LHON 相关的继发突变。

（二）LHON 的分子诊断方法

根据患者的临床表现和眼科相关检查的结果，分子诊断可以提供最终的诊断。根据中国人群 LHON 的线粒体突变频谱，筛查：3 个原发突变，包括 *MT-ND4* m. 11778G > A、*MT-ND1* m. 3460G > A、*MT-ND6* m. 14484T > C；其他继发突变，包括 *MT-ND1* m. 3394T > C、m. 3635G > A、m. 3866T > C，*MT-ND4* m. 11696G > A，*MT-ND6* m. 14502T > C，*tRNA^Met* m. 4435A > G，*tRNA^Glu* m. 14693A > G 和 *tRNA^Thr* m. 15951A > G 等。

目前可以选用的检测方法包括等位基因特异性 PCR（AS-PCR）、限制性片段长度多态性聚合酶链反应（PCR-RFLP）技术、聚合酶链反应-单链构象多态性分析（PCR-SSCP）、荧光定量 PCR、变性高效液相色谱分析（DHPLC）、DNA 测序及基因芯片等。其中，对于 3 个原发突变位点，PCR 结合 DNA 测序是最为常用的检测方法。因其他突变致病的患者可进行线粒体 DNA 全基因组测序以期检测少见突变，但因线粒体 DNA 多态性存在，测序结果很难与 LHON 的临床表现做相关解释。因此，线粒体 DNA 全基因组测序和继发突变的检测目前并不作为 LHON 临床常规检测项目。

10% ~15% LHON 患者会存在突变异质性。一般来讲，突变的线粒体 DNA 占比在 70% 以上，常规方法均可成功检测。如图 11-16 所示的 LHON 家系，Ⅲ-1 为先证者。通过 PCR 扩增 *MT-ND4* 基因后，进行测序分析，发现家系成员Ⅲ-1 和Ⅱ-2 存在 m. 11778G > A 原发突变，但是 Sanger 测序结果很难确定是否存在异质性。进一步通过酶切法进行验证，PCR 扩增片段长度为 2001bp，经 *Tsp* 451 酶切后，正常 DNA 形成 1410bp + 591bp 两个片段。由于 m. 11778G > A 突变会形成一个新的 *Tsp* 451 酶切位点，1410bp 片段进一步被酶切成 1212bp + 188bp 长度片段，可以发现Ⅲ-1 和Ⅱ-2 成员 m. 11778G > A 突变为异质性。如果要确认异质性的准确比例，现在常用的方法包括焦磷酸测序或 ARMS-PCR 检测。此外，测序分析还发现Ⅲ-1 和Ⅱ-2 成员存在 m. 3394T > C 突变，如图 11-16 所示，进一步通过 PCR 扩增 *MT-ND1* 片段，产物长度为 176bp，经 *Hae* Ⅲ酶切之后，正常基因产生 97bp + 79bp 两条片段；而 m. 3394T > C 突变会产生新的 *Hae* Ⅲ酶切位点，97bp 片段消失，产生新的片段，通过酶切验证该突变为同质性突变。

二、线粒体肌病脑病伴乳酸酸中毒及卒中样发作综合征

线粒体肌病脑病伴乳酸酸中毒及卒中样发作综合征（MELAS，OMIM #540000）是最常见的母系遗传线粒体病。在儿童期发作，累及多个器官系统，临床表现复杂，病情反复发作。主要累及患者视力、智力和发生运动功能损伤，听力下降也较常见。

（一）MELAS 发病的分子基础

大约 80% 的 MELAS 是由线粒体基因组 *tRNA^Leu(UUR)* 基因的 m. 3243A > G 碱基置换引起，该位点是转录终止子的结合部位，进化上高度保守，突变导致 *tRNA^Leu(UUR)* 基因结构异常，转录终止因子不能结合，rRNA 和 mRNA 合成的比例也发生改变。此外，线粒体内蛋白质的酰胺化修饰程度下降，线粒体膜的通透性改变。这些病理变化与线粒体中蛋白质合成障碍有关。m. 3243A > G 突变可能因突变所在 tRNA 空间结构发生改变，使其无法与密码子正确配对，从而导致蛋白质合成障碍。少数患者为 *tRNA^Leu(UUR)* 基因 3271、3252 或 3291 位碱基的点突变或线粒体复合体Ⅰ亚基 *ND5* 基因（*MT-ND5*）突

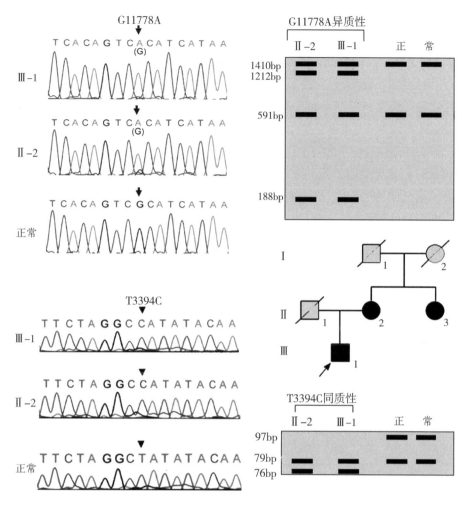

图 11-16 利用 PCR 结合 DNA 测序法检测 LHON 原发突变

变 m. 13513G > A 引起。

m. 3243A > G 异质性程度与疾病严重程度呈正相关。肌组织中 m. 3243A > G 突变型 mtDNA 达 40% ~50% 时，出现慢性进行性眼外肌麻痹（CPEO）、肌病和耳聋；达 90% 时，可出现复发性休克、痴呆、癫痫、共济失调等。

（二）MELAS 的分子诊断方法

MELAS 诊断需要对患者做全面体检，包括对发育迟缓的评估、听力检测、眼部检查、听力测试、神经系统检查（脑电图、脑部 MRI）、心血管功能评估及实验室诊断，如生化检测和肌肉活检与酶学分析。

MELAS 的分子诊断主要检测 3 个主要突变位点（m. 3243A > G、m. 3271T > C 和 m. 3252A > G），可以采用 PCR 结合 DNA 测序技术进行检测。对于典型的 MELAS 患者，通常在白细胞中分离的 DNA 中就可以检测到突变，但是线粒体 DNA 异质性可能会使得在不同组织中线粒体 DNA 的突变频率不同。因此，对于仅有一个或几个症状与 MELAS 临床表现相符，或者没有症状的母系成员，来源于白细胞的 DNA 中可能很难检测到致病性突变，需要提取其他组织的 DNA，如培养的皮肤成纤维细胞、毛囊细胞、尿沉渣细胞等，最可靠的是骨骼肌活检组织。尿沉渣细胞是最容易获得的标本，可以有效地检测 m. 3243A > G 突变；在常规白细胞检测和尿沉渣细胞检测不成功的情况下，考虑肌肉活检。在未能检测到常见突变的情况下，线粒体 DNA 全基因组序列分析可以检测一些新发突变。

对 MELAS 患者进行分子诊断可首先利用 PCR 扩增线粒体 *tRNA*^{*Leu(UUR)*} 基因，由于 m. 3243A > G 突变会产生一个额外的 *Hae* Ⅲ 酶切位点，可使用 *Hae* Ⅲ 酶对 PCR 产物进行酶切，通过 RFLP 来判断是否存在突变。对于其他突变位点的检测，还需利用 DNA 测序来确定。

m. 3243A > G 突变检测确定为异质性后，还需做定量分析。目前可用于临床检测的异质性定量方法主要为扩增阻滞突变系统 PCR（amplification refractory mutation system PCR，ARMS-PCR）以及焦磷酸测序技术，其检测灵敏度可达 5% 突变比例。在 ARMS-PCR 中，设计两条上游引物分别对应野生型和突变型 DNA，即 3′端第一个核苷酸不同（图 11 – 17）。PCR 扩增时，如果引物 3′端第一个核苷酸与模板 DNA 不能匹配，则延伸受阻，无 PCR 扩增产物；与模板 DNA 匹配的上游引物则可以扩增出相应的 PCR 产物。在扩增延伸的过程中，TaqMan 探针上相应的荧光基团可产生荧光信号而被检测到。通过设立标准品，可以分别换算出野生型和突变型线粒体 DNA 的拷贝数，进一步计算突变异质性率。

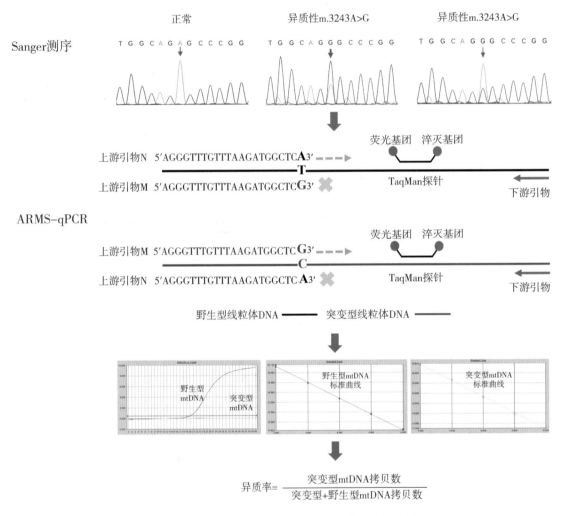

图 11 – 17　MELAS m. 3243A > G 突变异质性检测

三、亚急性坏死性脑脊髓病

亚急性坏死性脑脊髓病，即 Leigh 综合征（LS），是一组由遗传因素导致的原发性线粒体功能障碍，以脑干和（或）基底节对称性受累的头颅影像学改变和相应的临床表现为核心，可合并多系统受累的神经退行性疾病。该病多于婴幼儿期起病，临床症状多样，可累及多系统，神经系统症状包括肌张力减退、痉挛、癫痫发作、运动障碍、小脑性共济失调和周围神经病变；脑干功能障碍可表现为呼吸系统症状、吞咽困难、眼肌轻瘫和体温调节异常；神经系统外的表现包括体重增加不良、心肌病和心肌传导缺陷。

（一）LS 的分子基础

LS 已报道的致病基因数量超过 100 个，mtDNA 和 nDNA 变异均可导致亚急性坏死性脑脊髓病，nDNA 变异占 48% ~ 73%。其中，线粒体基因 *MT-ATP6*、*MT-ND3*、*MT-ND5*、*MT-ND6* 以及核基因 *SURF1*、*PDHA1*、*SLC19A3*、*SUCLA2*、*ECHS1* 等为常见的致病基因。

nDNA 相关的亚急性坏死性脑脊髓病可根据其遗传模式和致病基因细分为常染色体隐性遗传和 X 连锁遗传。线粒体 DNA 相关的亚急性坏死性脑脊髓病为母系遗传，若患者被检出线粒体 DNA 致病性突变，其母亲可能具有相同的线粒体 DNA 致病性突变，并表现出轻度临床症状，且患者的所有兄弟姐妹都有携带致病突变的风险，但发病风险取决于个体突变的异质性水平、不同组织间异质性水平的变化以及特定突变的疾病阈值。

（二）LS 的分子诊断方法

临床上，经基因检测发现与原发性线粒体能量合成障碍相关的基因的致病性突变，可作为亚急性坏死性脑脊髓病患儿的确诊依据。对于 nDNA 突变的检测，由于 nDNA 致病基因中仅少数可导致患者表现出亚急性坏死性脑脊髓病的特征性临床症状，可通过 Sanger 测序法进行靶向测序；大部分情况下，根据临床表现难以判断需检测何种 nDNA 致病基因的，常用线粒体病相关 nDNA 的基因组合或全外显子组测序（whole exome sequencing，WES）。对于 WES 检测未发现相关基因突变的患儿，可考虑进行全基因组测序。

对于线粒体 DNA 突变的检测，由于目前报道的致病基因不存在突变热点，可利用基于二代测序的全线粒体基因组测序技术。相比于一代测序，二代测序可显著提高在点突变、低水平异质性、片段缺失等方面的检测可靠性和敏感性。患儿全血是线粒体 DNA 突变检测的首选样本。随着患儿年龄增长，血液中某些线粒体 DNA 突变异质性水平降低。因此，若未发现血液样本中的线粒体 DNA 致病性突变，可对其他样本（如尿液、口腔黏膜、肌肉等）进行检测，以避免漏检。

由于线粒体 DNA 检测相较于 nDNA 检测更为快速，且费用相对低，对于有明确线粒体母系遗传家族史的患儿可先考虑进行线粒体 DNA 检测，若未发现相关突变后，再考虑进行 nDNA 测序分析。Leigh 综合征遗传异质性较强，在检测过程中常常需要同时检测线粒体 DNA 和 nDNA 基因突变。

❓思考题

答案解析

案例 孕妇，32 岁；丈夫，34 岁。夫妻均为广东人。

既往史：孕妇 1 年前曾在外院进行地中海贫血筛查，提示 β 地中海贫血（$β^E$ 位点杂合）。

现病史：孕期定期检查。孕 12 周 B 超检查未见异常。孕 23 周复查 B 超，胎儿符合 23 周 +4 天，胎儿异常声像，心脏增大，心肌肥厚，二尖瓣、三尖瓣反流，心包积液，皮肤水肿，腹水，胎盘增厚，考虑胎儿水肿综合征。

问题

（1）如何诊断该胎儿是否患胎儿水肿综合征？

（2）胎儿水肿综合征与哪个基因的突变有关？其基因型是什么？

（3）胎儿水肿综合征常用的分子诊断方法是哪种？如何解读结果？

（4）开展分子诊断对于该对夫妻的生育有何指导意义？

（李　伟　叶　薇）

书网融合……

重点小结　　　　题库　　　　微课/视频 1　　　微课/视频 2

第十二章　肿瘤的分子诊断

📝 **学习目标**

1. 通过本章学习，掌握肿瘤分子诊断的策略，常用的生物标志物类别；熟悉肺癌、乳腺癌、结直肠癌、前列腺癌和白血病的分子遗传学特征和临床常用分子诊断策略；了解肿瘤分子诊断常用的技术和常见诊断标志物的诊断技术选择。

2. 具备合理选择肿瘤分子标志物和解读肿瘤分子诊断结果的能力，充分理解分子标志物在肿瘤诊断中的价值。

3. 通过了解我国癌症防治成果，树立大卫生、大健康的观念，做好健康知识普及，促进全民健康，助力健康中国建设。

恶性肿瘤严重危害人类健康，目前已发现 100 多种人类肿瘤。2024 年国家癌症中心数据显示，2022 年全国新发恶性肿瘤达到 482.47 万例，其中男性 253.39 万例，女性 229.08 万例。恶性肿瘤发病形势严峻，肺癌居恶性肿瘤发病首位，2022 年肺癌新发病例约 106.06 万，约占全部恶性肿瘤的 22.0%，其后依次为结直肠癌（51.71 万，10.7%）、甲状腺癌（46.61 万，9.7%）、肝癌（36.77 万，7.6%）和女性乳腺癌（35.72 万，7.4%），发病前 5 位的恶性肿瘤占全部恶性肿瘤的 57.4%。由于我国人口基数庞大，人口老龄化、吸烟、感染、环境污染以及膳食结构不合理等问题的存在，我国的恶性肿瘤预防、诊断及治疗研究面临的形势较为严峻。

自 20 世纪 80 年代以来，随着分子生物学技术的发展，特别是人类基因组计划的完成，肿瘤的分子诊断成为肿瘤领域最活跃的学科，极大地推动了肿瘤早期筛查、诊断及相关辅助诊断等技术的发展。其核心是通过检测与肿瘤相关的生物大分子及其结构、表达或调控等改变，为肿瘤的预测、诊断、治疗、预后及转归提供信息。

第一节　肿瘤的分子诊断策略 ⓔ 微课/视频 1

PPT

肿瘤是一类多因素作用、多基因相关、多阶段发展而导致的疾病。分子诊断在肿瘤的早期诊断、分期分型、侵袭转移、个体化医疗及治疗和预后监测等方面应用广泛。虽然肿瘤标志物众多，但大多数标志物是肿瘤相关性指标，而非特异性指标。且肿瘤发生发展分子机制十分复杂，不同类型肿瘤各不相同，人们对肿瘤的认识也有很大差异，因此在肿瘤的分子诊断中要根据诊断目的、肿瘤类型以及检测对象采取合适的诊断策略与方法。

一、肿瘤分子诊断相关内容

1. 肿瘤相关基因及其产物检测　肿瘤的发生主要是基因和环境因素共同作用的结果，单独遗传因素造成肿瘤的概率低于 5%。在其发展的各个阶段，需要两个或两个以上不同的基因异常激活或失活，在整个演变过程中会积累一系列核酸（包括 DNA 和 RNA）的结构、存在及表达的改变。肿瘤相关基因是指与肿瘤形成密切相关的核酸类物质，主要包括癌基因、抑癌基因、肿瘤血管生成相关基因、细胞凋亡相关基因、肿瘤转移相关基因等，也包括单核苷酸多态性、DNA 甲基化、端粒酶、miRNA 及循环 DNA 等。选择检测靶点时，应注意选择与特定肿瘤相关性高的靶基因，靶基因应在拟诊肿瘤中具有较高的突变频率，且存在突变热点。

2. 肿瘤相关病毒的基因检测　肿瘤相关病毒是一类能诱导敏感宿主产生肿瘤或诱导体外培养细胞转化成癌细胞的动物病毒，分为 DNA 肿瘤病毒和 RNA 肿瘤病毒（逆转录病毒）。①致瘤性 DNA 病毒：人乳头瘤病毒（human papilloma virus，HPV）、乙型肝炎病毒（hepatitis B virus，HBV）、EB 病毒（epstein-barr virus，EBV）、人类疱疹病毒-8（human herpesvirus-8，HHV-8）。②致瘤性 RNA 病毒：人类 T 细胞白血病/淋巴瘤病毒 1（human T-cell leukemia/lymphoma virus 1，HTLV-1）和丙型肝炎病毒（hepatitis C virus，HCV）等。这些肿瘤相关病毒感染与 15% ~20% 的人类肿瘤发生有关，现已成为继吸烟之后人类第二位高危致癌因素。检测这些肿瘤相关病毒的基因，可以为某些肿瘤的诊断提供重要依据。

3. 肿瘤标志物基因检测　肿瘤标志物（tumor marker，TM）一般是指由恶性肿瘤产生或由肿瘤刺激宿主细胞产生，能反映恶性肿瘤的发生、发展及对抗肿瘤治疗反应的物质。肿瘤标志物在细胞中表达水平的高低或在体液中含量的变化与肿瘤的发生、发展与转化密切相关。临床上多采用免疫或生化的方法检测肿瘤标志物。分子生物学技术具有其自身的优势，可检测相关肿瘤标志物的基因表达，这将更加有利于恶性肿瘤的诊疗。

二、肿瘤分子诊断相关技术

肿瘤分子诊断相关技术是一种基于分子生物学原理，通过检测血液、机体排泄物、分泌物、穿刺物等体液样本中或手术和微量活检组织中的相关核酸物质、蛋白质等生物分子，对肿瘤进行早期发现、诊断、分型、预后判断和指导治疗的方法。肿瘤分子诊断相关技术的特点是灵敏度高、特异性高、能够早期发现肿瘤，有助于了解肿瘤的生物学特征和指导个体化治疗。

近些年来，新的肿瘤分子诊断相关技术层出不穷，有以下几种技术的发展值得关注。①基因扩增反应在芯片上得以实现：有 SNPs 芯片、突变分析芯片、差异表达芯片、比较基因组杂交芯片等多种高密度微阵列芯片，正在被运用于肿瘤早筛，并用于临床对肿瘤的诊断和肿瘤患者的治疗指导。②测序技术的快速发展：在肿瘤基因诊断，尤其是在肿瘤分子分型、个体化治疗方案选择中，测序技术发挥着重要的作用，并将可能成为临床实验室分析肿瘤基因组变化的常规技术。③液体活检技术在肿瘤分子诊断中的应用：目前液体活检技术在肿瘤临床诊断、治疗领域的应用越来越广泛，被称为实现对肿瘤"个体化精准医疗"的重要手段。④分子病理学在肿瘤研究领域的重要作用日益突出：近年来在临床得以普遍应用的包括肺癌、结直肠癌 *EGFR* 和 *KRAS* 基因的突变检测，乳腺癌 *HER2* 基因检测，腹腔胃肠道间质瘤 *C-KIT* 基因检测等。⑤分子显像技术在临床的应用：为肿瘤的诊断提供了新的方法。

第二节　肿瘤分子诊断的生物标志物

PPT

肿瘤的分子诊断依赖于肿瘤生物标志物的实验室检测。肿瘤生物标志物是恶性肿瘤在发生、发展过程中，由癌基因或抑癌基因和其他肿瘤相关基因及其产物异常表达所产生的一些抗原和生物活性物质。此外，机体对肿瘤发生的异常反应产生的一些生物活性物质和因子，也与肿瘤的发生、发展相关，这些生物活性物质和因子也可用于肿瘤的辅助诊断，故人们也将其归类为肿瘤生物标志物。

近年来，随着分子生物学技术的不断进展，肿瘤生物标志物所囊括的种类也越来越多，除了癌基因、抑癌基因及肿瘤生长、转移相关基因这一重要类别外，染色体异常、单核苷酸多态性、表观遗传异常、端粒酶、循环 DNA、miRNA 等都被列入肿瘤生物标志物的范畴。这里着重介绍一些近年研究较为充分的与肿瘤发生、发展相关的可选生物标志物。

一、肿瘤相关基因突变及其产物类分子诊断标志物

少部分肿瘤具有孟德尔遗传特征，大部分肿瘤被认为是一种体细胞遗传病，基因突变、染色体异常的改变普遍存在于肿瘤细胞中。这些遗传物质的异常不仅可以作为肿瘤的分子标志物，也可以作为治疗的靶点，成为个体化诊疗的重要研究内容。

（一）肿瘤相关染色体异常分子诊断标志物

除少数几种肿瘤外，染色体异常在几乎所有肿瘤细胞中都存在，被认为是肿瘤细胞的特征。自 1960 年在慢性粒细胞白血病患者标本中发现费城染色体（philadelphia chromosome，又称 Ph 染色体）以来，对肿瘤染色体异常的检测已发展为肿瘤分子诊断的一个重要内容。近年发展的分子诊断技术，如荧光原位杂交技术、荧光定量 PCR 技术、多重连接探针扩增技术和微阵列比较基因组杂交技术等已经能很好地检测染色体异常。目前，检测染色体结构异常已成为白血病患者诊断的常规手段。

（二）肿瘤相关基因异常分子诊断标志物

在恶性肿瘤演化进程中，常常积累一系列的基因突变，包括癌基因、抑癌基因、细胞周期调节基因、肿瘤血管生成相关基因、肿瘤转移相关基因、细胞凋亡相关基因等。这些基因都有可能被选作肿瘤诊断的分子标志物。

1. 癌基因（oncogene，onc）　是指一类能够引起细胞恶性转化的基因，首先发现于逆转录病毒中。1968 年，科学家在 Rous 肉瘤病毒基因组中发现逆转录病毒并证明其在细胞转化中起关键作用，之后在其他逆转录病毒中也相继发现能使细胞发生转化的基因。这些基因由于来自病毒，故被命名为病毒癌基因（virus oncogene，*v-onc*）。*v-onc* 是病毒基因组中特殊的核苷酸序列，是一类存在于病毒中，能使敏感宿主产生肿瘤或使体外培养细胞转化的基因。

继发现病毒癌基因后，在正常细胞 DNA 中也发现了与病毒癌基因几乎完全相同的 DNA 序列，称为细胞癌基因。它们在正常情况下以非激活的形式存在，故又称原癌基因（proto-oncogene）。原癌基因在进化上高度保守，负责调控正常细胞的生命活动，包括细胞增殖、生长因子信号传递、细胞周期进展、细胞存活以及 DNA 转录等。在某些因素下，原癌基因一旦被激活，并且发生数量或结构上的变化时，会形成导致恶性转化的癌基因。目前所知的原癌基因激活机制包括：启动子或增强子插入激活、基因重排/染色体易位、基因点突变/移码突变、基因扩增、甲基化激活等。目前所发现的原癌基因已超过 100 种，部分已知与肿瘤发生相关的原癌基因如表 12-1 所示。

表 12-1　部分原癌基因、表达产物及其相关肿瘤

原癌基因	表达产物	相关肿瘤
K-RAS	信号转导蛋白	结肠癌、胰腺癌、肺癌、卵巢癌、膀胱癌
N-RAS	信号转导蛋白	结直肠癌、黑色素瘤、甲状腺肿瘤、膀胱癌
H-RAS	信号转导蛋白	膀胱癌、结肠癌、肺癌、黑色素瘤
RET	生长因子受体	甲状腺癌、多发性内分泌肿瘤
KIT	生长因子受体	胃肠间质瘤
C-MYC	核调节蛋白	Burkitt 淋巴瘤、白血病
C-MYC	核调节蛋白	乳腺癌、胃癌、肺癌、结肠癌、神经母细胞瘤和胶质瘤

续表

原癌基因	表达产物	相关肿瘤
ABL	信号转导蛋白	慢性髓细胞白血病、急性淋巴细胞白血病
BCL-2	细胞周期调节蛋白	滤泡性淋巴瘤
N-MYC	信号转导蛋白	神经母细胞瘤、视网膜母细胞瘤、横纹肌肉瘤
L-MYC	信号转导蛋白	肺癌
SIS	生长因子	骨肉瘤、星状细胞瘤
ERBB1	生长因子受体	胶质瘤、鳞状细胞癌、乳腺癌、胃癌
ERBB2	生长因子受体	乳腺癌、卵巢癌、唾液腺癌

2. 抑癌基因 是一类可抑制细胞生长并具有潜在抑癌作用的基因，又称为肿瘤抑制基因（tumor suppressing gene）。正常情况下其表达的相关蛋白可抑制细胞增殖、促进细胞分化。当抑癌基因发生突变时会导致蛋白表达减少或者蛋白功能受到抑制或者失活，可导致细胞恶性转化。抑癌基因的失活与原癌基因激活的机制相似，也包括基因突变、缺失、重排等。然而，抑癌基因失活和原癌基因激活的表现不一样，原癌基因的一个等位基因发生突变被激活，就有显性的增殖信号释放；抑癌基因的突变是隐性的，只有一个等位抑癌基因发生突变时，未突变的另一个等位抑癌基因仍能产生足够量的野生型蛋白质产物，只有两个等位基因皆发生同类突变时才能引发抑癌基因的失活而失去对细胞增殖的监控作用，故抑癌基因又称为隐性癌基因。

抑癌基因通过其表达产物发挥对细胞增殖的调控作用，其表达产物主要包括跨膜受体、胞质调节因子、转录因子和 DNA 损伤修复因子等。第一个被分离到并被彻底研究的抑癌基因是视网膜母细胞瘤（retinoblastoma，RB）基因，与视网膜母细胞瘤发生相关。RB 基因失活还可见于骨肉瘤、小细胞肺癌、乳腺癌等，说明 RB 抑癌作用有一定广泛性。另一个重要抑癌基因是 TP53，几乎所有人类肿瘤中都存在 TP53 基因的突变，至今已从各种恶性肿瘤标本中检测出千种 TP53 的突变。部分抑癌基因见表 12 - 2。

表 12 - 2 部分抑癌基因、表达产物及其相关肿瘤

抑癌基因	表达产物	相关肿瘤
APC	细胞结构蛋白	结肠癌、胃癌
BRCA1	DNA 修复因子	乳腺癌、卵巢癌
BRCA2	DNA 修复因子	乳腺癌、卵巢癌
CDH1	细胞结构蛋白	各种上皮性癌
DCC	细胞结构蛋白	结肠肿瘤
FHIT	信号转导蛋白	各种肿瘤
MCC	转录因子调控	结肠肿瘤
MEN1	转录因子调控	多发性内分泌肿瘤
NF1	信号转导蛋白	神经纤维瘤
NF2	细胞结构蛋白	神经纤维瘤、脑膜瘤
$p16^{INK4b}$	细胞周期控制蛋白	黑色素瘤、胰腺癌
$p14^{ARF}$	转录因子调控	各种肿瘤
TP53	DNA 修复因子	80% 各种肿瘤
PTC	信号转导蛋白	基底细胞瘤、髓母细胞瘤
RB1	细胞周期控制蛋白	视网膜母细胞瘤、膀胱癌
TSC1	转录因子调控	乳腺癌、膀胱癌
VHL	蛋白降解相关蛋白	肾癌
WT1	转录因子调控	Wilms 瘤

3. 细胞周期调节基因　是一类与细胞周期调节密切相关，控制细胞周期启动及各时相转换的基因。细胞周期调节基因的异常表达可通过控制细胞增殖，参与肿瘤的发生发展。细胞周期是指正常连续分裂的细胞从前一次有丝分裂结束到下一次有丝分裂完成所经历的连续动态的过程，也是多阶段、多因子参与的精确而有序的调控过程，可分为 5 个时期：即 G_0 期（静息期）、G_1 期（DNA 合成前期）、S 期（DNA 合成期）、G_2 期（DNA 合成后期）、M 期（有丝分裂期）。在 DNA 合成过程中，细胞周期通过细胞周期蛋白（cyclins）、细胞周期蛋白依赖性激酶（cyclin-dependent-kinases，CDKs）、CDK 抑制剂（cyclin dependent kinase inhibitors，CKIs）及细胞周期检查点激酶 1（check point kinase 1，Chk1）进行调控。这些调控方式相互制约，形成一个复杂而精密的细胞周期分子调控网络。在周期调节过程中，任何自身调节基因的变化或外来因素的影响都会导致细胞周期失控，甚至出现细胞无限制增殖，最终发展为肿瘤。

（1）细胞周期蛋白依赖性激酶　CDKs 是细胞周期运行的引擎。CDKs 属于丝氨酸/苏氨酸蛋白激酶家族，共有 13 个成员，分别被命名为 CDK1～CDK13。作为细胞重要的信号转导分子，CDKs 参与细胞周期的不同阶段，促使细胞有序地生长、增殖、休眠或凋亡。几乎所有肿瘤细胞都发现有各种 CDKs 的异常，如胃癌、乳腺癌、淋巴瘤和头颈癌组织中发现有 *CDK4* 基因的突变或高表达。

（2）细胞周期蛋白　cyclin 与 CDKs 的结合是细胞周期的正调控机制。目前已经在哺乳动物细胞中分离出 9 类主要 cyclin 蛋白，连同亚类共有 16 种。研究最多的是 *CCND1* 基因，定位于染色体 11q13，编码产物为细胞周期蛋白 D1（cyclin D1），其在细胞周期 G1-S 期转换中有重要的调节作用。cyclin D1 的过度表达在乳腺癌、胃癌、食管癌、非小细胞肺癌及喉鳞癌等多种恶性肿瘤中均有报道，且与临床预后不良密切相关。

（3）细胞周期蛋白依赖性激酶抑制剂　CDKs 活性除了受 cyclin 的正向调节外，还受 CDKIs 的负向调节，CDKIs 目前已鉴定的有 7 个成员。由于 CDKIs 在细胞周期中的调节作用及在人类肿瘤中突变失活，它们是一组重要的肿瘤抑制基因。

（4）细胞周期检查点激酶 1（check point kinase 1，Chk1）　*Chk1* 基因定位于染色体 11q24 上，高度保守，产物为蛋白激酶，在 S 期、G_2/M 检查点上调控着细胞周期进程。*Chk1* 基因缺失可增加基因不稳定性，导致肿瘤的发生和发展。

4. 细胞凋亡相关基因　细胞凋亡是机体在生长、发育过程中或者受到有害刺激时清除多余、衰老或异常细胞，以保持机体内环境的稳定和维持正常生理活动的一种具有明显形态学特征的细胞主动死亡形式。细胞凋亡是在基因调控下进行的，相关基因很多，大致可分为三组：①促细胞凋亡基因（如 *FAS*、*BAX* 等）；②抑制细胞凋亡基因（如 *BCL-2*、*MCL-1* 等）；③细胞凋亡过程中其他相关基因。恶性肿瘤的发生，不仅是细胞增殖失控和分化异常的结果，而且与凋亡的抑制密切相关。在恶性肿瘤发生过程中，凋亡相关基因突变或表达异常可阻断凋亡，促使肿瘤的发生。因此，检测细胞凋亡相关的基因及其表达产物可为临床评估肿瘤恶性程度、放化疗敏感性以及肿瘤预后提供重要线索。

5. 肿瘤血管生成相关基因　血管生成是肿瘤浸润转移的关键步骤，是促血管生成因子和血管生成抑制因子作用失衡的结果。目前发现众多与肿瘤血管生成和抑制相关的基因。促血管生成因子中研究最多的是血管内皮生长因子（vascular endothelial growth factor，VEGF）和血管生成素（angiopoietin，Ang）家族，近年来研究发现 Notch 信号通路在血管发生中也扮演重要的角色。血管生成抑制因子包括血小板反应蛋白 1（thrombospondin-1，TSP-1）等。研究发现，当 *TP53*、*H-RAS* 及 *VHL* 等基因发生改变时，将上调 VEGF、碱性成纤维细胞生长因子（basic fibroblast growth factor，bFGF）的表达，下调 TSP-1 的表达，以此来促进肿瘤转移。临床上对肿瘤血管生成相关基因的监测有助于预测肿瘤转移、复发及判断预后等。

6. 肿瘤转移相关基因 肿瘤细胞侵袭和转移是一个错综复杂的生物学过程，受许多相关基因调控，是多种肿瘤转移基因及转移抑制基因综合作用的结果。肿瘤转移相关基因指某基因改变和表达能够促进或抑制肿瘤转移的基因。研究发现，有许多原癌基因与肿瘤转移密切相关，如编码生长因子的 *SIS* 基因，编码酪氨酸酶的 *V-SRC*、*V-FES* 和 *V-FMS* 基因，编码丝氨酸/苏氨酸激酶的 *MOS*、*V-RAS*、磷蛋白突变型 *TP53* 基因以及 *C-MET*、*RAS*、*RHO*、*MYC* 等原癌基因。抑癌基因失活是肿瘤侵袭转移的另一重要机制，*NM23* 是抑癌基因影响肿瘤转移的典型代表。

7. 基因组稳定相关基因 在生物体内及外部环境中存在许多影响基因组稳定性的因素。其中，DNA 损伤修复是维持基因组稳定性的关键过程。人体细胞已进化出一套由众多 DNA 修复基因构成的维护基因组稳定性体系。维持基因组稳定性的一些重要因子功能缺失可引起基因组出现不稳定性或发生突变，造成机体癌基因和抑癌基因突变积累，导致细胞生长增殖失调，最终形成肿瘤。近年来，维持细胞基因组稳定的基因在肿瘤领域受到了高度关注。

（1）DNA 修复基因 DNA 损伤修复过程及其机制非常复杂，与细胞周期调节、DNA 复制和转录等生命过程紧密相关，且参与因子众多。DNA 修复基因编码的蛋白质能修正 DNA 复制时所产生的错误，避免因修复失败导致突变累积。例如，核苷酸剪切修复（nucleoride excision repair，NER）、碱基切除修复（base excision repair，BER）的相关基因与肿瘤放化疗敏感性密切相关，可作为疗效预测的辅助指标。

（2）基因组不稳定性 是恶性肿瘤的重要分子特征。部分肿瘤（如结直肠癌）患者经常伴有很强的基因组不稳定性。例如，微卫星不稳定性（microsatellite instability，MSI）是基因组不稳定性常见形式之一，主要表现为微卫星重复序列的增多或减少，其与核苷酸错配修复（mismatch repair，MMR）机制缺陷有关。目前已知微卫星高度不稳定性发生率较高的实体瘤有子宫内膜癌、胃癌和结直肠癌等。研究证实，*MMR* 基因的蛋白表达缺失、微卫星高度不稳定性在结直肠癌抗 PD-1/PD-L1 免疫治疗疗效预测中有重要参考价值。

（3）端粒酶 端粒是真核细胞染色体末端的一个特殊结构，是维持基因组稳定性的重要因素。端粒酶能利用自身 RNA 为模板合成端粒 DNA，使端粒延伸从而维持结构稳定。人体绝大多数正常体细胞无端粒酶活性表达，端粒酶过度激活是肿瘤细胞逃避衰老、获得永生化能力的重要机制，并且端粒酶活性高低与肿瘤恶性程度有密切相关性。因此，端粒酶的检测与临床病理分期、组织学分型或细胞分化程度一样，可作为一个独立的恶性肿瘤早期诊断、治疗监测和预后判断指标。目前临床上有对端粒酶活性的检测，该项检测可用于肺癌的辅助诊断。

（三）基因多态性分子诊断标志物

单核苷酸多态性（single nucleotide polymorphisms，SNPs）是继限制性片段长度多态性和微卫星多态性之后的第三代遗传标记，是疾病易感性和药物反应性的决定因素。检测肿瘤 SNPs 有利于分析肿瘤易感性及制定个体化治疗方案，目前研究主要集中在：①肿瘤相关基因的 SNPs，包括癌基因、抑癌基因、周期调控相关基因、免疫相关基因和代谢酶基因；②药物/非药物治疗相关基因的 SNPs，包括遗传相关基因（药物靶体、靶基因合成、药物运输蛋白、药物代谢酶、谷胱甘肽合成酶、某些辅基合成酶等）和环境相关基因（细胞色素 P450 等药物代谢主要酶系及抑制剂）。此外，SNPs 还与肿瘤药物的疗效、药物代谢以及放射损伤等联系密切。

二、肿瘤相关表观遗传类分子诊断标志物

表观遗传学是基于非基因序列改变所致的基因表达水平变化。大量研究显示，表观遗传学改变可

以引起原癌基因激活和抑癌基因失活，在肿瘤的发生、发展和转移中起重要作用。

肿瘤细胞表观遗传学异常的机制主要如下。

1. DNA 甲基化　异常 DNA 甲基化是肿瘤重要的表观遗传特征，包括基因组低甲基化和启动子高甲基化。基因启动子区的 CpG 岛发生甲基化时常会导致抑癌基因、DNA 修复基因等重要基因功能丧失，从而引起肿瘤的发生。

2. 组蛋白修饰　组蛋白是存在于核小体中与 DNA 结合的碱性蛋白质，是染色质的基本结构蛋白。组蛋白修饰对维持基因表达模式和染色体正常的结构功能有重要作用，其发生异常会对转录模式和细胞表型产生巨大影响。例如，组蛋白乙酰化失衡可影响细胞周期、分化及凋亡。

3. 染色质重塑　是指核小体在真核细胞内重新定位的过程。在细胞生命活动的选择性基因沉默或基因表达过程中，染色质中的基因组 DNA 序列一般不会发生改变，但细胞核内染色质结构可以发生高度动态变化，这种染色质的结构变化称为染色质重塑。当重塑复合物中的一些关键基因发生突变，导致染色质重塑失败，影响基因的正常表达时，则可导致肿瘤发生。

了解肿瘤相关表观遗传异常可为肿瘤的分子诊断提供应用价值。例如，通过对癌基因和抑癌基因启动子区 CpG 岛的甲基化检测可分析其所处的功能状态。目前，广泛应用甲基化特异性 PCR 检测 CpG 岛甲基化，对比肿瘤细胞与正常细胞间不同的甲基化状态，检测出各种肿瘤的独特甲基化谱。此外，一些新的表观遗传修饰改变，如 RNA 甲基化（如 m^6A 修饰）也在肿瘤分子诊断中显示出应用价值。 📱微课/视频 2

三、肿瘤液体活检及相关分子诊断标志物 📱微课/视频 3

液体活检技术，是在体液中检测肿瘤来源分子的新技术。液体活检技术具有克服肿瘤异质性、可多次取样、动态实时监测变化、微创或无创、高灵敏度和特异性的特点，可为肿瘤早期筛查、早期诊断和伴随诊断、预后评估、疗效监测、用药指导及术后复发转移风险评估的规范化应用提供有力依据。

1. 循环肿瘤 DNA 分子诊断标志物　循环肿瘤 DNA（circulating tumor DNA，ctDNA）是指肿瘤细胞经脱落或者当细胞凋亡后释放进入循环系统的 DNA，是一种特征性的肿瘤分子诊断生物标志物。通过对血液或其他体液中的 ctDNA 进行检测，能够反映肿瘤的踪迹。由于肿瘤异质性存在，在临床中我们难以进行肿瘤组织的动态病理活检。通过分析 ctDNA 中的基因突变检测、甲基化检测、微卫星不稳定检测等结果，可为肿瘤的治疗方案选择、早期诊断、肿瘤进展实时监测以及疗效、预后判断提供无创、可靠的信息。实时荧光定量 PCR 技术、数字 PCR 技术和二代测序技术等检测技术在 ctDNA 检测领域的发展也日新月异。

但目前循环肿瘤 DNA 应用中还存在一些需解决的问题，主要有：①缺乏不同种类、不同分期的肿瘤患者 ctDNA 的基础含量数据，尚需开展大样本的基础调查，确定相应的临界值；②尚需建立灵敏度高、准确实用的 ctDNA 定量检测方法。ctDNA 的含量极低，每毫升含量仅为纳克级，因此准确定量并不容易。

2. 循环肿瘤 RNA 分子诊断标志物　循环肿瘤 RNA（circulating tumor RNA，ctRNA）是来源于肿瘤、存在于血液或其他体液中的 RNA 片段。ctRNA 除了携带肿瘤来源相关遗传信息外，也包含肿瘤相关基因表达的调控信息，包括 mRNA 和非编码 RNA（noncoding RNA，ncRNA），如微小 RNA（microRNA，miRNA）、长链非编码 RNA（lncRNA）等，为肿瘤早期诊断、靶向治疗以及预后分析提供了新的分子诊断标志物。

近年来研究显示，miRNA 在不同类型的肿瘤或在肿瘤发生的不同阶段具有特定的表达模式，具有显著的肿瘤相关性、组织特异性和表达相关性，在肿瘤早期诊断中显出广阔的应用前景。有研究利用 miRNA 芯片技术研究了 miRNA 在胃癌、乳腺癌、结直肠癌、肺癌、肝癌及白血病等肿瘤组织与其在正常组织中的表达差异，构建了相应肿瘤组织与正常组织差异 miRNA 表达谱，筛选出了许多具有高度肿瘤相关性的特异 miRNA 分子。miRNA 非常稳定，不仅可以从组织细胞中提取，也可以从石蜡包埋样品中分离得到，血清中也广泛存在 miRNA，而且血清 miRNA 表达谱与机体对应肿瘤组织 miRNA 表达谱有高度关联性。作为一类 ctRNA，血清 miRNA 作为肿瘤分子标志具有很多优点：①样品容易获得；②血清中 miRNA 稳定，能耐受核酸酶降解；③温度及酸碱变化对血清 miRNA 影响很小。

现阶段已有液体活检 miRNA 检测试剂盒获准进入临床，如粪便 miR-92a 检测试剂盒、血清 miR-25 检测试剂盒，这两种试剂盒分别在肠癌和胰腺癌的临床辅助诊断中得到应用。除此之外，7 种血浆微小核糖核酸 miRNA（miR-21、miR-26a、miR-27a、miR-122、miR-192、miR-223、miR-801）联合检测试剂盒也运用到临床检测中，研究显示该项循环肿瘤 RNA 分子诊断标志物对肝癌的检测敏感度为 83.2%，特异度为 93.9%。还有尿液前列腺特异性抗原（PSA）mRNA 和 PCA3 lncRNA 检测用于辅助决策患者是否需进行前列腺活检，有助于前列腺癌的活检确诊。 e 微课/视频4

3. 循环肿瘤细胞及其分子诊断标志物 循环肿瘤细胞（circulating tumor cell，CTC）是外周血循环中来源于原发肿瘤或转移灶的肿瘤细胞。其相关分子标志物包含来自 CTC 的 RNA、DNA 和蛋白质，具有生物标志物的空间分辨率，对肿瘤进展和转移风险、肿瘤微环境及治疗具有重要意义。2007 年，CTC 被美国临床肿瘤协会列为肿瘤标志物。临床研究已证实了 CTC 计数在早期和转移性乳腺癌、转移性前列腺癌和结肠癌患者中的预后价值。一项乳腺癌相关的研究表明，1944 例转移性乳腺癌患者中有 46.9% 检测出 CTC，并且发现 CTC 的存在与乳腺癌的总生存期缩短相关。在切除肝转移肿瘤治疗的前后 1 个月内，CTC 计数是导致转移性结直肠癌患者总生存期缩短的独立风险因素。

4. 外泌体分子诊断标志物 外泌体（exosomes）作为一类重要的细胞外囊泡，目前是肿瘤分子标志物的研究热点。通常对于外泌体的临床研究分为两个部分：外泌体分离纯化和后续的分子生物学检测。外泌体分离纯化商品化试剂盒的研发应用市场已经成熟，用于分选外泌体的新型仪器设备的研发也在不断开展。分离得到的外泌体可通过核酸和蛋白相关的经典的分子生物学检测技术、高通量二代测序、基因芯片和蛋白组学等分析技术进行"解码"。针对临床疾病的诊疗，目前临床外泌体"一站式"检测技术正在开发，该技术是微流控、流式细胞术和声学捕获技术与纳米光学、探针识别结合的高新技术，无须进行样本的分离纯化外泌体步骤，能更便捷地直接检测特定外泌体。

▶ 知识拓展 ◀

循环染色体异常细胞分子诊断标志物的应用

循环染色体异常细胞（circulating genetically abnormal cell，CAC）是指外周血中具有与原发肿瘤基因组特性相似的细胞的统称。其主要表现为 3 号、10 号染色体的基因组位点及拷贝数非整倍体变异。通过荧光原位杂交（fluorescence in situ hybridization，FISH）技术可在肺癌患者外周血单个核细胞中检测到肺癌发生相关的染色体异常细胞。早期至晚期肺癌患者血液中都可发现这种携带染色体异常信息的细胞，且 CAC 数量与癌症复发和患者生存率相关，这表明外周血单个核细胞染色体异常在癌症不同时期均存在。目前，CAC 技术已应用于临床肺癌早期分子诊断。

PPT

第三节　肿瘤分子诊断的临床应用 微课/视频 5～6

通过分子诊断不仅能对早期肿瘤做出确切的诊断，也能确定个体对肿瘤的易感性并且对肿瘤的分期、分型、疗效监测和预后做出判断。分子诊断凭借技术优势和巨大潜能，极大地推动了在更深的层次上揭示肿瘤的本质、指导临床诊断和治疗工作。本节主要介绍目前分子诊断在肺癌、乳腺癌、结直肠癌、前列腺癌、白血病及其他一些肿瘤中的临床应用。

一、肺癌

肺癌居我国恶性肿瘤发病首位，男性和女性恶性肿瘤发病首位均为肺癌。2022 年男性肺癌新发病例约 65.87 万，女性肺癌新发病例约 40.19 万。非小细胞肺癌（non-small cell lung cancer，NSCLC）是肺癌的主要类型，约占总数的 85%。NSCLC 患者经常被诊断处于癌症晚期阶段，导致其 5 年生存率非常低。肺癌发病的最初阶段涉及许多肺癌相关基因及其表达的改变。此外，随着研究的不断深入，肺癌遗传易感性也越来越受到人们的重视。研究表明，吸烟者当中只有 10%～15% 发生肺癌，而 10%～15% 的肺癌患者并不吸烟。对肺癌遗传易感性的研究主要集中在代谢酶的基因多态性、DNA 修复基因改变以及癌基因和抑癌基因突变等领域。目前发现与肺癌的发生发展、转移以及预后紧密联系的生物标志物有原癌基因表皮生长因子受体（epidermal growth factor receptor，EGFR）基因、*K-RAS*、甲状腺转录因子 1（TTF-1）、棘皮动物微管相关蛋白样 4-间变性淋巴瘤激酶（*EML4 :: ALK*）融合基因、癌胚抗原（CEA）、神经元特异性烯醇化酶（NSE）、细胞角蛋白家族（cytokeratins，CKs）等。

（一）肺癌的分子标志物和临床价值

目前，肺癌的诊断主要依靠影像学和组织病理学。虽然影像学和组织病理学用于肺癌的早期诊断具有一定灵敏性，但也存在有创、难以重复检测等不足。分子生物学检验不仅可用于肺癌筛查和早期诊断，而且可以帮助靶向治疗选择和预后评估以及复发和转移监测。常见的肺癌分子标志物主要包括以下几类。

1. DNA 甲基化　目前，*SHOX2/RASSF1A/PTGER4* 基因甲基化检测试剂盒已用于临床肺癌的早期筛查，其检测的是血液中 ctDNA。*SHOX2* 属于 *SHOX* 基因家族，在胚胎形成期对骨骼、心脏和神经系统的发育作用重大，在肺癌、乳腺癌和肾癌中异常表达。*RASSF1A* 调控涉及基因转录、信号转导、细胞周期、细胞凋亡等多种生物学功能，可以通过多种途径抑制肿瘤形成。*PTGER4* 属于 G 蛋白偶联受体家族，是非常重要的抑癌基因。研究发现，肺癌患者血浆样本中 *SHOX2*、*RASSF1A* 及 *PTGER4* 三基因启动子区域呈高度甲基化。另一种获批的 DNA 甲基化检测试剂盒则是检测肺泡灌洗液和肺穿刺标本中 *SHOX2*、*RASSF1A* 基因甲基化。 微课/视频 7

2. 循环染色体异常细胞（CAC）　早诊早治是提高肺癌患者存活率的关键。有研究显示，Ⅰ 期肺癌患者在发现结节后一个月内接受手术切除和治疗，其 10 年存活率可高达 92%。因为缺乏有效的早筛早诊方法，只有 10%～15% 的肺癌患者在早期被发现。目前生物标志物对早期肺癌的诊断灵敏度不足以满足临床需求，且肺癌早期患者外周血中的 CTC 含量较少，而 CAC 可以出现在肿瘤早期阶段，所以通过四色荧光原位杂交技术检测血液中 CAC，对早期肺癌的诊断具有重要价值。

3. *EGFR* 基因　目前已知大部分的 NSCLC 均存在 EGFR 过表达，其中鳞癌的表达率为 85%，腺癌和大细胞癌的表达率为 65%，而小细胞癌的表达率较低。吉非替尼和埃罗替尼为 *EGFR* 突变的靶向药

EGFR-TKIs，是目前批准用于 NSCLC 靶向治疗的主要药物。临床实践显示，吉非替尼和埃罗替尼这两种药物的疗效存在着很大的个体差异，仅对 25% ~ 35% 的个体有很好的效果。*EGFR* 基因 19 ~ 21 号外显子突变的纯合子或杂合子患者建议使用吉非替尼和埃罗替尼，可取得较好的疗效，可显著延长生存期。有研究表明，当检测出 *EGFR* 基因的 T790M 与 Exon20ins 位点发生突变，EGFR-TKIs 的疗效不佳。还发现间质上皮转化因子（*MET*）基因扩增与 EGFR-TKIs 耐药有关。EGFR 蛋白过度表达在 NSCLC 患者当中非常普遍（40% ~ 80%），并且与侵袭性和预后不良有关。EGFR 蛋白通常与 *EGFR* 基因的拷贝相关，所以 FISH 和 IHC 双阳性患者（约 23%）可能从 EGFR-TKIs 治疗中获益。

4. *K-RAS* 基因　*K-RAS* 基因突变与肺癌的发生以及预后具有高度相关性。有 20% ~ 30% 的 NSCLC 患者存在着 *K-RAS* 基因突变，其中又以肺腺癌最多见。80% ~ 90% 的 *K-RAS* 突变是由第 12 密码子 G→T 引起的，导致 *K-RAS* 蛋白组成性活化。*K-RAS* 基因突变将会导致肺癌患者对 EGFR-TKIs 产生耐药，对其突变的检测可以辅助临床医师筛选出受益于 EGFR-TKIs 的非小细胞肺癌患者。美国国家综合癌症网络（NCCN）非小细胞肺癌临床实践指南（V2. 2011）明确地指出：当 *K-RAS* 基因发生突变时，不建议使用 EGFR-TKIs 靶向治疗药物。

5. 甲状腺转录因子 1（TTF-1）　是一种分子质量为 38 ~ 40kDa 的核蛋白，主要在肺泡囊和肺泡等部位有分布，其生理水平在肺组织形态结构的维持中具有重要意义。TTF-1 的阳性表达是肺腺癌特异的免疫组化诊断的标志物，有助于转移性腺癌和原发性肺腺癌的鉴别。对于 NSCLC 患者，TTF-1 高表达可以诱导肺癌细胞分化，造成肿瘤血管生长加快，这会导致肿瘤的恶性程度升高，继而增加 NSCLC 患者预后不良的发生风险。同时，TTF-1 可发挥促进肿瘤生长、增殖以及浸润作用，故 TTF-1 过表达的 NSCLC 患者更容易出现转移和浸润，并导致其预后不良。

（二）肺癌的分子诊断方法与意义

EGFR 在大多数 NSCLC 中过表达且是重要的治疗靶标，因此肺癌中 *EGFR* 基因突变检测具有重要临床价值。

1. 检测标本　经甲醛固定、石蜡包埋的非小细胞肺癌肿瘤组织。2012 年版 NCCN 非小细胞肺癌临床实践指南中推荐检测的标本类型为治疗前的原发癌肿瘤组织而非转移的肿瘤组织。目前也有实验室采用经支气管刷检细胞、经支气管和淋巴结穿刺针吸细胞或痰、血性胸水、脑脊液及外周血等。

2. 检测方法　采用 PCR 扩增后直接 DNA 测序、荧光原位杂交法（FISH）、免疫组织化学法（IHC）等，也可以使用更为灵敏的检测方法如 AS-PCR、ARMS、突变体富集 PCR（mutant-enriched PCR）、高分辨熔解曲线（HRM）等方法进行检测。

3. 结果解释　临床常见 NSCLC 患者部分 *EGFR* 基因上突变型位点见表 12-3。

表 12-3　部分常见 *EGFR* 基因致病性突变

基因名称	染色体位置	转录本号	外显子	核苷酸改变	氨基酸改变
EGFR	7p11. 2	NM_005228. 3	20	c. 2389T > A	p. Cys797Ser
			19	c. 2237_2254delAATTAAGAGAAGCAACAT	p. Glu746Ser752delinsAla
			20	c. 2369C > T	p. Thr790Met
			21	c. 2575G > A	p. Ala859Thr

4. 临床意义　①个体化治疗：NSCLC 治疗的主要靶向药物包括小分子 EGFR 酪氨酸激酶抑制剂（EGFR-TKIs），临床实践显示 EGFR-TKIs 的疗效存在着很大的个体差异，如 *EGFR* 基因 18-21 号外显子突变的纯合子或杂合子患者使用吉非替尼可取得较好的疗效，显著延长患者生存期。当检测出 *EGFR* 基因 T790M 位点发生突变之后，吉非替尼的疗效不佳，可选用奥斯替尼进行有效治疗；②预后判断：*EGFR* 基因高度扩增导致 EGFR 蛋白高表达，40% ~ 80% 的 NSCLC 患者 EGFR 蛋白过表达，与侵袭性

和预后不良有关。

二、乳腺癌

乳腺癌是发生在乳腺上皮组织的恶性肿瘤。作为女性最常见的恶性肿瘤之一，乳腺癌的发病率逐年上升，死亡率位居女性恶性肿瘤的首位。我国乳腺癌的发病率虽远低于欧美国家，但是死亡率却明显高于欧美国家。乳腺癌的发生可分为遗传性和散发性两大类。乳腺癌患者当中有 5% ~ 10% 的病例有明显的遗传倾向，其中约 80% 的患者可检测出乳腺癌易感基因的结构或功能异常。*BRCA1* 和 *BRCA2* 是最早被发现的与乳腺癌高度相关的易感基因。此外，与乳腺癌的发生发展紧密联系的基因还有 *c-erbB-2/HER-2*、*ER*、*PR*、*ATM*、*CHEK2*、*PALB2*、*TP53*、*BCL-2*、*BAX* 和 *PTEN* 等，目前乳腺癌根据 *HER2*、*ER* 和 *PR* 基因的表达情况分为 Luminal A、Luminal B、HER2 阳性和三阴性乳腺癌四种分子亚型。

（一）常见的乳腺癌分子标志物

近年来，随着分子诊断技术的发展，乳腺癌的临床诊断已经从单一的细胞水平跨入多元化的分子领域。乳腺癌相关基因或蛋白质的检测已经成为乳腺癌分子诊断的重要内容。常见的乳腺癌分子标志物主要包括以下几类。

1. *BRCA* 基因　属于抑癌基因，分为 *BRCA1* 和 *BRCA2* 两种。*BRCA* 基因在调节人体细胞的复制、遗传物质 DNA 损伤修复、维持细胞的正常生长等方面发挥重要作用。大部分遗传性乳腺癌和少量散发性乳腺癌的发生与 *BRCA* 基因突变相关。*BRCA1* 基因是首个被发现的乳腺癌易感基因，在 DNA 损伤修复、基因转录调节、抑制细胞增殖等方面发挥重要作用。在遗传性乳腺癌家族中，*BRCA1* 突变率达 40% ~ 50%；而在遗传性乳腺癌合并卵巢癌家族中，*BRCA1* 突变率几乎为 100%。存在 *BRCA1* 突变的个体，发生乳腺癌的风险是正常人的 8 ~ 10 倍。*BRCA1* 存在多种突变形式，多为移码突变或无义突变，其突变后丧失抑癌作用，从而诱发肿瘤。携带 *BRCA2* 突变者与 *BRCA1* 相比，可能具有不同的遗传背景，*BRCA2* 基因确切的抑癌功能尚未阐明。有研究者认为 *BRCA2* 能够与断裂的 DNA 结合，通过同源重组过程进行 DNA 双链断裂的修复，因此，一旦 *BRCA2* 失去修复 DNA 损伤的功能，染色体的稳定性就会被破坏，从而导致肿瘤的发生。

2. *c-erbB-2/HER2* 基因　*c-erbB-2* 也称 *HER2*，是 *EGFR* 家族成员之一，定位于人染色体 17q21，编码人表皮生长因子受体 2。HER2 蛋白是具有酪氨酸蛋白激酶活性的跨膜蛋白，主要调控细胞增生、转化以及凋亡。乳腺癌中 *HER2* 基因常持续高表达，使细胞增殖处于失控状态，*HER2* 亦是促进乳腺癌恶化的癌基因，HER2 阳性的患者预后往往较差。

3. *ER/PR* 基因　雌激素受体（estrogen receptor，ER）和孕激素受体（progestogen receptor，PR）存在于正常乳腺细胞表面，受雌激素和孕激素的调控。乳腺癌细胞常部分表达或不表达 ER/PR，ER/PR 与乳腺癌患者内分泌治疗的选择以及预后密切相关，ER/PR 阳性乳腺癌患者预后一般较好；反之，ER/PR 的缺失使乳腺癌细胞生长不再受激素调控，患者往往预后较差、易转移且易复发，特别是 ER/PR 阴性、HER2 阴性的三阴乳腺癌患者。

4. *ATM* 基因　属于抑癌基因，是继 *BRCA1/2* 之后发现的与乳腺癌相关性较高的基因，其编码产物参与细胞周期调控、DNA 损伤的识别和修复。乳腺癌中 *ATM* 表达水平降低，抑癌作用减弱，导致了肿瘤的发生。近年来发现，*ATM* 突变存在多种形式，如启动子甲基化修饰、错义突变和单核苷酸多态性等。

5. *TP53* 基因　是重要的研究较为充分的抑癌基因。该基因编码的 p53 蛋白是一种转录因子，具有调控细胞周期、促进细胞凋亡、维持基因组稳定和抑制肿瘤血管生成的作用。*TP53* 在多种肿瘤中存在错义突变并失活，在乳腺癌中，*TP53* 突变提示预后不佳。

6. *CHEK2* 基因 定位于人染色体 22q12.1，是一种新型乳腺癌易感基因，该基因编码一种细胞周期检查点调节因子，参与 DNA 损伤修复和细胞周期调控。研究表明，*BRCA1*、*BRCA2* 和 *CHEK2* 均通过同一信号通路发挥作用，表明 *CHEK2* 突变不会在 *BRCA1* 或 *BRCA2* 发生突变后进一步增加癌变风险。

7. *PALB2* 基因 是潜在的乳腺癌易感基因，在维持基因组稳定和调节细胞周期进程方面发挥着重要作用。作为 BRCA 蛋白间的分子接合器，PALB2 还能与 BRCA1 直接作用，是 DNA 损伤修复所需的 BRCA 复合体不可分割的组成部分。*PALB2* 突变将扰乱蛋白分子间的相互作用，使同源重组修复发生缺陷，导致肿瘤的发生。

（二）乳腺癌分子标志物的临床价值

基因检测对乳腺癌的防治有巨大意义：①筛选易感人群；②反映乳腺癌的分型分期；③预测乳腺癌的发病风险，根据多基因检测结果能够评估乳腺癌的遗传风险，对基因检测显示乳腺癌遗传风险较高者，应及早采取预防措施；④指导合理治疗，基因检测可提示个体对某些药物是否敏感，尤其是雌激素相关的药物治疗。目前，基因检测已成为乳腺癌个体化治疗的基本内容之一，以下介绍常见分子标志物的临床意义及检测方法。

1. *HER2* 基因检测 *HER2* 基因是乳腺癌发病的独立危险因子，*HER2* 在乳腺癌的早期阶段高表达，因此可作为乳腺癌早期诊断的参考指标。另外，有研究指出 30% 的侵袭性乳腺癌患者中 *HER2* 发生扩增。临床研究发现，*HER2* 基因的高表达促进了乳腺癌患者的转移及化疗耐药，大部分乳腺癌的恶性程度比较高，疾病进展迅速且预后不良。*HER2* 阳性的晚期乳腺癌患者临床预后差，死亡率和复发率比较高。而针对 *HER2* 基因的靶向药物已经应用于临床乳腺癌的治疗，改善了 *HER2* 阳性乳腺癌患者的预后。*HER2* 在浸润性乳腺癌的预测、治疗及预后等方面发挥着重要的诊断价值。通过免疫组织化学法、荧光原位杂交、DNA 微阵列表达和 PCR 检测等技术手段可评估 *HER2* 基因增殖情况。*HER2* 基因扩增与乳腺癌临床分期、组织分级、*ER/PR* 表达情况等密切相关，为个体化精准治疗奠定基础。

2. *ER/PR* 基因检测 乳腺癌组织的 *ER* 和 *PR* 基因表达情况可以反映乳腺癌细胞对激素的依赖性和敏感性。*ER* 阳性的乳腺癌患者对内分泌治疗比较敏感，预后较好。而 *PR* 阳性的乳腺癌患者对内分泌治疗更加敏感，治疗效果更好。临床上常将 *ER* 和 *PR* 作为乳腺癌内分泌治疗的指标。近年来采用抑制 ER/PR 信号通路、*ER* 共激活蛋白以及下游分子等方式，已进入乳腺癌的精准个性化治疗时代。因此，联合检测 *HER2*、*ER*、*PR* 等基因突变可大大提高乳腺癌患者预后的准确度。对 *ER* 和 *PR* 的检测可采用细胞学、生物化学、免疫学与分子生物学等技术。

3. *BRCA* 基因检测 对 *BRCA* 基因的直接测序是 *BRCA* 基因突变检测最常用的方法。近年的技术发展还包括：变性高效液相色谱法、单链构象多态性分析、变性梯度凝胶电泳、异源双链分析、荧光标记的错配分析（fluorescent assisted mismatch analysis，FAMA）及蛋白截短分析（protein truncation test，PTT）等。*BRCA* 发生突变的肿瘤细胞对聚腺苷二磷酸 - 核糖聚合酶抑制剂（poly - ADP - ribose polymerase inhibitors，PARPi）的敏感性很高。*BRCA* 突变检测将会给目前临床上以 ER/PR 及 HER2 阴性为特征的三阴乳腺癌的治疗带来极大的帮助。

4. *PS2* 基因检测 *PS2* 是从乳腺癌 MCF-7 细胞株中提取的雌激素诱导蛋白之一，在乳腺癌中高表达。*PS2* 基因的转录过程需要在 *ER* 存在下完成，因此两者存在正相关关系。研究发现 68.5% *PS2* 阳性的原发性乳腺癌患者，其 *ER* 和 *PR* 表达均为阳性。*PS2* 基因作为乳腺癌激素治疗预测指标，对判断乳腺癌的预后及指导临床内分泌治疗的作用优于 *ER* 和 *PR* 基因。*PS2* 阳性的乳腺癌患者接受内分泌治疗有效，预后好，且复发率和死亡率低，提示 *PS2* 基因可能是预测乳腺癌患者预后的独立因子。

5. 乳腺癌复发基因的检测 从简单的乳腺癌细胞表面蛋白表达的检测到多基因测定，再发展到全基因组测序，这使得人类对乳腺癌的认识更加深入。近年来应用 DNA 微阵列技术或多基因 RT-PCR 定量技术来预测乳腺癌复发转移风险以及治疗反应，取得了一定的突破。根据筛查基因数目，陆续有 21 基因检测、50 基因检测、70 基因检测、76 基因检测、97 基因检测等乳腺癌复发基因检测的方法问世，其中 21 基因检测方法和 70 基因检测方法已经商品化。

（1）21 基因检测方法　包含 16 个乳腺癌相关基因和 5 个参考基因，该检测能够提供个体化的治疗效果预测和 10 年复发风险的预测。通过检测 21 个基因，观察他们之间的相互作用来判断肿瘤特性，从而可预测乳腺癌复发指数以及接受化疗效益比。NCCN 在 2008 年版乳腺癌治疗指南中，建议使用乳腺癌 21 基因检测。

（2）70 基因检测方法　临床研究报告发现 70 基因检测可预测乳腺癌的复发风险。该项检测将癌症患者分为高风险和低风险两类，对于中等风险患者。该项基因检测结果可影响医生辅助治疗决策。NCCN 和 ASCO 的指南指出：对于淋巴结阳性，HR 阳性，HER2 阴性的患者，如需进行化疗可首选该项 70 基因检测作为治疗指导。

（三）乳腺癌的分子诊断方法与意义

c-erbB-2/HER2 基因已经成为指导乳腺癌个体化治疗的重要标志物，在制定治疗方案以及预测治疗效果等方面发挥重要的诊断价值。临床上 *c-erbB-2/HER2* 基因高表达的乳腺癌患者，往往生存率低、恶性程度高、进展迅速、容易转移、化疗的缓解期短、对三苯氧胺和细胞毒性化疗药耐药，大剂量的蒽环类、紫杉类药物的疗效较好。

1. 检测标本　10% 中性甲醛溶液固定的乳腺癌手术切除标本，粗针穿刺活检标本和麦默通活检标本。

2. 检测方法　*HER2* 基因表达的检测可以采用 FISH、IHC。FISH 是公认的用于检测乳腺癌 *HER2* 表达的"金标准"，但此法操作过程繁杂、费用昂贵、设备要求高，不利于在各级基层医疗机构推广使用；IHC 相较于 FISH 而言价格低廉、设备要求低，适用于基层医疗机构检测乳腺癌 *HER2* 表达情况。目前实验室首先采用 IHC 方法进行检测，如果检测结果为 2＋或阴性时，则进行 FISH 检测。

3. 结果解释　FISH 通过荧光标记的 DNA 探针与细胞核内的 DNA 靶序列杂交。在荧光显微镜下观察并分析细胞核内杂交于 DNA 靶序列的探针信号，以获得细胞核内染色体（或染色体片段）上基因状态的信息。目前进行 *HER2* 基因状态检测的探针多为同时含有 *HER2* 基因和该基因所在的第 17 号染色体着丝粒（*CEP17*）序列的双探针。当 *HER2/CEP17* 比值≥2.0 时，为 *HER2* 阳性；*HER2/CEP17* 比值 <2.0 但平均 *HER2* 拷贝数/细胞≥6.0 时，为 *HER2* 阳性；*HER2/CEP17* 比值 <2.0 且平均 *HER2* 拷贝数/细胞 <4.0 时，为 *HER2* 阴性。*HER2/CEP17* 比值 <2.0 但 *HER2* 平均拷贝数≥4.0 且 <6.0 病例须根据免疫组化结果，免疫组化非（3＋）判读 *HER2* 阴性，免疫组化（3＋）判读 *HER2* 阳性。如图 12-1 所示，左图为 *HER2*（红色）/*CEP17*（绿色）比率值≥2.0，*HER2* 阳性；右图为 *HER2/CEP17* 比率值 <2.0，为 *HER2* 阴性。

4. 临床意义　①指导预后评价：*HER2* 基因 mRNA 过表达的乳腺癌浸润性强，无进展生存期短，预后差。且肿瘤负荷更大，淋巴结转移的概率更高，组织学分级更差，肿瘤的增殖指数更高，复发风险更高。②内分泌药物疗效预测：*HER2* 基因扩增的乳腺癌患者应用他莫昔芬治疗的死亡风险明显增高，这类乳腺癌患者可能不适合选择他莫昔芬作为内分泌治疗，而且此类患者对 CMF 化疗方案（环磷酰胺、甲氨蝶呤和氟尿嘧啶）的反应性降低，宜采用高剂量的蒽环类药物方案。③靶向药物疗效预测：曲妥珠单抗是抗 HER2 的人源化抗体药物，通过阻止 EGF 在 HER2 上的附着，从而阻断癌细胞的生长。曲妥珠单抗被广泛应用于各期 HER2 阳性乳腺癌的治疗，能显著提高患者长期生存率。而对于 *HER2* 基因低扩增或者不扩增的乳腺癌患者，使用曲妥珠单抗疗效不佳。

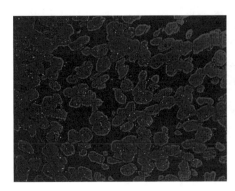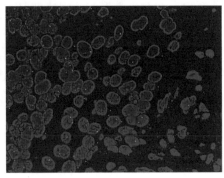

图 12 - 1　FISH 检测乳腺癌组织 *HER2* 和 *CEP17* 基因表达

三、结直肠癌

结直肠癌是世界上最常见的三大恶性肿瘤之一，并呈稳定的增长趋势，我国近年来发生率也逐年增加。结直肠癌的发生、发展是一个多步骤、多阶段、多基因共同参与的过程，是由环境因素、肿瘤基因组及宿主基因组等相互作用的结果。绝大多数大肠癌呈散发性，但还有 10% ~15% 的大肠癌有遗传背景，机会性因素和环境因素至少可以解释 70% 的散发性结直肠癌的发生。然而接触同样的环境致癌因子，并非所有的个体都会发生癌症，个体特异的遗传易感性在结直肠癌发生中也有重要的意义。

遗传性结直肠癌相关的基因和分子标志有结肠腺瘤性息肉病（adenomatous polyposis coli，APC）基因、遗传性非息肉性结直肠癌（hereditary non-polyposis colorectal cancer，HNPCC）相关基因和微卫星异常，其他与结直肠癌相关的基因有结直肠癌突变（mutated in colorectal cancer，MCC）基因、结直肠癌缺失（deleted in colorectal carcinoma，DCC）基因、*TP53* 基因、*RAS* 基因家族和 *BCL-2* 基因。

（一）结直肠癌的分子标志物和临床价值

1. *HNPCC* 基因筛查　迄今已经发现 6 个 *MMR* 基因（*hMLH1*、*hMSH2*、*hPMS1*、*hPMS2*、*hPMS3* 和 *GTBP/hMSH6*）与 HNPCC 的发生关系密切。由于 *hMSH2* 和 *hMLH1* 等基因突变分散于较多的外显子中，给检测带来一定的困难。所幸它们的突变方式主要是大片段缺失，因此采用 cDNA 扩增后的电泳分离检测可达到目的。有关 *HNPCC* 突变基因携带者的检测方法较多采用的有：PCR-单链构象多态性法、蛋白截短实验（PTT）、异源双链分析（HA）、变性凝胶梯度电泳（DGGT）、单体型分析、短荧光片段多项 PCR 法、酶突变法（EMD）、*hMSH2* 和 *hMLH1* 免疫蛋白染色和 DNA 直接测序等。

2. 微卫星（MSI）异常检测　目前微卫星异常检测方法均采用以 PCR 为基础的方法。选择位于微卫星序列两侧的合适引物，对基因组 DNA 进行 PCR 扩增，扩增产物以变性聚丙烯酰胺凝胶电泳 - 银染方法来显示分析结果，其优点是经济、方便、灵敏度高。但是随着 PCR 技术的完善和分子生物学技术的不断发展，微卫星检测方法也在不断更新，其中毛细血管电泳（capillary electrophoresis，CE）是一项比较成熟的技术，具有操作简便、分辨率和自动化程度高的特点，使大规模、高通量的全基因组扫描得以实现，在基因组研究中已经成为一种趋势。荧光标记多重 PCR 法是采用 3 种不同颜色的荧光染料（FAM、TET 和 AEX）来标记微卫星引物，采用多重 PCR 方法，将多种引物混合，放入同一试管当中进行 PCR 扩增，PCR 产物变性之后在同一加样孔中电泳，然后进行测序、软件分析，该方法敏感、省时、高效。变性高效液相色谱分析（denaturing high performance liquid chromatography，DHPLC）也被用于 MSI 检测，自动化程度高，可重复性好。

3. *DCC* 基因突变检测　目前检测 *DCC* 基因突变的方法主要有：①通过 PCR 扩增 - 聚丙烯酰胺凝胶电泳分离或通过荧光定量 PCR 技术检测肿瘤组织的微卫星不稳定性；②应用 PCR-SSCP、PCR 结合

DHPLC 和 DNA 测序等方法检测 *DCC* 基因突变；③应用甲基化特异性 PCR 检测 *DCC* 基因的甲基化状态。这些方法各有优缺点，其中微卫星的不稳定性可以间接反映 *DCC* 基因是否失活，较为简单、可靠，但是该方法不能真实地反映出微卫星位点在全部 DNA 序列上的变异；SSCP、DHPLC 可检测 *DCC* 基因突变的情况，但是每次反应只能检出个别外显子，而且不能确定变异的位置和变异的类型；甲基化检测可反映 *DCC* 基因的甲基化状态，但它也只反映了其表观遗传学改变的部分机制。因此，在对 *DCC* 基因突变进行研究时，需要根据目的要求选择合适的方法。

4. DNA 甲基化检测　相关基因启动子区域基因高甲基化可作为结直肠癌早期检测标志物。目前临床应用的基因甲基化检测有粪便中 *SDC2*、*NPY*、*FGF5*、*PDX1* 等基因的甲基化检测，还有通过甲基化特异性 PCR 技术检测粪便中的 *SFRP2*、*HPPI*、*MGMT*、*MAL* 等基因的甲基化，这些无创性方法对于检测结直肠癌具有高度的潜力，但临床上需要筛选不同基因组合用于粪便甲基化检测，以保证诊断敏感性及特异度。

5. miR-92a 检测　miR-92a 来自人类 13 号染色体上的 miR-17-92 基因簇，是一类小分子非编码 RNA。miR-92a 通过靶向抑制 *PTEN*、*KLF4* 和下游的 *p21* 基因，可促进大肠癌细胞的增殖和迁移。由于血液中 miR-92a 仅能检测出中晚期的结直肠癌，无法达到早筛效果，目前采用荧光 RT-PCR 法检测粪便中 miR-92a 已运用于临床结直肠癌早期筛查。该项检测可以指征结直肠癌及癌前息肉腺瘤病变风险，可作为结直肠癌及癌前病变的早筛分子诊断标志物。

6. 结直肠癌个体化治疗的相关检测　耐药基因、药效基因谱的发现以及肿瘤信号通路研究的深入，为结直肠癌治疗方案的选择和个体化治疗提供了重要的线索以及新的空间。*BRAF* 基因编码 MAPK 信号通路中的丝氨酸/苏氨酸蛋白激酶，*BRAF* 突变发生在近 8% 人类肿瘤当中，主要发生于结直肠癌、黑色素瘤以及甲状腺乳头状癌中。在结直肠癌患者中，*BRAF* 基因突变率为 15%，美国国家癌症综合治疗联盟《结直肠癌临床实践指南》（V3.2011）建议，在使用 EGFR 抑制剂（如西妥昔单抗和帕尼单抗）治疗时，须检测肿瘤组织 *K-RAS* 基因状态，如果 *K-RAS* 无突变，则应考虑检测 *BRAF* 基因状态。患者存在 *BRAF* 基因 V600E 突变时，一线治疗进展后使用抗 EGFR 单抗治疗是无效的。目前与个体化治疗有关的检测内容正在不断得到丰富。

7. 结直肠癌患者的预后判断检测　目前作为预后判断的主要依据仍然是肿瘤的临床病理分期——TNM 分期。近年来，随着分子生物学的发展，一些生物标志物（如 *K-RAS*、MSI 等）的检测参与了对结直肠癌预后的预测。近来，有研究采用基因芯片技术，分析 3.2 万个基因在 78 例结直肠癌组织中的表达，并以筛选出的 43 个与预后相关的关键基因作为基础，建立了分子分期的方法。结果显示该方法能够正确区分预后较好（>36 个月）和预后较差（<36 个月）的两组患者，准确率达 90%（敏感性 93%，特异性 87%）。

（二）结直肠癌的分子诊断方法与意义

RAS 基因中，*K-RAS* 基因的突变状态是决定结直肠癌靶向治疗是否有效的关键性指标。我国结直肠癌的 *K-RAS* 基因突变率为 43.8%。*K-RAS* 基因在结直肠癌发生、发展过程中起重要作用，*K-RAS* 基因的第 12、13 位密码子突变提示预后不良，而第 13 位密码子突变的患者更易复发。

1. 检测标本　常见的标本类型包括肠镜活检标本和手术切除标本，有胸腹水的病例可以获取脱落细胞样本。所有标本进行基因突变检测前均需要先进行常规病理检查和诊断，必须经病理诊断医师确定，保证有足够的肿瘤细胞用于检测。

2. 检测方法　测序为基础的检测方法，包括 Sanger 测序法、二代测序法等；PCR 为基础的检测方法，包括荧光定量 PCR 法（real-time PCR）、数字 PCR 法（dPCR）；高效液相色谱分析法（HPLC）等。

3. 结果解释　*RAS* 基因突变分析包括 *K-RAS* 和 *N-RAS* 中 2 号外显子的 12、13 密码子，3 号外显子的 58、61 密码子以及 4 号外显子的 117、146 密码子（表 12 -4）。

表 12 -4　部分常见 RAS 基因致病性突变

基因名称	染色体位置	转录本号	外显子	核苷酸改变	氨基酸改变
N-RAS	1p13.2	NM_002524.4	3	c.182A > G	p. Gln61Arg
K-RAS	12p12.1	NM_004985.4	3	c.173C > T	p. Thr58Ile
N-RAS	1p13.2	NM_002524.4	2	c.35G > A	p. Gly12Asp
N-RAS	1p13.2	NM_002524.4	2	c.37G > C	p. Gly13Arg
N-RAS	1p13.2	NM_002524.4	4	c.371C > T	p. Thr124Ile
K-RAS	12p12.1	NM_004985.4	4	c.351A > T	p. Lys117Asn

4. 临床意义　①结直肠癌个体化治疗：耐药基因、药效基因谱的发现以及肿瘤信号通路研究的深入，为结直肠癌治疗方案的选择和个体化治疗提供了重要的线索以及新的空间。对结直肠癌患者，美国国家癌症综合治疗联盟《结直肠癌临床实践指南》（V3.2011）建议，在使用 EGFR 抑制剂（如西妥昔单抗和帕尼单抗）治疗时，须检测肿瘤组织 K-RAS 基因状态，如果 K-RAS 无突变，则应考虑检测 BRAF 基因状态。②结直肠癌患者的预后判断检测：目前作为预后判断的主要依据仍然是肿瘤的临床病理分期（TNM）分期。近年来，随着分子生物学的发展，一些生物标志物（如 K-RAS、MSI 等）的检测参与了对结直肠癌预后的预测。

四、前列腺癌

前列腺癌近年来发病率逐年增加，位居男性肿瘤前列。流行病学的统计结果表明前列腺癌有一定的家族遗传倾向，约有 9% 的前列腺癌与遗传密切相关，在 50 岁以下的前列腺患者当中，这一比例高达 43%。在同卵双生的患者中，如果一人患前列腺癌，那么另一人患前列腺癌的概率比异卵双生者患前列腺癌的概率高 40%。相关研究表明，至少有不同染色体上的 7 个位点与前列腺癌的易感性有关，包括 1q24 - 25（HPC1/RNSEL）、1p35 - 36（CAPB）、1q42 - 43（PCAP）、16q23、17q11（HPC2/ELAC2）、20q13（HPC20）和 Xq27-28（HPCX）。另外的一些位点，如 4q24-25、8p22-23（MSR1）和 19q13 也被认为携带了前列腺癌的基因。通过分子生物学检验技术对这些指标进行检测有助于早期筛查、诊断和预后判断。

（一）前列腺癌易感性分子标志物

1. RNASEL　是首个被报道的由连锁分析得到的前列腺癌易感位点，是 HPC1（hereditary prostate cancer gene 1）候选基因。家族遗传性的前列腺癌与 1q24-25 上的前列腺癌易感基因 RNASEL 有密切的关系。RNASEL 编码一种可广泛表达的具有潜在活性的核糖核酸内切酶。这种内切酶具有诱导干扰素、抗病毒的作用，它可介导干扰素调节的寡腺苷酸依赖的 RNA 降解通路从而对细胞的分化和凋亡产生调节作用。

2. 雄激素受体（androgen-receptor，AR）　AR 基因与前列腺癌的发生也有着密切的关系，雄激素通过与 AR 结合发挥调控作用。AR 基因位于染色体 Xq11.2-q12，编码雄激素受体。AR 基因的外显子有可变数目的 CAG 串联重复序列。此种串联重复序列有多态性（即微卫星不稳定性），这种串联重复序列的缩短可以增强雄激素受体的转录活性。美国黑人易患前列腺癌，主要的遗传基础就是 AR 基因的串联重复序列比较短；而亚洲人则由于 AR 基因的串联重复序列比较长，因此患上前列腺癌的危险性相比之下大大降低。串联重复序列 CAG 的长度还与前列腺癌的分级、分期和转移有关系，这种影响也许是因为雄激素依赖性基因的活性增加而实现的。

AR 在前列腺癌的发生中起着主要的作用。阻断 AR 可延缓前列腺癌的进展，通常用于播散到前列腺之外的治疗，但是并不适用于前列腺根治术的前列腺癌治疗。在前列腺癌早期，多数的前列腺癌对雄激素撤退疗法敏感；但是多数肿瘤很快会进展成为雄激素非依赖性，增生细胞生长不再需要雄激素了，因而对内分泌治疗就不再敏感了。不过，非依赖性的前列腺癌仍可以表达功能性的雄激素受体。即使是全雄激素阻断，雄激素受体对前列腺癌细胞的生长仍然很关键。

3. 环氧合酶-2（cyclooxygenase-2，COX-2） 是花生四烯酸转变成为促炎症前列腺素过程中的一个关键的限速酶，在前列腺癌患者的体内过度表达。COX-2 的表达水平与肿瘤小血管产生的数量有着密切的联系，同时它可以抑制细胞的凋亡、刺激血管的生成和促进肿瘤细胞的代谢、转移过程。COX-2 启动子区域的 3 个 SNPs 属于假定转录因子结合的区域，它可以消除 CCAAT 增强子的结合蛋白 A 区域（C/EBPA）和 NF-κB 结合的区域。多项研究显示 COX-2 启动子区域的变异可以影响前列腺的发病和引起前列腺癌发生。

4. 巨噬细胞清道夫受体 1（macrophage-scavenger receptor1，MSR1）基因 位于染色体 8p22，是另外一个前列腺癌的易感基因候选基因。生殖细胞中的 MSR1 突变可能与一些家族遗传性前列腺癌相关联。不过有一项对 163 个家族性前列腺癌家系的调查显示，没有确切的证据可证实 MSR1 基因与家族性前列腺癌相关。亦有研究认为 MSR1 基因的突变与非家族遗传性前列腺癌有关系。一个突变的 MSR1 等位基因存在于约 3% 的非遗传性前列腺癌中，但是在健康人群中，其出现频率仅为 0.4%。由于 MSR1 还与机体免疫反应密切相关，所以其突变还会导致机体的降解病毒和细菌 RNA 的能力降低，从而使炎症趋于慢性，也可以增加前列腺癌的危险性。

5. CDKN1B 基因 位于染色体 12p12，其编码的 p27 蛋白是一种细胞周期蛋白依赖性的激酶抑制物。CDKN1B 基因主要阻断细胞周期中的 G_0/G_1 的转换，对细胞周期进行负性的调控，进而阻止细胞的增殖和肿瘤的形成。p27 蛋白在前列腺癌中的表达减少，特别是在预后差的前列腺癌中更是如此。含有 CDKN1B 基因的染色体 12p12-13 位置 DNA 序列的缺失可以见于 23% 的局限于前列腺的前列腺癌、30% 的有淋巴结转移的前列腺癌以及 47% 的有远处转移的前列腺癌。

（二）前列腺癌的分子诊断方法与意义

穿刺病理活检作为前列腺癌诊断的金标准，仍存在创伤大、漏诊以及误诊率高的问题。目前临床上对于前列腺癌的早期诊断或筛查，主要依赖血清 PSA 水平。然而作为早期诊断的标记物，PSA 仍然缺乏最佳的特异性和敏感性。近年来，基因测序、基因芯片、荧光原位杂交检测技术等为前列腺癌发生相关基因的检测提供了快速、高通量的检测手段。蛋白检测、非编码 RNA 检测、液体活检技术也逐步在前列腺癌诊断中展现较好的前景。因此，分子诊断的应用无论对于前列腺癌的早期诊断、及时治疗还是患者预后的改善均具有重要意义。

1. PSA 和 PSM/PSM' RNA 检测 前列腺癌一般以 PSA mRNA 和前列腺特异性膜抗原 PSMA mRNA 作为检测标志。采用 RT-PCR 方法检测外周血 PSA mRNA，其阳性检出率可达到 80% 以上，比免疫组化法具有更高灵敏度。PSMA 是在前列腺癌细胞膜上发现的糖蛋白抗原，该蛋白在正常前列腺中有表达，在前列腺癌中高表达，因此具有较高的敏感性和特异性。据报道在其基因的转录中可因剪接方式的不同产生两种 mRNA 分子，即 PSM 和 PSM'。PSM' 高表达于正常的前列腺细胞中，而在前列腺肿瘤细胞中 PSM 的表达占优势，应用 RT-PCR 的方法定量分析前列腺细胞中 PSM mRNA 和基于基因转录中剪接方式不同产生的 PSM' mRNA，两者表达比例的变化对前列腺癌的诊断、分期和预后有重要作用。

2. DNA 甲基化检测 研究表明，GTSP1（谷胱甘肽硫转移酶 P1）高甲基化是前列腺癌中最常见的表观遗传学改变。有研究报道，GSTP1 和 APC 基因高甲基化的联合检测，对前列腺癌的诊断灵敏度和特异度可分别达到 98.3% 和 100%。

3. *BRCA1/2* 基因突变检测 *BRCA1* 基因和 *BRCA2* 基因可发生多形式、多位点基因突变。*BRCA1/2* 基因突变与前列腺癌的早期发生、侵袭性、转移及治疗后复发相关。*BRCA1* 基因胚系突变的男性出现前列腺癌的风险增加 3.8 倍，而 *BRCA2* 突变则会使前列腺癌的风险增加 8.6 倍。

（1）检测标本 前列腺癌患者的血液、唾液、口腔拭子、肿瘤组织（如新鲜肿瘤组织、石蜡包埋组织切片等）或循环肿瘤 DNA（ctDNA）。

（2）检测方法 对于特定 *BRCA1/2* 基因突变检测，可以采用二代测序（NGS）、基因芯片或 AS-PCR；但进行大片段缺失分析或全长基因检测时，则采用 PCR 直接测序等。

（3）结果解释 部分常见 *BRCA1/2* 基因致病性突变见表 12 - 5。

表 12 - 5 部分常见 BRCA1/2 基因致病性突变

基因名称	染色体位置	转录本号	外显子	核苷酸改变	氨基酸改变
BRCA2	13q13.1	NM_000059.3	20	c.8521T > C	p.Phe2841Leu
BRCA2	13q13.1	NM_000059.3	5	c.440A > G	p.Gln147Arg
BRCA1	17q21.31	NM_007300.3	10	c.3287A > G	p.Gln1096Arg
BRCA2	13q13.1	NM_000059.3	27	c.10255dupT	p.Ter3419fs
BRCA2	13q13.1	NM_000059.3	27	c.10202C > T	p.Thr3401Met
BRCA1	17q21.31	NM_007300.3	10	c.3148A > C	p.Ser1050Arg
BRCA2	13q13.1	NM_000059.3	2	c.67G > A	p.Asp23Asn

（4）临床意义 ① *BRCA1/2* 基因胚系突变患者的前列腺癌发病率显著增加：早期 *BRCA1/2* 基因突变的检测对于前列腺癌的家族性预防十分关键，*BRCA1/2* 基因突变是显性遗传，可导致前列腺癌风险显著增加。② *BRCA1/2* 基因胚系突变的前列腺癌患者容易复发转移：与没有突变的对照人群相比，*BRCA1/2* 胚系突变的患者易出现淋巴结转移和远处转移。*BRCA1/2* 基因检测对前列腺癌根治性治疗后的辅助治疗、靶向治疗都具有重要意义。③ 对 *BRCA1/2* 基因胚系和体系突变的转移性前列腺癌采用特定药物的疗效更好：*BRCA1/2* 基因突变患者采用 PARP 抑制剂治疗的反应率更高，与传统的化疗药物相比毒副作用降低。

五、白血病

白血病（leukemia）是人体造血系统最常见的恶性疾病，病因十分复杂。白血病的分子诊断较早已进入临床的常规诊断，其在临床诊断、治疗方案的选择、预后判断、发现微小残留病变和探索发病原因等方面正发挥着越来越重要的作用。白血病的发生主要是由于造血细胞增殖过度、分化阻滞、凋亡障碍所导致，在此过程中常常伴有特异的染色体异常和基因改变。97% 的急性髓细胞白血病（acute myeloid leukemia，AML）和 90% 的急性淋巴细胞白血病（acute lymphoblastic leukemia，ALL）存在着非随机性染色体畸变。这些与发生机制相关的基因突变、重排以及各种融合基因形成，成为白血病可靠的分子标志。

（一）白血病相关融合基因

1. *BCR∷ABL* 融合基因 *BCR∷ABL* 为 t(9;22)(q34;q11) 染色体易位所产生的融合基因。根据 *BCR* 基因断裂点的不同，*BCR∷ABL* 融合基因可以分为 *BCR∷ABL* p190、*BCR∷ABL* p210、*BCR∷ABL* p230。*BCR∷ABL* 融合基因是一种抗细胞凋亡的基因，具有高度酪氨酸激酶活性，使细胞过度增殖而使细胞调控发生紊乱。该融合基因可见于 95% 的慢性髓系白血病（chronic myeloid leukemia，CML）、25%～40% 的成人 ALL 以及 4%～6% 的儿童 ALL。著名的 Ph 染色体即为 t(9;22)(q34;q11) 易位，其是 CML 的重要标志。在 ALL 中，Ph 阳性和随之出现的 *BCR*∷*ABL* 融合基因提示预后比较差。*BCR*∷*ABL* 融合基因常用的检测方法是荧光原位杂交和荧光定量 PCR。

2. *PML*∷*RARα* 融合基因 人 *PML* 基因位于 15 号染色体长臂，*RARα* 基因位于 17 号染色体长臂。*PML*∷*RARα* 融合基因是 t(15;17)(q22;q21) 易位形成，根据 *PML* 基因断裂点的不同，可以分为 L 型、S 型、V 型三种异构体，L 型约占 55%，S 型约占 40%，V 型约占 5%，并且每位患者只表达一种 PML-RARα 融合蛋白。*PML*∷*RARα* 的形成造成了大量异常的早幼粒细胞的聚集，这些细胞内含有大量的促凝物质，破坏之后即释放大量的促凝物质诱发弥散性血管内凝血，因此急性早幼粒细胞白血病（acute promyelocytic leukemia，APL）一旦发病，常呈现大块的瘀斑和血疱，并因临床出血严重，进展快，可迅速死亡。*PML*∷*RARα* 融合基因常用的检测方法为荧光原位杂交、荧光定量 PCR 及 RT-PCR。

3. *Ig*∷*TCR* 基因重排 在 ALL 中白血病细胞的增殖呈单克隆性，任意检查出一种 *Ig*∷*TCR* 基因重排片段就可以考虑白血病。在 B-ALL 当中分别有 95%、54%、55% 和 33% 的患者有 *IgH*、*TCRδ*、*TCRγ* 和 *TCRβ* 的基因重排；在 T-ALL 中相应的基因重排率分别为 14%、68%、91% 和 89%。Ig 重链（H）、*TCRγ* 和 *TCRβ* 基因常作为检测 ALL 时的分子标志。由于基因重排具有多样性，重排的 *Ig* 和 *TCR* 基因连接区序列在各前体淋巴细胞当中是不同的，因此每位患者有其特异的 *Ig*∷*TCR* 基因重排序列。这一特定的 *Ig*∷*TCR* 基因重排序列可以作为该患者白血病细胞恶性克隆的分子标志，有助于在分子水平上进行诊断分型。*Ig*∷*TCR* 基因重排检测对于决定白血病细胞来源以及分化阶段有重大意义。此外，也可采用 PCR 检测缓解期患者有无初发时的 *Ig*∷*TCR* 基因重排来监测微小残留病（MRD），用于预后判断。

（二）白血病相关基因突变及异常表达

1. *C-KIT* 基因突变 *C-KIT* 是一个原癌基因，定位于染色体 4q11-12，编码蛋白 C-KIT 受体属Ⅲ型受体酪氨酸激酶家族成员，其配体为干细胞因子。*C-KIT* 突变可以导致下游信号通路异常激活，细胞出现过度增殖及凋亡抵抗。*C-KIT* 突变在核心结合因子相关的 AML（CBF-AML）中出现相当频繁，即多出现在伴 inv(16) 的 AML M4 型、伴 t(8;21) 的 M2 型患者当中，与 M2b 亚型密切相关。伴有 *C-KIT* 突变的 AML 比 *C-KIT* 野生的患者复发率高，生存期短。因此，*C-KIT* 突变是 CBF-AML 患者的重要预后指标。C-KIT 还是伊马替尼治疗白血病的分子靶点之一。目前国内外对 *C-KIT* 的检测方法各有不同，但 DNA 测序仍然是对其检测最直接和最准确的方法之一。

2. *FLT3* 基因突变 *FLT3*（fms-related tyrosine kinase 3）基因位于染色体 13q12，也属于Ⅲ型受体酪氨酸激酶家族成员。此类受体在造血干/祖细胞的增殖和分化中起着重要的调节作用。据报道，*FLT3*-ITD 和 D835 突变在 AML 中的阳性率超过 30%，是 AML 中最普遍发生突变的靶基因。*FLT3* 突变与临床预后紧密相关，尤其是对 60 岁以下的 AML 患者，*FLT3* 发生突变意味着此患者预后比较差，而且此种突变可独立于核型之外。此外，FLT3 作为细胞信号转导通路的一员，其发生突变也成了白血病治疗的新靶点。目前对 FLT3 抑制剂（如来他替尼、米哚妥林等）的临床研究发现，FLT3 抑制剂对伴有 *FLT3* 突变的 AML 患者具有很好的疗效。

3. *NPM* 基因突变 核仁磷酸蛋白（nucleophosmin，NPM），也称 B23、NO38 或者 NPM1，是位于核仁颗粒区的主要蛋白之一。它可以穿梭于核仁、核质以及胞质之间，参与核糖体前体运输和合成以及中心体的复制，调控 p53-ARF 通路，进而调控细胞的周期进程和增殖发育。*NPM* 基因突变是白血病发生的主要分子事件之一，可累及 AML 的多种亚型（如 M4、M5），可作为无染色体易位的 AML 分子标志。

4. *N-RAS* 基因突变 *N-RAS* 属于 *RAS* 基因家族的成员。它定位于染色体 1p32.2，RAS 有 GTP/GDP 结合和 GTPase 活性，参与调控正常细胞的生长。*N-RAS* 基因突变存在于 11% ~30% 的 AML 患者中，有该突变的患者的外周血白细胞计数降低。骨髓增生异常综合征（myelodysplastic syndromes, MDS）患者 N-RAS 突变常见，发生率为 20%~30%；随着病情进展，N-RAS 的突变率逐渐增加，转为急性白血病后的突变率可以高达 50%~60%，说明 N-RAS 在 MDS 病程的恶化中起着重要的作用。

5. NOTCH1 基因突变 NOTCH1 基因定位于染色体 9q34.3，其信号对共同淋系祖细胞（common lymphoid progenitor, CLP）向 T 细胞的定向分化以及前 T 细胞受体复合物的组装是必需的。目前发现约有 50% 的 T-ALL 患者存在此基因的突变，因此它也被称为 T-ALL 中最常见的活化癌基因。通常伴有 NOTCH1 基因突变的成年 T-ALL 患者的预后较差。

（三）白血病的分子诊断方法与意义

白血病的实验室诊断主要包括形态学、免疫学、细胞遗传学和分子生物学（即 MICM 分型），白血病的 WHO 分类也已由以前的形态学分型转变为分子分型且更加细化。白血病相关的分子异常检测主要包括基因突变检测和融合基因检测等。

1. 基因突变检测 白血病是一组异质性疾病，几乎在每个 AML 患者中都发现有基因突变，这些突变会导致疾病的发生并影响疾病的进展。高效精准的基因突变检测可为白血病患者的直接临床诊断、预后监测和靶向治疗提供指导。国际指南建议利用高通量测序技术筛查多基因突变以对白血病进行预后评估。高通量测序技术筛查也在白血病相关突变基因的筛查诊断与分型、微小残留病变监测、克隆演变监测等方面发挥重要作用。

2. 染色体和融合基因检测 自从在 CML 中发现 BCR∷ABL 融合基因以来，越来越多的白血病相关融合基因被发现。目前发现的白血病相关融合基因主要有 BCR∷ABL、PML∷RARα、AML1∷ETO、CBFβ∷MYH11、TEL∷AML1、MLL 重排融合基因、DEK∷CAN 等。WHO 也将融合基因作为白血病以及淋巴瘤最重要的辅助诊断指标。检测融合基因的方法主要包括染色体核型分析、荧光原位杂交、PCR、免疫印迹、流式细胞术、基因芯片及全基因组测序等方法。

六、其他肿瘤

2024 年国家癌症中心数据显示，与往年相比，2022 年中国癌症新发病例数和死亡病例数有所增加，这表明我国的恶性肿瘤预防、诊断及治疗研究面临的形势较为严峻。但从另一方面看，食管癌、胃癌和肝癌的年龄标准化发病率和年龄标准化死亡率呈下降趋势，这反映了近几十年来我国癌症综合防治工作取得了一定成绩。在宫颈癌方面，自 2008 年以来，我国宫颈癌发病率上升趋势明显放缓，且在年轻一代中尤为明显，这显示出近期宫颈癌防控策略的有效成果。在上消化道肿瘤中，其发病率和死亡率趋势向好。这些成绩的取得显示了我国在推动肿瘤早筛早诊进程中实施的各项综合防治策略的成效。

近些年，分子诊断技术在临床上的应用已突显出其精准诊断的优势。除了上述五种类型的肿瘤之外，研究发现其他常见类型肿瘤如肝癌、宫颈癌、胃癌、卵巢癌中也存在一些重要的肿瘤分子诊断标志物，包括肿瘤相关基因改变、DNA 甲基化、非编码 RNA、循环肿瘤 DNA、外泌体等。

目前，对女性进行 HPV 筛查是宫颈癌防治的重要策略之一，而宫颈癌甲基化检测将可应用于辅助宫颈癌筛查和女性 HPV（＋）的分流。宫颈癌 PAX1 和 JAM3 基因甲基化检测已应用于临床，辅助高危型 HPV（＋）后的分流管理以及监测宫颈病变或宫颈癌术后患者复发的风险。其次，血浆游离微小 RNA 也可作为肝癌早期诊断标志物，特别是对血清 AFP 阴性人群。目前，由 7 种 miRNA（miRNA-122、miRNA-192、miRNA-21、miRNA-223、miRNA-26a、miRNA-27a 和 miRNA-801）组成的肝癌诊断试剂盒也逐步应用到肝癌的早期筛查中。

相信随着现代分子生物学技术的发展，更多种类肿瘤分子标志物的发现、验证及临床应用，将为肿瘤筛查、诊断、分期分型、预后评估及个体化治疗提供更大的帮助。

答案解析

思考题

案例　患者，女，69岁。

主诉：咳痰且痰中带血1年。

现病史：2年前无明显诱因出现阵发性咳嗽加重，咳少量白痰，未予重视。1年前出现咳痰且痰中带血，至某医院查胸部CT显示左肺下叶近肺门处团块样高密度影。CT检查报告：右侧占位，不除外转移灶，建议MRI检查；左下肺占位，考虑癌可能。肝右叶环形强化灶，考虑转移可能。CT引导下肺穿刺活检，活检病理示：左下肺腺癌；免疫组化：TTF-1＋，Napsin A弱＋，P40-LCA-CK5/6-E-cad＋，P63＋，Ki-67约20%＋。诊断：左肺腺癌Ⅳ期伴肝转移。患者2023年6月肺穿刺组织分子检测结果显示：*EGFR*基因L858R突变，于2023年7月开始口服吉非替尼片，后定期复查，病情稳定。2024年5月患者复诊：CT检查报告示脑内多发高密度灶，且伴脑水肿，考虑转移灶；右侧顶部颅骨低密度影。肺癌治疗后所见，右肺下叶磨玻璃结节，右肺上叶、左肺上叶多发实性结节，建议随访复查。

问题

（1）为何建议患者进行*EGFR*基因检测？

（2）肺癌早期筛查常用的分子诊断方法及检验指标有哪些？

（3）若该患者口服吉非替尼片治疗后病情仍出现进展，请结合本案例分析肿瘤分子诊断检验结果的临床价值。

（郭　凡）

书网融合……

重点小结　　　　题库　　　　微课/视频1　　　微课/视频2　　　微课/视频3

微课/视频4　　　微课/视频5　　　微课/视频6　　　微课/视频7

第十三章 药物相关基因的分子诊断

1. 通过本章学习，掌握药物基因组学的概念及研究范畴，CYP2C9、CYP2C19 和 CYP2D6 在药物代谢中的作用和常见的基因分型、针对其基因型的检测方法及临床意义，*EGFR*、*K-RAS*、*HER2*、*BRAF*、*EML4-AL*、*C-KIT* 等分子靶向药物疗效相关基因的特点以及在靶向治疗中的作用，常见的位点突变、检测方法及临床意义；熟悉一般化疗药耐药性相关的基因、耐药机制、临床检测方法和意义，常见的非肝药酶基因、代谢机制、临床检测方法及意义；了解药物毒副作用相关基因、导致副作用的机制、临床检测方法及意义。

2. 具有针对不同药物基因组学的基因分型特点，分析适用的方法学检测原理、操作基本流程、质量控制要点及不同方法学的优缺点等方面的实际应用技能。

3. 树立个体化用药及精准诊疗的理念，避免"千人一药"，发挥药物代谢相关基因检测在提高疗效、缩短病程、减少药物不良反应等方面的作用，减少患者由于不合理用药带来的额外经济负担，总体上节约国家医疗资源。

第一节 药物基因组学

PPT

药物在患者个体间治疗效果的差异是医学上长久以来比较关注的现象，无论是我国的传统医学还是西方的现代医学。随着现代遗传学和分子生物学的发展，出现了许多新的遗传和基因组信息及其研究方法，从而有效地促进了该领域的研究，形成了一门新的学科——药物基因组学（pharmacogenomics）。

一、药物基因组学的概念 📱 微课/视频 1

药物基因组学源于药物遗传学和人类基因组学，是一门新兴的学科。药物在不同患者个体间治疗效果的差异受到科学家的广泛关注，早在 1909 年 Garrod 就认为缺陷基因的异常可以引起特异性的酶缺陷，从而导致白化病、胱氨酸尿症等病，并在 1931 年进一步指出，个体对药物反应的差异与遗传因素有关。1959 年 Vogel 提出了药物遗传学这一概念，主要是从单基因的角度研究遗传因素对药物代谢和药物反应的影响，尤其是遗传因素引起的异常药物不良反应。从此，许多药物代谢酶类相继被发现。第一个被阐明的具有基因多态性的酶是细胞色素 P450 酶系中的 CYP2D6，编码该酶的基因具有多态性，导致患者对药物呈现超速代谢、快代谢、中等代谢和慢代谢四种不同的代谢方式。

药物基因组学是应用基因组的信息和研究方法，分析核酸的遗传变异以及检测相关基因的表达，阐明药物反应差异的遗传学本质，并以药物效应和安全性为主要目标，研究药物体内代谢和效应过程差异的基因特性，基因变异导致不同患者对相同药物产生的不同临床反应，从而研究和开发新的药物以及指导临床合理和安全用药的一门新兴学科。药物基因组学与一般疾病基因组学的研究重点不同，它的研究重点不是疾病的内在分子机制，而是个体遗传差异对药物反应的不同作用。

临床疾病治疗过程中，经常会出现这样一种现象：两名患者诊断相同，临床表现也相似，使用相同的药物治疗，后续血药浓度的监测也相同，但疗效大相径庭，甚至有的患者会产生严重的不良反应。这种现象用传统的药物代谢动力学和药物效应动力学无法解释，只能用个体差异或者遗传多态性来进行解释，这就属于药物基因组学的研究内容。具体地说就是与药物作用相关的基因（例如：药物作用的受体、药物代谢相关酶以及药物转运通道等）发生了改变，这些改变可能发生在 DNA 水平，也可能发生在转录和转录后剪接、翻译和翻译后修饰等水平。通过对这些机制的深入研究，可以更全面、深刻地了解到药物可能产生的疗效以及不良反应，从而指导个体化药物治疗，提高临床用药安全性。

知识拓展

遗传代谢病的发现

Archibald Edward Garrod 教授是第一个将人类疾病、生化代谢与遗传学联系在一起的科学家，被称为先天性代谢缺陷病（inborn errors of metabolism），即遗传代谢病研究的鼻祖。作为一名著名的内科医师，他发现在服用一种镇静药物后个别患者会出现尿黑酸尿症，并且观察到在具有血缘关系的亲属身上发病率明显高于非亲属个体。结合孟德尔遗传定律，Garrod 大胆提出这种异常药物反应具有单基因遗传的特性。他推测尿黑酸尿症是由于化学代谢的异常造成，黑酸尿症的患者由于缺少一种负责人体代谢过程中某些蛋白质的化学降解的酶，导致这些化学物质代谢异常，在体内积聚并随尿液排出，造成尿液颜色变深。他提出这些是由基因决定的，尿黑酸尿症为先天性代谢异常，并首次提出遗传代谢病的概念，由此奠定了生化遗传学的基础，后人将其称为"生化遗传学之父"。近年来基因组学、蛋白组学和代谢组学在医学领域的快速发展离不开先辈科学家奠定的研究基础。

二、药物基因组学研究范畴

药物基因组学和药物遗传学有着一定的联系，同时二者又有本质的区别。药物遗传学的主要研究内容是研究遗传因素对药物作用的影响。它是研究基因型与个体对外源性复合物新陈代谢能力之间内在联系的一门学科。药物的药理学作用依赖于药效学（靶点与作用点的相互作用）和药代动力学（吸收、分布和代谢）。药物药效学同样涵盖其他多种因素对这些过程的影响。药物的代谢是决定药物清除以及个体药代动力学差异的主要因素之一。药物代谢相关酶的遗传变异对药物代谢的影响也是药物遗传学的重要研究内容。

药物基因组学是在基因组整体水平上阐明人类遗传变异与药物反应的关系，用基因组学信息来指导临床前新药开发与研制，指导临床新药应用、临床实践中药物的合理使用以及个体化给药。与药物遗传学侧重于单个基因的研究不同，药物基因组学把目光投向整个基因组的所有基因，从整体水平考虑基因组的多态性、基因的结构和功能以及基因之间的相互作用等因素可能对药物反应产生的潜在影响。

因此，药物基因组学在实际应用中所要解答的问题是：①为什么不同人群对同一药物的反应有差异；②这种差异能否在基因组水平被科学地预测，从而指导临床正确、安全和合理用药；③能否运用这种基因多态性的大量信息为药物的发现和研制提供更合理的理论，减少风险。其研究所要达到的最终目标是在基因组水平为高效和安全的临床药物治疗提供客观依据和指南。

药物基因组学的研究步骤：①选定可能与某个或多个药物治疗疗效相关的候选靶基因或基因簇；②在临床前和临床试验中对药物疗效与该基因或基因簇多态性的关系进行研究分析；③对人群中该基因或基因簇多态性分布的统计学资料进行分析，指导临床合理用药。药物基因组学的研究发现了许多药物相关基因。这些基因所编码的酶、药物作用受体、药物转运离子通道等可参与药物相关的信号转导通路或药物代谢。这些药物相关基因是药物基因组学研究的主要内容，是药物对不同个体产生疗效及副作用的基础。

三、药物相关基因分类

药物作用相关基因分为三大类。第一类为药物作用靶点相关基因，其遗传变异决定了不同个体对药物敏感性的差别，深入研究有利于实施基于基因型的个体化治疗。第二类为药物代谢酶基因，主要是细胞色素 P450 酶家族，这类酶的遗传变异能影响药物的代谢和清除，导致患者对药物反应出现多样性。第三类为药物副作用相关基因，它们既与疾病的发生无关，也与药物代谢无关，而仅与患者服用药物的过程中引起的副作用及不良反应有关。

第二节　药物相关基因及其检测 微课/视频 2

PPT

在人群中，个体间对药物的疗效和毒性反应存在很大的差异，产生这种差异的原因很多，如疾病的病理和严重程度，以及患者年龄、性别、营养状况、器官功能和合并症等，其中最关键的因素是遗传变异。随着药物基因组学的深入研究，越来越多与药物疗效和毒副作用密切相关的基因被发现，针对这些基因的检测已逐步用于指导临床治疗。

一、药物代谢相关基因

药物作为外源性的物质，在与机体相互作用的过程中逐步被清除。药物代谢相关基因在其中发挥重要的作用，有的可以促进药物降解、失活与排泄，有的可使药物活化。药物代谢基因多态性的检测可用于合理选择药物，确定药物有效剂量和减少药物毒副作用，指导临床药物治疗。

（一）细胞色素 P450 酶基因

人体内代谢药物的主要酶是细胞色素 P450 超家族（cytochrome P450 proteins，CYP），它们是一类主要存在于肝脏、肠道中的单加氧酶，多位于细胞内质网上，催化多种内、外源物质的（包括大多数临床药物）代谢。P450 酶能通过其结构中的血红素中的铁离子传递电子，氧化异源物，增强异源物质的水溶性，使它们更易排出体外。早期研究证实细胞色素 P450 有多种类型，但并不知道不同物种和组织有相似的同功异构体。研究人员根据同工酶的光谱特性、电泳泳动度或其底物将其分别命名。随着人们认识氨基酸顺序的迅速进展，Nehert 及其同事在常见氨基酸顺序的基础上提出了通用的系统命名法，即将同工酶及其基因分为家族和亚家族，以 "CYP" 为词首来命名所有物种的细胞色素 P450 同工酶（除果蝇及鼠基因用 *Cyp* 外）。在该系统中，所有来源的细胞色素 P450 蛋白的氨基酸若有 40% 以上的同一性，则归于同一家族，并以阿拉伯数字来标示；亚家族酶由氨基酸顺序有 55% 以上相似的酶组成，以大写字母标示，字母后面的阿拉伯数字表示不同的酶，与酶相关的基因则用斜体字表示。比如，CYP2 家族有几个亚家族，诸如 CYP2C、CYP2D、CYP2E；数字代表不同的酶，如 CYP2D6，基因则用 *CYP2D6* 表示。不论其来源或催化活性如何，这种命名法的优点是很易识别结构一致或高度相似的细胞色素 P450。CYP 有多个亚家族，常见的有 CYP2C9、CYP2C19、CYP2D6、CYP3A4、CYP3A5 等。

1. CYP2C9（cytochrome P450 2C9）　是第二亚家族中的一个重要成员，占肝微粒体 P450 蛋白总量的 20%。CYP2C9 能羟化代谢许多不同性质的药物，主要是酸性底物。据统计，目前约有 16% 的临床药物由 CYP2C9 负责代谢。由 CYP2C9 酶代谢的药物主要包括如下。①抗惊厥药：苯妥英（phenytoin）。②抗凝血：华法林（S-warfarin）、醋酸香豆素（acenocoumarol）、苯丙香豆素（phenprocoumon）。③降糖药：甲苯磺丁脲（tolbutamide）、格列苯脲（glibenclamide）、格列美脲（glimepiride）、格列吡嗪（glipizide）。④非甾体抗炎药（NSAIDS）：Celebrex（celecoxib）、双氯芬酸（diclofenac）、布洛芬（ibuprofen）、甲芬那酸（mefenamic acid）、吡罗昔康（piroxicam）、替诺昔康（tenoxicam）、氯诺昔康（lornoxicam）。⑤抗高血压：氯沙坦（losartan）、厄贝沙坦（irbesartan）。⑥利尿药：托拉塞米（torasemide）。

在这些药物当中，一些具有比较窄的治疗指数的药物的代谢受到更多关注，如华法林、甲苯磺丁脲和苯妥英，因为 CYP2C9 代谢活性的减损可能影响药物的体内实际剂量，还可能造成中毒。CYP2C9 基因位于染色体区 10q24.2，全长约为 55kb，由 9 个外显子构成，编码的 CYP2C9 蛋白由 490 个氨基酸残基组成，分子质量 53kDa，是一种膜结合蛋白。CYP2C9 与另一种 P450 酶 CYP2C19 有 92% 的序列同源性，但这两种酶有着完全不同的底物特异性。

近几年来，很多 CYP2C9 的多态性位点被不断发现，表明 CYP2C9 具有高度的遗传多态性。最常见的是在编码区，由单碱基对交换导致氨基酸残基的替换等，产生了多种等位变异体。迄今为止，至少有 32 种 CYP2C9 编码区突变被发现并被人类细胞色素 P450 等位基因命名法委员会记载。CYP2C9 的基因频率在不同人种和不同民族之间差异很大。大量研究表明，CYP2C9 在人类存在几种等位基因突变体，其中最主要的有三种，即野生型（CYP2C9 * 1）、R144C 突变体（CYP2C9 * 2）和 I359L 突变体（CYP2C9 * 3）。在中国人口中，除了野生型 CYP2C9 * 1 外，已发现的最主要的基因型是 CYP2C9 * 3，其基因频率约为 3.3%，低于在高加索人中的频率；而其他基因型之前都极少被检出。

I359L（CYP2C9 * 3）突变可显著降低以上药物的代谢率。研究者在体外观察了 I359L（CYP2C9 * 3）突变对 CYP2C9 的七种底物的代谢动力学特征的影响，发现 CYP2C9 的代谢活性均显著降低，降低程度因药物而异。人体内试验表明，CYP2C9 * 3 纯合子个体的药物清除率显著低于 CYP2C9 * 1 纯合子个体。但是，R144C（CYP2C9 * 2）对 CYP2C9 酶活性的影响相对较小。根据基因型的不同，可以预测 CYP2C9 活性的高低和对药物代谢的快慢。

（1）检测方法　目前对 CYP2C9 基因突变体检测主要采用的方法有基因芯片法、Sanger 测序法、焦磷酸测序法以及 PCR-HRM、实时荧光定量 PCR 等。

（2）临床应用　①华法林（warfarin）是香豆素类口服抗凝血药，目前被广泛应用于多种疾病的抗凝治疗，但临床疗效和不良反应个体差异很大，剂量很难掌握，临床常以凝血酶原时间（PT）及国际标准化比率（INR）作为其抗凝监测指标。据估计，服用华法林的患者中，每年有 15.2% 的人发生出血副作用，其中致命性的大出血占 3.5%。不同个体间华法林稳定剂量的差异可达 20 倍以上。通过进行 CYP2C9、VKORC1 基因检测，能够快速确定华法林剂量范围，保证疗效，减少出血风险。把华法林的基因检测结果和 INR 监控相结合，可以更有效、迅速地调整华法林维持剂量，从而在达到疗效的同时减少华法林的出血风险。②CYP2C9 基因突变体检测也可以应用于其他底物药物的个体化用药。

2. CYP2C19　参与多种药物的体内代谢。CYP2C19 基因的突变会使酶的活性降低，对药物的代谢能力下降。药物浓度是影响药物效应强弱的主要因素，CYP2C19 酶的遗传多态性通过影响相关药物的代谢而使血药浓度发生改变，导致药物效应的个体差异。最典型的例子是 CYP2C19 遗传多态性对质子泵抑制剂以及抗血小板药物的影响。在中国人中，CYP2C19 等位基因主要是 *1、*2、*3 型。*1 型为野生型。*2、*3 等位基因编码的酶无活性，而由此导致的慢代谢在中国人中的发生率约为 30%。

（1）检测方法　目前对 CYP2C19 基因突变体检测主要采用的方法有基因芯片法、Sanger 测序法、焦磷酸测序法以及 PCR-HRM、实时荧光定量 PCR 等。

（2）临床应用 ①氯吡格雷：氯吡格雷是目前世界范围内使用最广泛的噻吩类抗血小板药，用于急性冠脉综合征、冠脉支架术和冠心病的治疗。氯吡格雷属于前体药，其经过 CYP2C19 酶代谢后的活性产物才能发挥抗血小板的疗效。FDA 和美国心脏病学会建议，对于 CYP2C19 慢代谢型患者需要增加氯吡格雷剂量或者考虑改变治疗方案。②奥美拉唑、伏立康唑：奥美拉唑是目前应用最为广泛的质子泵抑制剂之一。伏立康唑是一种广谱的三唑类抗真菌药。这两种药都是由 CYP2C19 酶主要代谢的，CYP2C19 快代谢者，会出现疗效不佳；CYP2C19 弱代谢者，会出现严重不良反应。检测 *CYP2C19* 基因型，可以更精确地调整药物剂量。③丙戊酸：丙戊酸钠和丙戊酸镁是目前治疗全身性或部分性癫痫的首选药，但丙戊酸的代谢产物具有一定的肝毒性，对肝脏有损害。CYP2C19 快代谢者相对于慢代谢者更容易出现肝毒性等不良反应。对于快代谢型患者建议慎用丙戊酸。

（3）药物相互作用 在两药或多药合用时，不同代谢类型的个体其临床表现很可能存在显著差异。因此在联合用药之前进行 *CYP2C19* 基因检测十分必要。

3. CYP2D6 *CYP2D6* 占 P450 的总量只有 2% 左右，但其编码的酶催化的药物占临床用药的 20%，而且许多相关药物的治疗浓度范围窄（低浓度时疗效不佳，而较高浓度时出现毒性作用），所以 *CYP2D6* 的多态性研究有很强的临床意义，成为近年来研究的热点。

他莫昔芬（tamoxifen，TAM）在过去的 30 年里广泛用于雌激素受体（ER）阳性乳腺癌患者的预防和治疗。乳腺癌患者如诊断为 ER 阳性，雌激素进入乳腺癌细胞内能与雌激素受体结合，从而刺激肿瘤细胞生长。他莫昔芬的结构与雌激素相似，它能与雌激素竞争结合雌激素受体，阻止雌激素作用的发挥，从而抑制乳腺癌细胞的增殖。

TAM 的疗效与其活性代谢产物——4-羟基他莫昔芬和吲哚昔芬（endoxifen）的形成有关，其活性产物与 ER 结合及抑制细胞增殖的活性是 TAM 本身的 100 倍以上；*CYP2D6* 编码的酶在这一生物转化过程中发挥重要作用，其活性下降与 TAM 疗效减低密切相关。药物基因组学研究表明，*CYP2D6* 基因的遗传变异可影响 TAM 的活性代谢产物的血清学浓度，故 *CYP2D6* 基因型可用于指导个体化的 TAM 内分泌治疗，特别是有助于早期确定那些无功能的或存在严重功能损害的 *CYP2D6* 变异体，避免无效用药。因此，美国 FDA 建议患者在接受他莫昔芬治疗前首先对 *CYP2D6* 的基因型进行检测。

（1）检测方法 目前对 *CYP2D6* 基因突变体检测主要采用的方法有基因芯片法、ARMS-PCR、Sanger 测序法、焦磷酸测序法以及 PCR-HRM、实时荧光定量 PCR 等。

（2）临床应用 *CYP2D6* 基因分型主要应用于 TAM 的个体化治疗。

（二）*N*-乙酰基转移酶基因

N-乙酰基转移酶（*N*-acetyltransferase，NAT）是一类能催化乙酰基团在乙酰辅酶 A 和胺之间转移的酶。这些酶对芳香胺有着广泛的选择特异性，特别是对丝氨酸，甚至能在两个芳香胺之间转移乙酰基而不经过乙酰辅酶 A 的介导。该酶有多种亚型，与临床药物代谢相关的主要为 NAT2。目前已经发现 26 种 *NAT2* 等位基因，这些等位基因会影响 NAT 的活性，与药物的效应及毒副作用密切相关。异烟肼（INH）作为抗结核一线药物，具有价廉低毒的特点，应用非常广泛。但 INH 导致的肝毒性、外周神经炎和系统性红斑狼疮等不良反应与并发症却不容忽视。有证据表明 INH 的血药浓度与药效、不良反应存在相关性。INH 在体内的代谢存在多条通路，其主要是在 NAT2 的作用下乙酰化为乙酰异烟肼（AcINH），后者再进一步由酰胺酶等代谢转化。因此，*NAT2* 基因型分析对结核病患者 INH 用药具有重要指导意义。

（1）检测方法 *NAT2* 基因分型检测常见的方法有基因芯片法、ARMS-PCR、Sanger 测序法、焦磷酸测序法以及 PCR-HRM。

（2）临床应用 *NAT2* 基因分型主要应用于指导 INH 的个体化用药，以减少使用该类药物带来的毒副作用。

（三）非肝药酶基因

1. 线粒体乙醛脱氢酶 2（acetaldehyde dehydrogenase 2，ALDH2） 在乙醇的代谢中起到关键作用，其主要功能是把乙醛进一步氧化成乙酸。乙醇进入人体后，先是被氧化成乙醛，乙醛再被 ALDH2 进一步氧化成乙酸。如果 ALDH2 发生突变，则乙醛发生堆积。

ALDH2 的等位基因主要包括 ALDH2 * 1（野生型）、ALDH2 * 2（突变型）。突变型对乙醛的氧化能力明显下降。ALDH2 是以四聚体的形式发挥酶活性的，而这 4 个亚基中只要一个是 * 2 型，酶就失活，从而影响乙醇的代谢过程，使大量的乙醇滞留在体内，增加醉酒的严重性并导致身体器官损伤，导致脂肪肝、肝硬化甚至肝癌、食管癌。ALDH2 还可以使硝酸甘油在体内转化为活性产物一氧化氮。若患者基因中携带 ALDH2 突变，ALDH2 活性下降，使硝酸甘油无法产生一氧化氮，从而影响硝酸甘油的治疗效果。ALDH2 * 2 是显性遗传。中国人中 ALDH2 * 2 的平均携带率是 18%。

（1）检测方法 针对 ALDH2 基因型检测目前主要使用基因芯片法、ARMS-PCR、Sanger 测序法、焦磷酸测序法以及 PCR-HRM。

（2）临床应用 ALDH2 基因分型可用于预测个体对乙醇的代谢能力以及硝酸甘油的疗效。

2. 亚甲基四氢叶酸还原酶（methylenetetrahydrofolate reductase，MTHFR） 主要作用是在叶酸代谢通路中，将 5,10-亚甲基四氢叶酸转化为具有生物学功能的 5-甲基四氢叶酸。5-甲基四氢叶酸可以进一步进入甲基传递通路，通过同型半胱氨酸的重新甲基化过程间接为 DNA 甲基化和蛋白质甲基化提供甲基并且使血液中的同型半胱氨酸保持在较低的水平。此外，叶酸的中间代谢产物在核苷酸合成过程中也有重要的作用，如通过一碳单位代谢为嘌呤环的形成提供碳原子。MTHFR 基因第 677 位产生的基因多态性 CT、TT 基因型会导致 MTHFR 活性下降，引发叶酸代谢障碍，在孕早期干扰神经管闭合，导致唇腭裂等多种出生缺陷性疾病。等位基因第 677 位碱基是 C，为野生型，具有高的酶活性；第 677 位碱基是 T，为突变型，酶活性降低。中国人群中约 10% 是 TT 纯合子。TT 纯合子对叶酸的吸收能力明显降低，所以在其妊娠期间需要加大补充叶酸剂量。MTHFR 基因第 677 位产生的基因多态性也可以引起高同型半胱氨酸血症，损伤内皮细胞和血管平滑肌，诱导内皮细胞激活促凝因子，使机体处于高凝状态，从而促使血栓形成。

（1）检测方法 MTHFR 基因分型主要采用基因芯片法、ARMS-PCR、Sanger 测序法、焦磷酸测序法以及 PCR-HRM、实时荧光定量 PCR 等。

（2）临床应用 MTHFR 基因分型可用于指导孕妇的叶酸用量以及对高同型半胱氨酸血症风险的预测。

3. 维生素 K 环氧化物还原酶（vitamin K epoxide reductase，VKOR） 华法林作为一种香豆素衍生物，是临床上最常用的处方抗凝药，其抗凝效应主要是通过特异性抑制维生素 K 环氧化物还原酶来实现。华法林在临床的治疗窗口比较窄，在既往的治疗模式中，患者经常需要监测 INR 值来及时调整华法林的用量。维生素 K 环氧化物还原酶复合亚单位 1（VKORC1）是介导华法林抗凝效应最重要的分子。VKORC1 是维生素 K 循环中的关键酶，华法林因抑制该酶而阻断维生素 K 以辅助因子形式参与羧化酶的催化反应，从而抑制凝血因子的凝血功能而产生抗凝作用。VKORC1 基因变异会导致VKORC1 酶活性降低，使维生素 K 依赖性凝血因子的功能降低，机体对华法林的敏感性增加。在我国 VKORC1 基因突变主要为 1639 基因位点的变异，该位点野生型为 G，突变型为 A。因此其基因型分为：VKORC1 GG 型、VKORC1 GA 型和 VKORC1 AA 型。

（1）检测方法 VKORC1 基因分型常用的方法有基因芯片法、ARMS-PCR、Sanger 测序法、焦磷酸测序法以及 PCR-HRM、实时荧光定量 PCR 等。

（2）临床应用　*VKORC1* 基因分型常常和 *CYP2C9* 一起用于指导华法林的个体化用药。

表 13 - 1　*CYP2C9*、*CYP2C19*、*VKROC1* 和 *ALDH2* 基因型和表型的对照

基因	基因型	表现型	基因	基因型	表现型
CYP2C9	*1/ *1	酶活性高，快代谢	*CYP2C19*	*1/ *1	酶活性高，快代谢
	*1/ *2	酶活性中，中等代谢		*1/ *2	酶活性中，中等代谢
	*1/ *3	酶活性中，中等代谢		*1/ *3	酶活性中，中等代谢
	*2/ *2	酶活性低，慢代谢		*2/ *2	酶活性低，慢代谢
	*2/ *3	酶活性低，慢代谢		*2/ *3	酶活性低，慢代谢
	*3/ *3	酶活性低，慢代谢		*3/ *3	酶活性低，慢代谢
VKROC1	GG	酶活性高	*ALDH2*	Glu504Glu	酶活性高
	GA	酶活性中		Glu504Lys	酶活性中
	AA	酶活性低		Lys504Lys	酶活性低

二、药物作用靶点相关基因

（一）与分子靶向药物疗效相关的基因

分子靶向药物利用肿瘤细胞与正常细胞之间分子生物学上的差异（包括基因、酶、信号转导等不同特性），抑制肿瘤细胞的生长增殖，最后使其死亡。分子靶向药物的作用途径包括调节细胞增殖的信号转导途径、调节血管生成的转导途径和肿瘤抑制基因丢失功能的转导途径等。

分子靶向治疗比化疗更为有效，副作用更小，是非常有希望的一种肿瘤治疗方法。目前临床应用广泛的靶向药物如表皮生长因子受体酪氨酸激酶（EGFR-TK）抑制剂吉非替尼主要用于治疗肺癌，利妥昔单抗主要用于治疗非霍奇金淋巴瘤，曲妥珠单抗是信号转导抑制剂，主要用于治疗乳腺癌。甲磺酸伊马替尼主要用于治疗慢性粒细胞白血病和胃肠道间质细胞瘤。

1. *EGFR* 表皮生长因子受体（EGFR）是上皮生长因子（EGF）实现其细胞增殖和信号传导功能的受体。EGFR 属于 ErbB 受体家族的一种，该家族包括 EGFR（ErbB-1）、HER2/c-neu（ErbB-2）、HER3（ErbB-3）和 HER4（ErbB-4）。EGFR 也被称作 HER1、ErbB-1，其突变或过表达易引发肿瘤。*EGFR* 基因位于人类 7 号染色体的短臂，由 188307 个碱基组成，包括 28 个外显子，其酪氨酸激酶功能区由外显子 18～24 编码。EGFR 是一种糖蛋白，属于酪氨酸激酶型受体，贯通整个细胞膜，分子量为 170kDa。EGFR 位于细胞膜表面，靠与配体 EGF 和 TGFα（transforming growth factor α）结合来激活其下游基因。激活后，EGFR 由单体转化为二聚体，尽管也有证据表明，激活前也存在二聚体。

EGFR 二聚体形成后可以激活它位于细胞内的激酶通路，包括 Y992、Y1045、Y1068、Y1148 和 Y1173 等激活位点。这个自磷酸化可以引导下游基因的磷酸化，包括 MPAK、AKT 和 JNK 通路，诱导细胞增殖。

在许多实体肿瘤中存在 EGFR 的高表达或异常表达。EGFR 与肿瘤细胞的增殖、血管生成、肿瘤侵袭、转移及细胞凋亡的抑制有关。其可能机制包括：①EGFR 的高表达引起下游信号转导的增强；②突变型 EGFR 或配体表达的增加导致 EGFR 的持续活化；③自分泌环的作用增强；④受体下调机制的破坏；⑤异常信号转导通路的激活等。EGFR 的过表达在恶性肿瘤的演进中起重要作用，胶质细胞瘤、肾癌、肺癌、前列腺癌、胰腺癌和乳腺癌等组织中都有 EGFR 的过表达。对胶质细胞瘤的研究发现 EGFR 的高表达主要与其基因扩增有关。但有时 EGFR 表达水平的调节异常也存在于翻译时及翻译后。EGFR 在肿瘤中的高表达还可能与活化后降解减少有关，比如 c-Src 可通过抑制受体泛素化和内吞作用而上调 EGFR 水平。

许多肿瘤中有突变型 EGFR 存在，现已发现许多种类型的 EGFR 突变。突变型 EGFR 的作用可能包括：具有配体非依赖型受体的细胞持续活化；由于 EGFR 的某些结构域缺失而导致受体下调机制的破坏、异常信号转导通路的激活、细胞凋亡的抑制等。突变体的产生是由于 *EGFR* 基因的缺失、突变和重排。EGFR 的配体对细胞内信号转导有很大影响。EGFR 的配体通过自分泌形式激活 EGFR 促进细胞增殖，它们的共表达往往预示肿瘤预后不良。例如，在对乳腺浸润性导管癌的研究中发现，TGFα 与 EGFR 共表达，且这种共表达与患者的生存率显著相关。此外，对 EGFR 与肿瘤的血管生成、高侵袭性及转移关系的研究发现 EGFR 可以通过 Ang-1 及 VEGF 等因子水平的调节而影响肿瘤血管生成。

针对 EGFR 的靶向治疗是目前临床最成熟，也是最成功的靶向治疗案例。2003 年开始，美国 FDA 批准酪氨酸激酶抑制剂（tyrosine kinase inhibitor，TKI）吉非替尼应用于 NSCLC 的治疗。然而并不是所有 EGFR 阳性的患者应用吉非替尼治疗都有效，随后的研究发现这与 *EGFR* 基因的突变存在很大关系。*EGFR* 酪氨酸激酶编码区基因突变是这一类靶向药物生效的条件。研究发现一些患者 *EGFR* 基因的编码区，主要是在外显子 18 ~ 21 上会发生突变，而这些突变与吉非替尼药物反应性有关，原因是这些突变改变了 EGFR 胞内 ATP 结合区的结构，提高了 EGFR 对吉非替尼的结合能力。已发现不少于 30 种突变与药物反应性有关，主要是外显子 19 上的缺失突变和外显子 21 上 L858R 的点突变。在外显子 19 的 747 ~ 750 位氨基酸有 20 多种不同缺失，约占突变的 45%，其中以 2 种 delE746-A750（2235_2249del15 和 2236_2250del15）最为常见，占外显子 19 缺失总数的 74%；外显子 21 上 858 位氨基酸的替代占突变的 40% ~ 45%；外显子 18 点突变（G719S 或 G719C）约占突变的 5%；外显子 20 上的插入突变约占突变的 1%。另外值得强调的是，一些突变作为二级突变与酪氨酸激酶抑制剂药物抗性有关，使反应性变成耐药。NSCLC 治疗前 1% ~ 3% 患者第 20 外显子发生 T790M 突变，其对 TKI 治疗无效。部分患者在使用 TKI 过程中发生 T790M 突变，亦可使 TKI 治疗失败。此外，外显子 20 上的插入突变也会导致对 TKI 治疗无反应性。

（1）检测方法 临床针对 *EGFR* 的检测包括表达水平的检测和基因突变的检测，表达水平的检测技术有免疫组化（IHC）、荧光原位杂交（FISH）以及 RT-PCR。针对 *EGFR* 突变检测的方法有很多，包括 ARMS-PCR、实时荧光定量 PCR、Sanger 测序法、二代测序法、PCR-ASO 和基因芯片法等。

（2）临床应用 *EGFR* 表达水平的检测常用于肿瘤的病理诊断。*EGFR* 基因突变的检测主要用于判断非小细胞肺癌患者是否适合 TKI 治疗。2024 年 4 月 23 日，NCCN 发布第 5 版 NSCLC 临床实践指南，对分子标志物检测等方面进行了更新。

▶ 知识拓展 ◀

美国国立综合癌症网络

美国国立综合癌症网络（National Comprehensive Cancer Network，NCCN）是由世界多家顶级癌症中心组成的非营利性学术联盟，其吸收并精炼大量信息而制订的《NCCN 肿瘤学临床实践指南》不仅是美国肿瘤领域临床决策的标准，也成为全球肿瘤临床实践中应用最为广泛的指南，每年发布各种恶性肿瘤临床实践指南，得到了全球临床医师的认可。

由于存在患者特点、医疗水平与体制等方面的差异，NCCN 与中国肿瘤专家进行了密切的合作，着手制订符合中国人群的 NCCN 指南中国版。其宗旨是为在全球范围内提高肿瘤服务水平，了解到国际癌症治疗的最新进展，并将其及时用于临床实践，造福肿瘤患者。

2. K-RAS RAS 基因是 1964 年从大鼠肉瘤急性逆转录病毒中分离出来的，编码酪氨酸激酶，能够进行细胞转化，在真核细胞的生长过程中起重要作用。遗传学、生化及分子生物学等方面的研究表明，*RAS* 基因在细胞外刺激所产生的信号转导通路中处于中枢地位，*RAS* 基因活性产物与细胞增殖、凋亡之间关系密切。*RAS* 基因家族由 *K-RAS*、*H-RAS* 和 *N-RAS* 组成，基因家族的各成员间同源性可达 85%，均有 4 个外显子。*K-RAS* 基因位于 12 号染色体 p21.1 位点，编码的蛋白质是 p21 蛋白，分子质量为 21kDa，由 188~189 个氨基酸组成，也称为 p21 高度相关蛋白。p21 蛋白位于细胞膜的内表面，具有 GTP 酶活性，参与转导细胞增殖信号的调控系统。其激活状态为 GTP 结合状态，失活状态为 GDP 结合状态，其转变为活动性致癌基因的主要部位及变化是第 12、13 和 61 密码子的突变，第 12、13 位密码子突变约占其突变的 95%。该基因的体细胞突变常见于多种恶性肿瘤，在肺癌患者中的突变率为 15%~30%，在结直肠癌患者中约占 44%，胰腺癌患者中占 90%。作为 EGFR 信号通路下游最重要的效应因子，K-RAS 在肿瘤信号转导中发挥重要作用。对 *K-RAS* 基因突变的检测，可以为肿瘤患者的个体化治疗提供更确切的依据。

西妥昔单抗和帕尼单抗都是特异性针对人类 EGFR 胞外区的单克隆抗体。美国 FDA 批准该药单药用于治疗难治性结肠癌，及在放疗基础上治疗进展性头颈部癌。已知 EGFR 信号途径下游的基因突变会使患者对西妥昔单抗和帕尼单抗治疗产生耐药性。2009 年，美国 FDA 批准了对帕尼单抗和西妥昔单抗说明书的修改，在西妥昔单抗和帕尼单抗说明书的"适应证和用法"部分明确指出，*K-RAS* 基因第 12 或 13 密码子突变的患者接受治疗无生存获益；不推荐这两种 EGFR 抗体用于 *K-RAS* 基因突变的转移性结直肠癌（mCRC）患者治疗。根据这一提示，临床医师可以将 *K-RAS* 基因突变的患者排除在接受抗 EGFR 单抗治疗之外，重新安排其接受其他药物替代治疗，避免对不能获益的患者进行不必要的治疗。

此外，研究表明 *K-RAS* 基因突变状态与非小细胞肺癌对吉非替尼、厄洛替尼等靶向治疗药物的原发性耐药有关，直肠癌患者中 *K-RAS* 的突变对西妥昔单抗等药物的耐药性有关。2011 年版 NCCN 临床治疗指南指出：*K-RAS* 基因突变是 TKI 疗效的预测指标，肿瘤患者在接受 *EGFR* 靶向药物治疗前必须进行 *K-RAS* 基因突变检测，以帮助决定患者是否接受 TKI 治疗，对携带 *K-RAS* 永久激活性突变的患者，不建议使用 TKI，建议使用靶向的 RAS 抑制剂进行药物治疗。

作为 RAS/FTI（法尼基转移酶抑制剂）的安卓健通过抑制 *K-RAS* 的活性，进而影响其下游信息传递因子，包括抑制 PI3K 的表达量与降低 Akt 的磷酸化程度；以及活化 AMPK 促使 TSC1/TSC2 结合更紧密，进而大大地降低 mTORC1 的活性，开启癌细胞的自噬作用机制；安卓健同时会活化 MEK1/ERK1/2 的路径，促进癌细胞的自噬作用；另外，安卓健会使线粒体不稳定，降低 BCL2、BCL-xL 与 MCL1 的蛋白质量，使癌细胞程序性凋亡。安卓健能同时诱导癌细胞启动自噬作用与程序性凋亡的机制，而实验室的细胞毒性测试亦指出安卓健对多数癌细胞（脑癌、淋巴癌、白血病、肺腺癌、乳癌、肝癌、胰腺癌、胃癌、直肠癌、前列腺癌与膀胱癌等）都有药用效果。

（1）检测方法　针对 *K-RAS* 基因突变的检测主要采用 ARMS-PCR、实时荧光定量 PCR、Sanger 测序和二代测序等方法。

（2）临床应用　①正常人血中检出 *K-RAS* 基因异常，提示存在肿瘤易感性；②良性肿瘤患者若检出 *K-RAS* 基因突变，提示有恶变的可能；③大量研究表明，*K-RAS* 基因突变阳性，即使病理组织学诊断淋巴结转移阴性，癌症复发的可能性也很高；④无 *K-RAS* 基因突变的肺癌、结直肠癌等肿瘤患者，经抗 EGFR 靶向药物治疗疗效明显，通过检测 *K-RAS* 基因突变状态可以筛选用药人群，实现肿瘤患者的个体化治疗，延长患者生存期；⑤*K-RAS* 突变阳性是使用 RAS/FTI 抑制剂的指征。*K-RAS* 突变虽然是驱动基因，但是靶向治疗在 *K-RAS* 突变中的应用可能还需要更多的时间进行验证。

3. *HER2*　人类表皮生长因子受体 2（human epidermal growth factor receptor 2，HER2，亦称为 Neu、ErbB-2、CD340）的基因位于染色体 17q12，共有 32 个外显子，属于表皮生长因子受

体（EGFR/ErbB）家族中的成员，编码分子质量为185kDa的跨膜受体样蛋白，具有酪氨酸激酶活性。
HER2 阳性（过表达或扩增）的乳腺癌，其临床特点和生物学行为有特殊表现，治疗模式也与其他类型的乳腺癌有很大的区别。曲妥珠单抗是一种针对乳腺癌HER2靶点的靶向治疗药物，在早期和晚期（转移性）乳腺癌的治疗中均显示出疗效。在 *HER2* 阳性乳腺癌妇女中，曲妥珠单抗作为单药治疗、联用标准化疗或在标准化疗后使用，均可提高反应率、无病生存期和总生存期，同时保证生活质量。自1998年以来，曲妥珠单抗已经在全世界用于治疗超过45万名 *HER2* 阳性乳腺癌患者。在第44届美国临床肿瘤学年会（ASCO）上报告的最新数据显示，曲妥珠单抗可明显延长晚期（转移性）*HER2* 阳性乳腺癌妇女无疾病进展生存时间。甚至在曲妥珠单抗治疗中出现疾病进展而需要进一步治疗的妇女中，使用曲妥珠单抗治疗仍然有效。

HER2的另外一个重要应用是胃癌的预后和靶向治疗。胃癌为世界的第二大致死性癌症，我国也是高发区。约有16%的胃癌或者胃食管癌患者为 *HER2* 阳性，这一类患者的疾病往往进展性更强，预后更差，而使用HER2的靶向治疗可以使这一类患者明显受益。自2010年开始，美国和欧洲先后批准使用曲妥珠单抗治疗HER2阳性胃及胃食管交界癌患者。

（1）检测方法 针对 *HER2* 基因表达主要采用免疫组织化学（IHC）、FISH或RT-PCR法。

（2）临床应用 ①*HER2* 过表达是某些癌症发展过程中的重要因素，可以用于辅助肿瘤的诊断；②*HER2* 是乳腺癌和胃癌的独立预后因子；③*HER2* 阳性或过表达是使用曲妥珠单抗治疗乳腺癌和胃癌患者的指征。

4. *BRAF* 全名为鼠类肉瘤滤过性毒菌（V-raf）致癌同源体B1，定位于人染色体7q34，其具有功能的编码区由2150对碱基组成，编码MAPK通路中的丝氨酸/苏氨酸蛋白激酶，该酶将信号从RAS转导至MEK1/2，从而参与调控细胞内多种生物学事件。*BRAF* 基因突变能激活ERK信号，诱导细胞增殖，防止细胞凋亡。约70%的黑色素瘤和15%的结肠癌患者中存在体细胞 *BRAF* 基因错义突变。*BRAF* 基因作为Raf-MEK-ERK信号转导通路中的重要成员，在肿瘤细胞增殖、分化和凋亡等方面发挥重要作用。

正常的BRAF蛋白的功能是传递来自细胞膜的信号。BRAF蛋白通常只在需要传递信号时保持活性状态。然而，突变的BRAF则一直保持活性状态，并因此干扰了细胞信号传递链的正常功能，引起细胞的异常。在结直肠癌（CRC）中，*BRAF* 突变率约为15%，这些突变主要发生于外显子15上的激活区，其中约92%位于第1799位核苷酸上（T突变为A），导致其编码的缬氨酸由谷氨酸取代（V600E）。部分没有 *K-RAS* 基因突变的患者也会对EGFR靶向药物产生耐药性，研究证明这主要是由于 *K-RAS* 下游的 *BRAF* 基因V600E突变造成的。*BRAF* 基因突变在多种恶性肿瘤细胞中都有报道，除了结直肠癌外，*BRAF* 在黑色素瘤、肺癌、甲状腺癌、肝癌及胰腺癌等中均存在不同比例的突变。

（1）检测方法 针对 *BRAF* 基因检测的方法有Sanger测序法、焦磷酸测序法、二代测序、ARMS-PCR、实时荧光定量PCR和HRM等。

（2）临床应用 *BRAF* 基因突变检测可用于指导EGFR-TKI的靶向用药。

5. *EML4∷ALK* 2007年日本学者Soda在一位吸烟的肺腺癌患者肿瘤组织中发现了间变性淋巴瘤激酶（anaplasticlymphomakinase，ALK）基因和棘皮动物微管相关蛋白样4（echinodermmicrotubule associated proteinlike 4，EML4）基因融合而成的具有致瘤性的变异基因。*EML4* 和 *ALK* 两个基因分别位于人类2号染色体的p21和p23带，相隔约10Mb。*EML4∷ALK* 融合基因的重排发生在2号染色体短臂上的2区1带和2区3带，由2号染色体短臂插入引起，迄今已发现多种变异类型。这两个基因片段的倒位融合能够使组织表达新的融合蛋白EML4-ALK。通过体外克隆性转化实验和体内基因重组基础上的肺部选择性表达实验证实：不同的 *EML4∷ALK* 融合基因亚型均具有恶性转化和致瘤性能力。根据这

些证据可以将 *EML4∷ALK* 融合基因定义为肺癌的一种新的癌基因。

EML4∷ALK 基因融合主要发生于腺癌，*EGFR* 和 *KRAS* 野生型，轻度吸烟/不吸烟的年轻男性患者，可能是 T790M、K-RAS 和 MET 之外另一潜在的 EGFR-TKI 耐药机制。多项研究提示白种人 *EML4∷ALK* 基因融合在肺癌中的频率一般为 3%～11.6%，我国患者为 12%。目前，针对该基因的靶向药物克唑替尼（Crizotinib）于 2011 年 8 月由 FDA 批准上市，并很快成为非小细胞肺癌靶向治疗的又一高效药物。临床试验显示，对于 *EML4∷ALK* 基因融合的 NSCLC 患者，克唑替尼具有显著的治疗活性。2012 年版 NCCN 临床实践指南推荐，对于 *EML4∷ALK* 阳性的 NSCLC 患者一线治疗可选择克唑替尼。

（1）检测方法　针对 *EML4∷ALK* 融合基因检测主要采取荧光定量 PCR 法、逆转录 PCR 和 FISH。

（2）临床应用　*EML4∷ALK* 融合基因阳性提示患者可能对 EGFR-TKI 耐药，更适合使用 *EML4∷ALK* 的靶向药物，如克唑替尼。

6. PI3KCA　磷脂酰肌醇 3 激酶催化 α 多肽（phosphoinositide-3-kinase, catalytic, α polypeptide, PIK3CA）基因位于 3q26.3，共有 23 个外显子，编码 PI3K 的催化单元，是一种通过 AKT/mTOR 信号通路调节细胞生长与增殖的脂类激酶。PI3K 是 EGFR 下游信号分子，可被生长因子受体酪氨酸激酶（如 EGFR）激活，使丝氨酸/苏氨酸激酶（AKT）磷酸化而上调该通路的活性并产生多种生物学效应，包括调节细胞增殖、存活和细胞周期调控等。目前已发现在多种癌症（如乳腺癌、非小细胞肺癌等）中存在 *PIK3CA* 基因突变，*PIK3CA* 基因突变导致 PI3K/AKT 信号通路持续性活化。PI3K 作为 EGFR 下游信号分子被激活，导致肿瘤细胞对 EGFR-TKI 等药物的耐药。*PIK3CA* 突变通常发生在外显子 9 和外显子 20，1%～3% 的 NSCLC 存在 *PIK3CA* 突变。*PIK3CA* 在肺鳞癌和肺腺癌中的突变率相似，多数具有 *PIK3CA* 突变的患者有吸烟史。所以，检测 *PIK3CA* 基因突变可以预测该类患者对 EGFR-TKI 等药物的耐药性。

（1）检测方法　针对 *PIK3CA* 基因突变的检测采用 Sanger 测序法、焦磷酸测序法、实时荧光定量 PCR、二代测序等方法。

（2）临床应用　*PIK3CA* 基因突变检测可用于指导 EGFR-TKI 的个体化用药，另外也有不少研究提示 PI3KCA 和肿瘤患者的预后有密切的关系。

7. JAK2　JAK 家族是一类非受体型酪氨酸蛋白激酶，包括 JAK1、JAK2、JAK3 和 TYK2 等 4 种 JAK。一部分生长因子和大部分细胞因子能通过 JAK 激活信号转导因子和转录激活因子（STAT），从而影响基因的转录调节。JAK-STAT 信号转导途径参与细胞的增殖、分化、凋亡以及免疫调节等许多重要的生物学过程。*JAK2* 基因位于 9p24，共有 24 个外显子。*JAK2* 基因的一些突变可以持续激活 JAK-STAT 途径，是肿瘤发生的起因。骨髓增殖性疾病（myeloproliferative diseases, MPD）主要包括真性红细胞增多症（polycythaemia vera, PV）、原发性血小板增多症（essential thrombocythemia, ET）和原发性骨髓纤维化（idiopathic myelofibrosis, IMF）。已经证实有约 90% 的 PV 及 50% 的 ET 和 IMF 患者存在 *JAK2* 基因 V617F 点突变。在修订的 2008 WHO 血液肿瘤分类系统中，有无 *JAK2* 突变成为 MPD 主要的诊断指标。所以，*JAK2* 基因突变检测可用于 MPD 的诊断。磷酸芦可替尼是首个作用于 Janus 激酶 1 型和 2 型（JAK1、JAK2）的抑制剂，于 2011 年 11 月 16 日获美国 FDA 批准上市，是 FDA 至今唯一批准的治疗骨髓纤维化的药物。

（1）检测方法　针对 *JAK2* 基因突变可采用 Sanger 测序法、焦磷酸测序法。目前临床实验室也常使用实时荧光定量 PCR 法检测 *JAK2* 基因 V617F 突变以及突变负荷。

（2）临床应用　①*JAK2* 基因突变检测主要用于 MPD 的诊断；②*JAK2* 基因突变负荷与临床症状、预后密切相关；③*JAK2* 基因突变检测可以用于指导 JAK 抑制剂的个体化用药。

8. C-KIT　位于 4q12 位点，共有 21 个外显子。*C-KIT* 是一个原癌基因，其表达产物 C-KIT 受体与其配体细胞因子结合后，可激发酪氨酸残基磷酸化，从而调节细胞的生长，对肿瘤细胞的增殖、恶性演进及凋亡等方面都有重要作用。胃肠间质瘤（gastrointestinal stromal tumors, GIST）通常具有 *C-KIT* 基因突变，从而导致酪氨酸激酶持续激活，引起细胞异常增殖与凋亡抑制，从而形成肿瘤。

C-KIT 是靶向药物伊马替尼作用的靶点。该基因 9、11 和 13 外显子位点突变的 GIST 患者对伊马替尼治疗反应良好，但 *C-KIT* 基因 17 外显子 D816V 突变与耐药有关。因此，检测该类肿瘤患者 *C-KIT* 基因突变情况可用于判断伊马替尼治疗是否有效。

（1）检测方法　针对 *C-KIT* 点突变主要采用的检测方法有 Sanger 测序法、焦磷酸测序法、实时荧光定量 PCR 以及二代测序等。

（2）临床应用　①*C-KIT* 突变是诊断胃肠间质瘤的重要指标；②*C-KIT* 不同位点突变可用于指导伊马替尼的个体化用药。

9. BCR∷ABL　该融合基因是由 9 号染色体长臂上 *C-ABL* 原癌基因易位至 22 号染色体长臂的断裂点集中区（BCR）形成的。90% 以上的慢性粒细胞白血病（CML）患者存在 *BCR∷ABL* 融合基因。此基因产生一种新的 mRNA，编码的蛋白为 p210，具有增强酪氨酸激酶的活性，从而改变细胞多种蛋白质的酪氨酸磷酸化水平和细胞微丝肌动蛋白的功能，扰乱了细胞内正常的信号转导途径，使细胞失去对周围环境的反应性，并抑制了凋亡的发生。伊马替尼可以选择性地阻断 ATP 与 ABL 激酶结合位点，有效地抑制 BCR-ABL 激酶底物中酪氨酸残基的磷酸化，使该酶失活，进而阻止一系列的信号转导。伊马替尼可以特异性地杀伤 *BCR∷ABL* 阳性细胞，不杀伤 *BCR∷ABL* 阴性细胞。然而 *BCR∷ABL* 基因突变可使患者对伊马替尼产生继发性耐药，其中最常见于 *BCR∷ABL* 基因突变为 T315I 位点的突变者。所以，检测 CML 患者 *BCR∷ABL* 基因突变情况可用于判断此类患者是否对伊马替尼治疗耐药。

（1）检测方法　针对 *BCR∷ABL* 融合基因的检测方法有 Southern blot、RT-PCR、FISH 以及实时荧光定量 PCR。针对 *BCR∷ABL* 融合基因突变的检测有 Sanger 测序法、焦磷酸测序法、实时荧光定量 PCR 以及二代测序等方法。

（2）临床应用　①*BCR∷ABL* 融合基因检测常用于诊断 CML 患者；②*BCR∷ABL* 融合基因阳性并且不存在位点突变提示该类患者适合伊马替尼治疗。

（二）与一般化疗药物疗效相关的基因

化疗药物通常作用于快速分裂的细胞，抑制细胞 DNA 复制、微管形成和代谢关键酶的活性。临床结果显示，每个化疗方案都只有 20% 左右的患者获益。化疗的疗效与患者个体差异（患者对化疗药物敏感程度以及对药物的耐受程度）及药物本身的毒性反应有关。近年来，大量临床研究表明每一种化疗药物都有与其对应的评估其作用的靶标，化疗药物的疗效主要与相关基因的表达水平相关，如 *TP53*、*ERCC1*、*BRCA1*、*RRM1*、*TYMS*、*STMNQ*、*TUBB3*、*DPD*、*TYMP*、*TOP2A* 和 *UGT1A1* 等。这些基因的表达水平和多态性可以科学地预测药物的疗效，提高治疗的针对性，为临床用药提供指导。

1. TP53　*TP53* 基因是迄今发现与人类肿瘤相关性最高的基因（50% 以上的人类肿瘤发生 *TP53* 基因突变）。人类 *TP53* 基因定位于 17 号染色体，所编码的 p53 蛋白（分子质量为 53kDa）是一种半衰期短的核内磷酸化蛋白，能和 DNA 的特定序列结合，调节其周围基因的转录，它常通过自身修饰或与其他蛋白相互作用来调节细胞周期及细胞凋亡。

引起肿瘤形成或细胞转化的突变型 p53 蛋白是一种肿瘤促进因子，而野生型 *TP53* 基因是一种抑癌基因，它的失活对肿瘤形成起重要作用。p53 蛋白还有帮助细胞基因修复缺陷的功能；对于受化疗药物作用而受伤的癌细胞，则起修复作用。野生型 *TP53* 基因能够抑制多药耐药蛋白基因转录，减少多药耐药蛋白生成，其突变型 *TP53* 基因可增强多药耐药基因表达。突变型 *TP53* 基因被认为是一种新的耐药相关基因。*TP53* 基因变异与肿瘤细胞对铂类化疗药的耐药性相关，但不影响紫杉醇类药的敏感性。因此，*TP53* 基因突变检测可用于指导临床肿瘤患者化疗的个体化用药。

（1）检测方法　*TP53* 基因突变的形式可以是片段的缺失或点突变。这两者的临床检测方法有所不同。针对缺失，临床上采用的方法主要是 FISH；针对点突变的检测方法有很多，包括 Sanger 测序、二代测序、实时荧光定量 PCR 以及高分辨率熔解曲线等。

（2）临床应用　*TP53* 基因突变检测有助于指导铂类化疗药的个体化用药，同时也有助于判断某些肿瘤患者的预后情况。

2. *ERCC1*　切除修复交叉互补基因（excision repair cross complement group 1，*ERCC1*）位于 19q13.32，具有 12 个外显子，是核酸外切修复家族中的重要成员，其表达的蛋白主要参与 DNA 链的切割和损伤识别。*ERCC1* 的表达量直接影响 DNA 修复的生理过程。DNA 修复是铂类化疗药物耐药性产生的主要机制之一。

铂类药物是具有生物活性的含铂复合物药物的总称，常用的有顺铂、卡铂和奥沙利铂，是目前临床上最常用的肿瘤化疗药物之一。其药理作用主要是引起靶细胞 DNA 链内和链间的交联，阻碍 DNA 合成与复制，从而抑制肿瘤细胞的生长。所有肿瘤细胞都表达 *ERCC1*，而且表达水平差异很大。临床研究已证实 *ERCC1* 参与铂类化疗药物耐药发生，其表达水平与多种肿瘤对铂类化疗药物的疗效和患者生存期呈负相关，即 *ERCC1* 表达水平低的患者对铂类药物敏感；反之，表达水平高的患者表现为耐药。因此，2010 年第一版 NCCN 非小细胞肺癌临床治疗指南中明确指出：在接受铂类化疗前进行 *ERCC1* mRNA 表达水平检测可提高治疗有效率和患者生存率。此外，*ERCC1* Asn118Asn 中，CT 或 TT 基因型使 *ERCC1* mRNA 水平增高，DNA 修复能力增强，患者对铂类药物的敏感性降低，而野生型 CC 患者对铂类化疗药物更敏感。2024 年第五版 NCCN 非小细胞肺癌临床实践指南介绍了基因检测指导靶向治疗疗效数据，在进行辅助靶向/免疫治疗前进行相关基因检测，如 PD-L1 表达水平检测。

（1）检测方法　常用 RT-PCR 检测 *ERCC1* mRNA 表达水平；*ERCC1* 基因多态性检测的方法有 Sanger 测序、二代测序、实时荧光定量 PCR 以及高分辨率熔解曲线等。近年来发展起来的二代测序检测技术，可以对转录组水平进行整体检测，获得全方位的信息。

（2）临床应用　*ERCC1* mRNA 表达水平和基因多态性有助于指导铂类药物化疗的个体化用药，同时 *ERCC1* 的表达也与肿瘤患者的预后有着密切的关系。

3. *BRCA1* 和 *BRCA2*　乳腺癌易感基因 1（breast cancer susceptibility gene 1，*BRCA1*）和乳腺癌易感基因 2（breast cancer susceptibility gene 2，*BRCA2*）是重要的抑癌基因，*BRCA1* 位于 17q，*BRCA2* 位于 13q12 ~ 13。它们编码的蛋白在 DNA 损伤和修复中扮演重要角色，还在基因的转录调节、细胞周期调控、细胞凋亡和中心体复制等过程中起重要作用。*BRCA1* 和 *BRCA2* 通过作用于 γ-微球蛋白，在中心体的复制中起负性调节作用。中心体的正确复制是保证有丝分裂正常进行的重要因素，这一过程的失调可使细胞异常分裂，最终导致肿瘤的形成。由于铂类药物是通过广泛结合 DNA 而抑制细胞分裂实现其抗癌目的，因此铂类药物的使用会不可避免地损伤患者机体内正常分裂细胞，造成毒副作用。临床应用表明，铂类药物的疗效存在显著的个体差异，部分患者获益，部分患者耐药并出现毒副作用。大量临床研究已经证实：铂类药物的疗效与肿瘤组织中 *BRCA1* 和 *BRCA2* mRNA 表达水平密切相关，即 *BRCA1* 和 *BRCA2* 基因表达水平低的患者对铂类药物敏感；反之，表达水平高的患者表现为耐药。

近年来，多聚腺苷二磷酸核糖聚合酶（poly ADP-ribose polymerase，PARP）抑制剂（PARP inhibitor，PARPi）在乳腺癌临床研究方面进展迅速。多项研究证实，*BRCA1/2* 突变乳腺癌患者可从中明显获益，所以应用 PARPi 前进行 *BRCA1/2* 基因突变状态检测可以有效筛选乳腺癌、卵巢癌、前列腺癌、胰腺癌等可能获益人群。

BRCA1 和 *BRCA2* 更重要的意义是作为癌症易感基因。目前已知与 *BRCA1* 和 *BRCA2* 相关性最为密切的是乳腺癌，5%～10%的乳腺癌患者存在 *BRCA1* 或 *BRCA2* 突变。此外，胰腺癌、前列腺癌和卵巢癌等也与 *BRCA1* 和 *BRCA2* 突变有密切关系。*BRCA1* 和 *BRCA2* 突变会明显提高个体罹患上述肿瘤的风险。

（1）检测方法　针对 *BRCA1* 和 *BRCA2* 基因突变的检测目前主要使用的是 Sanger 测序、二代测序、基因芯片和 AS-PCR 等方法。二代测序可以进行 *BRCA1* 和 *BRCA2* 基因全长的检测，由于 *BRCA1* 和 *BRCA2* 基因没有明显的热点突变，所以进行全长检测对发现突变位点具有明显优势。转录水平的检测主要使用的是 RT-PCR 法或转录组检测。

（2）临床应用　*BRCA1* 和 *BRCA2* 基因 mRNA 检测用于评估患者对铂类药物的敏感性，*BRCA1* 和 *BRCA2* 基因突变检测主要用于乳腺癌的诊断、风险预测以及 PARPi 受益人群筛选。

4. *FR1* 　叶酸受体（folate receptor，FR1）基因位于 11q13.3～14.1，属于 FR 家族，其表达的蛋白可以通过聚糖磷脂酰肌醇（glycosyl-phosphatidyl inositol，GPI）连接在细胞膜上，与叶酸具有高度亲和力。FR1 是最主要的叶酸受体，在正常细胞中的表达一般高度保守，仅在脉络丛、胎盘组织及肾小管中有少量表达且呈极性分布；但在许多上皮来源的恶性肿瘤，如宫颈癌、卵巢癌、乳腺癌、子宫内膜癌、肺癌和鼻咽癌等肿瘤细胞中过表达，且分布失去极性。

FR1 可以作为叶酸药物复合物的靶标，实现对过表达 FR1 的肿瘤的治疗。FR1 靶向给药具有高度的特异性。目前已有多种叶酸偶联化疗药物，如叶酸偶联甲氨蝶呤、铂类药物、紫杉醇和长春碱类等。这些药物与 FR1 有高度的亲和力且能被重复摄取，因此能够快速分布至 FR1 阳性的肿瘤细胞中，达到更高的药物浓度，并且能从血浆及非靶组织中快速清除。同时，由于正常组织（如肾脏）中 FR1 分布较少、呈极性分布，药物不易与之结合，故少有不良反应发生。目前尚没有导致急性肾损伤的报道，显示这些药物具有良好的临床应用前景。

FR1 水平还可用于预测铂类药物治疗卵巢癌的疗效。完全缓解、部分缓解、疾病稳定和疾病进展患者中，FR1 表达量依次下降；高水平表达者敏感，低水平表达者耐药。

（1）检测方法　用 RT-PCR 检测 *FR1* 基因表达水平。

（2）临床应用　指导叶酸偶联化疗药物及铂类药物的个体化用药，FR1 受体表达水平越高，提示患者对这一类药物的敏感性越好。

三、药物副作用相关基因

1. *G6PD* 　葡萄糖-6-磷酸脱氢酶（glucose-6-phosphate dehydrogenase，G6PD）是一种存在于人体红细胞内，协助葡萄糖进行新陈代谢的酶。在代谢过程中会产生还原型辅酶 Ⅱ 用以保护红细胞免受氧化物质的威胁。当 G6PD 缺乏时，若个体接触到具有氧化性的特定物质或服用了具有氧化性的药物，红细胞就容易被破坏而发生急性溶血反应。G6PD 缺乏属于性连锁（X 染色体）隐性遗传，在人群中具有普遍的多态性，存在 400 多种变异体，全球有 4 亿多人受其影响。然而，这些个体绝大部分没有临床症状。该基因具有 30 多种不同的功能突变，绝大部分是点突变，超过 50% 是胞嘧啶到鸟嘌呤的核苷酸转变，导致 G6PD 活性降低。由于 G6PD 缺乏导致的还原型谷胱甘肽不足，氧化性药物将血红蛋白氧化，导致溶血。G6PD 缺乏症又称为蚕豆病，原因是：新鲜的蚕豆是一种强的氧化剂，当 G6PD 缺乏时容易导致红细胞被破坏而致病。在临床上，许多药物都是强氧化剂，使用这一类药物有引起 G6PD 缺乏症患者溶血的副作用，其中包括：乙酰苯胺、美蓝、硝咪唑、呋喃旦啶、呋喃唑酮、呋喃西林、苯肼、伯氨喹啉、扑疟母星、戊胺喹、磺胺、乙酰磺胺、磺胺吡啶、噻唑酮、甲苯胺蓝、SMZ、TNT 等。

G6PD 缺乏症的患病率在不同种族之间存在明显差异。在我国最常见的 *G6PD* 基因突变为 G202A 突变，使密码子 68 处的缬氨酸变为甲硫氨酸（Val68Met），其他常见的突变有 Val690Met 和 Val968Met。

（1）检测方法　针对 *G6PD* 位点突变目前主要的检测方法有 ARMS-PCR、Sanger 测序法、焦磷酸测序法、PCR-HRM 和实时荧光定量 PCR 等。

（2）临床应用　*G6PD* 基因检测主要应用于诊断 G6PD 缺乏症患者，以及指导这一类患者的用药。

2. TPMT　硫嘌呤甲基转移酶（thiopurine methyl transferase，TPMT）是一种催化硫嘌呤类化合物进行甲基化反应的酶。硫嘌呤类药物常用于癌症化学疗法及免疫抑制疗法，因而 TPMT 的活性会影响患者对药物的敏感性和毒性反应。

TPMT 是硫嘌呤类药物（如硫唑嘌呤、巯嘌呤和硫鸟嘌呤）的代谢中最主要的酶之一，起到的作用是在这类化合物的硫原子上增加一个甲基；这个过程中提供甲基的是 S-腺苷甲硫氨酸，后者同时被转化成 S-腺苷-L-高半胱氨酸。*TPMT* 基因的缺陷会让人体无法将这类药物灭活，导致未经代谢的药物在体内大量累积，引起严重甚至致命的骨髓抑制，在临床上表现为贫血、血小板减少症和白细胞减少症等。

TPMT 活性缺乏属于常染色体隐性遗传。野生型 *TPMT* 基因被定义为 *TPMT*1*。迄今为止已发现 11 种基因突变可引起 TPMT 酶活性的降低，这些基因分别被命名为 *TPMT*2 ~ TPMT*10*。对不同人种进行的研究发现，*TPMT*2*（G238C）、*TPMT*3A*（G460A/A719G）、*TPMT*3B*（G460A）和 *TPMT*3C*（A719G）这 4 种突变类型在汉族人中最为常见。*TPMT*2* 在外显子 5 中发生单碱基突变 G238C。*TPMT*3A* 在外显子 7 和 10 中分别发生单碱基突变 G460A 和 A719G，*TPMT*3B* 仅发生 G460A 突变，*TPMT*3C* 仅发生 A719G 突变。突变的纯合子或者双重杂合子会明显降低 TPMT 酶活性，在使用硫嘌呤类药物时会引起严重的毒副作用。

（1）检测方法　*TPMT* 基因突变常用的检测方法有 ARMS-PCR、Sanger 测序法、焦磷酸测序法、PCR-HRM 和实时荧光定量 PCR 等。

（2）临床应用　*TPMT* 基因突变的检测主要用于指导硫嘌呤类药物的个体化用药，突变的纯合子或者双重杂合子应减少该药的剂量或者避免使用该类药物。

3. 伊立替康毒性相关基因　伊立替康是一种常用的化疗药物，主要应用于成人转移性大肠癌的治疗，尤其是对于 5-FU 化疗失败的患者，本品可作为二线治疗。同时，伊立替康也应用于胃癌、食管癌、进展期小细胞肺癌等多种癌症的化疗。伊立替康作为化疗药物最显著的不良反应是严重中性粒细胞减少症和腹泻，而这些症状与伊立替康毒性相关基因——尿苷二磷酸葡糖醛酸转移酶 1 A1（UDP glucuronosyltransferase 1 family，polypeptide A1，UGT1A1）基因有关。

伊立替康是一种无活性的前药，需经羟酸酯酶的活化转变为其活性代谢产物 SN-38 才发挥效用。活性 SN-38 的主要清除途径是通过肝脏 UGT1A1 的糖基化作用转变为无活性的 SN-38G，后者再通过尿液、胆汁排出。*UGT1A1* 基因表达是高度可变的，由此引起不同患者间 SN-38 糖化反应的速率相差最高达 50 倍。*UGT1A1* 基因启动子区具有一定多态性，其不典型 TATA 盒区域中包含 5 ~ 8 个 TA 重复序列。其中以含 6 个 TA 重复序列的基因型最为常见。随着 TA 重复序列数目的增加，*UGT1A1* 表达下降。*UGT1A1* 的变异型——*UGT1A1*28* 启动子不典型 TATA 盒区域包含 7 个 TA 重复序列，该变异型与 *UGT1A1* 表达下降有关。在伊立替康治疗中，*UGT1A1*28* 等位基因的存在导致活性代谢产物 SN-38 的显著增加，从而使个体发生腹泻/中性粒细胞减少症的概率显著增加。*UGT1A1* 基因型的检测可用于临床预测与伊立替康相关的严重毒副作用的发生。FDA 要求伊立替康的包装上应当注明该药容易使 *UGT1A1*28* 基因纯合子患者产生中性粒细胞减少症，并且叮嘱临床医师慎重考虑给药剂量。

（1）检测方法　*UGT1A1* 基因分型的检测主要采用 Sanger 测序法、焦磷酸测序法、实时荧光定量 PCR 等。

（2）临床应用　*UGT1A1* 基因分型用于预测个体发生伊立替康毒副作用的风险，指导伊立替康的个体化用药。

答案解析

？思考题

案例　患者，女，65 岁。

主诉：5 年前体检发现肺占位，1 个月前咳嗽加重，来院进一步检查。

现病史：5 年前体检发现肺占位。1 个月前行 CT 检查提示：左肺上叶纵隔旁肺癌；双侧锁骨上区，纵隔及双肺门多发肿大淋巴结；胸骨，左侧第 6 肋骨转移灶。2023 年 7 月行 CT 引导下肺穿刺术，术后病理报告为非小细胞肺癌。

问题

（1）穿刺组织样本量较少，无法进行组织版肿瘤基因检测，故应该采集何种标本类型、何种分子生物学技术进行多种靶向用药相关基因检测？

（2）若基因检测结果显示，*EGFR*：NM_005228.5 c.2573T＞G（p.L858R），第 21 号外显子错义突变；变异分级为具有明确临床意义的 Ⅰ 类变异。肺癌靶向用药如何选择？是否敏感？

（3）患者术后门诊定期复查，用药半年后检测提示 *EGFR* T790M 突变。检测结果提示什么？应该如何调整用药？

（4）患者治疗期间突发心前区疼痛，诊断为"冠状动脉粥样硬化性心脏病"，冠状动脉左前降支近段、中段狭窄程度达到 90%，植入支架一枚，术后治疗包括规律进行氯吡格雷抗血小板治疗。此时应做何种分子检测来分析氯吡格雷的用药效果？具体可以用何种分子技术？结果如何解读？

（赵晓涛）

书网融合……

重点小结　　题库　　微课/视频 1　　微课/视频 2

第十四章　染色体病和基因组病的分子诊断

✎ **学习目标**

1. 通过本章学习，掌握染色体病和基因组病的定义，常见染色体病的核型，荧光原位杂交技术、染色体微阵列分析技术、拷贝数变异测序技术的原理、检测流程和在产前诊断中的应用，胎儿染色体非整倍体无创产前检测技术的基本原理、检测流程及临床应用；熟悉染色体病和基因组病的常见种类及其临床表现，多重连接依赖性探针扩增的技术原理及其在产前诊断中的应用；了解染色体微重复微缺失的无创产前检测技术进展。

2. 具有采集、处理和保存产前分子诊断样本的能力和对产前分子诊断检验结果的初步分析能力，具有分子诊断领域探究学习、终身学习和可持续发展的能力。

3. 通过染色体研究史的学习，树立坚持真理的勇气和执着追求的精神；在遗传病诊断中牢固树立医学伦理意识。

第一节　染色体病和基因组病的遗传学基础

PPT

染色体病（chromosome disorder）的病因是染色体数目和结构的异常，如整倍性和非整倍性变异、缺失和易位等；而基因组病（genomic disorder）的病因是基因组的拷贝数变异，导致基因缺失/扩增或基因结构的彻底破坏等。染色体病和基因组病临床表型复杂多变，但是却有明显的特征，主要包括智力低下、发育滞后、面容异常、多发畸形等。

一、染色体病的定义和常见染色体病

染色体（chromosome）是由 DNA 和蛋白质组成的遗传物质和信息的载体，具有储存和传递遗传信息的作用。由染色体的数目或者结构异常引起的疾病称为染色体病。由于染色体异常所涉及的遗传物质区域大、基因多，通常涉及多个器官和系统的形态、结构和功能的异常。因此，染色体病通常表现为具有多种症状的综合征，因而又被称为染色体异常综合征（chromosome aberration syndrome），智力低下和生长发育迟滞是染色体病的共同特征。自 1971 年巴黎国际染色体命名会议以来，已发现人类染色体数目异常和结构畸变 3000 余种，目前已确认染色体病 100 余种。

（一）染色体数目异常与疾病

人类正常成熟生殖细胞精子和卵子各含有 23 条染色体，称为一个染色体组。将含有一个染色体组的精子、卵子称为单倍体（haploid），以 n 表示。由受精卵发育分化而来的体细胞含有两个染色体组，称为二倍体（diploid），以 2n 表示。关于这个 n 的正常数值，曾经有过一段时间的争议，最后华裔科学家改进了当时的细胞遗传学技术，最终将人类体细胞中染色体正常数目确定为 23 对 46 条。以人二倍体数目 46 为标准，体细胞染色体数目的增加或减少称为染色体数目异常（numerical aberration）。染色体数目异常分为染色体组以倍数增加或减少的整倍性（euploidy）数目异常、单个或数个染色体增减的非整倍性（aneuploidy）数目异常及嵌合体三大类。

1. 整倍性变异 体细胞含有的染色体组倍数超过 2 倍（2n）的细胞为多倍体（polyploid）细胞，体细胞表现出多倍体的性状称为多倍性。人类中单倍体和四倍体以上的多倍体未见报道。

（1）三倍体（triploid） 指细胞在 2n 的基础上增加一个染色体组，用 3n 表示。三倍体生物因难以进行减数分裂形成配子，故常不育。人类的全身性三倍体是致死性的，很难活到出生，多见于自发流产的胎儿。主要的临床特征为智力低下、发育障碍、畸形，男性病例具有模糊的外生殖器。自 1960 年以来，在人类中仅记载 10 余例，核型有 69,XXX、69,XXY 或 69,XYY 及其与二倍体形成的嵌合体或异源嵌合体。

（2）四倍体（tetraploid） 比三倍体更为罕见，往往表现为四倍体和二倍体的嵌合体（4n/2n），多在流产胚胎中发现，伴有严重的多发畸形。迄今只报道 1 例伴有多发畸形的四倍体活婴和 1 例四倍体/二倍体的嵌合体男性病例（46,XY/92,XXXY）。

2. 非整倍性变异 指正常的染色体组中，丢失或增加一条或几条完整的染色体。非整倍性可以通过有丝分裂时姊妹染色单体不分离或减数分裂时同源染色体不分离而产生，包括单体型、三体型和多体型等。

（1）单体型 细胞内单条染色体丢失，染色体总数为 45 条。临床常见的类型有 X 染色体单体缺失（45,X）和 21、22 号染色体丢失[45,XX(XY)，-21；45,XX(XY)，-22]。

（2）三体型 细胞内额外增加 1 条染色体，染色体总数为 47 条。临床上，无论常染色体病还是性染色体病，均以三体型最为常见。例如，在常染色体病中，除第 1 号和 17 号尚未有三体型的病例核型报道外，其余的常染色体均存在三体型，以 13、18 和 21 三体型常见；性染色体三体型主要有 XXX、XXY 和 XYY 三种。

（3）多体型 某号染色体增加了 2 条或 2 条以上。主要见于性染色体异常，如：四体型，48,XXXX、48,XXXY、48,XXYY；五体型，49,XXXXY、49,XXXYY 等。

3. 嵌合体 指含有两种或两种以上不同核型细胞系的个体，例如 46,XY/47,XXY 和 45,X/46,XX等。

（二）染色体结构异常

在人类的染色体组中均发现存在不同的结构异常核型，视其严重程度会有流产、不同先天畸形、生长发育迟缓和智力低下等病症。导致染色体结构变异的基础是染色体断裂和断裂后的异常重接。临床上常见的结构变异类型有缺失（deletion，del）、重复（duplication，dup）、倒位（inversion，inv）、易位（translocation，t）以及等臂染色体和环状染色体等。

1. 缺失 指染色体断裂的断片发生丢失，可分为末端缺失和中间缺失。临床上常见的染色体缺失，如猫叫综合征（cri-du-chat syndrome）是 5 号染色体短臂缺失所致，脆性 X 染色体综合征（fragile-X syndrome）是 X 染色体有异常易断裂的脆性部位。

2. 重复 指某染色体的个别区段重复出现 1 次或多次，使染色体重复区段内的基因数成倍增加。重复对生物体的不利影响一般小于缺失，因此在自然群体中较易保存。

3. 倒位 指某染色体的内部区段发生 180°的倒转，使该区段原来的基因顺序发生颠倒的现象，分为臂内倒位和臂间倒位。倒位的遗传效应首先是改变了倒位区段内外基因的连锁关系，还可使基因的正常表达因位置改变而有所变化。

4. 易位 指一条染色体的断片接到另一条染色体（非同源染色体）的臂上，常见的易位方式有相互易位、罗伯逊易位和插入易位等。相互易位是两条染色体同时发生断裂，断片交换位置后重接，如 46,XX(XY)，t(2;5)(q21;q31)。相互易位是比较常见的结构畸变，在各号染色体间都可发生，新生儿的发生频率为 1/1000 ~ 1/500。相互易位仅有位置改变，没有可见的染色体片段增减时称为平衡易位（balanced translocation），通常没有明显的遗传效应。然而平衡易位的携带者与正常人婚后生育的子女却有可能得到一条衍生的异常染色体，导致某一易位节段的增多（部分三体性）或减少（部分单体性），并产生相应的效应。

二、基因组病的定义和常见基因组病

基因组病的概念最早由 Lupski 在 1998 年提出，称为染色体亚显微结构的微缺失和微重复综合征，也就是因染色体特殊节段上的连续基因的亚显微结构的缺失或重复所导致的一类疾病。

（一）基因组拷贝数变异与检测

拷贝数变异属于基因组结构变异（structural variation），根据大小可分为两个层次：显微水平（microscopic）和亚显微水平（submicroscopic）。显微水平的基因组结构变异主要是指显微镜下可见的染色体畸变，包括整倍体或非整倍体、缺失、插入、倒位、易位、脆性位点等结构变异。亚显微水平的基因组结构变异指 DNA 长度在 1kb～3Mb 的基因组结构变异，包括缺失、插入、重复、重排、倒位、DNA 拷贝数目变化等，这些统称为拷贝数变异（CNV）。CNV 产生的机制包括非等位基因的重组以及非同源末端连接（图 14-1）。其中，非等位基因的重组是 CNV 产生的最主要机制。

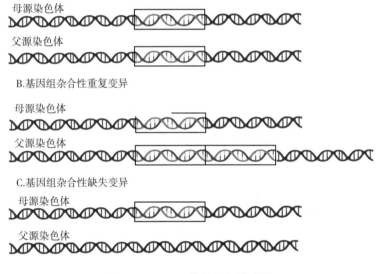

A.野生型基因组序列
母源染色体
父源染色体

B.基因组杂合性重复变异
母源染色体
父源染色体

C.基因组杂合性缺失变异
母源染色体
父源染色体

图 14-1　CNV 的基因组模式图

对 CNV 的检测除能发现染色体数目上的异常和显微水平的染色体不平衡改变外，亦能发现传统 G 显带核型分析所无法检出的染色体亚显微结构异常（通常 < 5～10Mb）。基因组重排处的突变发生率（10^{-5}～10^{-1}）可高达点突变发生率（10^{-8}）的 1000 倍以上。随着检测技术的逐渐改进和检测成本的降低，采用高分辨率的染色体微阵列分析芯片（CMA）可在临床病例中发现更多的 CNV。此外，利用二代测序技术还可进行断裂点（break point）的序列分析，有助于解释 DNA 重组的机制。

（二）常见基因组病

1. 天使综合征（Angelman syndrome，AS） 又称安格曼综合征或快乐木偶综合征，染色体 15q11～q13 的 *UBE3A* 基因异常是该病发生的主要因素。其临床表现以发育迟滞、智力低下、运动障碍、语言落后、愉快表情、癫痫及异常脑电图为特征。天使综合征的致病原因常常是来自母亲的第 15 号染色体印记基因区的缺失或者同时拥有两条来自父亲的第 15 号染色体或含印记基因的部分 15 号染色体，即父系单亲二倍体。AS 的患儿大都携带母本 *UBE3A* 基因的缺失、致病突变或甲基化异常。*UBE3A* 基因的表达具有组织特异性，尤其在大脑组织中母本的 *UBE3A* 等位基因相对于父本等位基因过量表达，因此母本等位基因缺失会导致 *UBE3A* 丧失功能，从而导致 AS 的发生。

2. 普拉德－威利综合征（Prader-Willi syndrome，PWS）　又称肌张力低下－智能障碍－性腺发育滞后－肥胖综合征，其发病机制也与 15 号染色体印记基因区（15q11.2）存在缺陷有关。PWS 患儿的下丘脑发生了病变，进食后没有饱腹感，易引起肥胖症，而患者体内生长激素和促性腺激素的缺乏进一步促进肥胖和代谢综合征。在疾病致病基因型中，父系染色体基因小片段丢失的概率为 65% ~ 75%，母系单亲二倍体占 20% ~ 30%，印记缺陷占 1% ~ 3%。

3. DiGeorge 综合征（DiGeorge syndrome，DGS）　是常见的微缺失综合征之一，常表现为 22q11.2 区域上 150 万 ~ 300 万个碱基对的缺失。受累个体表现出不同的症状，包括先天性心脏病、免疫缺陷、自身免疫性疾病和腭部异常等，有的甚至胎死腹中。

4. 威廉姆斯综合征（Williams-Beuren syndrome，WBS）　是由 7q11.23 缺失导致，常见缺失区域大小为 1.55 ~ 1.84Mb，主要涉及人弹性蛋白（elastin，ELN）基因在内的 20 余个基因。WBS 是常染色体显性遗传病，但多数患儿为散发，仅部分有家族史。大多数患儿具有典型的 WBS 表现，包括特殊面容、宫内及生后生长发育迟缓、轻－中度运动和智力障碍、社交障碍以及多器官异常等。

第二节　染色体病和基因组病的分子诊断 微课/视频1

PPT

虽然细胞遗传学核型分析技术仍然是染色体病诊断的金标准，但是随着分子遗传学技术如分子杂交、基因芯片、测序和无创产前诊断技术等的发展，分子诊断技术在染色体病和基因组病的临床检验中得到越来越广泛的应用。

一、荧光原位杂交技术

荧光原位杂交技术（fluorescence *in situ* hybridization，FISH）已经广泛应用于染色体病和基因组病的分子遗传学检测以及靶基因 DNA 片段的染色体定位。

1. FISH 的原理　FISH 技术是利用核酸探针在组织切片、细胞涂片或染色体滴片上进行分子杂交的方法。将标记的核酸探针变性后与被检标本上已变性的靶核酸序列在退火温度下进行复性，进行分子杂交，对于大的靶核酸序列（>1kb）采用直接标记的荧光探针，而对于小的靶核酸序列以及弱杂交信号采用生物素或地高辛标记核酸探针后再用荧光标记的配体（如抗体）将杂交信号放大，最后用荧光显微镜观察探针荧光信号，在不改变被检样本（即维持其原位）的情况下对靶核酸序列进行定位、定性与半定量分析。

用于 FISH 的探针可以是 DNA 或 RNA。核酸探针的标记可用缺口翻译法、随机引物法、PCR 法或体外转录法。采用多色荧光直接标记的 DNA 探针可省去间接法中免疫荧光抗体检测的步骤和繁杂的操作，采用的多种不同荧光探针可以在同一标本上同时检测多种染色体异常。

2. FISH 在产前诊断中的应用　临床上主要是常见染色体非整倍体的检测，国家卫生健康主管部门至今已经批准了包含产前诊断在内的 5 个 FISH 检测项目。

（1）FISH 的检材类型和要求　包括羊水、脐带血和外周血、未经培养的胎儿羊水细胞或培养的羊水细胞等，采集羊水的时间通常建议在孕 16 ~ 32 周，因为这也是羊水细胞核型分析的适用时间。一般在 24 小时内完成检测，一些实验室使用改进的实验流程甚至在 6 小时内即可完成检测。

临床上超过95%的染色体数目异常为13、18、21、X、Y染色体数目异常，其中典型的有Down综合征（21三体综合征）、Edward综合征（18三体综合征）、Patau综合征（13三体综合征）、Klinefelter综合征(47,XXY)、Turner综合征(45,XO)等染色体非整倍体数目异常。

（2）FISH检测的探针　采用多色荧光法标记13、18、21、X、Y染色体探针，用于检测被检标本13、18、21、X、Y染色体的非整倍体异常。针对上述染色体异常检测的FISH探针分别为CSP 18/CSP X/CSP Y探针和GLP 13/GLP 21探针，前一组为着丝粒探针，后一组为染色体位点特异性识别探针。CSP 18/CSP X/CSP Y探针包含三种DNA探针，分别标记18、X、Y染色体的p11.1-q11.1，覆盖整个着丝粒区域，荧光信号分别为蓝绿色（Aqua）、绿色（FITC）和橘红色（TxRed）。GLP 13 /GLP 21探针包含两种DNA探针，GLP 13标记13号染色体长臂13q14，覆盖整个*DLEU2*基因，荧光信号为绿色；GLP 21标记21号染色体长臂21q22.13-q22.2，覆盖整个*DSCR2*基因，荧光信号为橘红色。如图14-2所示，左图的橘红色荧光信号代表21号染色体，图中可见3个荧光信号，提示21三体；绿色荧光信号代表13号染色体，图中可见2个荧光信号。右图中蓝绿色荧光信号被标记为粉红色（为了与其他蓝/绿信号相区别），代表18号染色体，图中可见3个荧光信号，提示18三体；绿色荧光信号代表X号染色体，图中可见2个荧光信号。

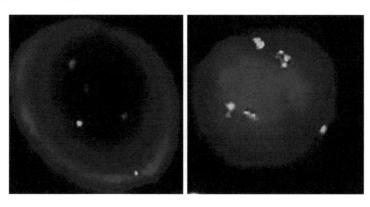

图14-2　FISH检测结果图

（3）FISH检测的主要流程　根据检材类型的不同，FISH操作步骤略有差异，主要流程包括：①标本玻片的制备；②标本的预处理；③探针和标本的变性；④原位杂交；⑤杂交后洗涤和复染；⑥FISH信号分析。

（4）结果判定　以荧光显微镜下观察为标准，每个杂交区随机计数至少50个信号质量好的杂交羊水细胞，90%以上的细胞正常提示为正常样本，60%细胞出现异常提示为异常样本，如果无法判断则扩大计数至100个细胞。

在检测准确性方面，研究证实FISH快速产前诊断技术准确性高、特异性强，对涉及第13、18、21、X和Y染色体数目异常的检出率与金标准——细胞遗传学检查没有区别，甚至由于FISH不经过羊水细胞培养步骤，其对嵌合体检测的敏感性高于羊水细胞核型分析。

二、染色体微阵列分析

染色体微阵列分析（chromosomal microarray analysis，CMA）只需一次杂交即可对细胞全套染色体或整个基因组DNA拷贝数异常进行全面的检测，同时对异常位点进行初步染色体定位。根据芯片设计与检测原理的不同，CMA检测芯片又分为基于微阵列的比较基因组杂交（array-based comparative genomic hybridization，aCGH）和单核苷酸多态性微阵列（single nucleotide polymorphism array，SNP-array）。

2016 年，美国妇产科医师学会和母胎医学学会再次强调，对于结构异常胎儿，CMA 可取代细胞核型分析；遗传性疾病产前诊断检测指南进一步提出，对于所有行介入性产前诊断的孕妇，均应提供染色体核型分析和（或）CMA 的选择。

1. 基于微阵列的比较基因组杂交技术

（1）原理 aCGH 是采用两种不同荧光素标记物，分别对被检测患者 DNA 和正常人的对照 DNA 样品进行荧光标记。用绿色荧光素（FITC 等）标记待测 DNA 作为探针，用红色荧光素（TRITC 等）标记正常对照 DNA 作为探针，将等量混合的两种探针与正常人的 DNA 微阵列芯片进行杂交，这种竞争性杂交的结果通过染色体上绿色/红色两种荧光信号的相对强度比率反映出来，借此可了解患者染色体 DNA 拷贝数的改变，并能同时在染色体上定位。杂交图像经荧光显微镜、CCD 采集，所有这些信号的差异可通过荧光显微镜观察记录并由配置的电脑软件进行处理和分析。根据每条染色体上每个位点的两种荧光强度之比绘制曲线，以该曲线与正常值区间（固定阈值）的关系来判断待测 DNA 在染色体不同区域的拷贝数与正常人相比有无异常。

（2）主要检测流程（图 14-3 左） ①标记：患者待检 DNA 和对照 DNA 制备及荧光标记。②杂交：将等量的待测 DNA 和对照 DNA 热变性后孵育，再与微阵列杂交。③洗脱：杂交后洗涤微阵列或芯片。④数据处理和图像分析：用共聚焦扫描装置或带有 CCD 的光学设备获取芯片或微阵列荧光图像信号，并用专门的分析软件处理数据。对检测进行归一化并确定拷贝数变化的界限，确定患者 DNA 样本的特定基因组片段或表达标签的扩增和缺失。aCGH 采用双杂交策略，同时标记被检者和对照的 DNA。

（3）临床应用 aCGH 从最初涉及多条染色体改变的肿瘤遗传学领域，发展到目前监测肿瘤的发生、发展并对肿瘤的预后进行评估。随着这项技术的不断成熟和发展，现被推广到染色体病的产前诊断，以及遗传病和血液病等临床多个领域的基础研究和分子诊断中。

2. 单核苷酸多态性微阵列技术 SNP-array 的基本原理与 aCGH 基本相同，其特殊之处在于运用 SNP 寡核苷酸微阵列或芯片额外检出染色体多倍体、部分单亲二倍体（uniparental disomy，UPD）、基因组纯合区域（regions of homozygosity，ROH）等。

（1）原理 不同于 aCGH 采用的双杂交策略，SNP-array 采用单杂交策略，仅标记被检者的 DNA。SNP-array 利用待测样本与 SNP 芯片探针进行单杂交，通过比较不同 SNP 位点的信号强度来确定每个位点的拷贝数。SNP-array 芯片的探针为 SNP 位点序列探针，可以提供 SNP 信息，除可检测 CNV 外，还可检测 UPD、杂合性缺失（loss of heterozygosity，LOH）和嵌合体。

（2）检测流程（图 14-3 右） ①患者待检 DNA 的制备和标记：待检 DNA 可以来自细胞系、冷冻或石蜡包埋的组织。②杂交和洗脱：将标记的待测 DNA 热变性，再与 SNP 杂交微阵列杂交。③数据处理和图像分析：用共聚焦扫描装置或带有 CCD 的光学设备获取芯片或微阵列荧光图像信号，并用专门的分析软件处理数据。

（3）临床应用 2023 年 CMA 在产前诊断中的应用指南发布，指出 SNP-array 技术既可以基于 CNV 诊断基因组缺失或重复导致的遗传综合征和染色体疾病，也可以通过 SNP 分析诊断 ROH、不平衡易位等，在诊断基因组病方面较传统染色体核型分析技术有更高的分辨率，可以检测 5Mb 以下的染色体微缺失和微重复，是当前临床不可或缺的一线遗传学诊断技术。

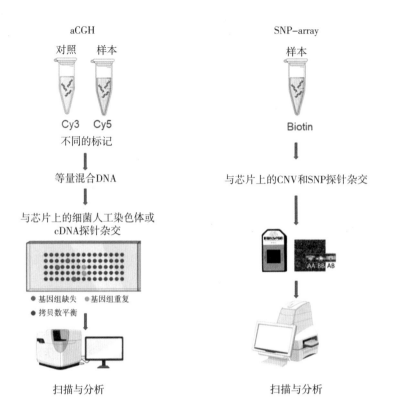

图 14 – 3　CMA 的操作流程示意图

三、拷贝数变异测序 📱微课/视频 2～3

拷贝数变异测序（copy number variation sequencing，CNV-seq）技术采用 NGS 技术对样本 DNA 进行低深度全基因组测序，将测序结果与人类参考基因组碱基序列进行比对，通过生物信息学分析来发现受检样本存在的 CNV。

1. 原理　CNV-seq 技术利用二代测序，采用低深度的测序方法，对几十万至几百万条 DNA 分子进行平行测序，将测序结果比对到参考基因组序列上，而参考基因组序列位于不同的染色体上，有些染色体区域比对上的 reads 拷贝数明显增加或减少，则分别代表染色体的重复和缺失。测序深度则指测序数据与参考基因组比对后，目标区域上某一碱基一共被测序的次数，通常以乘（×）表示，CNV-seq 对 SNP 位点的测序深度基本在 $0.1\times \sim 1\times$，所以被称作低深度测序。

CNV-seq 的分辨率可达到 100kb，为分析染色体微小缺失和重复提供了有效的手段，也可以同时检测整条染色体的重复或者缺失，但是不能检测出染色体的平衡易位和单亲二倍体等异常。可以准确检测嵌合比例低至 30% 的嵌合体，但无法检测出嵌合比例低于 10% 的嵌合体。图 14 – 4 是 CNV-seq 的原理示意图。CNV-seq 运用高通量测序技术对样本基因组 DNA 进行全基因组的低丰度高通量测序，获得基因组的片段序列（图 14 – 4A）。随后，进行生物信息学比对分析，将测序结果比对到参考序列上，这些参考序列位于不同的染色体上，有些染色体区域比对上的 reads 拷贝数明显增加或减少，则分别代表染色体的重复和缺失（图 14 – 4B）。由图 14 – 4C 可见，reads 比对上的 18 号染色体的 q22. 1 – q22. 3 区域的拷贝数增加，提示 18 号染色体该区域的片段存在重复（绿色部分）。

2. 检测流程（图 14 – 5）　①样本基因组 DNA 的提取。②文库的构建：基于不同的高通量测序方法构建不同的文库，可以选择 PCR 或 PCR-free 的方法进行。因为 PCR-free 建库方法无 PCR 扩增偏好性，检测更精准，故推荐使用该方法进行文库构建。③上机测序：具体测序方法见第七章。

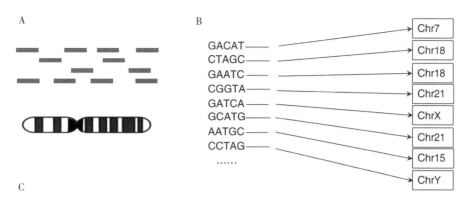

C

sseq[GRCh37]18q22.1q22.3(63573309_68935705) × 3 chr18:g.63573309_68935705dup

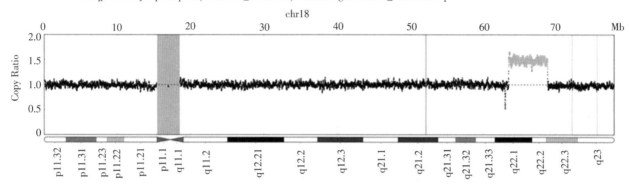

图 14 - 4　CNV-seq 技术原理

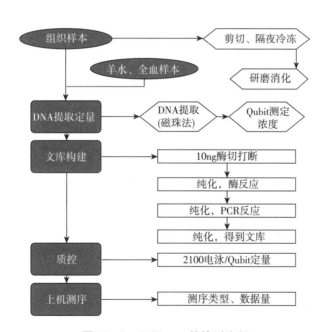

图 14 - 5　CNV-seq 的检测流程

3. 临床应用　CNV-seq 不仅可以检测整条染色体的缺失和重复，还可以对 100kb 以上 5Mb 以下的片段采用传统细胞遗传分析技术无法检测出的微小改变（如图 14 - 6 所示，红色箭头所指的绿色染色体片段对应图 14 - 4 中样本检测的 18 号染色体的重复）。而且，CNV-seq 技术可以检测低比例的嵌合体，在理想条件下可以检测低至 5% 的染色体非整倍体嵌合体，在临床样本中可发现超过 10% 的染色体非整倍体嵌合，这一比例远低于 CMA 技术对嵌合体比例检测的低限（30%）。而且 CNV-seq 技术可以精确检测低至 10 ~ 50ng 的 DNA 样本。

然而，CNV-seq 基于高通量测序技术的低深度全基因组测序方法，在 0.1×~1× 的极低测序深度下，测得 SNP 位点的 reads 深度基本也在 0.1×~1×，少数 SNP 位点的测序深度为 2× 或 3×，这种情况下无法判断绝大多数 SNP 位点的杂合性或者等位基因频率，因而无法判断每个 SNP 位点的真实基因型，故被认为无法诊断 ROH、UPD、三倍体（多倍体）。因此，实验室建议将毛细管电泳荧光定量 PCR（QF-PCR）结合 CNV-seq 来排除多倍体、母源污染和 UPD。

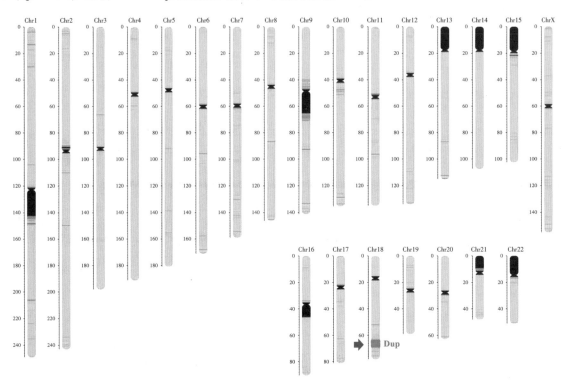

图 14-6　CNV-seq 的电子核型示意图

四、多重连接依赖性探针扩增

MLPA 技术可在同一反应管内同时检测被检样本中 40~50 个不同的 DNA 或 RNA 序列的拷贝数变化，相较于实时荧光定量 PCR，该技术的准确度更高。

1. 原理　参见第五章和第十一章相关内容。

2. 检测流程　临床上可以采用 MLPA 技术对胎儿染色体非整倍体异常进行检测，相对于常规的核型分析无疑是快速、简便和自动化的分析技术。

（1）MLPA 探针　目前的 MLPA 染色体非整倍体检测专用试剂盒，针对临床常见染色体数目非整倍体异常的类型，共包含设计的 36 对检测探针，其中 4 对探针靶序列位于 Y 染色体，而在 13、18、21 和 X 染色体上分别各有 8 对 MLPA 反应探针的靶序列，除此之外每对探针还包括 5′端和 3′端的 PCR 扩增引物结合序列和不同长度的填充序列。

（2）MLPA 检测（图 14-7）　①羊水样品 DNA 分离：检测胎儿血红蛋白 HbF 和母亲血红蛋白 Hb，评价羊水样品被母亲血细胞污染情况。②MLPA 反应：探针与样品 DNA 杂交后进行连接，再用荧光标记的上、下游引物进行 PCR 扩增。PCR 产物变性后置于测序仪或毛细管电泳仪中进行电泳分离，得到的原始数据包括峰高、峰面积、片段长度等一系列参数。③结果分析：所有样品的探针相对信号的计算都是在同一次反应和检测的样品中进行，其中正常个体的对照样品以不同常染色体和性染色体的相对探针信号值为1，性染色体以相同性别的正常样品的染色体探针相对信号值为对照。

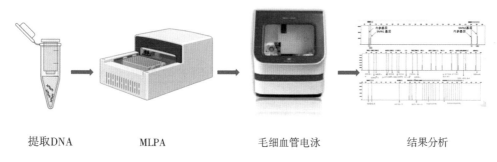

提取DNA　　　　MLPA　　　　毛细血管电泳　　　结果分析

图 14-7　MLPA 的操作流程

　　为了检测染色体数目异常嵌合体，选取大量正常男性和女性样本的探针相对信号值取中位数和标准差，以及考虑选取探针相对信号的临界值。分析标本 13、18、21、X 及 Y 染色体探针相对信号值的比值及标准差，计算样本与正常对照数据之间的差异是否具有显著性，由此来判断样本的这些染色体是否为非整倍性或嵌合体。MLPA 技术已成为染色体微阵列分析和拷贝数变异测序检测结果验证的重要手段之一。

　　目前在一些产前诊断实验室中，aCGH、SNP-array、CNV-seq 和 MLPA 技术作为分辨率和灵敏度高的精细分析手段，在一些核型分析、FISH 无法确证的病例中，以及出生遗传缺陷的分析和验证中起到越来越重要的作用。这些技术都可以用于 CNV 的检测，但是它们的检测分辨率和适应症略有不同，四者之间的比较见表 14-1。

表 14-1　不同 CNV 检测技术间的比较

检测技术	检测项目	分辨率	嵌合体检出限
aCGH	CNV、嵌合体	中等	30%
SNP-array	CNV、LOH、UPD、嵌合体	高	
CNV-seq	CNV、嵌合体	低	10%
MLPA	CNV、点突变、上面 3 项技术的检测结果验证	一至几十个外显子片段缺失或重复	

第三节　无创产前检测技术 微课/视频 4～5

PPT

　　无创产前检测（non-invasive prenatal detection，NIPT）是运用分子诊断技术，采用母体外周血样品进行胎儿染色体非整倍体异常的产前检测技术。NIPT 是采用高通量测序技术检测孕妇外周血浆游离 DNA 的碱基序列，从而判断胎儿是否存在如 21、18、13 号染色体拷贝数变异的技术。最近，一项百万人的 NIPT 研究结果显示，NIPT 的 T21、T18、T13 阳性预测值（PPV）分别是 94.47%、86.30% 和 55.79%，灵敏度均在 99.5% 以上，特异性在 99.9% 以上。由于优秀的检测性能，NIPT 已成为目前产前筛查的首选项目。

一、无创产前检测技术的原理

　　孕妇血浆中的游离胎儿 DNA（cell-free fetal DNA，cffDNA）在妊娠 8 周后含量上升并稳定存在，且孕周越大，cffDNA 的含量越高。cffDNA 以核小体形式存在，DNA 稳定性好。但孕妇血浆中的游离 DNA 是母体 DNA 和胎儿 DNA 混合物，大部分是母源性的游离 DNA，胎儿游离 DNA 含量仅占孕妇外周血浆总游离 DNA 的 3% ~ 12%，常规检测手段很难区分和检测出来。由于高通量测序技术具有大规模平行测序 DNA 的特点，可以检测到孕妇血浆游离 DNA 微小含量的变化，通过将高通量测序读出的每条 reads（片段）与参考基因组匹配，就能识别出每条序列的染色体来源。分析样本中特定染色体的数量，与数据库中的参考染色体数量进行对比，则可评估胎儿患有常见的染色体非整倍体疾病（21 三体、18 三体与 13 三体）的风险程度。例如，妊娠正常胎儿的孕妇 $200\mu l$ 血浆中共有 8 份游离 DNA 拷贝，2 份来源于正常胎儿，6 份来源于母亲（图 14 – 8A）；对于怀有唐氏综合征胎儿的孕妇来说，由于胎儿 21 号染色体是三体，则母体外周血中来源于胎儿的游离 DNA 比例会增高，可能会有 3 份来源于患病胎儿，6 份来源于母亲，因此，可以通过孕妇外周血中这些微小游离 DNA 的变化，分析胎儿是否患有某条染色体非整倍体的变异（图 14 – 8B）。假设妊娠正常 46 条染色体胎儿的孕妇，外周血浆中含有胎儿 21 号染色体游离 DNA 片段为 $2n$，母体 21 号染色体游离 DNA 片段为 $2m$。尽管母体 21 号染色体游离 DNA 片段仍然为 $2m$，但妊娠 21 三体胎儿的孕妇外周血浆中含有胎儿 21 号染色体游离 DNA 片段（$3n$），导致孕妇外周血 21 号染色体游离 DNA 片段存在与妊娠正常胎儿的不同。比较孕妇外周血 21 号染色体游离 DNA 片段拷贝数的差异（$2n + 2m$ vs. $3n + 2m$），就可以推断出孕妇是否妊娠了 21 三体的患儿。 📱 微课/视频6

A
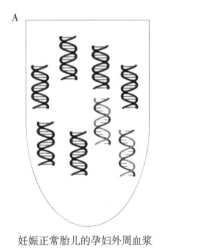
妊娠正常胎儿的孕妇外周血浆

B
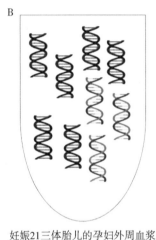
妊娠21三体胎儿的孕妇外周血浆

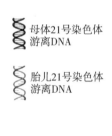
母体21号染色体游离DNA

胎儿21号染色体游离DNA

图 14 – 8　高通量测序技术检测 21 三体示意图

二、无创产前检测的流程

NIPT 检测从检验前到检验后可分为以下几步。

1. 检验前知情同意　虽然 NIPT 的灵敏度和特异性均比较高，但仍旧不能完全排除假阳性和假阴性的发生，因此产检医师需要根据孕妇的基本情况判断孕妇是否适用 NIPT 技术来筛查胎儿染色体非整倍体，并对 NIPT 的检测能力、意义、局限性、风险、禁忌证等与孕妇进行详细的知情同意。对符合条件的孕妇或符合慎用人群情形但在充分知情同意下仍自愿要求进行检测的孕妇进行检查，医师、孕妇本人或其家属签署知情同意书并填写检验申请单。

▶ 知识拓展 ◀

产前诊断的医学伦理原则

在胎儿产前诊断中，我们往往要运用染色体病和基因组病的分子诊断技术。遵循医学伦理的原则对产前诊断十分重要，其目的是严格确保医疗行为的规范性和充分尊重孕妇及胎儿的权益。医学伦理原则的具体内容如下。①知情同意：医生需充分解释产前诊断的风险、效果及后果，检测项目的临床意义和检测局限性，以保障患者自主选择权。②自主选择：医生应提供多种产前诊断方法供患者选择，也应尊重患者拒绝产前诊断的决定，同时尊重父母在胎儿有缺陷情况下的决策权。③公正原则：诊断过程需公正无歧视，医生需遵守伦理规范，保障所有父母和胎儿的权益。④隐私保护：医生需保护患者隐私，未经授权不得披露检查结果或隐私信息。⑤有利不伤害：尊重胎儿和患者的生命权利，即使存在缺陷也应保障其生命安全和健康。

医学伦理原则能够确保医疗行为的规范性、公正性，维护孕妇和胎儿的权益，促进医患和谐，保障医疗服务健康发展。

---

2. 实验室检验　　NIPT 的实验室检验分为 DNA 提取、文库构建、文库质控、pooling、上机测序以及生物学信息分析。NIPT 的结果无论是低风险还是高风险，都应该进行专业的遗传咨询及后续相应的实验室和影像学检查，对于高风险孕妇的随访率应达到 100%。

三、无创产前检测技术的临床应用

由于 21、18 和 13 三体在临床上的发病风险比较高，可通过 NIPT 针对性地检测胎儿游离核酸中这三条染色体的相对拷贝数，通过生物信息学分析及数理统计和运算，评估孕妇生育以上三种染色体疾病胎儿的风险。如果检测结果提示胎儿存在罹患染色体疾病高风险，应再进行产前诊断以进一步确诊，实现常见染色体非整倍体疾病的早期二级预防。

NIPT 作为一种筛查技术，检测结果提示低风险只是说明胎儿患目标疾病的风险低，并不代表完全没有风险，应当结合妊娠期其他检查等情况综合考虑。而且由于孕妇血浆游离 DNA 主要来自胎盘滋养层细胞，胎盘和胎儿可能存在遗传背景不一致的情况，胎盘 DNA 并不能完全代表胎儿 DNA，因此该检测也有假阳性风险，必须进行产前诊断确诊。

除了以上三条染色体以外，其他染色体的微重复和微缺失产前筛查高通量测序试剂盒近些年也正在推向临床，能够通过非侵入性的方式实现胎儿多种基因组病的无创产前检测，如前面提到的天使综合征、Prader-Willi 综合征、染色体 22q11.2 综合征、染色体 16p12.2-p11.2 综合征等，也会纳入无创产前检测的筛查范围。

无创产前筛查的出现极大地提高了胎儿染色体异常的检测率，降低了孕妇和胎儿面临的出生缺陷风险。但是需要注意的是，这些产前筛查技术如果获得阳性的结果，临床医师有义务告知患者进行产前诊断，以明确诊断和制定合理的管理方案。产前诊断的方法可以采用传统的羊水、绒毛或脐血的染色体核型分析，也可以使用 CMA 或 CNV-seq 来明确诊断。

？思考题

答案解析

案例　患者，女，30 岁。

主诉：孕 26 周要求检查。

现病史：孕 26 周单胎待产，因孕早期有利巴韦林药物暴露史，要求来我院行羊水穿刺（羊水胎儿细胞核型分析 + CNV-seq 检测）。

既往史：孕 4 产 1。2015 年剖宫产一胎，该孩 1 岁时发现肝母细胞瘤，现已夭折（未行遗传学检测，与前夫）；胎停一次，胚胎 CNV-seq 检测结果提示"16 三体"（与现任配偶）。

基本检查：超声未见明显结构异常，夫妻双方外院染色体核型未见异常，NIPT 未见异常，孕妇本人肝肾功能未见异常。

问题

（1）如果该病例羊水胎儿核型检测结果为"47，XN，+21"，是否说明该变异来源于父母？为什么？

（2）该病例的 CNV-seq 实验室检测结果是什么？

（3）胎儿"21 三体综合征"在临床上还有哪些筛查检测方法？请列举 2 个检查项目。

（郑　芳）

书网融合……

重点小结　　　　题库　　　　微课/视频 1　　　　微课/视频 2

微课/视频 3　　　　微课/视频 4　　　　微课/视频 5　　　　微课/视频 6

第十五章　基因分型与个体识别的分子诊断

> 📝 **学习目标**

1. 通过本章学习，掌握人类基因分型、遗传变异、器官移植、移植配型和法医物证学的基本概念、原理；熟悉单基因遗传病与多基因遗传病的区别及基因分型与疾病风险的关系，常用的 SNPs 检测技术，HLA 配型的分子生物学基础和法医物证鉴定常用的分子诊断技术；了解心血管疾病、2 型糖尿病、阿尔茨海默病和肿瘤等疾病的多基因风险评估思路以及各种 HLA 分型技术的原理、特点和应用范围。

2. 具有解读基因与疾病关联的能力，能认识遗传因素在多基因遗传病发生中的意义及局限性。

3. 树立对基因分型、器官移植和移植配型重要性的科学认识，培养对医学前沿技术的探索精神和创新思维，培养尊重科学、严谨求实的态度及尊重生命、关爱患者的职业道德素养。

第一节　基因分型与疾病风险评估

PPT

基因分型（genotyping）又称基因型分型，是鉴定同一物种个体间或群体间 DNA 序列差异的技术。基因分型可采用一些分子生物学技术检测 DNA 序列，通过与另一个样本或群体参考序列比较，确定个体所携带的特定基因差异，又称基因型（genotype）。基因分型可显示个体等位基因从其父母遗传而来的规律，它是遗传研究的一个重要内容，可帮助研究人员了解基因型和表型之间的关系。

一、遗传变异

虽然遗传信息在同一物种不同个体之间有一组共同特征，但是个体之间仍然存在一定数量的遗传差异，又称遗传变异（genetic variants），也就是我们常说的基因突变，这也就是基因型的来源。人类基因组由大约 3×10^9 个碱基对的 DNA 组成，除了同卵双胞胎之外，没有两个人的基因是完全相同的。在任何两个人之间，基因变异的数量（差异）约占 0.1%。这意味着，在两个个体间，每 1000 个碱基对中就存在一个碱基对的差异。

遗传变异通常可分为 3 大类：单核苷酸变异（single nucleotide variant，SNV）、插入和缺失（insertions and deletions，indels）变异、结构变异（structural variants）。

（一）单核苷酸变异

SNV 指基因组 DNA 序列中特定位置的单个核苷酸的差异，是最小的遗传变异，也是最常见的遗传变异，是目前研究最多的一种遗传变异类型，如图 15-1 所示。当一个 SNV 在人群中的分布超过 1%，又被称作单核苷酸多态性（single nucleotide polymorphism，SNP）。SNV/SNP 可发生在编码区和非编码区。只有极少部分的 SNP 会直接导致疾病发生。大多数 SNP 对健康和发育没有直接影响，但是有部分 SNP 有助于预测个体患病风险、对某些药物的反应敏感性以及环境因素（如毒素）的易感性。SNP 与疾病风险评估也是本节需要讨论的重点。

（二）插入和缺失变异

indels 指基因组 DNA 序列中特定位置小片段核苷酸的插入或缺失导致的变异。片段长度在 1~50bp

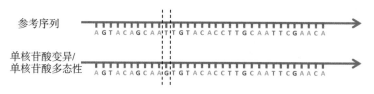

图 15 - 1　单核苷酸变异/单核苷酸多态性

之间，如图 15 - 2 所示。如果插入和缺失变异发生在基因编码区域，可以直接导致其编码蛋白序列、结构或功能的改变，所以此类变异通常会对个体的健康和疾病产生较大影响。

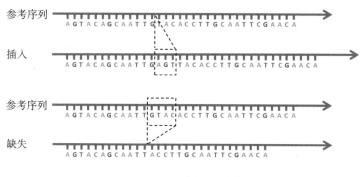

图 15 - 2　插入和缺失

串联重复（tandem repeats）是一类特殊插入和缺失变异。串联重复序列是由两个或多个核苷酸组成的 DNA 序列，它们在染色体上以连续的、头尾相连的方式重复，如图 15 - 3 所示。串联重复通常发生在非编码区域。重复的次数在人群之间变化很大，从几次到数百次不等。根据重复 DNA 单元碱基个数，可将串联重复序列分为：①短串联重复序列（short tandem repeats，STRs），又称为微卫星（microsatellite）；②可变串联重复序列（variable number tandem repeats，VNTRs）。STRs 通常是由 2 ~ 6 个 bp 组成一个重复单元的 DNA 重复序列，具有高度的保守性，但重复次数在不同个体之间存在差异，这种差异使得 STRs 在个体识别和亲缘关系鉴定中具有重要的应用价值。VNTRs 的重复单元长度一般在 6 ~ 70bp 之间。在某些情况下，串联重复序列可以作为追踪家族遗传的遗传标记，也常用于法医学中 DNA 指纹识别，详见本章第三节。

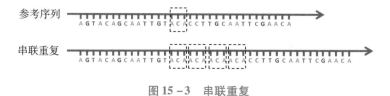

图 15 - 3　串联重复

（三）结构变异

基因组变异可从小核苷酸片段延伸到更大的染色体区域。当变异涉及 50 个甚至数千个核苷酸时，称为结构变异。详见本书第十四章。

二、SNP 基因分型与疾病风险评估

实际上，只有一小部分的遗传变异会影响人类健康。在某些情况下，遗传变异可直接导致疾病，即本书第十一章介绍的单基因遗传病。此类变异对疾病的影响是直接的、重大的，且单基因遗传病通常在生命早期发病甚至导致流产或死胎。随着对人类基因组的进一步研究和分析，许多医学常见疾病

如心脑血管疾病、2 型糖尿病、肿瘤等，部分遗传变异虽然不会对这些疾病造成直接、致命的影响，但是会增加个体患这种疾病的风险，并且这类疾病通常在成年后发病。在人群中早期进行这些遗传变异的筛查具有重要意义。通过对相关基因的基因型进行分析，可评估患病风险并进行相应的预防及干预，从而达到阻止疾病发生发展的可能性。

SNP 是最常见的一种遗传变异，由于其只引起一个碱基的改变，所以大部分的 SNP 并不会对基因组及相关蛋白表达和功能造成影响，且大量研究显示与疾病易感风险相关的遗传变异也基本属于 SNP，所以本节对基因分型与疾病风险评估的介绍基本围绕相关基因的 SNP 展开。

（一）载脂蛋白 E

载脂蛋白 E（apolipoprotein E，ApoE）是一种主要由肝脏合成，参与多种脂蛋白的转化和代谢的载脂蛋白。ApoE 通过调节脂蛋白与相应受体结合，在调节脂类代谢及胆固醇水平等方面发挥着重要作用。有大量研究显示 ApoE 还可以通过调节 β-淀粉样蛋白的分解和聚集，参与阿尔茨海默病的发生、发展。ApoE 蛋白由位于人类第 19 号染色体长臂上的 ApoE 基因编码。ApoE 基因存在两种最常见的 SNP 位点（即 388T > C 和 526C > T），形成 3 个等位基因：E2（388T–526T）、E3（388T–526C）、E4（388C–526C），可以组成 6 种基因型（表 15 – 1、表 15 – 2）。三个等位基因碱基序列的差异引起氨基酸序列和蛋白结构域的改变（图 15 – 4），使得不同等位基因表达的 ApoE 蛋白功能存在差异，从而增加相关疾病发病风险，如冠心病及阿尔茨海默病等（表 15 – 2）。近年有大量学者提出 ApoE E4 等位基因作为重要遗传危险因素在阿尔茨海默病的发生、发展中起到重要作用，且 ApoE E4/E4 纯合子可能是阿尔茨海默病的一种独特的遗传形式。同时 ApoE 基因的遗传变异也是他汀类药的疗效在个体中出现差异的重要原因之一。

表 15 – 1　*ApoE* 两个 SNP 位点形成的等位基因

ApoE 等位基因	核酸位点 388	氨基酸位点 112	核酸位点 526	氨基酸位点 158
E2	T	Cys	T	Cys
E3	T	Cys	C	Arg
E4	C	Arg	C	Arg

表 15 – 2　*ApoE E2*、*E3* 和 *E4* 等位基因组成的六种基因型与疾病患病风险的关系

疾病	E2/E2	E2/E3	E2/E4	E3/E3	E3/E4	E4/E4
冠心病	降低风险	不增加风险	不增加风险	不增加风险	高风险	极高风险
阿尔茨海默病	极低风险	降低风险	高风险	不增加风险	高风险	极高风险

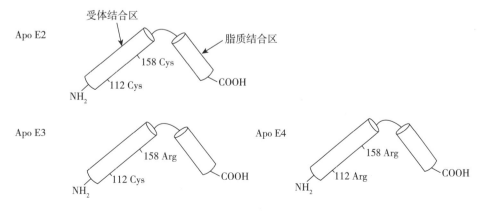

图 15 – 4　*ApoE E2*、*E3* 和 *E4* 等位基因蛋白差异与蛋白结构域关系

（二）亚甲基四氢叶酸还原酶

亚甲基四氢叶酸还原酶（5,10-methylenetetrahydrofolate reductase，MTHFR）是叶酸 – 甲硫氨酸代谢途径中的限速酶，可将 5,10-亚甲基四氢叶酸催化为 5-甲基四氢叶酸，5-甲基四氢叶酸是同型半胱氨酸再甲基化为甲硫氨酸的共同底物。*MTHFR* C677T 是 *MTHFR* 最常见的 SNP 位点，且在中国人群中的出现率较高。677T 等位基因可导致其编码的 MTHFR 酶活性下降，从导致个体叶酸利用能力下降，同型半胱氨酸代谢异常，增加心脑血管疾病、血栓等的风险（表 15 – 3）。此外，*MTHFR* C677T 可导致孕妇叶酸利用能力下降，从而增加新生儿出生缺陷的风险和孕妇妊娠期高血压疾病的患病风险，需根据孕妇 *MTHFR* C677T 基因分型进行风险评估，合理补充叶酸，见本书第十三章。*MTHFR* A1298C 也是一种常见的 SNP 位点，其对 MTHFR 酶活性的影响较 *MTHFR* C677T 低。

表 15 – 3　*MTHFR* C677T 基因型与其酶活性、叶酸利用能力的关系

C677T 基因型	MTHFR 酶活性	叶酸利用能力	中国人群比例
CC	100%	正常	25%
CT	65%	中等	50%
TT	30%	较差	25%

（三）乙醛脱氢酶 2

本书第十三章"药物相关基因的分子诊断"中已提到乙醛脱氢酶 2（acetaldehyde dehydrogenase 2，ALDH2）参与硝酸甘油在体内的代谢，通过转化硝酸甘油产生一氧化氮（NO），起到舒展血管的疗效。*ALDH2* G1510A 导致 ALDH2 酶活性下降，从而无法将硝酸甘油转化为 NO，硝酸甘油无法发挥药效。同时 ALDH2 也参与体内乙醛代谢，可分解乙醇代谢的中间产物乙醛。*ALDH2* G1510A 导致 ALDH2 酶活性下降，可导致乙醛在肝内大量累积，产生毒副作用，增加酒精性肝病、脂肪肝、心血管疾病和肿瘤等疾病的发生风险。*ALDH2* G1510A 基因型与其相关酶活性的关系见表 15 – 4。

表 15 – 4　*ALDH2* G1510A 基因型与其相关酶活性的关系

G1510A 基因型	硝酸酯酶活性	乙醛脱氢酶活性	中国人群比例
GG	100%	100%	61%
GA	8% ~15%	13% ~14%	32%
AA	6% ~7%	2%	7%

三、疾病的多基因风险评估

通过遗传易感基因和环境危险因素建立疾病风险预测模型，确定高危人群，可积极干预该人群中的环境危险因素，同时对遗传易感人群进行精准筛查，从而提高疾病的预防目标。确定复杂疾病的风险仍然非常困难，这些疾病可能是由上百至上千种遗传变异与环境因素共同作用而引起的。多基因风险评分，理论上需评估所有可能的导致疾病的遗传变异，要实现精准医学中的多基因风险评分还需要很多努力。

（一）疾病的多基因性

目前，大量实验室已开展了一些与疾病发病风险相关的热点基因的 SNPs 基因分型检测，但其在基因风险评估中的应用还是存在一些争议。例如：*ApoE* E4 等位基因阳性可提示个体有高风险患阿尔茨海默病或冠心病，但并不代表其他 *ApoE* 低风险基因型检出的个体没有患病风险，仅说明此个体因 *ApoE* 基因型遗传风险因素致病的可能性小；许多医学常见疾病，其致病原因是极其复杂的，如上面所

提到的心脑血管疾病、2 型糖尿病、神经及精神系统疾病、肿瘤等。遗传因素对疾病发生、发展的影响常常是多基因性的（除某些已明确的单基因遗传病外），所以又称为多基因遗传病。其中可能涉及几百甚至几千种遗传变异，每种变异对疾病的风险仅产生一定影响，但是每一种遗传变异对疾病的发生或发展都是有价值的，所以如果要全面可靠地评估某种疾病的遗传风险，应该对其进行系统的多基因分析。

（二）多基因风险评估的思路

首先，利用全基因组关联研究（genome-wide association study，GWAS），对全基因组 SNPs 进行差异分析，识别出与某一疾病相关的一组 SNPs 位点，这样的 SNPs 可能是数百、数千甚至上万个。这些变异的遗传风险通过多基因风险评分（polygenic risk score，PRS）进行评估，计算出个体携带相关基因等位基因的加权总和。目前这种模式已广泛应用于科研机构并逐步向临床转化，涉及以上提到的多种疾病。美国 FDA 于 2023 年 11 月批准了第一款用于遗传性癌症风险评估的血液基因组检测试剂盒。该检测涉及与多种遗传性癌症相关的 47 个基因，由于采用二代测序技术进行分析，也能分析已知变异以外的一些未知变异。我国的相关工作也处于世界前沿，2022 年 5 月，中国团队提出一项针对中国人群及东亚人群的 PRS 模型，涉及 540 个基因，可对冠心病进行系统的多基因风险评估。

（三）多基因风险评估的应用及存在的问题和挑战

多基因风险评估可以在任何时期特别是生命早期识别出可能患有某种疾病的高危个体，可为疾病的早期或发病前的预防及干预提供依据；同时将遗传风险和环境及临床风险相结合，可更系统地对疾病进行风险评估；另外，遗传风险评估可以评估已患疾病个体的疾病进展进程，并可根据相关基因的基因型指导临床用药。但是，多基因风险评估在临床运用仍然存在许多挑战：多基因风险评估只提供发病概率，并不能说明一定会发病，环境和生活等因素对疾病的发生、发展同样重要。多基因风险评估提示低患病概率的个体，但是其生活习惯差或所处环境恶劣，也同样有极高的患病风险；PRS 模型受种族和人群影响较大，即使是同一种族基于不同人群队列研究建立的模型差异也较大，评估结果也会存在差异，临床如何选择合适的模型也是目前面临的问题；最后，医疗及相关机构人员在使用多基因风险评估提供的信息时还需要考虑如何面对和解决伦理、法律及社会的影响。

四、常用 SNP 基因分型检测技术

目前，有许多技术可用于 SNP 基因分型，可通过样本数、检测 SNP 位点数量及是否可以检测出未知变异位点等要素进行选择。针对已知的遗传变异位点可以采用基于 PCR 的检测技术如 PCR-RFLP、AS-PCR、TaqMan-PCR、HRM、核酸质谱和单核苷酸多态性芯片等，对于未知的变异位点检测要使用基因测序技术。上述技术的原理和操作流程在本教材其他相关章节中已有详细介绍，本节仅列举单核苷酸多态性芯片应用。

单核苷酸多态性芯片（single nucleotide polymorphism ChIP，SNP-ChIP）是一种基于反向固态杂交原理，高通量的、检测已知单核苷酸多态性的方法。检测原理见第六章。以检测 *ApoE* 基因的两个 SNP 位点（即 388T > C 和 526C > T）为例，将 *ApoE* 基因两个 SNP 的 4 种型别的捕获核苷酸探针预先点制在固态基质的相应位置，如图 15 - 5 所示。当样本 DNA 中含有相应 SNP 位点时，芯片相应位置产生阳性信号。通过此检测可以分析 *ApoE* 基因的 6 种基因型。如需要检测更多基因位点的 SNP，即可将成百上千甚至成千上万的捕获核苷酸探针点阵排列在芯片上，以获取更多位点的 SNP 信息。此类检测方法又称为单核苷酸多态性微阵列分析（single nucleotide polymorphism array，SNP-array）。此技术适用于高通量已知 SNP 位点基因分型，因此可以达到多基因风险评估中多基因分型的目的。GWAS 也常用此技

术进行检测分析。

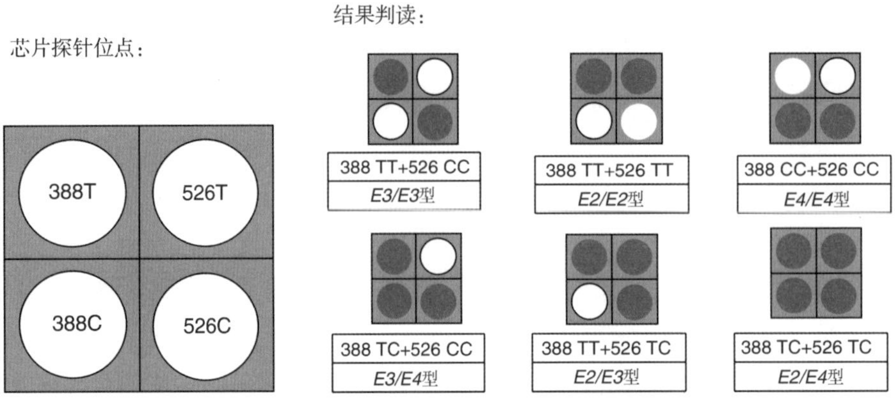

芯片探针位点：

388T	526T
388C	526C

结果判读：

388 TT+526 CC	388 TT+526 TT	388 CC+526 CC
E3/E3型	E2/E2型	E4/E4型

388 TC+526 CC	388 TT+526 TC	388 TC+526 TC
E3/E4型	E2/E3型	E2/E4型

图 15-5　SNP-ChIP 检测 *ApoE* 基因型

第二节　移植配型中的分子诊断技术

PPT

随着医学科学的飞速发展，器官移植已经成为拯救众多终末期疾病患者生命的重要手段。然而，器官移植的成功与否，很大程度上取决于移植前的配型工作。配型工作不仅要求精确度高，而且需要高效、快速地完成，以确保移植手术的成功率和患者的生存率。因此，分子诊断技术在移植配型中的应用尤为重要。

一、器官移植和移植配型

器官移植（organ transplantation）是指应用异体或自体的正常细胞、组织或器官置换病变的或功能缺损的细胞、组织或器官，以维持和重建机体生理功能的方法。目前临床医学上常见为同种异体移植，包括肾脏、心脏、肝脏、皮肤、角膜等实体器官移植以及骨髓移植（bone morrow transplantation，BMT）和造血干细胞移植等，器官移植已成为临床上治疗终末期疾病的有效方法之一。

器官移植是活体移植，影响移植成功率的主要因素是机体的免疫排斥反应。进行器官移植时，供体与受体之间的相容性至关重要。两者之间的生理条件与免疫反应必须达到相互接受的状态。若供体与受体之间缺乏足够的相容性，受体的免疫系统将会识别移植物为"异己"物质，并立即启动免疫排斥反应对移植物产生严重的损害，从而导致移植手术的失败。因此，确保供体与受体之间的相容性是器官移植手术成功的关键。引起移植排斥反应的特定抗原被称为移植抗原，移植抗原在决定组织或器官移植后的生物相容性方面起到了决定性的作用，故也称为组织相容性抗原，主要有人类白细胞抗原（human leucocyte antigen，HLA）、ABO 血型抗原、次要组织相容性抗原、组织特异性抗原、内皮细胞抗原、皮肤蛋白多肽抗原（skin protein peptide antigen，SK 抗原）和种属特异性糖蛋白抗原。供、受者之间组织相容性抗原的差异是引起排斥反应发生的免疫学基础。移植配型是指在移植前对供、受者组织相容性抗原匹配程度进行检测，又称组织配型。其目的是选择合适的供体，尽量减少供、受者之间组织相容性抗原的差异，提高移植成功率。目前，移植配型主要检测 HLA。

二、HLA 配型的分子生物学基础

主要组织相容性复合体（major histocompatibility complex，MHC）是一组编码动物主要组织相容性抗原的基因群的统称。HLA 分子由 MHC 基因组编码产生。HLA 分子免疫原性较强，所引起的免疫排斥反应发生得快且强烈，广泛分布于所有哺乳动物体内有核细胞（除红细胞外）的表面，由细胞核内染色体 DNA 链上基因所控制并表达在细胞膜表面，是细胞膜上的跨膜糖蛋白，具有高度的多态性，决定了不同个体间的抗原差异。当异体组织或器官移植时，T 细胞表面的受体能够识别并结合异体细胞的 HLA，从而引发排斥反应。

HLA 基因是一个由多种基因编码的复杂系统，该基因位于 6 号染色体短臂上，构成一系列紧密连锁的基因座位，这些基因座位具有一定的规律性和高度多态性。HLA 基因可分为三类（Ⅰ类、Ⅱ类和Ⅲ类），其中与移植密切相关的基因座位包括 *HLA-A*、*HLA-B*、*HLA-C*（属于Ⅰ类分子）以及 *HLA-DP*、*HLA-DQ*、*HLA-DR*（属于Ⅱ类分子）。基因的多态性使得每个人的 HLA 类型都是独特的，为 HLA 配型提供了基础。 📱微课/视频 1

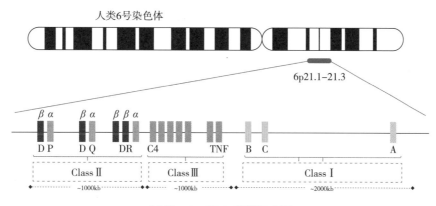

图 15-6　HLA 基因示意图

三、HLA 分型技术

目前 HLA 基因分型已成为 HLA 分型的主要方法，其基本原理是利用分子生物学技术对 HLA 基因进行 DNA 序列的分析，准确性远高于血清分型法，特别是在 PCR 技术问世后，各种新的 HLA 基因分型方法不断涌现。HLA 常用的分型方法有如下几种。

（一）DNA 测序

DNA 测序分型是一种用于确定 DNA 序列的技术，在生物学、医学和许多其他领域中都发挥着至关重要的作用。该技术可有助于了解基因的结构、功能以及与特定疾病或性状的关系。包括以碱基序列为基础的测序分型（sequence based tying，SBT）和 PCR-扩增产物直接测序法（PCR-sequencing），均可直接测定 HLA 各亚型等位基因的碱基序列，从而分析 HLA 型别，是目前为止最可靠、最直接且最准确的 HLA 分型方法。SBT 是一种直接对 DNA 片段进行测序以确定其序列的方法。SBT 的核心在于 DNA 聚合酶的作用，它能够识别并结合特定的核苷酸，从而按照模板链的碱基序列合成互补链。此过程可获得 DNA 片段的精确序列信息。SBT 具有高度的准确性和灵敏度，能够检测到微小的序列变异，因此在许多应用中具有优势，尤其在需要高度精确的 HLA 配型，如骨髓移植或某些高度敏感的器官移植中，发挥着至关重要的作用，是目前世界卫生组织（WHO）推荐的 HLA 分型方法的金标准。PCR-测序是另一种常用的 DNA 测序分型方法。在 PCR 扩增过程中，通过引物的设计和特定条件的控制，可以实现对目标 DNA 片段的高效扩增。并可直接通过对 PCR 产物进行测序确定其序列。PCR-测序的优点在于能够快速、简便地获得目标 DNA 片段的序列信息，且成本相对较低。

（二）限制性片段长度多态性

RFLP 技术是最早应用于 HLA 基因分型的方法，早期方法操作繁琐，耗时较长。后经与 PCR 技术结合发展为 PCR-RFLP，1988 年用于 *HLA-DR* 和 *HLA-DQ* 分型并获得成功。PCR-RFLP 分型基本原理是首先通过 PCR 技术扩增目标 DNA 片段，随后使用特异性内切酶对扩增产物进行切割。由于不同等位基因的限制性酶切位点分布不同，因此会产生不同长度的 DNA 片段。DNA 片段可以通过凝胶电泳等技术进行分离和识别，从而实现对不同基因型的区分。该方法结合了 PCR 的高效扩增能力和 RFLP 的高分辨率基因分型能力，使基因型分析更加快速、准确和可靠。

PCR-RFLP 分型方法虽然提供了一种高效、准确的基因分型手段，但该分型技术依赖于限制性核酸内切酶的识别位点，酶的种类和数量有限，因此可能无法覆盖所有的遗传变异。由于需要使用特定的酶和试剂，成本相对较高；另外该技术涉及多个步骤，包括 PCR 扩增、酶切反应和凝胶电泳等，操作过程相对烦琐，且容易引入误差。随着测序技术的快速发展，尤其是二代测序（NGS）技术的普及，PCR-RFLP 分型技术在某些方面的应用已经被更先进的技术所取代。NGS 技术具有高通量、高分辨率和低成本的优点，可以覆盖更广泛的遗传变异，因此在许多领域已经逐渐取代了 PCR-RFLP 技术。

（三）序列特异性引物 PCR 技术

序列特异性引物 PCR 技术（PCR with sequence specific primers, PCR-SSP）在 1992 年首先用于 *HLA-DRB1 * 04*、*07*、*09* 基因的分型，是 HLA 分型鉴定中一种重要的技术方法。技术的核心是针对 HLA 各亚型等位基因的碱基序列设计出一系列等位基因组特异性引物，通过 PCR 扩增获得型别特异的 DNA 片段，再经电泳获得分型结果，从而达到分析 HLA 多态性的目的。采用 SSP 进行 PCR 扩增后，获得相应 SSP 的扩增产物，表示检测样本基因组中存在与该特异性引物（即 SSP）互补结合的 DNA 序列，即为该 SSP 结合的 HLA 基因阳性。

由于引物的特异性设计，PCR-SSP 能够准确地扩增特定的 DNA 序列，避免了非特异性扩增的干扰，故该方法特异性较高。PCR-SSP 多用于单一位点分型，个别研究报道其也可对 HLA-Ⅰ、Ⅱ类抗原同时分型。由于 HLA 基因的多样性和复杂性，设计特异性引物需要较高的技术水平和经验。由于需要设计大量的引物，如果引物设计不当或实验操作不规范，易造成假阳性或假阴性结果的出现，影响分型鉴定的准确性。其不能识别非经典的 HLA 基因和假基因，在对杂合体分型时如果没有其他方法作对照，结果分析将非常复杂。近年发展的全自动化 PCR-SSP 分型技术提高了 HLA 分型准确性，成为常用的 HLA 分型技术。

（四）序列特异寡核苷酸探针

序列特异寡核苷酸探针或等位基因特异探针（sequence specific oligonucleotide probe, SSOP; allelic specific probe, ASOP）与 PCR 技术相结合发展出了 PCR-SSOP（或 PCR-ASOP）技术，1986 年首先应用于 *HLA-DQA1* 分型。此方法的特异性在于根据 HLA 各等位基因核苷酸序列的差别设计合成一套序列特异寡核苷酸探针。首先对目的基因进行 PCR 扩增，再根据碱基互补配对原则，用上述序列特异寡核苷酸探针与 PCR 产物在特定条件下杂交，由杂交结果对扩增片段进行分析鉴定。

PCR-SSOP 具有灵敏度高、特异性强及需标本量少的优点，是目前常用的分型方法，此方法特别适合于大批量实验，适用于样本量较大的实验室，可以进行中、高分辨率的 *HLA-A*、*B*、*C*、*DR*、*DQ*、*DP* 的配型，而非放射性标记物（如地高辛、生物素及辣根过氧化物酶）的使用解决了环境污染的问题。然而，本方法所用的支持载体大多为膜或微滴定板，对于复杂的 HLA 等位基因来说，它不具有集成化的优势。PCR-SSOP 技术需要高精度的仪器和专业的操作技能，杂交反应的条件需要精确控制，操作过程相对复杂，对实验室的设备和人员要求较高。由于需要使用高质量的 SSO 探针和试剂，PCR-SSOP 技术的成本相对较高。随着 PCR-SSOP 技术不断的发展和完善，例如，反向 SSO 探针杂交法等方法的出现，提高了检测效率和准确性，PCR-SSOP 技术更加适用于大批量样本的检测。

（五）聚合酶链反应 – 单链构象多态性

PCR–SSCP 技术首先由 Orita 等人于 1989 年建立，设计原理为：单链 DNA 由于碱基序列的不同可引起构象差异，构象差异将造成相同或相近长度的单链 DNA 电泳迁移率不同。通过 PCR–SSCP 技术分析，供受二者的 SSCP 带型一致说明其 HLA 基因相匹配，而电泳带型有差异则说明检测位点不匹配。

PCR–SSCP 法的优点是能够快速、灵敏地检测出单个碱基的差异，既可检出 DNA 的多态性，也可检出点突变，有利于发现新的等位基因。该方法目前用于 *DQA1* 和 *DQB1* 的多态性分析，以及 *DPA1* 等位基因和 *DPB1* 亚型的分辨。但其缺点是分辨率仅限于 200 ~ 300bp，不能阐明突变的碱基性质，包括变异部位和内容，而且在同一电泳条件下，有出现多种构象的趋势，重复性较差。

（六）基因芯片

基因芯片技术是 20 世纪 90 年代发展起来的一项新技术，通过设计特异性的寡核苷酸探针，将探针固定在芯片上，然后将待测样本的 DNA 与芯片上的探针进行杂交，通过检测杂交信号的强度和位置，确定样本中 HLA 基因的型别。基因芯片技术具有快速、高效、高通量等特点，其诞生不久便被用于 HLA 分型，报告较多的是用于 HLA–Ⅱ类分型。HLA 是迄今为止所知的人体内最复杂的多态性系统之一，基因芯片的高通量特点既符合 HLA 的数百种等位基因的分型特点，同时又能满足临床大规模样本检测的需求，是解决众多 HLA 等位基因分型的有效方法。另外，基因芯片技术操作简单、自动化程度较高等优点也促进了其广泛应用，具有广阔发展前景。

（七）二代测序

NGS 技术的出现为 HLA 分型带来了新的解决方案，详见本章第一节。基于 NGS 的 HLA 分型方法具有高通量、高分辨率、高灵敏度等优势，能够同时检测多个 HLA 位点，且对杂合子也能进行有效分辨。随着测序技术的不断发展，NGS 在 HLA 分型中的应用也日益成熟。目前，基于 NGS 的 HLA 分型方法已经广泛应用于实体器官移植、异体干细胞移植等领域。然而，NGS 在 HLA 分型中也面临一些挑战。首先，数据分析和解读的复杂性使得 NGS 技术的应用门槛较高；其次，测序过程中可能出现的误差和偏差可能影响结果的准确性；最后，测序成本仍然较高，对于一些医疗机构来讲可能存在一定的经济压力。

> **知识拓展**
>
> #### 基于大数据和云计算的 HLA 分型系统
>
> 基于大数据和云计算的 HLA 分型系统是一个集成了现代信息技术的先进医疗系统，为 HLA 分型提供了更高效、更精确的数据处理和分析手段。
>
> 大数据技术在 HLA 分型系统中的应用主要体现在数据的收集、存储和分析方面。大数据技术可以通过对海量数据的收集、整理和分析，挖掘出 HLA 基因与疾病之间的关联，为疾病的预防、诊断和治疗提供有力支持。云计算技术为 HLA 分型系统提供了强大的计算能力和数据存储能力。云计算通过分布式计算的方式，将大量的计算任务分解成多个小任务，并在多台服务器上并行处理，从而大大提高计算效率。同时，云计算还可以提供安全可靠的数据存储服务，确保 HLA 分型数据的完整性和安全性。

四、HLA 分型技术的应用评价

HLA 配型在器官移植中具有重要的临床应用，HLA 相容性程度是影响移植物长期存活的主要因素之一，特别是在肾、心、肺等器官移植中，而关联性最密切的是骨髓移植。在临床应用中，要选择合适的分型技术和做好质量控制。

（一）HLA 分型技术的临床应用

1. 实质性器官移植　在肾移植中，Ⅰ类抗原主要影响长期存活，尤其以 HLA-B 抗原最重要；Ⅱ类抗原则对长期存活和短期存活均有影响，在尸肾移植中，HLA-DR 抗原最重要。其他实质性器官移植，如心脏移植、肝脏移植、胰腺移植等，首先考虑的是 ABO 血型的相容性，近年来 DNA 分型技术也逐步应用于此类器官移植。

2. 骨髓移植　HLA 配型与移植效果关系最密切的是骨髓移植（BMT）。在骨髓移植中，由于移植物中含有大量的免疫细胞，如果供、受二者的 HLA 不符，所发生的移植物抗宿主反应（GVHR）不易被免疫抑制剂控制，故对 HLA 配型的要求特别高。受者必须有适当的供者方才能进行骨髓移植，一般先在兄弟姐妹（同胞）中寻找供髓者，六个检测位点全符合的供者为首选，其次从父母/子女或近亲中寻找，最后从血缘无关的志愿者中寻找。资料显示，仅一个位点不合的亲属供者 BMT，虽然受者 GVHR 和排斥率的发生率有所上升，但总生存率与 HLA 完全相合的同胞 BMT 差异不大。两个及两个以上位点不合的亲属供者 BMT，受者 GVHR 及排斥率的发生率明显上升，患者长期存活率则显著下降。由于大部分需要骨髓移植的患者缺少 HLA 相符合的家属，因此建立国家骨髓库，通过 HLA 分型寻找合适的供者是一个行之有效的办法。骨髓库越大，找到与患者 HLA 符合的供者的概率就会越高。

3. 其他应用　HLA 分型技术在 HLA 表达异常与疾病的研究领域均有广泛应用。1972 年 Russel 第一个报告银屑病患者携带 *HLA-B13* 或 *HLA-B17*，此后研究陆续发现大量其他疾病与特定的 HLA 相关，如 *HLA-B27* 与强直性脊柱炎，*HLA-DR3/DR4* 与 1 型糖尿病，*HLA-B*、*HLA-DR* 与常染色体隐性遗传的肾上腺皮质增生症 21 - 羟化酶缺乏等。

（二）HLA 基因分型技术的正确选择

分子生物学技术的迅速发展使 HLA 基因分型技术得到不断完善与提高，但也存在一些尚待解决的问题。例如，由于各种检测方法各有特点，使得各实验室所用方法不尽相同，选择的引物及探针等也不同，检测结果的分辨率存在较大差异，结果缺乏可比性，所以有必要将分型方法标准化并进行相应的质量控制管理。

另外，各种基因分型技术各有优势，不能相互替代，如何将各种分型方法进行相互补充和发展，根据不同需求选择不同的方法是非常有必要的。如在分辨率方面，就临床组织配型而言，一般以选择中低分辨度的方法为宜，既有利于快速筛选，也能够降低匹配难度，因为过细的分型结果不但增加了分型所需的时间和费用，而且也加大了寻找匹配者的难度；就科研工作而言，需要区分各等位基因，一般采用高分辨率分型方法，能够更准确地鉴定等位基因。有时也根据需要，将不同方法进行联合应用，达到优势互补的效应。

近年来，新技术不断涌现，如变性高效液色谱分析法、基质辅助激光解吸串联飞行时间质谱技术以及液态芯片技术等，使分型向更快、更准确的方向发展，新方法的建立与应用将大大加深人类对 HLA 结构与功能的研究，使用高通量、高自动化及高集成性的标准化的 HLA 分型方法将是未来发展的趋势。上海交通大学成功研发出具有自主知识产权的量子点液态生物芯片多指标体外检测系统，该系统采用量子点荧光编码微球的膜乳化法制备策略，突破了核心编码微球的制备技术，实现了从量子点荧光微球、检测分析仪到配套检验试剂的完整全链条技术突破。

第三节　法医物证学中的分子诊断技术

PPT

自分子诊断技术应用到法医物证检验以来，法医物证学鉴定从"只能排除"到"高概率认定"，发生了质的飞跃，分子诊断技术成为法医物证学发展的主导方向，建立了一系列更灵敏、更快速、更准确的检测方法，可以解决更微量、腐败程度更高的检材难题，达到了单个细胞的分析水平，并开始在质量控制和标准化方面与国际接轨。

一、法医物证学的基本概念

法医物证学作为法医学的分支学科，专注于研究应用生命科学技术，以法医物证为研究对象，旨在提供科学证据解决案件中与人体相关的生物检材鉴定问题，其研究内容隶属于法医学中的物证检验部分。

（一）生物亲缘关系鉴定 📱微课/视频 2

1. 亲权鉴定、血缘关系鉴定与亲子鉴定的界定 在法医物证学的领域内，亲权鉴定、血缘关系鉴定与亲子鉴定是三个相互关联又各具特色的鉴定类型。三者共同基于生物学、医学和遗传学的原理，运用特定技术手段，对个体间的生物学亲属关系进行判定。

（1）亲权鉴定 涉及遗传标记的检测与遗传学理论的应用，旨在科学判定被检者之间是否存在生物学亲缘关系。其范围广泛，不仅限于两代直系间的亲缘关系，还涵盖同胞间、隔代直系间以及旁系个体间的亲缘关系。

（2）血缘关系鉴定 针对被检验者之间是否存在血缘关系进行检测分析。其范围更为广泛，不仅包含亲权鉴定所能涵盖的所有情况，还涉及更广泛的家族成员之间的关系，即所有具有共同祖先的个体之间的关系。

（3）亲子鉴定 作为血缘关系鉴定的一种特殊情况，专注于判断父母与子女之间是否存在生物学上的亲子关系。主要基于 DNA 分析，通过比较父母与子女的 DNA 序列来确定亲缘关系。在解决家庭纠纷、遗产继承、移民申请及被拐卖儿童认领等方面，亲子鉴定发挥着重要作用。

2. 亲子鉴定与父权鉴定的差异 亲子鉴定和父权鉴定在法医学领域均用于确定生物学亲缘关系，但二者在具体应用上有所区别。亲子鉴定更为宽泛，涵盖父母双方与子女的关系鉴定，以及单方面的父权或母权鉴定。其原理是基于遗传性状在子代和亲代之间的遗传规律，通过检测遗传标记并依据遗传学理论进行分析来得出结论。而父权鉴定，在亲子鉴定的范畴内，更侧重于解决争议父亲与子女间的亲子关系问题。当母子关系已确定，但父亲身份存疑时，父权鉴定便显得尤为重要。其同样依赖于遗传标记的检测和遗传学理论的分析，以判断争议父亲与子女之间是否存在生物学上的亲子关系。

（二）遗传标记与鉴定效能评估

1. 遗传标记的概念与类型 遗传标记是在遗传分析上用作标记的基因，具有可遗传性和可识别性。它们可以是基因本身，也可以是形态标记、细胞学标记、蛋白质标记和 DNA 标记等，能够表达生物的变异性且能稳定遗传。

2. 鉴定效能评估指标 在法医物证学中，为准确评估系统效能，常采用以下 13 个指标。

（1）杂合度 是反映群体遗传多样性的重要参数，高杂合度的遗传位点对于个体识别和亲权鉴定具有更高价值。

（2）个体识别能力　是评估法医物证学系统效能的重要指标，指通过遗传标记区分不同个体的能力。

（3）非父排除率　通过遗传分析排除非亲生父亲的概率，提高非父排除率的系统能更有效地提高鉴定准确性。

（4）位点多态性　指特定基因位点上等位基因的数量和频率。多态性越高的位点，在个体间产生差异的可能性就越大，从而提高物证鉴定的准确性。

（5）遗传距离　用于衡量不同个体或群体之间的遗传差异。在法医物证学中，遗传距离可以帮助确定物证样本与嫌疑人或受害者之间的关联程度。

（6）突变率　指基因在复制过程中发生突变的频率。了解突变率对于解释物证样本中的遗传变异以及进行长期追踪至关重要。

（7）稳定性　指的是DNA在保存、处理和检测过程中的稳定性。物证样本往往需要在不同的条件下保存较长时间，因此稳定性是一个关键指标。

（8）检测灵敏度　指能够检测到的最小DNA量。高灵敏度的检测方法在物证样本量有限的情况下仍然可以进行有效鉴定。

（9）检测特异性　即检测方法准确识别目标DNA的能力。特异性越高，误检的可能性就越低。

（10）重复性　指同一方法或实验室在相同或不同条件下多次检测同一样本时结果的一致性。使用重复性好的方法可以提高鉴定的可靠性。

（11）假阳性率与假阴性率　这两个指标反映鉴定方法的准确性。假阳性率是指在无实际关联的情况下错误地认定关联的比例，而假阴性率则是在存在实际关联的情况下未能检测出的比例。

（12）混合样本解析能力　当物证样本中存在多个个体的DNA时，解析能力强的方法能够区分并识别这些不同来源的DNA。

（13）数据处理和解读的易用性　法医人员需要快速、准确地理解和解读检测结果。因此，系统应该提供清晰、直观的数据展示和解读工具。

以上指标确保了法医物证学在司法实践中的准确性和可靠性，共同构成全面评价物证鉴定技术和方法有效性的框架。

二、法医物证鉴定常用遗传标记与分子诊断技术

（一）遗传分子标记物的概念和分类

法医物证鉴定中常用的遗传分子标记物是一种用于个体识别和亲缘关系鉴定的遗传特征。遗传分子标记物基于DNA序列的变异，具有高度的特异性和多态性，能够在不同个体间进行区分。遗传分子标记物具有可遗传性和可识别性，成为研究生物遗传特性和进行法医物证鉴定的有力工具。法医物证鉴定选择遗传标记的要求是高多态性标记系统。遗传标记的多态性程度越高，应用该遗传标记进行法医学个人识别的效能就越高，在法医学鉴定中的实用价值就越高。遗传标记主要包括基于个体外形外貌差异、血细胞抗原型、染色体结构变异型的遗传标记以及DNA遗传标记。其中，DNA遗传标记可直接探测DNA在分子水平上的差异，信息量大、直观准确、可比性强，且适用于自动化检测，已成为目前最具应用前景的标记方法。

（二）法医物证鉴定常用的分子诊断技术

法医物证鉴定中常用的分子诊断技术有以下几种。

1. 限制性片段长度多态性（RFLP）分析　RFLP是第一代DNA标记技术，基于基因组DNA在限

制性内切酶作用下产生的不同长度的 DNA 片段。DNA 片段的长度差异反映了突变导致的内切酶位点的增加或减少。RFLP 作为遗传标记具有共显性、检测结果不受环境影响等特点。

2. 短串联重复序列（short tandem repeat，STR）分型 STR 分型技术是一种利用特定区域内的短串联重复序列进行个体间遗传差异鉴定的方法，详见本章第一节。根据不同个体在特定位点上的短串联重复序列长度差异，可以进行个体间的遗传差异鉴定。STR 分型技术具有自动化程度高、快速、灵敏、准确、稳定、重复性好等优点。例如，联合应用 16 个 STR 位点，其个体识别率可高达 0.99，父权排除率也可达到 0.99。STR 分型技术是一种有效的遗传差异鉴定方法，对于个体识别、亲子鉴定以及人群遗传学研究等领域具有重要意义。 微课/视频 3

3. DNA 指纹分析技术 该技术利用小卫星 DNA 或微卫星 DNA 作为探针，通过杂交反应来检测 DNA 片段的长度多态性。小卫星和微卫星 DNA 的高度变异性和快速重复性使它们成为有效的遗传标记。

4. 单核苷酸多态性（SNP）分型 详见第二章第二节。SNP 具有高度特异性和敏感性，因此被广泛应用于个体鉴定和人类种群的遗传学研究。

5. Y 染色体标记分析 Y 染色体标记具有严格的父系遗传性，主要用于父系亲缘关系的鉴定，如父子鉴定或爷爷孙子鉴定等。

6. 线粒体 DNA（mtDNA）分析 mtDNA 是母系遗传的，具有高度多态性。在法医物证鉴定中，mtDNA 主要用于母系亲缘关系的鉴定以及混合样本中个体的识别。

7. 二代测序技术（NGS） 是近年来备受瞩目的遗传分子标记物检测技术。通过高通量测序，二代测序技术能够同时对数百万甚至数亿个 DNA 片段进行测序，从而快速、准确地获取大量遗传信息。在法医物证鉴定中，可以对复杂样本进行更精细的分析，提高鉴定的准确性和可靠性。

8. 全基因组关联分析（GWAS） 通过比较不同个体之间的全基因组序列，寻找与特定性状或疾病相关的遗传变异。在法医物证鉴定中，GWAS 可以帮助研究人员发现与特定物证相关的遗传标记，进而用于个体识别或案件侦破。

三、应用评价

DNA 分析技术在法医物证鉴定中的应用评价，是一项深入且复杂的工作。不仅涉及科学技术的精准性、可靠性，还关系到司法公正和案件侦破的效率。从科学性的角度来看，DNA 分析技术具有极高的精确性和特异性。每个人的 DNA 都是独一无二的，像指纹一样，具有个体识别的特性，DNA 分析在物证鉴定中能够准确、可靠地识别出个体身份，为案件的侦破提供有力的科学证据。DNA 分析技术的可靠性也是其得到广泛应用的重要原因。通过严格的实验操作和质量控制，可以确保 DNA 分析结果的准确性和可靠性，不仅体现在对单一物证的分析上，还可通过多个物证的比对，进一步提高鉴定的准确性。DNA 分析技术的快捷性也是其在法医物证鉴定中得到广泛应用的原因之一。随着技术的不断进步，DNA 分析能够在短时间内完成大量的样本分析，为案件的快速侦破提供了有力的技术支持。DNA 分析技术在法医物证鉴定中具有诸多优点，但也存在一些挑战和限制。例如，对于某些降解严重或污染严重的物证，DNA 提取和分析的难度可能会增加。对于某些复杂的亲属关系鉴定，DNA 分析可能还需要结合其他技术手段进行综合判断。

总体来讲，DNA 分析技术在法医物证鉴定中的应用评价是积极且富有前景的。虽然存在一些挑战和限制，但随着技术的不断进步和规范化程度的提高，DNA 分析技术将在未来发挥更加重要的作用，为司法公正和案件侦破提供更加科学、可靠和快捷的技术支持。

? 思考题

答案解析

案例 患者，女，52岁。

现病史：因慢性肾衰竭，需要进行肾脏移植手术。经过初步筛选，确定了三名潜在的肾脏捐献者。为了确保移植的成功率和降低排斥反应的风险，需要对捐献者和受者的组织相容性进行分子水平的详细检测。

问题

（1）为什么需要进行 HLA 基因分型？

（2）单核苷酸多态性（SNP）分析在移植配型中的作用是什么？

（3）分子诊断技术在移植配型中的优势是什么？

（4）除了 HLA 基因分型外，还有哪些因素会影响肾脏移植的成功率？

（金呈强　禄婷婷）

书网融合……

重点小结

题库

微课/视频 1

微课/视频 2

微课/视频 3

第十六章 临床分子诊断的质量控制

📝 **学习目标**

1. 通过本章学习，掌握临床分子诊断质量控制的基本概念，PCR 实验室分区特点，DNA 及 RNA 样本的质量评价，临床分子诊断室内质控方法，失控的分析及处理，工作基本原则及注意事项；熟悉临床分子诊断实验室仪器及设备的维护和保养，方法性能学评价；了解临床分子诊断实验室管理以及质量控制的行政法规。

2. 具有规范的质量控制思路和解决质量控制难题的能力。

3. 通过实验室质量控制学习，培养规范的实验习惯，追求技术上的精益求精。

过去 20 年，临床分子诊断技术取得了飞跃式的发展，已成为临床检验医学学科中最具发展潜力的领域，尤其随着人类基因组计划的完成，临床分子诊断方法将在更深层次揭示临床疾病的本质，从而指导临床诊断和治疗以及疾病预防及监测。目前，许多临床分子诊断项目已成为国内外医疗机构开展的常规项目，其中 PCR 技术是目前临床分子诊断技术的核心，其灵敏度与特异度高，细微的偏差将会给实验结果带来极大的误差，进行 PCR 检测时必须有严格的实验室管理及质量控制。

此外，随着精准医学理念的建立和推广，NGS 等新技术迅猛发展，其检测通量大、信息量丰富、精确度高，且具有所需样本量小、总体成本低等特点，在医学研究及临床检测中已开始被广泛应用。而由于 NGS 技术在实际检测时存在如样本处理、扩增和信号检测，测序平台特异的出错和纠错，生物信息学分析和遗传数据解读，临床验证程序和标准化等诸多环节的问题，目前尚难以建立统一规范的质量管理体系，其临床质量管理现状亟须改善。同时，临床分子诊断技术不同于已成熟运用的其他临床检验技术，不能简单地将现有的实验室质量控制方法应用于分子诊断检测。因此，建立实际有效的临床分子诊断的质量控制体系是开展临床分子诊断检验的基础，将最大限度地减少临床诊疗错误的发生，也使医患纠纷的处理有据可依。

第一节 概 述

PPT

完善有效的临床分子诊断实验室质量控制体系是临床分子检验工作的基础，是确保分子诊断检验结果准确、可靠的最重要措施。随着临床医师对分子检验结果的依赖性不断加深，特别是某些检验结果对临床判断常起到决定性的作用，临床分子实验室的质量控制具有越来越重要的地位。

一、临床分子诊断质量控制基本概念

实验室质量控制（quality control，QC）是对于实验分析全过程的控制方法，也就是说，是确保检验结果准确可靠而采取的一系列有计划的、系统的措施。实验室质量控制贯穿实验室全部质量活动的始终，应采取科学的方法对检测过程进行有效控制。实验室质量控制包括统计质量控制和非统计质量控制。统计质量控制指的是应用统计方法，用数据对过程中的各个阶段进行监控与诊断，从而达到改进与保证检验质量的目的；非统计质量控制是通过管理等方法，对人员素质、仪器设备、环境设施、

试剂耗材、工作流程、样本管理等对象进行监督与持续改进，从而达到核查与保证检验质量的目的。

二、临床分子诊断质量控制的相关规定

为了规范中国医疗卫生机构临床基因扩增检验实验室管理，保障临床基因扩增检验质量和实验室生物安全，保证临床诊断和治疗的科学性、合理性，国家卫健委在原《临床基因扩增检验实验室管理暂行办法》的基础上，于2010年下发了《医疗机构临床基因扩增检验实验室管理办法》，从实验室审核和设置、实验室质量管理、实验室监督管理等方面进行了规定；其附件还对临床基因扩增检验实验室区域设计原则、空气流向、工作区域仪器设备配置标准、实验室工作基本原则、工作注意事项等进行了说明，是临床分子诊断实验室质量管理的重要依据。

2021年，中国合格评定国家认可委员会（China National Accreditation Service for Conformity Assessment，CNAS）也发布了《医学实验室分子诊断领域认可指南》。将国际标准ISO 15189的要求推广并应用于分子诊断领域，为其规范化管理提供了具操作性的指导。该准则在组织和管理责任、质量管理体系、文件控制、人员、设施和环境条件、检验过程、检验结果质量保证、结果报告和实验室信息管理等方面进行了规定，有助于建立并不断完善实验室质量管理体系。

知识拓展

ISO 15189

ISO 15189是一套由国际标准化组织（ISO）制定的医学实验室质量管理标准，其标准名称为"Medical laboratories–requirements for quality and competence"，即"医学实验室–质量和能力的要求"，该标准目前使用的是ISO 15189：2022版本。

质量是实验室生存的基础，而能力的支撑包括管理能力和技术能力。医学实验室实施该标准可建立和完善实验室质量管理体系，并提高其技术能力。实验室通过ISO 15189认可，表明其具备高水平的技术能力和质量管理体系，同时也确保了临床实验室有严格的质量管理，保证了患者的安全，可有效促进国际互认、实验室质量的持续改进并提升实验室声誉和竞争力。目前ISO 15189认可准则最新版本已转化为国内的《CNAS–CL02医学实验室质量和能力认可准则》（2023版），国内已有超800家医学检验机构通过了CNAS的医学实验室认可，其中包含546家医院的临床检验科室。

第二节　基本内容 微课/视频1

PPT

临床分子诊断的质量控制是从检验医嘱开始到实验室完成检测结束，包括样本采集、样本检测、报告的审核、临床咨询等全过程中一系列保证检验质量的方法和措施。根据不同阶段的特点和要求，提出相应的质量保证措施，标志着实验室管理水平的高标准，更是实验结果准确可靠的客观证据。

一、临床分子诊断工作基本原则

临床分子诊断实验室应具备足够的空间和合理的布局，建立设备维护保养规程，计量设备应当定期校准，制定试剂和耗材的验收、验证和库存管理等文件以及标准操作程序并做好人员培训等。

（一）**临床分子诊断实验室设施和环境** 微课/视频2~4

临床分子实验室的建立必须按照国家卫健委等部门颁发的《医疗机构临床基因扩增检验实验室管

理办法》《医疗机构临床基因扩增检验实验室管理暂行办法》及附件《临床基因扩增检验实验室基本设置标准》、《临床基因扩增检验实验室工作规范》和《基因检验实验室技术要求》《微生物和生物医学实验室生物安全通用准则》等文件的要求进行布局。

PCR 实验室分为四个区域（可根据实际需求进行调整），分别为：①试剂储存和准备区；②样本制备区；③扩增区；④扩增产物分析区。为了防止核酸气溶胶对实验过程造成污染产生假阳性结果，PCR 实验室对总体布局以及屏障系统具有一定的要求。各个区域相互独立，进入各工作区域必须严格按照"试剂储存和准备区→样本制备区→扩增区→扩增产物分析区"的单一方向进行，不同的工作区域使用不同的工作服（例如不同的颜色），不同的工作区物品专用。工作人员离开各工作区域时，不得将可移动设备和专用物品带出。若使用全自动分析仪（扩增产物闭管检测），扩增区和扩增产物分析区可合并。

各室在入口处设缓冲间，以减少室内外空气交换。试剂配制区及样品处理区宜呈微正压，以防外界含核酸气溶胶的空气进入，从而造成污染，可以通过控制进风风量大于排风风量（通常可通过安装新风进气系统）达到正压效果。对于处理病原微生物的样本处理区，根据危害性，也可设置负压。核酸扩增区及产物分析区相对于试剂准备及核酸提取区应呈梯度微负压，以防含核酸的气溶胶扩散出去污染试剂与样品，可以通过控制排风风量大于进风风量（可通过安装排风装置）达到负压效果。在理想情况下，PCR 实验室缓冲间内可设置正压，使室内空气不流向室外、室外空气不流向室内。PCR 实验室进行规范化分区，最关键的是注意空气流向，目的是通过物理上的阻隔防止实验交叉污染，但要达到防止交叉污染、保证质量控制的目的，仅有实验室分区并不充分，实验室日常工作的严格管理和工作人员对规程的遵守更是核心所在。

1. 试剂配制区　是 PCR 实验室最为洁净的区域，不应有任何核酸的存在，试剂中所带的标准品和阳性对照应直接放在样品处理区中。

2. 样品处理区　是 PCR 实验室进行样本制备、核酸提取的区域。样本的制备在生物安全柜内进行，防止样本气溶胶的扩散。在样本制备的全过程中都应戴一次性橡胶手套，并经常更换，污染后的手套很容易导致样本间的交叉污染。核酸模板样本加入时可在一个独立带有紫外灯的防污染罩内或者生物安全柜内操作，在打开有核酸模板样本的离心管盖时，要注意防止样本对手套指尖的污染。打开反应管前应先离心，将管壁及管盖上的液体甩至管底部，开管动作要轻，以防管内样本溅出。要正确使用加样器，吸取液体时应缓慢匀速，避免液体溅到移液器上；打出液体后应缓慢松开按钮，避免液体回溅。加样器吸头最好是带滤芯吸头，滤芯吸头可有效、可靠地防止气溶胶污染加样器，从而防止样本间的交叉污染。加完样本核酸后，加入阳性质控，最后加入阴性质控，阴性质控的位置可在 96 孔板内随机分布，这样做的目的是最大可能地测出潜在的交叉污染。样本制备区内的工作台、加样器、离心机及其他设备都应定期（或在有样本溢出污染后）使用 10% 次氯酸钠溶液消毒，再用 70% 乙醇擦拭去除残留的次氯酸钠。室内空间应用紫外线消毒。由于紫外照射的距离和能量对去污染的效果非常关键，因此应使用可移动紫外灯，在工作完成后调至实验台上 60~90cm 内照射。由于扩增产物多为短片段核酸，对紫外线损伤不敏感，因此必须延长紫外照射时间，以便去除潜在的核酸污染。

3. 核酸扩增区　是 PCR 实验室进行 DNA 或 cDNA 扩增的区域。不能从本区再进入任何"上游"区域，此外可降低本区的气压以免气溶胶从本区漏出。此区的主要设备为热循环仪，其电源应配备一个不间断电源（uninterrupted power supply，UPS）或稳压电源，以防止由于电压的波动对扩增测定的影响。此外，还应定期对 PCR 仪加热模块的温度、升降温速度及荧光光路参数、荧光强度等关键指标进行校准。如果涉及同一项目使用多台热循环仪，应定期进行仪器间比对。每次扩增后，可使用可移动紫外灯对核酸扩增区进行照射，或者利用核酸清除剂等以达到降解扩增产物的目的。

4. 产物分析区　是临床基因扩增实验的最后一个工作区域，通常在该区域要进行扩增产物开盖并完成后续的测序、琼脂糖凝胶电泳及斑点杂交等操作。本区为最主要的扩增产物污染来源，因此必须注意避免通过本区物品、手套及工作服将扩增产物带出。打开反应管前可先离心，将管壁及管盖上的液体甩至管底部，开管动作要轻，以防管内样本溅出。吸样时要慢，使用带滤芯吸头，尽量一次性完成，不要多次抽吸，以免交叉污染或产生气溶胶污染。本区域的清洁消毒和紫外照射方式同前面区域。本区如采用负压条件或在减压情况下（如安装排风扇）操作，可降低扩增产物从本区扩散至前面区域的可能性。

临床基因扩增实验室与其他实验室之间最大的差别就是要防止分子水平上扩增产物的污染。一旦出现扩增产物污染，会造成检验结果出现假阳性，且难以消除。建立标准的扩增实验室的目的就是阻隔上一轮的产物污染新的样本。所以，按照原则建设标准的基因扩增实验室并规范操作流程，同时在设计或选择检测方法时可考虑使用 UNG 酶/dUTP 防污染等，多方面进行规划和实施，才能在分析中进行质量控制，保证结果的准确可靠。

（二）临床分子诊断仪器和设备

仪器设备的维护与保养几乎涉及所有实验室的仪器设备，如核酸提取仪、扩增仪、测序仪、生物安全柜、离心机、加样器、可移动紫外灯等。仪器设备的校准则主要涉及扩增仪、测序仪、加样器、离心机、温度计和恒温设备等。制定并按照仪器设备的标准化操作程序进行操作，通过定期对特定仪器设备进行维护和校准，可保证仪器设备处于良好的运行状态，从而保证检验结果的准确。

1. 仪器的校准　应按国家法规要求对强检设备进行检定、校准，一般半年至一年一次。相应的校准程序可由计量局或有资质的检测机构工程师完成，但实验室要制定校准误差的可接受范围、校准合格的判断标准，依据此标准判断校准后仪器是否可在临床使用。实时荧光定量 PCR 仪定期校准的内容主要包括仪器的光学部分和温控部分，采用变温金属块加热方式的仪器，孔间温度的均一性也是校准的一项重要内容；测序仪校准内容主要包括空间校准和光路校准；加样器校准包括低点校准和高点校准；离心机校准包括转速和离心力校准等。

2. 仪器的维护和保养　仪器的保养在于维持机械部分的正常工作状态，这有利于检测结果的稳定，也有利于延长分析仪的使用寿命。常规保养一般分为：每日保养、每周保养、每月保养及不定期保养。其保养内容不仅限于仪器的定期清洁，还应包括观察仪器指标的变化，如实时荧光定量 PCR 仪光源寿命情况，测序仪毛细管使用次数，生物安全柜的 PER 数值情况，各管路是否通畅、各通路中是否有气泡，水机电阻数值等，以便及时发现问题，保证仪器正常运行。设备故障修复后，应首先分析故障原因，如果设备故障影响了方法学性能，可选择实施校准、质控物检验、与其他仪器或方法比对，对以前检验过的样品再检验等合适的方式进行相关的检测、验证。

实验室应制定各个仪器使用、校准、维护及保养的标准化操作程序，保存其校准、质控、使用、维护及修理的原始记录，以便评价检测系统的稳定性并及时发现问题。

（三）临床分子诊断耗材和试剂

实验室应建立试剂和关键耗材的验收程序，相应程序中应有明确判断符合性的方法和质量标准。在评价试剂时，首先可通过外观检查包装完整性和有效期等，再通过实验检测，明确试剂是否符合标准。用于定性检验的试剂，选择阴性和弱阳性的样品进行试剂批号验证。用于定量检验的试剂，应进行新旧试剂批间的差异验证，验证可选取覆盖测量区间 5 个旧批号检测过的样品（阴性、临界值、低值、中值和高值），采用新批号试剂或耗材复检，应至少 4 个样品测量结果偏倚小于 ±7.5%，其中阴性和临界值样品必须符合预期。由此可见，每更换一批试剂或关键耗材都要进行批号验证，结果满足质量标准后方能启用新试剂或关键耗材。若批号验证结果不符合要求，需要查找原因。

（四）标准操作指南的制定

标准化操作程序是临床实验室内部，采用文件形式对质量活动用规定的方法进行连续和恰当的控制，指导检验人员正确操作的依据，也是保证检验结果准确可靠的必需内容。临床实验室的标准化操作程序一旦形成，就成为这个实验室内所有工作人员必须共同遵守的规则，以确保质量活动的正确实施，保证检验质量。

临床实验室的标准化操作程序应涵盖分析前、分析中、分析后的所有质量活动。操作程序的内容一般包括：实验原理，检验样本种类、采集方法、患者准备、样本容器、样本拒收标准、样本处理、储存和外送程序，周转时间（turnaround time，TAT），试剂、参考品、质控物等的配置要求、使用和储存方法等，适用仪器及厂商名、型号、操作程序，仪器设备使用维护校准，样本检测步骤，室内质控规则与失控处理方法，结果计算及解释，对超出可报告范围的结果的处理，参考区间，临床意义，干扰物质，方法局限性，检测后仪器设备的消毒和清洁等主要内容。标准化操作程序应按照实际操作书写，注重最可能影响结果的细节。对于分子诊断应用于临床的新技术，如 NGS 技术，标准化操作程序不仅应包括试剂来源及配置，样品采集、接收与预处理，核酸提取，测序方法和参数，测序仪器操作，还应对生物信息学算法和流程、结果分析和报告以及实验室安全措施等方面进行明确说明。特别应指出，信息分析过程需要进行验证和固化，以确保结果的稳定性。操作程序形成后必须由科主任批准、签字并注明生效日期。如果出现任何改变，都必须由科主任批准、签字、注明生效日期，并确保所有检验员阅读签字。

（五）操作人员的资质要求及素质培养

临床日常 PCR 检验操作中，通常要涉及实验操作、仪器使用、结果分析和报告编写等步骤，程序繁多复杂，因此，要获得稳定可靠的测定结果，人员的培训非常重要。在人员的质量保证部分，内容如下：①CNAS 要求实验室技术负责人应具有副高以上医学专业技术职务任职资格，从事医学检验/病理工作至少 3 年；②临床基因扩增检验实验室操作人员应经过有资质的培训机构培训并合格取得上岗证后方可上岗；③签发分子诊断报告的医师应具有中级以上检验专业医师任职资格，并有从事分子检验的工作经历；④对员工进行相关专业知识继续教育，促使其熟练掌握各个项目的原理、可应用范围、临床意义，熟悉 PCR 等的操作规程、技术局限性及易出差错、易污染的环节，培训仪器的原理与性能、试剂性能与组成、数据处理能力和质量控制知识等，定点培训、定期考核；⑤对检验人员工作职责和范围进行授权和监督；⑥检验人员都参与室间质评，通过室间质评结果考察个人操作水平；⑦职业决定了卫生技术人员需要终身教育的特点，实验室应针对个人的继续教育进行系统的计划和合理的安排，加强业务能力训练，保障检验结果的准确可靠。

二、检验前过程质量控制

在临床 PCR 检验中，临床样本的采集、运送和保存对检验结果往往有决定性的影响。因此，实验室对各类样本采集的要求应有明确规定，建立从采集、运送到接收保存的一系列管理制度，其基本内容包括：采集何种样本，采集最佳时间，样本采集量，是否抗凝、何种抗凝剂，保存方法及送检时间，样本验收及拒收制度，如何防止样本丢失、调换、变质和其他注意事项等。统一供给采集样本的用具、容器，有关人员落实责任制。总而言之，规范操作采样流程，严格进行 PCR 检验前质量控制，是确保实验结果准确可靠的必要前提。

1. 样本的类型　常用于基因扩增检测的临床样本包括 EDTA 或枸橼酸钠抗凝的全血或骨髓、血清或血浆、痰、脑脊液、尿及分泌物等。采集样本首先需明确检测目的，选择有代表性的样本：①特定病原体的 PCR 检测，如血液用于 HBV、HCV、HIV 的检测，痰液用于肺结核的结核分枝杆菌检测，泌尿生殖道拭子用于衣原体、淋球菌的检测；②基因的 PCR 检测，如全血用于地中海贫血基因检测，羊水用于产前诊断，血痕或毛发用于亲子鉴定；③肿瘤基因的 PCR 检测，如肺癌病理组织用于 *EGFR* 基因检测，外周血循环肿瘤细胞用于乳腺癌基因检测，骨髓或全血用于白血病基因检测等。样本类型、采集时间和采集量均应根据所测目的而定。

2. 样本采集要求 根据不同检测目的规范样本的收集过程和适当的预处理，对于后续的 PCR 测定具有非常重要的作用。采集血液等样本时，应使用一次性无菌、密闭容器，如真空采血管，并防止溶血及污染。全血、骨髓和血浆样本必须进行抗凝处理，抗凝剂及相关试剂材料不应对核酸扩增及检测过程造成干扰。EDTA 和枸橼酸盐是首选的抗凝剂，不能使用肝素抗凝，因为肝素对 *Taq* 酶具有很强的抑制性作用（核酸提取采用吸附法而不受肝素干扰时除外）。当检测靶标为 RNA 病原微生物（如 HCV、H1N1 流感病毒）时，由于 RNA 易受 RNA 酶的降解，须注意使用经高压灭菌或经 DEPC 水浸泡处理过的无 RNA 酶的一次性制品，血液样本建议使用 EDTA 抗凝并尽快（3 小时内）分离血浆，以避免 RNA 的降解；如未做抗凝处理，则应在抽血后 1 小时内分离血清。如送检样本为病理组织，则最好是新鲜组织，其次为冰冻组织；如果是石蜡组织，则需脱蜡后再提取核酸。

3. 样本质量评价 在进行样本接收前，实验室人员应首先评价样本质量是否合格。血清（浆）样本可观察样本是否溶血、脂血及其程度，并明确这种情况是否会对相应的检测造成影响。血清（浆）或体液应观察样本量是否满足提取核酸的用量要求。对分泌物样本，则可从细胞组成比例及数量等方面评价。例如，泌尿生殖道分泌物样本用于沙眼衣原体的扩增检测，可镜下观察是否有上皮细胞存在，因该病原体生存在上皮细胞内，如果镜下没有上皮细胞或极少，则样本不合格，应重新采集。同样，痰样本如果白细胞数极少、鳞状上皮细胞居多，则未采集到真正的深部痰。毛发样本应观察是否带有毛囊，如没有毛囊则不合格。病理组织样本应由具有病理诊断资质的医师确认样品是否满足检测要求，如肺癌石蜡切片，病理医师除了要明确组织样品中是否存在肿瘤细胞，还应明确组织样品中肿瘤细胞的数量是否达到后续分子检测所需的最低标准。

4. 样本的运送 重视样本唯一性标志，样本采集容器标签上应注明送检科别、床位号、患者姓名、病历号、送检样本类型、项目和采集样本时间，防止张冠李戴、贴错标签，从源头上杜绝样本混淆。样本采集后必须尽快送至实验室，所有临床样本在采集后送至实验室之前，应暂放 2~8℃ 保存（部分特殊项目除外）。样本管在运送过程中要保持管口封闭，管口向上垂直放置，避免剧烈震动。样本应有专人运输至实验室，输送过程中防止样本容器的破碎和样本的交叉污染，并充分考虑生物安全等问题。

5. 样本接收 实验室样本的接收要求严格执行样本核对制度，保证无差错。签收人员应逐一检查样本的质量，避免空管、破损、量少或严重污染等情况，对不合格但可以接收的样本，签收人员应记录样本缺陷；对不可接收的样本，签收人员应拒绝接收，同时注明拒收原因，及时和临床沟通并重新采集样本。尤其对于肿瘤相关基因检测项目所涉及的组织样本和胸腹水样本，在接收之时便应进行初步评估，若评估不合格须及时联系临床科室，并建议重新采样。如果样本难以再次获得，可进行让步检验，但需要告知临床可能的风险。

6. 样本保存 由于 DNA 和 RNA（尤其是 RNA）容易降解，接收后应立即进行检测。如检测不能立即进行或分析后需要重新检测，样本必须进行预处理或以适当方式保存，才能降低由于存放而带来的测定误差。可根据下列原则保存样本，以尽量减少保存对结果产生的影响。①检测靶核酸为 DNA 的样本，可在 2~8℃ 下保存 3 天。用 4mol/L 异硫氰酸胍盐（GITC）处理的 RNA 样本在室温可保存 7 天。②待测样本若无法及时处理，应将其分装后保存，避免反复冻融。临床体液样本如血清（浆）等可

于 -70℃ 下长时间贮存，DNA 可置于 Tris-EDTA 缓冲液，保存于 0℃ 以下；RNA 可置于乙醇缓冲液，保存于 -70℃ 以下或液氮中；cfDNA 可置于 TE 缓冲液，保存于 -20℃ 及以下。总而言之，适当的样本预处理和保存，对核酸的成功提取具有决定性作用。

正确的样本采集、运送、接收和保存是保证基因扩增实验成功的前提。检验人员除应定期学习分析前质量控制措施以外，还应及时总结样本不合格的原因并向临床科室反馈。总之，分析前阶段的质量保证工作是检验工作质量保证体系的重要组成部分，需要医生、护士、患者和检验人员共同配合才能取得合格的样本，保证检验结果的准确性。

三、检验过程中的质量控制

在临床 PCR 检验中，检验过程主要包括样本核酸的提取、扩增、检测等一系列步骤，整体上手工环节多、操作烦琐，因此，严格控制检验过程中各个环节，保持实验室检测系统的稳定性，才能保证临床样本检测结果的可靠性。

（一）核酸的提取

1. 对核酸质量的质控措施　应使用经过验证的核酸抽提和纯化的实验方法，并根据实验目的及试剂盒要求进行核酸质量评估。可采用凝胶电泳实验比较核酸提取物与核酸标准品，确认核酸片段提取的完整性；提取的产率可在通过 A_{260} 读数测定；核酸纯度可通过 A_{260}/A_{280} 比值来判断，实验室应保留核酸质量评价记录。需要时，应对 RNA 的质量进行评价，并选择合适的内源性"管家"mRNA 作为内对照以评价 RNA 的完整性，并保留 RNA 质量评价记录及假阴性率监测记录。对于超长期储存后的样本，使用前应再次评估样本的完整性。

2. 对抑制物或干扰物的质控措施　临床样本中有多种成分可能会通过与 PCR 试剂反应成分的相互作用而抑制核酸扩增。可通过加入外源性内标的方法来观察制备的核酸样本中是否存在扩增的抑制物或干扰物。内标最好在临床样本制备前加入，然后与样本中的靶核酸一起提取，监测样本提取过程的效率及样本中的 PCR 抑制物。另外，应至少带 1 份已知的弱阳性质控样本，以监测核酸提取和扩增过程的有效性。同时，还可带 1 份已知的阴性质控样本，以评价提取和扩增过程中是否发生污染。

（二）实验方法的性能学评价

任何分析方法都存在一定的误差，为保证高质量的临床实验室服务，实验室在开展此方法前需对该方法进行严格、系统的技术性能评价或对厂家提供的技术性能指标进行验证。许多国内外权威组织如 CNAS、美国临床和实验室标准协会（clinical and laboratory standards institute，CLSI）等发布的评审标准和指南等文件均对性能验证的方法和过程提出了要求。定量检测方法和程序的分析性能验证内容至少应包括准确度、精密度、可报告范围等。定性检测项目验证内容至少应包括检出限及符合率等，验证结果应经过授权人审核。

1. 准确度（accuracy）　是指在一定实验条件下多次测定的平均值与真值相符合的程度，以误差来表示。它用来表示系统误差的大小。目前对于准确度的评价主要通过对定值的标准物质的检测，将检查结果与相关的说明书提供的"靶值"和可接受限进行比对；或者通过方法学比对实验，评估新检测系统相对于旧检测系统的检查结果的正确度。

标准物质（reference material，RM）是临床分子诊断标准化的核心，也就是说，临床检测的某一样本中特定标志物的量值，不管其用什么方法测定，均可以通过统一的标准物质而得到相近的结果，其量值均可溯源至同一标准，从而具有可比性。病毒核酸标准物质目前通常分为国际标准物质、国家或地区标准物质、实验室内部的工作制剂 3 个等级。目前在国际上，可用于临床分子诊断的国际一级标准物质主要包括 HBV、HCV、HIV-1 和 HAV 等病毒核酸标准物质，这些标准物质均由一些国际标准化组织和机构提供，如英国国家生物学标准和质控物研究所（NIBSC）。在国内，中国食品药品检定研究院和国家卫生健康委临床检验中心则提供一些相应的国家标准物质，其可溯源至国际标准。实验室内部用的标准物质是指相关诊断试剂生产厂家在实际工作中用于校准的工作制剂，其量值也应溯源至国际标准物质。

在选择用标准物质方法进行准确度验证时，一般要求测定 2 个水平，选择的水平应能代表该方法的最低和最高测量范围。用实验方法重复测定 2 次，将结果与设定要求进行比较，比如与能力比对实验组织者的接受标准或者医学允许总误差来比较，从而判断该实验方法的准确度；在无标准物质或标准方法时，则常用样本交换进行准确度验证。

2. 精密度（precision） 是指在规定的条件下，独立测量结果间的一致程度，表示测量的再现性。精密度用于证明实验在不同情况下（包括随机误差、不同操作者、仪器、试剂批号、不同时期等）是可重复的。与时间相关的精密度组成部分主要有重复性（批内精密度）、批间精密度、日内精密度和日间精密度等。目前对于精密度的评价主要为以下方式：对稳定的样品进行多次测量，求这些重复测量值的均值和标准差以及变异系数。一般采用 $2 \times 2 \times 20$ 的实验方法，即每天检测 2 批，每批检测 2 次，共进行 20 天，获得 80 个有效数据。实验者通过均值、标准差以及变异系数的计算，即能获得批内、批间、日间以及总不精密度。一般要求测定 2 个水平，选择的水平应能代表该方法的最低和最高测量范围。

3. 功能灵敏度（functional sensitivity） 是重复测定变异系数 CV 为 20% 的检测限样本浓度，其反映了方法能可靠测定样本的最低浓度。目前对于功能灵敏度的评价主要为以下方式：在预测检测限附近几份不同浓度的样本重复性试验测定结果中，变异系数 CV 为 20% 的检测限样本浓度即为功能灵敏度。需要注意的是，对于病毒的常见基因型应分别检测其功能灵敏度，从而防止临床中出现对某些基因型的漏检。例如 HBV 基因型 A~F，HCV 基因型 1~6 等。

4. 分析特异性（specifity） 用于证明实验在干扰物或交叉反应物中检测出靶物质的能力。

（1）干扰实验 是指在测定某分析物的浓度时，检测受另一种非分析物影响是否导致测定结果增高或降低。目前对于干扰实验的评价主要为以下方式。首先考虑可能出现在患者样本中的潜在干扰物质：①样本异常，如溶血、黄疸和脂血；②患者样本中预期的异常生化代谢产物；③普通处方和非处方药物；④已报道的对相似方法产生干扰的物质；⑤样本抗凝剂（肝素、EDTA 等）和防腐剂（NaF、HCl 等）。再选择一个潜在的干扰物质添加到混合样本中，然后评价其相对于未加干扰物的混合样本的偏倚。根据分析物情况应进行几个医学决定水平浓度处的实验。筛选出的有偏倚的物质被认为是干扰物，这些物质需进一步评价，以确定干扰物浓度和干扰程度两者之间的剂量-效应关系。同时要验证溶血、黄疸和脂血以及治疗时常用或合并用药，如替诺福韦、阿德福韦、特比夫定、拉米夫定、干扰素 α-2a/2b、利巴韦林、盐酸帕罗西丁、舍曲林等对结果是否存在干扰。

（2）交叉反应实验 在阴性样本中加入与靶物质（如病原体）可能存在交叉反应的物质（如其他病原微生物），检测该实验是否与常见的物质（其他病原微生物）有交叉反应，以确定检测方法是否会出现假阳性。例如验证试剂对 HBV 检测的特异性时，应考虑是否会对腺病毒 5 型、短小棒状杆菌、巨细胞病毒、金黄色葡萄球菌、EB 病毒、人类疱疹病毒 6、白色念珠菌、单纯疱疹病毒 1 型、人 T 细胞亲淋巴病毒 Ⅱ 型、单纯疱疹病毒 2 型、甲型流感病毒、人类亲 T 细胞病毒 Ⅰ 型、甲型肝炎病毒、HIV-1、丙型肝炎病毒等出现交叉反应。

5. 分析测量范围（analytical measurement range，AMR） 指患者样本未经任何处理（稀释、浓缩或其他预处理），由检测系统直接测量得到的可靠结果范围。在此范围内，一系列不同样本分析物的测量值与其实际浓度（真值）成线性比例关系。目前对于分析测量范围的评价主要为以下方式：进行实验的样本必须和真实样本具有相同的基质状态。实验室可通过选择高浓度的患者样本，经过不同程度的稀释形成 5 个或 5 个以上系列浓度的实验样本进行测量，浓度范围覆盖整个预期检测范围，每个浓度水平检测 2~4 次，各实验样本内含分析物浓度成等间距比例关系，但等间距比例关系不是必需的。将预期值与实测值进行比较，确定该方法的分析测量范围。CAP 要求定量项目每年进行 2 次 AMR 验证。

6. 临床可报告范围（clinical reportable range，CRR）　指定量检测项目向临床能报告的检测范围，患者样本可经稀释、浓缩或其他预处理。对于 CRR 大于 AMR 的检测项目，需进行最大稀释度验证试验，并结合临床决定水平和功能灵敏度来共同确定该项目的 CRR。

（三）室内质量控制

1. 室内质量控制的概念　室内质量控制（internal quality control，IQC）是指以一定频率定性或定量检测稳定物质的某种成分，再采用一系列统计学方法评估测定值，以判断分析质量是否在预期的控制范围内的过程。室内质控的建立首先要选择适当的室内质控方案，根据分析方法的质量规范的要求和分析方法的分析性能，选择统计标准、质控规则及每个分析批的质控物测定次数。

2. 质控品　是含量已知的，处于与实际样本相同的基质中的特性明确的物质。理想的质控品所含待测物浓度应接近实验的决定性水平，在定性实验中指的是在临界阳性的水平，在定量实验中指的是在线性范围的下限、中间和上限。对于遗传病、肿瘤等有关特定基因位点突变、缺失、重复等的 PCR 检测，阴性质控样本可为无相关突变的同类型样本，阳性质控样本则为已知存在特定基因突变的已检测过的样本或体外构建的含已知特定突变的质粒。对于病原体核酸的 PCR 检测，阴性质控样本为不含或含低于检测限病毒核酸的样本，高值、中值、低值质控样本为相应浓度的病毒核酸样本。由于室内质控是连续监测的过程，因此要求质控品能单批大量获得，并在适当的贮存条件下能保持长期的稳定性，以避免频繁更换质控品。质控品可从中国食品药品检定研究院、国家卫生健康委临床检验中心和英国生物标准品研究所等机构购买，或通过实验室收集临床样本进行配制。

3. 室内质量控制方案　分子检验定性检测项目，每次实验应设置阴性、弱阳性和阳性质控物。临床分子定量检测项目，每批测量中一般常规使用 3 个浓度（高浓度、中间浓度和低浓度）的质控。

定量项目在方法建立时可收集 5 天时间的质量控制数据，通过数据转换建立质控均值和质控界限，绘制 Levey-Jennings 质控图，然后将每天的质控结果描绘在质控图上用以监测检测系统的误差趋势，用 Westgard 规则监测质控数据，如果出现失控数据，则应找到原因，清除该质控数据。每 5 天新计算所有可接受数据的靶值、警告限和失控限。若之前可接受的结果现在不可接受，则拒绝该批数据继续实验，直至获得 20 天有效数据。在绘制 Levey-Jennings 质控图的基础上，对于每天的质控数据常用 Westgard 的 6 个质控规则来判断，即 1_{2s}、1_{3s}、2_{2s}、R_{4s}、4_{1s} 和 10_x，其中 1_{2s} 为警告规则。如果上述质控规则之一判断测定批失控，则应立即查找失控原因。定性检测项目质控规则要求阴、阳性均符合预期。

4. 室内质控失控的原因　通过使用室内质量控制结果，可连续评价本实验室测定工作的可靠程度，判断检验报告是否可以发出，以及排除质量环节中导致不满意的因素。

阳性质控样本失控常见原因如下。①提取问题：核酸提取过程中步骤错误、加错试剂、所用耗材有 PCR 抑制物等。②仪器问题：扩增仪空间温度不均一、孔内温度与所示温度不一致、实时荧光定量 PCR 仪光源寿命过期、测序仪的毛细管老化等。③试剂问题：PCR 试剂中 *Taq* 酶失活、测序引物降解、测序仪缓冲液过期等。

阴性质控样本失控常见原因如下。①提取问题：扩增产物污染或临床样本污染导致阴性质控样本检测为阳性。②试剂问题：PCR 试剂成分被扩增产物或阳性标准品污染，造成阴性样本失控。

每月的质控报告应由实验室负责人进行回顾和分析，对于失控采取改进措施并防止其再次发生。室内质量控制是对试剂、操作、仪器、环境等环节的重要监控措施，是实验项目的综合考量，是检验质量保证中不可或缺的重要一环。

（四）室间质量评价

室间质量评价（external quality assessment，EQA）是多家实验室分析同一样本并由外部独立机构收集和反馈实验室上报结果、评价实验室操作的过程，也被称作能力验证（proficiency testing，PT）。它是为确定某个实验室进行某项特定校准/检测的能力以及监控其持续能力而进行的一种实验室间比对。每次室间质评将每一分析项目的结果与10个或更多仲裁实验室90%一致的结果或所有参加实验室90%一致得出的结果进行比较；对于定量的分析项目，根据结果偏离靶值的距离（偏离靶值的百分偏差或标准差的个数）来确定每一分析项目的正确结果；定性实验项目的可接受的性能准则是阳性或阴性。外部独立机构通过分析实验室回报的实验结果给出正确率及评分，然后反馈给实验室其能力验证结果。实验室则通过室间质量评价的成绩，评价本实验室分析方法的性能，对实验室人员进行教育和技术培训，纠正实验室出现的问题。

参与室间质量评价可提高本实验室分析方法的分析性能，是实验室间可比性的依据，是评价实验室员工个人能力的客观标准，是实验室质量保证的一个外部监测指标。临床医学检验实验室室间质量控制主要是由临床检验中心（或参考实验室）负责组织。随着国际交流合作增多，越来越多的国内实验室也参与到国外同行发起的室间质量评价活动当中，其中以美国病理学家协会（college of American pathologists，CAP）的能力验证和英国国家室间质量评价计划（national external quality assessment schemes，NEQAs）为代表。

四、分析后质量控制

结果审核和解释是分析后质量管理的重要组成部分，它包括：检测结果的正确发出以及对临床和患者的咨询服务，即检测结果合理解释及其为临床医师所应用的过程。

1. 结果的审核与发出　检验报告单是传送信息的一种主要形式和文书，是临床医师开展诊疗活动的重要信息之一，从某种意义上讲它还具有法律效力，因此必须重视报告单的审核和签发。可根据下列原则建立审核制度。①检验报告单发出前，评估室内质控是否在控，仪器的使用、保养维护等记录是否正常；报告单除操作人员签字外，还应由另一有资格的检验人员核查并签名；审核时核查报告单检测项目有无漏项、错项，结果填写是否清楚、正确；对患者前后结果进行比对，回顾历史结果，核查有无异常的、难以解释的结果；对异常结果建立临床医师沟通制度，及时与临床医师进行联系。②检验报告发出后的样品要按规定保存和处理，原始样品、核酸提取物以及核酸扩增产物均应设置保存时限。为便于追溯，凝胶图像和斑点杂交条带应作为技术记录保存，以便复查或与重新采取的样本进行比对分析。③建立检验数据管理制度：例如统计各个项目阳性率等指标，纵向比较，评估阳性率在某段时间是否有异常增高或降低，相应考虑是否有产物污染或试剂失效等情况，帮助判断检测结果的可靠性。

2. 结果的咨询与解释　咨询服务是检验医学所包含的重要内容之一，也是分析后阶段质量保证工作的重要内涵之一。检验人员（特别是检验医师）应深刻理解检验医学的内涵，并且熟悉临床，提供结果的咨询和解释。在临床分子的咨询过程中常涉及的问题包括实验检测项目的灵敏度和特异性、参考区间、检测方法局限性、检验项目选择、新项目的临床意义、两次结果差异较大的原因、实验室结果与临床不符等情况，检验人员应正确、恰当地与临床医师沟通，结合病情与病程变化，回顾实验室记录，给出合理的临床解释。特别是遗传病和产前诊断项目，还可能涉及发病率或未来子女发病风险的评估意见，应结合遗传病种类及其遗传方式、家族史、先症者等情况向患者提出对策和建议等。检验结果应由有资质的医师，或由有临床背景的、经适当培训且有实验室经验的人员报告。分子领域诊断性报告（如产前筛查和产前诊断相关检验报告，遗传性肿瘤基因检测、药物基因组检测等）以及分子领域描述性检验报告（如临床微生物学、药物基因组、肿瘤靶向用药相关基因检测解释报告等），需要由有资质的检验医师审核签发。

同时，检验医师除接受咨询外，还应主动向全院医护人员讲解检验项目的临床意义和注意事项，特别是进行一些新开展的检验项目的宣传，以达到彼此沟通、与临床配合，真正实现全程质量控制的目的。

答案解析

? 思考题

情境描述 在某分子诊断实验室，负责检测结核分枝杆菌 DNA（TB-DNA）的工作人员在近期的一次常规检测中，意外发现实验结果中出现了异常的阳性曲线。这一现象引起了实验室团队的高度关注，特别是在与患者的临床信息进行对比后，发现这些阳性结果并不符合预期的流行病学特征。该实验室以往在这类检测中通常不会出现如此大规模的阳性结果，考虑到这一点，工作人员初步怀疑可能是实验室内部操作环节出现了污染问题。

初步判断与处理 为查明异常结果的原因，实验室人员回顾了整个操作过程。通过详细梳理每个步骤，发现一名负责加取阳性质控样本的工作人员在操作过程中未及时更换手套。他在接触阳性质控样本后，直接进行了后续的样本处理，这可能导致了污染的扩散。为了确保结论的准确性，实验室决定暂停当前的检测，重新制定并强化相关操作规程，并计划对所有相关样本进行重新检测以排除污染干扰。

问题

（1）应按照怎样的流程核查该阳性曲线的真实性？

（2）若是实验室污染，进一步如何处理？

（应斌武）

书网融合……

重点小结

题库

微课/视频1

微课/视频2

微课/视频3

微课/视频4

参考文献

［1］吕建新，王晓春．临床分子生物学检验技术［M］．北京：人民卫生出版社，2015．

［2］李明，周宏伟．分子诊断技术与应用［M］．北京：科学出版社，2024．

［3］潘世扬，应斌武．临床分子生物学检验技术［M］．北京：科学出版社，2023．

［4］王鸿利，邓新立，吕建新，等．实用检验医学（上册）［M］．3 版．北京：人民卫生出版社，2023．

［5］李艳，李金明．临床分子诊断分析前与分析后［M］．北京：科学出版社，2017．

［6］李金明．高通量测序技术［M］．北京：科学出版社，2018．

［7］彭年才．数字 PCR—原理、技术与应用［M］．北京：科学出版社，2017．

［8］台湾质谱学会．质谱分析技术原理与应用［M］．北京：科学出版社，2019．

［9］王旭初，阮松林，徐平．植物蛋白质组学［M］．北京：科学出版社，2022．

［10］韩烨，高国全，李冬民．医学分子生物学实验技术［M］．4 版．北京：人民卫生出版社，2020．

［11］曾溢滔．遗传病分子基础与基因诊断［M］．上海：上海科学技术出版社，2017．

［12］赵子渊，彭俊平．CRISPR/Cas 核酸检测技术的研究进展［J］．中国科学：生命科学，2023，53（8）：1101 - 1119．

［13］Kockum I, Huang J, Stridh P. Overview of Genotyping Technologies and Methods［J］. Current Protocols, 2023, 3 (4)：e727.

［14］Gurkan UA, Wood DK, Carranza D, et al. Next generation microfluidics：fulfilling the promise of lab-on-a-chip technologies［J］. Lab on a Chip, 2024, 24 (7)：1867 - 1874.

［15］Wand H, Lambert SA, Tamburro C, et al. Improving reporting standards for polygenic scores in risk prediction studies［J］. Nature, 2021, 591 (7849)：211 - 219.

［16］Dan M Roden, Howard L Mcleod, Mary V Relling, et al. Pharmacogenomics［J］. The Lancet, 2019, 394 (10197)：521 - 532.